全国医学院校高职高专规划教材
供临床医学类及相关专业用

传染病学

（第2版）

主　　审　谭德明
主　　编　李金成　蒋乐龙
副 主 编　何辉红　季芙红
编　　委（按姓氏汉语拼音排序）
邓　兰（成都医学院第一附属医院）
谷积龙（邵阳医学高等专科学校附属中心医院）
何辉红（邵阳医学高等专科学校）
季芙红（青海卫生职业技术学院）
蒋乐龙（湖南医药学院）
李金成（邵阳医学高等专科学校）
叶文静（河西学院医学院）
张　润（青海第四人民医院）
周兰英（湖南医药学院）
周卫凤（安徽医学高等专科学校）

北京大学医学出版社

CHUANRANBINGXUE

图书在版编目（CIP）数据

传染病学 / 李金成，蒋乐龙主编．—2版．—北京：
北京大学医学出版社，2016. 5（2020. 6重印）
全国医学院校高职高专规划教材
ISBN 978-7-5659-1349-5

Ⅰ．①传… Ⅱ．①李… ②蒋… Ⅲ．①传染病学-高等职业教育-教材 Ⅳ．①R51

中国版本图书馆CIP数据核字（2016）第043830号

传染病学（第2版）

主　　编：李金成　蒋乐龙
出版发行：北京大学医学出版社
地　　址：（100191）北京市海淀区学院路38号　北京大学医学部院内
电　　话：发行部 010-82802230；图书邮购 010-82802495
网　　址：http：//www.pumpress.com.cn
E-mail：booksale@bjmu.edu.cn
印　　刷：北京瑞达方舟印务有限公司
经　　销：新华书店
责任编辑：靳新强　责任校对：金彤文　责任印制：李　啸
开　　本：850mm × 1168mm　1/16　印张：20　字数：584千字
版　　次：2010年12月第1版　2016年5月第2版　2020年6月第3次印刷
书　　号：ISBN 978-7-5659-1349-5
定　　价：38.00元

全国医学院校高职高专规划教材编审委员会

序

医药卫生类高职高专教育是我国医学教育体系的重要组成部分。随着国家对医药卫生体制改革的逐步推进，社会对基层卫生服务人才的需求与日俱增，对新时期高职高专医学人才培养及教材建设提出了更高要求。北京大学医学出版社于 2011 年组织全国高职高专院校教师编写出版了本套高职高专教材，由于教材的内容精炼、案例经典、符合临床、实用性强，受到众多高职高专院校师生的好评。

高职高专医学教材应服务于人才培养目标，基于高职高专学生的认知特点，以学生为中心、以就业为导向、以职业技能和岗位胜任力培养为根本，与课程、临床岗位和行业需求对接，促进产教融合。为推进教材建设、更好地服务于人才培养目标、将本套教材锤炼为精品之作，北京大学医学出版社对参与这套教材编写与使用的院校进行了深入调研，于 2014 年下半年正式启动了本套教材的修订再版工作，首先召开了教材编审委员会议，统一了教材修订再版的总体精神，重新审定再版教材目录、对个别主编进行了调整，然后召开了全体主编人会议。本轮教材修订加大了“双师型”和临床实践一线作者的比例，更加紧密地结合国家临床执业助理医师、全国护士执业资格考试大纲，理论、知识强调“必需、够用”；精选案例以促进案例教学；专业课教材的学习目标按布卢姆教育目标分类编写，突出了职业技能和岗位胜任力培养；力求以学生为中心，引导自主学习，渗透职业教育理念。总之，本轮教材在延续上版优点的基础上，体例更加规范，版式更加精美，质量明显提升，适用性更强。

在本次修订再版工作中，各参编院校给予了高度重视和大力支持，众多参编教师投入了极大的热情和精力，在主编带领下克服困难，以严肃、认真、负责的态度出色地完成了编写任务，在此一并致以衷心的感谢！“知行合一、行胜于言”一定程度上体现了职业教育理念，相信在北京大学医学出版社精心组织、编审委员会顶层设计和全体作者对教材的精雕细琢下，这套教材一定能与时俱进、日臻完善，满足新时期高职高专医学人才培养的需求，在教学实践中经受住检验，在教材建设“百花齐放、百家争鸣”的局面中脱颖而出，成为好学、好教、好用的精品教材。

王德炳

前 言

随着现代医学的飞速发展和医学高等教育改革的进一步深入，新观念、新进展、新成就不断涌现，教材更新和修订势在必行。为此，北京大学医学出版社组织了全国医学院校高职高专系列教材的再版修订工作，《传染病学》为此系列再版修订教材之一。

第2版《传染病学》传承上版教材精髓，根据三年制医药卫生类高等教育人才培养目标和教学计划要求，基于高职学生的认知特点，以学生为中心，以就业为导向，以职业技能和岗位胜任力培养为根本，在编写过程中立足“三基”(基本理论、基本知识、基本技能)，体现“五性”(思想性、科学性、先进性、启发性、实用性)，紧密结合临床，突出常见病、多发病，突出临床助理执业医师和临床执业医师考试大纲内容，确保了本教材的科学性、严谨性和实用性。

本版教材具有如下特点：

1．本书包括总论、各论共7章及附录，保持了与1版的连续性。重点突出传染病流行的三个环节及临床表现、诊断、治疗和预防，从而增加其实用性。

2．在1版基础上，补充近年来已经公认的新观念、新技术、新进展、新成就，如《人感染H7N9禽流感诊疗方案（2014年版）》《肠道病毒71型（EV71）感染重症病例临床救治专家共识（2011年版）》《慢性乙型肝炎防治指南（2015年版）》等中的许多重大研究进展，并对相关章节内容做了更新。

3．以典型病例导入课程教学，使课堂教学更贴近临床，以强化临床思维、提高学生的学习积极性及实践操作技能，达到切实贯彻“早临床、多临床、反复临床”的医学教育改革理念之目的。

4．灵活多样的“知识链接”拓宽了学生的知识面。简洁明了的课后小结、丰富的课后自测题为学生的课后复习、达成学习目标提供了方便。

参加本教材编写的编委均为长期从事传染病临床、教学、科研的专家和中青年骨干教师，均具有丰富的临床实践经验和教学经验。主审为中南大学湘雅医院的谭德明教授，他是我国传染病防治、教学、科研领域的著名专家，对本教材内容进行了认真细致的审阅，在此表示感谢。

本书在编写过程中得到了各参编和主审单位领导的大力支持，特别是邵阳医学高等专科学校的领导为本书的编写付出了大量心血；同时，本书的编写在上一版的基础上参考了大量的传染病学教材、专著及专业文献资料，得到了同行的帮助，在此一并表示诚挚的感谢。

由于编者水平有限，缺点及疏漏在所难免，恳请前辈、专家、执教老师、学生、读者在使用本教材过程中提出宝贵意见和建议，以便3版时进一步完善。

李金成　蒋乐龙

2015年6月

目 录

第一章 总论

学习目标

通过本章内容的学习，学生应能：

识记

说出感染的 5 种结局，特异性免疫和非特异性免疫，复述传染病流行的基本条件和传染病的基本特征。

理解

归纳传染病的临床特点及实验室检查的临床意义。

运用

1．运用所学知识对传染病进行诊断及鉴别诊断。
2．能初步制订传染病的治疗及预防方案。

案例 1-1

患者，男，32 岁，同性恋者，间歇发热、腹泻 6 个月而前来就诊，患者自述同性恋 10 年，近 3 年来常感乏力，近年来自觉抵抗力差，易感冒，半年前出现间歇发热、腹泻，体重明显减轻。其同性恋伙伴 1 年前因艾滋病肺部感染死亡。体格检查：患者消瘦，精神差，全身多处浅表淋巴结肿大，心、肺无明显异常，腹略呈舟状、软，肝于右肋下 1.5cm 可触及，肠鸣音活跃，余（–）。

问题与思考：

1．该患者最可能患了什么病？是否是传染病？为什么？
2．为进一步明确诊断，需要做哪些检查？
3．引起该病的病原体是什么？主要通过哪些途径传播？
4．为预防该病流行应采取哪些措施？

传染病（communicable disease）是指由病原生物，如病毒、衣原体、支原体、立克次体、细菌、真菌、螺旋体和寄生虫等感染人体后产生的具有传染性、在一定条件下可造成流行的疾病。能引起人类疾病的病原生物统称为病原体。感染性疾病是指由病原体感染所引起的疾病，包括传染病和非传染性感染性疾病。

传染病学是一门研究各种传染病在人体中发生、发展、传播、诊断、治疗和预防规律的学科。其重点在于研究各种传染病的临床表现、诊断依据、鉴别诊断、治疗方法和预防措施，以求达到治病救人、防治结合的目的。

历史上传染病曾对人类造成很大的灾难，无论是14世纪的“黑死病”（鼠疫），始于1817年的霍乱世界性的大流行，始于1918年的流行性感冒世界性的大流行，还是2013年底发生的埃博拉疫情无一不是令人极度惊惧的灾难，可以说人类历史，同时也是一部人类与传染病斗争的历史。人类在与传染病斗争中积累了大量的经验，尤其是近代随着科学技术的发展和人们对传染病认识的加深，很多传染病得到了很好的控制。新中国成立后，在“预防为主，防治结合”卫生方针的指导下，传染病的防治取得了可喜的成绩，天花被消灭，近数年来传染性非典型肺炎、脊髓灰质炎和白喉无发病报告，麻疹、乙型脑炎、百日咳、新生儿破伤风等发病率明显下降。虽然如此，许多传染病在我国依然广泛存在，被控制但尚未消灭的传染病仍可能发生新的流行，新发生的传染病及变异病原体感染多次出现流行，同时当前国际交流频繁，国外流行的传染病随时可能传入我国，因此对传染病防治依然任重而道远。

知识链接

20世纪流行性感冒世界性大流行

20世纪以来发生了五次流行性感冒世界性大流行，它们分别发生于1900年、1918年、1957年、1968年及1977年，其中以1918年的流行最为严重，它开始于1918年3月，先在美国的士兵之间流行，继而随着美军出征第一次世界大战而横渡大西洋，5月到6月间开始在欧洲流行，到当年秋季几乎是在全世界同时暴发，成为了人类所遭遇的最大的一次流感大流行（瘟疫），估计感染者达到了6亿人，约5 000万人死亡，而当时全球人口约有12亿，也就是说有一半的人口感染了流感。在人类的所有死因之中，这个数值也创下了在短时间内造成最多人死亡的记录。

第一节　感染与免疫

一、感染的概念

感染（infection）是病原体和人体之间相互作用的过程，也称为感染过程。病原体可来自宿主体内，也可来自宿主体外。来自宿主体外的病原体引起的感染称为传染。病原体、人体和相互作用的环境是构成传染和感染过程的三个必备因素。在生物进化过程中，有些病原体与人体宿主之间达到了相互适应、互不损害对方的共生状态，但这种平衡是相对的，当机体在某些因素作用下免疫功能受损（如艾滋病）或因某些原因（如机械损伤等）使病原体离开其已适应的固有寄生部位到达其不习惯寄生的新的部位（如大肠埃希菌进入腹腔或泌尿道），则可产生机会性感染。

临床上感染有多种形式：人体初次被某种病原体感染称为首发感染。人体在被某种病原体感染的基础上再次被同一种病原体感染称为重复感染，常见于疟疾、血吸虫病等。人体被两种或两种以上病原体同时感染称为混合感染。人在感染一种病原体的基础上再被另外的病原体感染为重叠感染。

二、感染过程的表现

病原体通过各种途径进入人体，就开始了感染过程。根据侵入机体的病原体的数量和毒力及人体的免疫应答的强弱不同，感染过程可产生 5 种不同的结局。

（一）病原体被清除

病原体进入人体后，被人体非特异性免疫或特异性免疫所清除。非特异性免疫是人类长期进化过程中所形成的、并可遗传给后代的防御能力，如皮肤黏膜的屏障作用、胃酸的杀菌作用、组织内细胞的吞噬作用等；特异性免疫是后天通过自然感染、疫苗接种、注射免疫球蛋白或通过胎盘从母体所获得的对某种病原体的特异性的防御能力。在这种感染过程中，人体免疫反应的作用占有绝对优势，当有相应的病原体侵入时因有强大的免疫清除功能而使人体免于患病。

（二）隐性感染

又称亚临床感染，是指病原体侵入人体后，只引起机体的免疫应答，不引起或只引起轻微的组织损伤，在临床上不出现任何症状、体征，甚至无明显的生化改变，只能通过免疫学检查才能发现已被感染。隐性感染是大多数病原体感染中最常见的表现形式（如脊髓灰质炎、流行性乙型脑炎等），其数量远超显性感染；但有些疾病病原体隐性感染率很低（如麻疹、传染性非典型肺炎等）。隐性感染结束后，大多数人获得不同程度的特异性免疫，并且体内病原体被清除。某一种传染病的隐性感染者越多，人群对该传染病的易感性就越低，该传染病的发病率就越低。少数人体内病原体仍持续存在，转变为病原携带状态（如细菌性痢疾和乙型肝炎等），成为重要的传染源。

（三）显性感染

又称临床感染。病原体侵入人体后，不但引起机体发生免疫应答，而且通过病原体本身及毒素作用或通过机体的变态反应，导致机体组织损害和功能异常，在临床上引起相应的症状、体征及实验室检查改变。在大多数感染性疾病中，显性感染只占全部受感染者的一小部分；但在少数传染病（如麻疹、水痘、传染性非典型肺炎）中，显性感染是其主要表现形式。有些传染病显性感染结束后，病原体可被清除，感染者获得巩固的主动免疫（如甲型肝炎、麻疹等）。但有些病原体感染后免疫并不巩固，容易再受感染发病（如细菌性痢疾）。少数显性感染还可转变为病原体携带者（恢复期携带者），成为传染病重要的传染源。

（四）病原携带状态

病原携带状态是指体内有病原体生长繁殖并向体外排放而人体不出现任何疾病状态，是许多传染病的重要传染源，是传染过程中人体防御能力与病原体处于相持状态的表现 。按病原体种类不同而分为带病毒者、带菌者与带虫者等。按其发生在显性或隐性感染之后分为恢复期携带者与“健康”携带者。发生在显性感染临床症状出现之前称为潜伏期携带者。按携带者持续携带病原体的时间不同分为暂时（急性）携带者（在 3 个月以下）和慢性（长期）携带者（在 3 个月以上、乙型肝炎需 6 个月以上）。并非所有传染病都有慢性病原携带者，如麻疹和流感，慢性病原携带者极少见。

（五）潜伏性感染

病原体侵入人体后寄生在机体中，机体的免疫功能不足以完全清除病原体，但足以将病原体局限化而不引起显性感染，病原体可在体内长期潜伏下来，一旦机体免疫功能下降，潜伏的病原体即引起显性感染，如单纯疱疹、疟疾、结核等。潜伏性感染期间，病原体一般不排出体外，这是与病原携带状态的不同之处。潜伏性感染并不是每一种感染性疾病都存在。

上述感染的五种表现除病原体被清除，在不同的传染病中各有侧重，一般认为隐性感染最多见，病原携带状态次之，显性感染所占比例最低。同时上述五种表现形式不是一成不变的，在一定条件下可以相互转化。

三、病原体与抗感染免疫

主要包括病原体的致病力和机体的免疫功能，后者在传染病的发生中更重要。

（一）病原体的致病力

病原体的致病力是指病原体引起疾病的能力。在传染过程中，病原体的致病力起着重要作用。主要包括：

1. 侵袭力　是指病原体侵入机体并在机体内生长、繁殖及扩散的能力。有些病原体可直接侵入人体，如钩端螺旋体、血吸虫尾蚴等；有些病原体须借助菌毛、荚膜、细胞壁的某些结构，以及某些病毒的外膜结构，如 HIV 的 GP120、流感病毒的红细胞凝集素等；有些病原体需要先黏附于肠黏膜表面才能定植下来分泌肠毒素，如霍乱弧菌；一些细菌的侵袭力主要靠其荚膜和酶抵抗吞噬及体液中杀菌物质的作用；有些病原体的侵袭力较弱，需经伤口进入机体，如狂犬病病毒、破伤风梭状杆菌等；某些大肠埃希菌能表达受体和小肠细胞结合，促进病原体的扩散，称为定植因子。

2. 毒力　包括毒素和其他毒力因子。毒素包括外毒素和内毒素。外毒素是病原体在生长繁殖过程中产生的，通过与某些细胞受体结合，进入细胞内发挥作用，如白喉外毒素和破伤风外毒素、霍乱肠毒素等。内毒素以革兰阴性杆菌的脂多糖为代表，是在细菌死亡时才被释放出来，通过激活单核 - 吞噬细胞释放细胞因子如白介素 -1 而起作用。其他毒力因子如阿米巴的溶组织能力，某些细菌分泌的针对其他细菌的细菌素等也与其致病能力有关。

3. 数量　侵入人体的病原体要有足够的数量，才能突破机体的防御功能引起感染。在同一种传染病中，侵入数量与致病能力一般成正比关系。在不同的传染病中，能引起显性感染的最低病原体数量差别可以很大，如同为消化道传播的传染病，10 个志贺菌即可引起痢疾发病，而伤寒沙门菌则需 10 万个菌体才可引起发病。

4. 变异性　病原体可因遗传、免疫力、环境、药物作用等影响而发生变异。一般说来，在人工培养多次传代的环境下，病原体的致病力则可减弱，如卡介苗。而在宿主之间反复传播可使致病力增强，如肺鼠疫。病原体的抗原变异可逃避机体的特异性免疫作用（免疫逃逸），与疾病流行（如流行性感冒）和持续性感染（如丙型肝炎）有密切关系。

5. 入侵门户与特异性定位　病原体侵入人体必须经过一定的途径即入侵门户，其在体内生长繁殖亦有一定的部位。有些病原体的入侵门户较为单一，有些则可通过多途径侵入人体，如痢疾志贺菌、伤寒沙门菌必须经口感染，破伤风梭菌、狂犬病病毒必须经伤口感染，才能引起病变；乙型肝炎病毒可经输血、注射、性接触及母婴传播等多种途径进入血液循环再定位于肝或其他器官引起感染；乙型脑炎病毒经蚊虫叮咬吸血侵入人体。

（二）人体的免疫应答作用

人体的免疫应答对感染过程的表现和转归起决定性作用，它包括有利于机体抵抗病原体入侵和致病的保护性免疫应答和促进组织损伤的变态反应。保护性免疫应答有非特异性和特异性免疫应答两种，变态反应均为特异性免疫应答。

1. 非特异性免疫　它是人类在长期进化中形成的，不涉及抗原的特异识别，也不涉及再次刺激的增强反应。在抵御感染过程中非特异免疫首先发挥作用，是机体对人体内异物的一种清除机制，是一种可以遗传给后代的防御能力。

（1）天然屏障：包括外部屏障和内部屏障。外部屏障主要为皮肤、黏膜及其泌物，皮肤、黏膜通过其紧密连接及气管黏膜上皮的纤毛能机械地阻止病原体的入侵；黏膜分泌抑菌或杀菌物质如胃酸、脂肪酸、乳酸、溶菌酶等能抵御病原体侵入。内部屏障包括有血 - 脑屏障和胎盘屏障，前者可以阻止病原体进入脑组织，后者能保护胎儿免受来自母体的病原体感染。

（2）吞噬作用：单核 - 吞噬细胞系统包括血液中游走的大单核细胞、各种粒细胞（如中性粒细胞）和肝、脾、淋巴结及骨髓中固定的吞噬细胞，都具有非特异吞噬功能，能够吞噬、清除入侵机体的病原微生物。

（3）体液因子：包括体液中的补体、溶菌酶、纤连蛋白和各种细胞因子（如白细胞介素 1 ～ 6、干扰素、α- 肿瘤坏死因子等），这些体液因子通过免疫调节或直接作用消除侵入的病原体。

2．特异性免疫　又称获得性免疫，是接触某种抗原后产生的仅针对此种抗原的免疫反应，对其他抗原无作用。常有相同抗原再次刺激的增强反应。通过病原体感染和接种疫苗而获得。包括细胞免疫和体液免疫，分别由 T 淋巴细胞和 B 淋巴细胞介导，可清除侵入体内的病原体，但有时会造成机体的组织损害和病理反应（变态反应）。

（1）细胞免疫：在细胞内寄生的病原体引起的感染中（如结核分枝杆菌、伤寒沙门菌、麻疹病毒、念珠菌、立克次体），细胞免疫起重要作用。T 淋巴细胞被某种病原体抗原刺激后形成致敏 T 淋巴细胞，当再次与该抗原相遇时，通过所释放的细胞毒性细胞因子杀伤病原体及其所寄生的细胞。T 淋巴细胞还具有调节体液免疫的功能。

（2）体液免疫：当被某种病原体抗原致敏的 B 淋巴细胞再次受到该抗原刺激后，即转化为浆细胞并分泌能与相应抗原结合的特异性免疫球蛋白（特异性抗体）。抗体主要在细胞外发挥抗感染作用。由于不同抗原而产生不同免疫应答，特异性抗体又分抗毒素、抗菌性抗体、中和（病毒的）抗体、调理素等。根据化学结构的不同，免疫球蛋白（Ig）可分为 IgG、IgA、IgM、IgD 和 IgE 5 类。其中 IgM 在感染过程中首先出现，但持续时间较短，是相应病原体近期感染的标志，在疾病的早期诊断中具有十分重要的意义。IgG 迟于 IgM 出现，但持续时间较长，在体内含量高，且可透过胎盘，其诊断意义不及 IgM，一般需测双份血清，抗体效价升高 4 倍以上有诊断意义。IgA 主要是呼吸道和消化道黏膜上的局部抗体。IgE 主要作用于入侵的原虫和蠕虫，并与 Ⅰ 型变态反应有关。

3．变态反应　有些传染病的组织损伤或生理功能紊乱，其主要原因是病原体感染所介导的免疫反应（变态反应）所致，其中以Ⅲ型（免疫复合物）反应（如流行性出血热）及Ⅳ型（细胞介导）反应（如血吸虫病、结核病）为最常见。许多传染病的发病机制与免疫反应有关。

此外，有些传染病能抑制细胞免疫（如麻疹）或直接破坏 T 细胞（如艾滋病），使人体免疫力降低。

第二节　传染病的流行过程及影响因素

传染病的流行过程是指传染病在人群中发生、发展和转归的过程。其发生及流行必须具备三个基本条件亦称三个环节，即传染源、传播途径及易感人群。三个环节中的任何一个环节被切断，传染病的流行即不能实现，这是我们制订传染病预防措施的理论依据。同时流行过程的形成又受社会因素和自然因素的影响。

一、传染病流行的基本条件

（一）传染源

指体内有病原体生存、繁殖并能将其排出体外的人和动物。我们将传染源排放病原体所能波及的范围称为疫源地。通常把小的疫源地称为疫点，将疫点相互连接融合形成的大的疫源地称为疫区。

传染源包括病人、病原体携带者、隐性感染者和受感染的动物。不同病期、不同类型的患者，其传染性大小可能不同。一般情况下，在发病期（特别是在发病初期）传染性较强。慢性感染病人常长期排出病原体，可成为长期的传染源。病原体携带者、隐性感染者因无临床症状，具有更高的隐蔽性，在疾病的传播上更为重要，如乙型肝炎、艾滋病等。受感染动物（如家畜、家禽及野生动物）作为传染源传播动物源性传染病，如狂犬病、人感染高致病禽流感、布氏菌病等，其中以野生动物为传染源的传染病又称为自然疫源性疾病，如鼠疫、肺 - 肾出血热综合征等。

（二）传播途径

病原体离开传染源到达另一个易感者的途径，称为传播途径。各种传染病都有一定的传播途径，不同的传染病可以有相同的传播途径，同一种传染病也可以有多种不同的传播途径。如脊髓灰质炎早期可经呼吸道和消化道传播。一种新的传染病的传播途径要经大量的流行病学调查和科学实验才能发现与证实。目前常见传染病的传播途径主要有：

1．呼吸道传播　病原体存在于空气中的飞沫、气溶胶和尘埃中，易感人群经呼吸吸入而引起感染。经呼吸道传播的传染病，主要有麻疹、猩红热、白喉、流行性脑脊髓膜炎、流行性感冒、人感染高致病禽流感、传染性非典型肺炎、肺结核等。

2．消化道传播　带有病原体的传染源的排泄物、分泌物直接污染或经苍蝇、蟑螂等传播媒介间接污染水、食物，易感人群因食用被污染水、食物而感染。由于消化道传播引起的疾病主要由粪便排放病原体，最终经口侵入并感染人体，因而有人将由粪便排放经口侵入的传播途径称之为粪 - 口途径，如伤寒、痢疾、霍乱等。疫水传播是经水传播的另一形式，如钩端螺旋体病。

3．接触传播　又分直接接触传播和间接接触传播，前者系没有外界因素参与下传染源与易感者直接接触，后者是通过接触被传染源排放的病原体所污染的中间物品而发生的传播。主要有：①病原体经伤口侵入传播，如狂犬病、破伤风；②易感者与被病原体污染的土壤或水（疫水）接触而被感染，如钩虫病、钩端螺旋体病、血吸虫病等；③性接触传播，如梅毒、淋病、艾滋病、乙型病毒性肝炎等；④日常密切接触传播，如流感、麻疹、手足口病等。

4．虫媒传播　主要是通过节肢动物的吸血叮咬而引起传播，如蚊子、跳蚤、白蛉、恙螨等传播的疟疾、乙型脑炎、鼠疫、斑疹伤寒、黑热病、恙虫病等，此外苍蝇、蟑螂在消化道传染病传播中起着传播媒介的作用。

5．血液、体液和血制品传播　见于乙型肝炎、丙型肝炎、艾滋病等疾病的传播。主要通过应用血液及血制品、接受器官移植、侵入性诊疗操作、分娩和性交传播。

6．母婴传播　即病原体通过母体传给胎儿 / 婴儿的途径，如艾滋病、乙型肝炎等。通常把发生在产前的传播称为宫内感染。

（三）易感人群

对某一传染病缺乏特异性免疫力的人称为易感者，易感者在某一特定人群中的比例决定了该人群的易感性。人群易感性增高时，若有传染源及合适的传播途径，则传染病的流行就很容易发生。反之则不易出现流行。有些传染病病后可获持久免疫力，需数年后易感者比例达到一定水平后，才会发生另一次流行，这种现象叫传染病流行的周期性。使人群易感性增高的因素有：人群免疫力随时间的推移而自然消失、具有免疫力人口的死亡、新生儿出生以及易感人口的大量输入等。进行预防接种和疾病流行可使免疫人口增加，人群的易感性降低，进而达到控制传染病流行的目的，如天花的消灭、西太平洋区域无脊髓灰质炎地区的建立、乙型脑炎及麻疹疫情的控制等。

二、影响流行过程的因素

自然因素主要是指地理、气候和生态等条件对传染病流行过程的影响。如长江以南一些湖沼地区气温高，多雨潮湿适宜于钉螺、蚊虫孳生，使得血吸虫病、疟疾的流行易于发生。冬春季节寒冷、干燥，降低了呼吸道黏膜的抵抗力，使得呼吸道传染病易于流行。某些自然生态环境为一些人兽共患传染病在野生动物之间的传播创造了良好条件，如流行性出血热、鼠疫等，这种病所在的地区称为自然疫源地。

社会因素包括社会制度、经济和生活条件、生活习俗以及文化水平等。对传染病的流行过程具有决定性影响。社会因素对传播途径的影响是显而易见的，新中国成立后特别是改革开放后人民物质文化生活水平提高，在“预防为主”的方针指导下，使许多传染病如天花、霍乱、鼠疫、血吸虫病等得到了控制或者被消灭，显现了社会因素的巨大作用。

知识链接

中东呼吸综合征

中东呼吸综合征（MERS）是由一种新型冠状病毒（CoV）感染而引起的病毒性呼吸道疾病，该病毒于2012年在沙特阿拉伯首次被发现。MERS最常见的临床表现在发热、发热伴畏寒、寒战、咳嗽、气促、肌肉酸痛等，重者可出现呼吸衰竭、肾衰竭和感染性休克。冠状病毒是一组能够导致人类和动物发病的病毒，常能够引起人类发生从普通感冒到严重急性呼吸综合征（SARS）的多种疾病。国家卫生和计划生育委员会2015年5月29日通报，广东省惠州市出现首例输入性中东呼吸综合征确诊病例。

第三节 传染病的特征

一、基本特征

传染病与其他感染性疾病的主要区别是传染病的四个基本特征，但对这些基本特征要全面地综合地而不是孤立地加以分析考虑。

（一）有病原体

每种传染病都由特异性的病原体所引起，病原体包括病毒、衣原体、支原体、立克次体、细菌、真菌、螺旋体等，引起寄生虫病的有原虫、吸虫、线虫、蠕虫等。如流感由流感病毒引起，霍乱由霍乱弧菌引起，这是传染病的本质与病因。但新的传染病的发现常是先认识其临床表现和流行病学特征，而后才通过多种实验手段确定其病原体。分子生物学技术的进展已使得病原体发现的周期大为缩短，但仍有一些传染病的病原体未被证实。

（二）有传染性

传染性是区别传染病和其他感染性疾病的主要特征。由于这一特征的存在，决定了传染病特殊的管理方式。隔离、消毒、检疫等均是针对传染性而采取的具体措施，不同传染病的传染性大小和危害很不相同，我们把传染病病人向体外排放病原体的时期称为传染期，每种传染病的传染期都相对固定，是确定隔离期的主要依据。由于传染性的存在，传染病医院或感染性疾病科要根据污染程度及工作需要，将工作区划分为清洁区、污染区与半污染区并制订有相关的工作制度和隔离要求。医务人员在接诊传染病患者时应针对其传播特点采取必要的防护措施。

（三）有流行病学特征

传染病的流行在有传染源、传播途径和易感人群这三个基本条件，并在自然因素和社会因素的影响下，表现出各种流行病学的特征，如流行强度、时间分布、空间分布和人群分布特点等。

流行强度可分散发、暴发、流行和大流行。散发系指发病率为该地区的一般水平。如其发病率显著高于一般水平，则称为流行。如流行范围超过国界或洲界称为大流行。如某一集体单位或局部地区，在短期内突然出现许多同一疾病的病人称为暴发。时间分布包括季节性、周期性等。空间分布包括地方性、外来性和自然疫源性。人群分布主要指传染病在年龄、性别和职业等人群特征上的不同分布。

（四）有感染后免疫

人体感染病原体后，在一定时间内对其不再易感，此特征称为感染后免疫。是免疫功能正常的人体感染某种病原体后产生的针对该病原体及其产物的主动免疫。不同病原体感染所产生的感染后免疫可有很大的区别，有些病毒性传染病感染后免疫持续时间较长，甚至可保持终身而很少第二次感染发病（如麻疹、乙型脑炎），有些病毒性传染病（如流感）感染后免疫持续时间较短。细菌、螺旋体等感染后免疫持续时间通常较短，经一定时间（数月至数年）可再次感染发病，但伤寒例外。蠕虫感染很少产生保护性免疫，易发生重复感染（如血吸虫病、蛔虫病等）。

二、临床特点

（一）病程发展的阶段性

多数传染病的发生、发展和转归具有阶段性。通常可分为潜伏期、前驱期、症状明显期及恢复期 4 期。

1．潜伏期　从病原体侵入人体至开始发病的整个时期称为潜伏期。不同传染病的潜伏期都不相同，且都表现为一个相对特定的时间范围，这与病原体的种类、数量、毒力、人体免疫力等诸多因素有关。这是病原体侵入人体后在机体内繁殖、转移、定位、引起组织损伤和功能改变而人体尚未出现临床症状的整个过程。潜伏期是传染病检疫工作的基础，对传染病的诊断有重要的参考价值。

2．前驱期　从初始症状至临床症状明显（典型表现）期之间的时期称为前驱期。前驱期表现通常缺乏特异性，多表现为头痛、发热、乏力、肌肉酸痛、食欲缺乏等，诊断意义较小，但患者在此期已有较强的传染性，如能结合流行病学资料在此期做出诊断，通过对传染源的治疗与管理，则可大大减少疾病传播的风险。前驱期一般时间较短，持续 1 ～ 3 日。急性发病者可无前驱期。

3．症状明显期　此期表现出该传染病特征性的症状、体征，出现典型的临床表现，如特征性皮疹，脑膜刺激征和肝、脾大等。此期表现诊断价值高，易于做出正确判断，但此期患者体内病理损害严重，易发生并发症，死亡病例也多发生在这一阶段，应予以高度重视。

4．恢复期　此期患者病理生理过程基本终止，症状、体征基本消失，器官功能逐步恢复，血清中抗体效价逐步上升达到最高水平，临床上称为恢复期。在此期患者体内仍可能存在有残存病变，生理紊乱尚需调整。部分病人体内仍有病原体，具有传染性（如菌痢、伤寒、霍乱等）。恢复期后机体功能仍长期不能恢复，称为后遗症，多见于神经系统传染病，如脊髓灰质炎、乙型脑炎等。

以上四期只有典型病例才可充分出现。一些传染病如脊髓灰质炎，可从前驱期直接转入恢复期，称为顿挫型感染。有些患者在恢复期体温降至正常后，潜伏于组织内的病原体可再度繁殖，使初发病的症状再次出现称为复发；而恢复期时患者症状减轻、体温尚未完全恢复正常，再次出现发热，则称为再燃。复发、再燃常见于伤寒、疟疾等。

（二）常见临床表现

1．发热　是大多数传染病共有的主要症状和起病表现，不同传染病起病时发热表现有所不同，其热型也各有差异，这些对疾病诊断具有特殊意义。常见热型有：

(1) 稽留热：为高热，常持续在 40℃上下，24h 内体温相差小于 1℃，如伤寒发热。

（2）弛张热：24h 内体温相差大于 1℃，但最终体温未达正常，见于肾综合征出血热、伤寒缓解期和败血症等。

（3）间歇热：24h 内体温波动于高热与正常体温之间，体温骤升骤降，发高热持续数小时，无热期可持续 1 天至数天，如此反复出现。见于疟疾及败血症等。

（4）回归热：高热骤起，持续数日后骤退，间隔无热数日后，高热重复出现，反复多次。见于回归热等。

（5）波浪热：发热逐渐上升达高峰后，又逐渐下降至低热或正常，此后又重复上升及下降，多次重复可持续数月，形似波浪，见于布氏菌病等。

2．皮疹　许多传染病在病程中可出现皮疹，这些传染病称之为发疹性传染病。认识发疹性传染病的皮疹出疹时间、部位、形态及先后顺序等表现特点，对疾病的诊断与鉴别诊断具有重要意义。皮疹的形态大致可分为 4 类

（1）斑丘疹：大小形态不一，为血管充血疹，色红，压之褪色。丘疹隆起于皮面，而斑疹则与皮肤表面相平；丘疹与斑疹同时存在，则称为斑丘疹。麻疹、风疹、柯萨奇病毒感染等多表现为斑丘疹。伤寒的玫瑰疹也属于斑丘疹。

（2）出血疹：为散在的点状或片状出血，也称瘀点、瘀斑，压之不褪色，见于流行性脑脊髓膜炎、肾综合征出血热、登革出血热等。

（3）疱疹或脓疱疹：表面隆起，内含浆液或脓液，见于水痘、带状疱疹、单纯疱疹、脓疱疮等。

（4）荨麻疹：为不规则或片状稍隆起皮面的苍白色或红色水肿性皮疹，常伴有瘙痒，多与变态反应有关。

发疹性传染病的皮疹出现时间有一定的规律：认识皮疹的出现顺序和分布特点对诊断也有较大帮助，除皮疹外，还可见黏膜疹。

3．中毒症状　病原体及其产生的毒素或代谢产物进入机体引起多种症状，如发热、头痛、肌肉酸痛、乏力、厌食等。严重者可出现中毒性休克、中毒性脑病、多脏器损害等。

细菌（病毒）在感染部位生长繁殖并侵入血流称为菌血症（病毒血症）；若细菌侵入血流，且在血液中繁殖并产生毒素导致严重中毒症状者称败血症；败血症患者出现化脓性转移病灶称为脓毒血症。

4．单核 - 吞噬细胞系统增生反应　在病原体及其代谢产物的作用下，单核 - 吞噬细胞系统可出现充血、增生等反应，临床上表现为肝、脾大，淋巴结肿大。

（三）临床类型

根据传染病病情轻重可分为轻型、中型、重型和危重型。根据其病程长短可分为急性、亚急性和慢性。有时也将二者结合进行分型，如急性重型、慢性重型等。或分为普通型、暴发型、典型型和非典型型等。其中典型型相当于普通型，为各种传染病中最多见的一型。临床类型的划分对指导传染病的治疗和判断预后有重要意义。

第四节　传染病的诊断

对传染病做出早期正确诊断，不仅可以使患者得到及时有效治疗，更重要的是早期发现传染源，可及时采取预防控制措施，防止传染病的传播流行。传染病诊断需综合分析流行病学资料、临床表现、实验室检查资料。其中实验室检查的病原诊断是确诊的重要依据。

一、流行病学资料

包括性别、年龄、籍贯、职业、生活习惯、旅居地区、发病季节、旅行史、接触史、既往史、预防接种史等。许多传染病具有严格的地区、季节、年龄、职业分布特点，如血吸虫感染主要发生在中国南方地区，流行性乙型脑炎在中国北方仅出现在夏秋季节。

二、临床资料

临床表现是进行临床诊断的主要依据。了解疾病的相关知识，全面准确、详细地询问病史及系统、仔细地体格检查，是获取临床资料的主要方法。在这一过程中，要特别注意起病的形式、病情的发展及演变过程，掌握有诊断价值的特征性的症状和体征，如麻疹的黏膜斑和皮疹、钩端螺旋体病的腓肠肌压痛、伤寒的稽留热和玫瑰疹、白喉的口腔假膜等。

三、实验室检查资料

（一）常规检查

常规检查主要包括血常规、尿常规、粪便常规、脑脊液常规和生化常规。对传染病的临床诊断有重要的参考意义。白细胞显著增多见于化脓性细菌感染，如流行性脑脊髓膜炎等。而革兰阴性杆菌及病毒性感染，白细胞计数正常或降低，如伤寒、流行性感冒等。蠕虫感染嗜酸性粒细胞增多，如钩虫、血吸虫等。肾综合征出血热发病早期即可出现蛋白尿，一日内变化迅速的蛋白尿对肾综合征出血热具有极高的诊断价值。粪便常规有助于细菌性痢疾、蠕虫病的诊断。生化检查如肝功能对病毒性肝炎的诊断、治疗、判断病情均具有非常重要的意义。

（二）病原学检查

是传染病确诊的重要依据。

1．直接检出病原体　许多传染病可通过肉眼或显微镜观察，直接检出病原体而确诊。

2．病原体分离培养　细菌、螺旋体和真菌可用人工培养基培养分离，如伤寒沙门菌、钩端螺旋体、隐球菌等。立克次体及病毒则需用动物接种或组织细胞培养分离。培养分离病原体所采集的标本必须新鲜，避免污染，注意病程阶段，最好在使用抗微生物药物之前采集，并迅速送检。

3．分子生物学检测　利用生物素或放射性核素标记的探针，用斑点杂交或原位杂交法，检测血或组织中特异性病原体的核酸或毒素，具有早期确诊价值，如血中乙肝病毒 DNA 或大肠埃希菌肠毒素。用聚合酶链反应（PCR）能把标本中的 DNA 分子扩增 100 万倍以上，可显著提高其检测灵敏性，但需一定的设备及技术条件，且易出现假阳性。

4．特异性抗原抗体检测　应用已知的病原体抗原或抗体，检测病人血清或体液中的相应抗体或抗原，是对许多传染病如细菌、病毒、立克次体及螺旋体等感染的重要诊断方法。本方法还可判断受检者的免疫功能。

（1）特异性抗体检测阳性率较高，尤其在恢复期多为阳性，特异性 IgM 抗体升高是现存或近期感染的标志，在急性期及恢复期双份血清检测抗体阳转或滴度 4 倍升高也具有诊断价值。特异性抗体检测方法很多，如凝集试验、沉淀试验、补体结合试验、中和试验等。近年来发展的免疫标记技术大大提高了检测的敏感性，可在短时间内检出抗体。如酶联免疫吸附试验（ELISA）、放射免疫测定（RIA）、免疫荧光检查等。其中酶联免疫吸附试验已广泛应用于各级临床医院，而放射免疫测定因设备条件要求较高，应用受到一定限制，尚未在基层推广。

（2）特异性抗原检测较抗体更可靠、更具诊断价值。可在病原体分离培养结果之前提供病原体存在的直接证据，但检测阳性率不如抗体，在疾病的恢复期常为阴性。抗体检测方法也多可用于抗原检测，如酶联免疫吸附试验、放射免疫测定等。

（三）其他检查

内镜检查、超声检查、X线检查、计算机断层扫描（CT）、磁共振成像（MRI）、活体组织检查等，对疾病的诊断与鉴别诊断有重要价值。

第五节 传染病的治疗

一、治疗原则

传染病的治疗原则是早期、彻底及综合治疗，既要治疗及护理病人，又要做好消毒、隔离工作，在具体治疗措施中做到一般治疗、对症处理、病因治疗相结合。

二、治疗内容

（一）一般治疗

一般治疗包括隔离与消毒、护理、心理治疗和支持治疗。不同的传染病依其病原体的排出方式和传播途径而采取不同的隔离方式，其隔离时间长短依其传染期而定，同时做好各项消毒工作。密切观察病情变化，加强护理，正确执行各项治疗措施；注意做好患者的心理护理和心理治疗工作。支持治疗既是重要的治疗措施，也是其他治疗的基础。通过保证患者的能量供应，给予易消化、富有营养的饮食和足量维生素，应用各种血液制品和免疫制品以及维持机体水、电解质平衡等措施，增强机体的抗病能力。

（二）病原治疗

也称特异性治疗，是治疗绝大多数传染病的关键措施，具有清除病原体，根治和控制传染源的作用。常用药物包括抗生素、化学制剂和血清免疫制剂等。

抗生素在治疗细菌、螺旋体、衣原体、支原体和立克次体等感染中应用广泛，挽救了许多患者的生命，但由于不合理应用而导致的不良反应和耐药现象近年也不断出现，合理应用抗生素已成为临床工作中必须重视和解决的问题。使用抗生素要注意适应证、禁忌证、药物相互作用及患者个体情况等诸多因素，对有明确使用指征者，还要特别注意治疗的剂量和疗程，切忌滥用。化学制剂在抗感染治疗中应用广泛，可用于病毒、衣原体、支原体、立克次体、螺旋体、细菌、真菌和原虫、蠕虫等诸多感染，尤其在治疗原虫病及蠕虫病中占有重要地位。目前核苷类似物对病毒感染有一定疗效，但总地来说抗病毒疗效尚不理想。血清免疫制剂包括抗毒素（如白喉抗毒素、破伤风抗毒素、肉毒抗毒素）、特异性免疫球蛋白、丙种球蛋白等，其中抗毒素是治疗相应传染病的主要药物。

（三）对症治疗

对症治疗可减轻或消除感染过程中的症状，调整各系统功能，保护重要脏器，降低损耗，为病因治疗赢得时间，使机体充分发挥清除病原体作用。根据病情需要采取如镇静、降温、脱水、利尿、强心、抗休克等措施。

免疫增强药如胸腺肽 α_1、猪苓多糖、香菇多糖等对免疫功能低下患者有提高免疫功能、促进清除病原体的作用。肾上腺糖皮质激素在感染性疾病中不宜单独应用，但在感染性休克、严重毒血症、剧烈变态反应引起机体某脏器或多脏器损害时，在强有力的抗感染治疗措施的同时短期使用肾上腺糖皮质激素对减轻脏器损害有重要作用。

（四）中医中药治疗

祖国医学对传染病的治疗积累了丰富的经验，一些中药还具有免疫调节、抗感染等作用，通过辨证施治，对传染病进行整体治疗。

（五）康复治疗

针对一些传染病，如流行性乙型脑炎、脊髓灰质炎、流行性脑脊髓膜炎等引起的后遗症（如运动障碍、失聪、失语等），进行针灸、理疗及功能训练等疗法，对患者逐渐康复有促进作用。

第六节　传染病的预防

我国对传染病防治实行预防为主的方针，防治结合、分类管理、依靠科学、依靠群众。预防和控制传染病是临床医生的重要职责。针对构成传染病流行的三个基本环节采取相应措施，是预防传染病的基本方法。在预防过程中，既要根据各种传染病的特点抓住主导环节采取重点措施，又要兼顾其他环节采取综合措施。

一、控制传染源

（一）对病人的管理

早期发现传染病患者及时报告和隔离患者是控制传染源的首要步骤。对传染病患者要做到早发现、早报告、早隔离、早治疗。要做到早发现，除了要具有相关的疾病知识外，还要具有疫情观念和高度的社会责任感。疫情报告制度是每个医务人员必须遵守的。《中华人民共和国传染病防治法》由中华人民共和国第十届全国人民代表大会常务委员会第十一次会议于 2004 年 8 月 28 日修订通过，自 2004 年 12 月 1 日起施行。修订后的《中华人民共和国传染病防治法》将传染病分为 3 类 37 种。中华人民共和国国家卫生和计划生育委员会 2013 年 11 月 4 日 国卫疾控发〔2013〕28 号：将人感染 H7N9 禽流感纳入法定乙类传染病；将甲型 H1N1 流感从乙类调整为丙类，并纳入现有流行性感冒进行管理；解除对人感染高致病性禽流感采取的传染病防治法规定的甲类传染病预防、控制措施。迄今为止，传染病共计分为 3 类 38 种。甲类传染病是指：鼠疫、霍乱。乙类传染病是指：传染性非典型肺炎、艾滋病、病毒性肝炎、脊髓灰质炎、人感染高致病性禽流感、人感染 H7N9 禽流感、麻疹、流行性出血热、狂犬病、流行性乙型脑炎、登革热、炭疽、细菌性和阿米巴性痢疾、肺结核、伤寒和副伤寒、流行性脑脊髓膜炎、百日咳、白喉、新生儿破伤风、猩红热、布氏菌病、淋病、梅毒、钩端螺旋体病、血吸虫病、疟疾。丙类传染病是指：流行性感冒、流行性腮腺炎、风疹、急性出血性结膜炎、麻风病、流行性和地方性斑疹伤寒、黑热病、包虫病、丝虫病，除霍乱、细菌性和阿米巴性痢疾、伤寒和副伤寒以外的感染性腹泻病。

甲类传染病和乙类传染病中传染性非典型肺炎、炭疽中的肺炭疽，依照甲类传染病采取预防、控制措施。发现甲类传染病时，应当及时采取下列措施：①对病人、病原携带者，予以隔离治疗，隔离期限根据医学检查结果确定；②对疑似病人，确诊前在指定场所单独隔离治疗；③对医疗机构内的病人、病原携带者、疑似病人的密切接触者，在指定场所进行医学观察和采取其他必要的预防措施；④医疗机构对本单位内被传染病病原体污染的场所、物品以及医疗废物，必须依照法律、法规的规定实施消毒和无害化处置。

（二）对传染病接触者的管理

对传染病接触者采取的防疫措施称检疫。根据所接触传染病的危害程度和传染性不同，在检疫期内可采取医学观察、留验或卫生处置。医学观察通常不限制其日常活动，但需每日诊察，测量体温，或者做必要的检查，以了解有无早期发病征象，适用于乙类传染病的接触者。留验也称隔离观察，是将接触者收留在指定场所做医学观察，限制其行动，不准与他人接触，并定期进行诊查、检验和必要的治疗，适用于与甲类传染病、传染性非典型肺炎、肺炭疽等病人的接触者。卫生处置包括洗澡、灭虱、消毒等。对接触者也可给予药物预防或预防接种。

（三）对病原携带者的管理

通过体检和病原学检查可发现病原携带者，对病原携带者可采取隔离治疗、卫生宣教等方法，培养其良好的卫生习惯，必要时调整工作岗位和随访观察，尽可能减少传播机会。

（四）对动物传染源的管理

视情况分别采取杀灭和隔离治疗的处置方式，对经济价值高且所传播疾病危害相对较小的病畜、家禽应尽可能给予隔离、治疗，必要时宰杀后加以消毒；如所传播疾病危害严重或为无经济价值的动物，可采取杀灭的处理方式，扑杀后应进行焚化或消毒深埋。

二、切断传播途径

卫生处理和消毒是切断传染病传播的关键步骤，尤其对消化道传染病、虫媒传染病和寄生虫病，是预防的关键环节。主要措施包括以“三管一灭”为中心的一般性卫生措施和消毒杀虫措施。“三管一灭”即指管好水源，管好饮食卫生和个人卫生，管好粪便垃圾及污水、污物并做好无害化处理；消灭四害（老鼠、臭虫、苍蝇和蚊子）和其他病媒昆虫。

三、保护易感人群

（一）增强机体非特异性免疫力

通过合理营养以及参加体育锻炼等措施增强体质，提高抗御传染病的能力。改善生活和居住条件、保持愉快心情和良好心态对提高机体非特异性免疫力同样具有重要意义。

（二）提高机体特异性免疫力

是预防传染病发生的最重要的保护措施。

1．特异性主动免疫　是通过接种疫苗、菌苗或类毒素等抗原，使机体产生对抗病毒、细菌或毒素的特异性免疫力。人体免疫力多在预防接种后 1 ～ 4 周内出现，维持时间可达数月或数年，根据不同情况可在适当时间进行加强。除基础免疫外，接种时间常选择在流行季节来临前 1 ～ 2 个月进行。

儿童基础免疫是计划免疫工作的重要环节，根据第十届全国人大五次会议提出的“扩大国家免疫规划范围，将甲肝．流脑等 15 种可以通过接种疫苗有效预防的传染病纳入国家免疫规划”的精神，卫生部制订了《扩大国家免疫规划实施方案》，《方案》规定，在现行全国范围内使用的乙肝疫苗、卡介苗、脊髓灰质炎疫苗、百白破疫苗、麻疹疫苗、白破疫苗等 6 种国家免疫规划疫苗基础上，将甲肝疫苗、流脑疫苗、乙脑疫苗、麻疹、腮腺炎、风疹疫苗纳入国家免疫规划，对适龄儿童进行常规接种。

2．被动免疫　是给人体注射含有特异性抗体的抗毒素、丙种球蛋白或高效价免疫球蛋白，特点是见效快，持续时间短，可作为易感者接触传染源后的应急预防措施。

3．预防性用药　传染病流行期间，特别注意个人防护，尽量避免同病人接触，易感者如有接触视情况可预防性服药（如服用氯喹、乙胺嘧啶预防疟疾，用磺胺药物预防流行性脑脊髓膜炎等），可达到保护易感人群的目的。

本节小结

传染病是指由病原微生物感染人体后产生的具有传染性、在一定条件下可造成流行的疾病。病原体进入机体所引起的感染过程可分为病原体被清除、隐性感染、显性感染、病原携带状态和潜伏性感染5种不同的结局。传染病发生及流行必须具备传染源、传播途径及易感人群三个基本条件，同时受社会因素和自然因素的影响。病原体能否侵入机体及侵入机体后是否发病取决于病原体的致病力和机体的免疫功能，尤其是后者。有病原体、传染性、流行病学特征和感染后免疫是传染病的四个基本特征，也是传染病与其他感染性疾病的主要区别。本类疾病的临床表现分潜伏期、前驱期、症状明显期及恢复期4期，常见的临床表现有发热、皮疹、中毒症状及肝、脾、淋巴结肿大等。综合分析流行病学资料、临床表现、实验室检查资料可做出传染病的诊断，其中实验室检查的病原诊断是确诊的最重要依据。传染病的治疗原则是早期、彻底及综合治疗，做到治疗与护理、消毒与隔离并重，以病因治疗为中心，并与一般治疗、对症处理相结合。认真执行我国预防为主的传染病防治方针，针对不同的传染病流行特征围绕控制传染源、切断传播途径、保护易感人群制订相应的预防措施。

自测题

一、填空题

1．属于甲类传染病的有________、________，发现SARS按________类传染病上报疫情。

2．隐性感染不产生临床症状，主要通过________而发现。

3．感染过程的五种结局为__________、__________、__________、__________和__________。

4．影响流行过程的因素有__________、__________。

5．传染病发生及流行的三个基本条件是__________、__________、__________。

6．传染病的四个基本特征为__________、__________、__________和__________。

二、选择题

A1型题

1．病原携带者，正确的是

A．病原携带者无临床症状而能排出病原体

B．所有的传染病均有病原携带者

C．病原携带者不是重要的传染源

D．发生于临床症状出现之前者称为健康携带者

E．处于潜伏性感染状态者就是病原携带者

2．传染过程中，下列哪种感染类型增多对防止传染病的流行有积极意义

A．显性感染

B．隐性感染者

C．病原携带者

D．潜伏性感染

E．病原体被清除

3．感染性疾病和传染病的主要区别是

A．是否有病原体

B．是否有传染性

C．是否有感染后免疫

D．是否有地区性

E．是否有季节性

4．下列哪种病原体感染时血中嗜酸性粒细胞通常增多

A．革兰阴性杆菌

B．革兰阳性球菌

C．真菌

D．病毒

E．蠕虫

5．保护易感人群采用的各种免疫措施中最重要的是

A．接种疫苗

B．应用转移因子等免疫激活剂

C．药物预防

D．应用丙种球蛋白

E．应用特异性免疫球蛋白

6．感染过程中，首先出现并且是近期感染的标志的免疫球蛋白是

A．IgG

B．IgA

C．IgE

D．IgD

E．IgM

7．传染病病原治疗药物不包括

A．血清免疫制剂

B．抗生素

C．干扰素

D．利巴韦林

E．糖皮质激素

8．影响传染病流行过程的两个重要因素是

A．气温、雨量

B．自然因素、经济状况

C．地理位置、生活习惯

D．气候因素 、文化传统

E．社会因素、自然因素

9．患者进入恢复期后，已稳定退热一段时间，初发的症状再度出现，称为

A．再感染

B．复发

C．重复感染

D．二重感染

E．再燃

10．传染源，不包括

A．受感染的动物

B．病原携带者

C．隐性感染者

D．潜伏性感染者

E．患者

11．提高人群免疫力起关键作用的是

A．加强营养

B．预防接种

C．加强体育锻炼

D．应用免疫球蛋白

E．服用抗感染的药物预防

三、问答题

1．请列出传染病与感染性疾病的异同?

2．传染病的预防措施主要包括哪些?

3．试列出传染病的治疗原则?

（李金成）

第二章　病毒感染性疾病

第一节　病毒性肝炎

学习目标

通过本节内容的学习，学生应能：

识记

复述5种肝炎病毒的病原学及流行病学特征。

理解

归纳病毒性肝炎的病原分型、临床分型及实验室检查。

运用

1．运用所学知识对本病进行诊断及鉴别诊断。

2．初步制订本病的治疗及预防方案并对健康人群做出预防宣传指导。

案例 2-1-1

患者，男，38岁，汉族。因乏力、食欲缺乏10天于2014年3月8日入院。患者于10天前出现乏力、食欲缺乏，进食减少，稍有恶心，厌油，于3月5日在当地医院就诊，诊断为“肝炎”。否认输血史。肝炎疫苗接种史不详。既往体健，一直未健康体检。其母亲有乙肝病史。查体：神志清，皮肤、巩膜无黄染，颈部及上胸部见数个蜘蛛痣，肝肋下未扪及，脾左肋下1cm触及，质软。余（－）。

问题与思考：

1．该病例可能的诊断？

2．诊断依据是什么？

3．为确定诊断需完善哪些检查？

4．如何治疗该病？

病毒性肝炎（viral hepatitis）是由多种肝炎病毒引起的，以肝损害为主的一组全身性传染病。目前按病原学分为甲型肝炎病毒（hepatitis A virus，HAV）、乙型肝炎病毒（hepatitis B virus，HBV）、丙型肝炎病毒（hepatitis C virus，HCV）、丁型肝炎病毒（ hepatitis D virus，HDV）和戊型肝炎病毒（hepatitis E virus，HEV）。甲型和戊型肝炎表现为急性感染，通过粪 - 口途径传播，乙型肝炎、丙型肝炎和丁型肝炎多呈慢性感染，通过血液或体液途径传播，肝炎的临床表现主要为疲乏、食欲缺乏、腹胀、厌油、肝功能异常，部分有黄疸。

【病原学】 目前已证实病毒性肝炎的病原体为甲、乙、丙、丁和戊型肝炎病毒。庚型肝炎病毒（hepatitis G virus，HGV）、输血传播病毒（transfusion transmitted virus，TTV）是否引起肝炎尚未定论。尚有一些病毒如巨细胞病毒、单纯疱疹病毒等感染亦会引起肝炎症，但这些病毒所致的肝炎不属于"病毒性肝炎"的范畴。

（一）甲型肝炎病毒

HAV 是 1973 年由 Feinstone 等采用免疫电镜方法在急性肝炎患者粪便中首次发现，1981 年归类为肠道病毒属 72 型。但由于其在生化、生物物理和分子生物学的特征与肠道病毒有所不同，1993 年，国际病毒分类委员会将 HAV 重新归类为微小 RNA 病毒科中的嗜肝 RNA 病毒属，该属仅有 HAV 一个种。HAV 有 7 个基因型，能感染人的只有一种血清型。

HAV 为球形，由 32 个亚单位组成 20 面对称体颗粒，直径为 27 ～ 32nm，无包膜。病毒颗粒主要含蛋白质衣壳（具有抗原性）和病毒核酸。病毒核酸为单股线状 RNA，是 HAV 的基因组，感染后可产生 IgM 型和 IgG 型抗体。IgM 抗体出现早，一般可持续 8 ～ 12 周，少数持续 6 个月。IgG 抗体则是既往感染或免疫接种后的标志，可长期存在，是主要的保护性抗体。

HAV 对外界抵抗力较强，耐酸碱，室温下可存活 1 周，在干粪中 25℃能存活 30 天。在贝壳类动物、污水、淡水、海水、泥土中能存活数月。加热 60℃ 30min 仍具有传染性，80℃ 5min 或 100℃ 1min 能完全灭活。在 −70 ～ −20℃数年后仍有感染力。对甲醛、紫外线、氯等敏感。

（二）乙型肝炎病毒

1965 年 Blumberg 等发现澳大利亚抗原，1972 年世界卫生组织（WHO）将其命名为乙型肝炎表面抗原（hepatitis B surface antigen，HBsAg）。1970 年 Dane 等在电镜下发现 HBV 完整颗粒，称为 Dane 颗粒。HBV 归为嗜肝 DNA 病毒科正嗜肝 DNA 病毒属，其病毒完整颗粒直径为 42nm，由包膜与核心组成。包膜厚 7nm，内含脂蛋白、HBsAg、糖蛋白与细胞脂质。核心直径为 27nm，内含环状双股 DNA、DNA 聚合酶（DNAP）和核心抗原（HBcAg），是病毒复制的主体。HBV 基因组结构独特而精密，由不完全的环状双链 DNA 组成。长的负链约由 3200 个碱基对组成，短的正链长度相当于长链的 50% ～ 80%。HBV 基因组中四个开放读码框均位于长链，分别为 S 区、C 区、P 区、X 区，相互之间有重叠。重叠结果使 HBV 基因组利用率高达 150%。S 区又由前 S1 区、前 S2 区及 S 区组成，分别编码包膜上的前 S1、前 S2 蛋白和 HBsAg，三者统称为大分子蛋白，前 S2 蛋白与 HBsAg 合称为中分子蛋白，HBsAg 又称为主蛋白或小分子蛋白。HBsAg 的抗原性较复杂，有一个属特异性的抗原决定簇"a"和至少两个亚型决定簇"d/y"和"w/r"，据此将 HBV 分为 10 个亚型，主要亚型是 adw、adr、ayw、ayr。根据 HBV 全基因序列差异≥ 8% 或 S 区基因序列差异≥ 4%，目前将 HBV 分为 A ～ I 共 9 个基因型。各基因型又可分为不同基因亚型。C 区分为前 C 基因与 C 基因，编码 E 抗原（HBeAg）和 C 抗原（HBcAg）。P 区编码 DNA 聚合酶，具有反转录酶活性，参与 HBV 的复制。X 区编码 X 蛋白，即 X 抗原（HBxAg），具有反式激活作用，可反式激活其他病毒和细胞的转录，在原发性肝癌的发生中可能起重要作用。乙肝病毒基因图如图 2-1-1 所示。

HBV 基因组易突变，有意义的突变主要有：S 基因突变可引起 HBsAg 阴性的乙型肝炎；前 C 基因突变可引起 HBeAg 阴性、抗 HBe 阳性的乙型肝炎；C 基因突变可引起抗 HBc 阴性的乙型肝炎；P 区突变与核苷类药物耐药相关，某些 P 区突变同时伴有 S 区基因的截短变异，影响 HBV 的分泌，加重肝损害和增加肝癌发生的风险。

HBV 的抵抗力很强，对热、干燥、紫外线、低温及一般浓度的消毒剂均能耐受，-20℃可保存 20 年。100℃ 10min、65℃ 10h 或高压蒸气消毒可以灭活。对 0.2% 的苯扎溴铵（新洁尔灭）

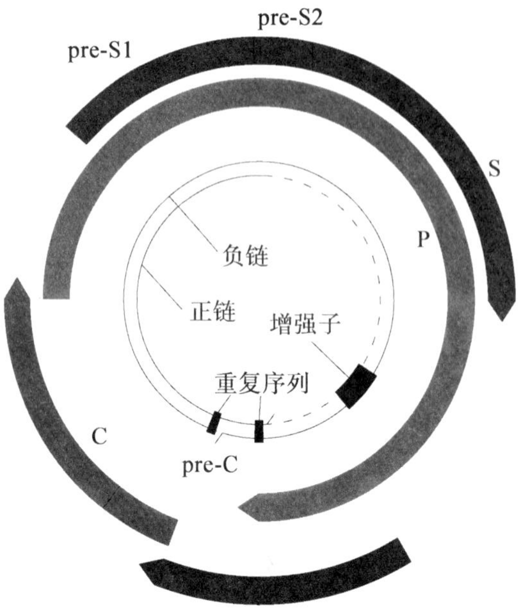

图 2-1-1 乙肝病毒基因图

及 0.5% 的过氧乙酸敏感。

（三）丙型肝炎病毒

丙型肝炎病毒是 1989 年发现的。1991 年国际病毒命名委员会将其归为黄病毒科丙型肝炎病毒属。HCV 呈球形颗粒，直径为 30 ～ 60nm。基因组为单股正链 RNA，约含有 9.4kb。基因组两侧分别为 5′ 端和 3′ 端非编码区，中间为开放读码框，编码区从 5′ 端依次为核心蛋白区（C）、包膜蛋白区（E_1，E_2/NS_1）和非结构蛋白区（NS_2、NS_3、NS_{4a}、NS_{4b}、NS_{5a}、NS_{5b}）区。NS_3 蛋白有较强的免疫原性，可刺激机体产生抗体，在临床诊断上具有重要价值。NS_5 区编码依赖 RNA 的 RNA 多聚酶，在病毒复制中起重要作用。

HCV 具有显著的异质性。根据基因序列的差异现将 HCV 分为至少 6 个基因型，同一基因型可再分为不同亚型。不同的基因型对干扰素疗效有差异。我国 1 型为最常见基因型，对干扰素疗效较差。

HCV 对有机溶剂敏感，10% 的氯仿可杀死 HCV。紫外线、煮沸等也可使 HCV 灭活。甲醛（1∶1000）37℃ 6h 或 60℃ 10h 可使 HCV 丧失传染性。

（四）丁型肝炎病毒

HDV 是一种缺陷型 RNA 病毒，呈球形，直径为 35 ～ 37nm。内部含有丁型肝炎病毒抗原（HDVAg）和长约 1679 个碱基的 HDV 基因组（HDV RNA）。HDV 基因组由一条单股环状闭合负链 RNA 组成。HDV 必须由 HBV 等嗜肝 DNA 病毒辅佐才能复制和组装成有感染性的病毒颗粒。

HDV 只有一个抗原抗体系统。急性 HDV 感染时，HDV Ag 最早出现，然后分别是抗 HDV IgM 和抗 HDV IgG。血清或肝组织中 HDV RNA 是诊断 HDV 感染最直接的依据。抗 HDV 不是保护性抗体。

（五）戊型肝炎病毒

1989 年 Reyes 等通过分子克隆技术获得 HEVcDNA，同年在东京国际肝炎会议被正式命名为 HEV。HEV 基因组为单股正链 RNA，长 7.2 ～ 7.6kb，为 20 面对称体圆球形颗粒，无包膜，直径为 27 ～ 34nm。HEV 基因组含三个部分重叠的开放读码框架（ORF），ORF-1 编码非结构蛋白，ORF-2 编码衣壳蛋白；ORF-3 与 ORF-2 部分重叠，可能编码衣壳蛋白。HEV 有四个基因型，我国流行的主要为基因 1 型，部分为基因 4 型。

HEV 在碱性环境中较稳定，对氯仿、高热、氯化铯敏感。

【流行病学】 我国是病毒性肝炎高发区。甲型肝炎人群流行率（抗 HAV 阳性）达 80%。据世界卫生组织报道，全球约 20 亿人曾感染 HBV，其中 2.4 亿人为慢性 HBV 感染者，我国有慢性 HBV 感染者约 9300 万人，其中慢性乙型肝炎（HCV）患者约 2000 万例。

（一）甲型肝炎

1．传染源　急性期患者和隐性感染者是重要的传染源。后者数量远较前者多。起病前 2 周至血清谷丙转氨酶（alanine aminotransferase，ALT）高峰期后 1 周为粪便排毒期，少数患者可延长至起病后 30 天。

2．传播途径　主要由粪 - 口途径传播。粪便污染饮用水源、玩具、食物等可引起流行。因此在集体单位中如幼托机构、学校和军队中易发生甲型肝炎的流行。日常生活接触传播者多为散发病例，食物或水源污染可造成暴发流行，如 1988 年上海暴发甲型肝炎流行。

3．易感人群　HAV 阴性者均为易感人群。儿童发病率高，6 个月内的婴儿由于有来自母亲的抗 HAV 而不易感染，6 个月后因血清中抗 HAV 逐渐消失而成为易感者。在我国，大多幼儿、儿童、青少年时期获得感染，以隐性感染为主。成年人多因本病隐性感染而获得免疫力。

4．流行特征　是世界范围内流行的一种病毒性肝炎，HAV 的流行率与居住条件、卫生习惯及教育程度密切相关。在我国，农村高于城市，西部地区高于东部地区，北方地区高于南方地区。

（二）乙型肝炎

1．传染源　为急、慢性患者和病毒携带者。慢性患者和病毒携带者作为传染源的意义最大，其传染性与血液中 HBV DNA 含量平行。

2．传播途径　传播途径主要有：①母婴传播（包括经胎盘、分娩、哺乳、喂养等方式所引起的 HBV 感染），约占我国 HBV 感染的 30%；②血液体液传播：如输注血液制品，使用未经严格消毒的注射器、医疗器械、血液透析、器官移植、侵入性诊疗操作以及静脉内滥用毒品等；其他途径如修足、纹身、扎耳环孔、医务人员工作中的意外暴露、共用剃须刀和牙刷等也可传播 HBV。③性接触传播。HBV 不经呼吸道和消化道传播，亦未发现经吸血昆虫（臭虫和蚊等）传播。

3．易感人群　凡抗 HBs 阴性者均为易感人群。婴幼儿期最易感染 HBV。高危人群包括 HBsAg 阳性母亲的新生儿、HBsAg 阳性者的家属、反复输血及血制品者、血液透析患者、多个性伴侣者、静脉用药成瘾者、接触血液的医务工作者等。感染后或乙肝疫苗接种后出现抗 HBs 者具有免疫力。

4．流行特征　以散发为主。有地区差异性，我国在世界上属于高流行区域。2006 年全国肝炎流行病学调查结果显示我国一般人群 HBsAg 携带率为 7.18%。5 岁以下 HBsAg 携带率为 0.96%。流行特点为乡村高于城市，南方高于北方，西部高于东部。有性别差异，男女比例约为 1.4 : 1。无明显季节性。有家庭聚集现象。

（三）丙型肝炎

1．传染源　急、慢性患者及无症状携带者，后两者是主要传染源。急性患者在起病前 12 天就有传染性。

2．传播途径　① HCV 感染主要通过输血及血制品而获得，占输血后肝炎中的 70% 以上；随着输血管理加强，目前呈下降趋势。②通过注射（如静脉注射毒品共用一次性注射器和针头）、针刺、器官移植、骨髓移植、血液透析；③性接触；④母婴传播 HCV 的危险性为 4% ～ 7%。⑤生活密切接触。

3．易感人群　人类对 HCV 普遍易感。抗 HCV 不是保护性抗体。高危人群包括职业献血员、血友病患者、静脉吸毒者、性工作者、HCV 感染母亲所生的婴儿、血液透析患者、器官移植受体及医务工作者。

4．流行特征 呈全球性流行，不同地区基因型有差异，世界各地感染率差别不明显。据世界卫生组织统计，全球 HCV 的感染率约为 2.8%，估计约 1.85 亿人感染 HCV。

（四）丁型肝炎

1．传染源 与乙型肝炎相似。与 HBV 以重叠感染或同时感染形式存在。

2．传播途径 同乙型肝炎的传播途径。

3．易感人群 人类对 HDV 普遍易感。

4．流行特征 我国西南地区感染率较高。

（五）戊型肝炎

1．传染源 与甲型肝炎相似。

2．传播途径 与甲型肝炎相似，粪 - 口传播是感染 HEV 的最常见途径。食物或水源被粪便污染常引起暴发流行。1986—1988 年新疆南疆地区由于水源被污染导致戊型肝炎暴发流行。

3．易感人群 人类对 HEV 普遍易感，青壮年显性感染多见，儿童和老年人多为隐性感染或亚临床感染，晚期孕妇感染病死率高。HEV 感染后产生的抗 HEV 多数在短期内消失，少数人可持续 1 年以上。

4．流行特征 呈全球性分布，主要见于非洲和亚洲的一些发展中国家。南亚是戊型肝炎高发地区，欧美等发达国家仅有散发病例。水源型流行有明显的季节性，流行高峰常在雨季。食物型流行不受季节的影响。

【发病机制及病理】

（一）发病机制

1．甲型肝炎 HAV 经口进入体内，由肠道进入血流引起短暂的病毒血症，约 1 周后达肝细胞内复制，2 周后由胆汁排出体外。肝细胞受损的机制尚不完全明了。目前认为在感染早期，由于 HAV 大量增殖，使肝细胞轻微破坏。随后细胞免疫起了重要作用。在感染后期，体液免疫参与其中，抗 HAV 产生后可能通过免疫复合物机制导致肝细胞损伤。

2．乙型肝炎 其发病机制非常复杂，迄今尚未完全明了。HBV 进入机体后，未被单核吞噬细胞系统清除的病毒迅速通过血流到达肝和其他器官，包括胰腺、胆管、皮肤、血管、肾小球基膜、骨髓细胞和白细胞等。HBV 感染时病毒的清除与机体对病毒抗原的免疫应答有关，众多因素参与了这一过程，包括特异的 $CD4^+$ 辅助性 T 细胞（Th 细胞）和 $CD8^+$ 细胞毒性 T 细胞（CTL）、自然杀伤细胞和非特异的单核吞噬细胞、直接破坏肝细胞或分泌抗病毒的细胞因子。机体的免疫状态与 HBV 感染的转归密切相关。免疫功能正常者感染 HBV 后一般表现为急性肝炎，在恢复过程中随着抗 HBs 的产生增加，HBV 得以清除，机体随即恢复正常；当机体免疫功能低下时，常伴有不完全免疫耐受、HBV 基因突变逃避免疫清除、自身免疫反应产生等情况，可导致慢性肝炎；当机体免疫反应亢进时，大量抗原 - 抗体复合物产生并激活补体系统，以及肿瘤坏死因子、内毒素、白细胞介素 -1、白细胞介素 -6 等参与下，引起大片肝细胞坏死，从而导致肝衰竭；当机体处于免疫耐受状态，如围生期 HBV 感染，由于婴儿的免疫系统未成熟，不发生免疫应答，多成为病毒携带者。

HBV 在肝外组织中可潜伏下来并导致相应的病理改变，其肝外损伤主要由免疫复合物所致。循环免疫复合物沉积在血管壁和关节腔滑膜并激活补体是导致急性乙型肝炎血清病样表现的原因。在慢性乙型肝炎时循环免疫复合物也可沉积在血管壁，导致膜性肾小球性肾炎伴发肾病综合征。

慢性 HBV 感染自然史包括免疫耐受期、免疫清除期、非活动或低（非）复制期、再活跃期。

HBV 与肝细胞癌（HCC）密切相关，其发生机制尚不明确。

3．丙型肝炎 HCV 进入机体之后，首先引起病毒血症，病毒血症间断地出现于整个病程。

HCV 致肝细胞损伤的机制主要与以下因素有关：①宿主免疫应答引起肝损伤；② HCV 直接杀伤作用；③ HCV 特异性细胞毒性 T 细胞（$CD8^+T$ 细胞）可攻击 HCV 感染的肝细胞。另外 $CD4^+T$ 细胞致敏后分泌的细胞因子在协助清除 HCV 的同时亦导致了免疫损伤；④自身免疫机制的参与，HCV 感染者常伴有自身免疫改变，血清中可检出多种自身抗体，抗核抗体、抗平滑肌抗体、抗线粒体抗体等均提示自身免疫机制的参与；⑤ HCV 感染的肝细胞有大量 Fas 表达，同时可激活 CTL 表达 FasL，Fas、FasL 是一对诱导细胞凋亡的膜蛋白分子，二者结合导致肝细胞凋亡。

HCV 感染后 60% ～ 85% 的患者转为慢性，慢性化的可能机制包括：① HCV 对肝外细胞的泛嗜性使得 HCV 广泛存在于肝外组织，尤其是外周血单个核细胞中的 HCV 可能成为肝细胞反复感染的来源；② HCV 的高度变异性使得 HCV 逃避宿主的免疫监视；③ HCV 在血液中滴度低，免疫原性弱，从而机体对其免疫应答水平低下，造成病毒持续感染。

HCV 与肝细胞癌的关系也密切相关。

4．丁型肝炎　丁型肝炎的发病机制也未完全明确。HDV 本身及其表达产物对肝细胞有直接作用，但缺乏确切证据。HDV 的抗原性强，特异性 $CD8^+T$ 细胞攻击靶抗原，从而造成了 HDV 感染的肝细胞免疫损伤。

5．戊型肝炎　发病机制目前尚不清楚，可能与甲型肝炎类似。HEV 主要经消化道侵入人体后，在肝复制，在肝细胞内增殖后排到血液和胆道，通过粪便排出体外。细胞免疫是引起肝细胞损伤的主要原因。戊型肝炎的组织学特征与其他形式的急性病毒性肝炎有所不同，几乎一半的戊型肝炎患者都表现为以毛细胆管淤胆或实质细胞的腺样转化为特征的淤胆型肝炎，肝细胞变性不明显。

（二）病理解剖

病毒性肝炎以肝损害为主，肝外器官有一定损害。其基本病理改变表现为肝细胞变性、坏死，同时伴有炎症细胞浸润、间质增生和肝细胞再生。

各临床型病毒性肝炎的病理特点如下：

1．急性肝炎　急性肝炎主要病变位于肝小叶内，表现为肝细胞肿胀，嗜酸性变、脂肪性变，点状、灶状坏死，嗜酸小体形成，汇管区炎症细胞浸润，窦壁细胞增生。黄疸患者可见某种程度的小叶内胆汁淤积，肝毛细胞胆管胆栓形成。

2．慢性肝炎　慢性肝炎的病理诊断主要根据炎症活动度和纤维化程度进行分级（G）和分期（S）。慢性肝炎分级、分期标准见表 2-1-1。

表 2-1-1　慢性肝炎分级、分期标准

炎症活动度（G）			纤维化程度（S）	
级	汇管区及周围	小叶	期	纤维化程度
0	无炎症	无炎症	0	无
1	汇管区炎症	变性及少数点、灶状坏死灶	1	汇管区纤维化扩大，局限窦周及小叶内纤维化
2	轻度 piece-meal necrosis（碎屑状坏死）	变性，点、灶状坏死或嗜酸性小体	2	汇管区周围纤维化、纤维间隔形成，小叶结构保留
3	中度 piece-meal necrosis	变性、融合坏死或见 BN（桥接坏死）	3	纤维间隔伴小叶结构紊乱，无肝硬化
4	重度 piece-meal necrosis	bridging necrosis（桥接坏死）范围广，多小叶坏死	4	早期肝硬化

病理诊断与临床分型的关系：轻度慢性肝炎时为 G1 ～ 2，S0 ～ 2；中度慢性肝炎时为 G3，S1 ～ 3。重度慢性肝炎时为 G4，S2 ～ 4。

3．重型肝炎

（1）急性重型肝炎：肝呈大块性坏死或亚大块性坏死或桥接坏死，坏死的面积占2/3以上，周围有中性粒细胞浸润，无肝细胞增生及纤维组织增生。

（2）亚急性重型肝炎：肝呈现新旧不等的亚大块坏死，坏死面积小于1/2。肝小叶周边可见肝细胞增生，形成再生结节，周围被增生胶原纤维包绕，伴小胆管增生，淤胆明显。

（3）慢性重型肝炎：在慢性肝炎或肝硬化的病变基础上，出现大块或亚大块坏死，大部分病例尚可见碎屑状及桥接坏死。

4．淤胆型肝炎　除有轻度急性肝炎变化外，还有毛细胆管内胆栓形成，肝细胞内胆色素滞留，出现小点状色素颗粒。严重者肝细胞呈腺管状排列，肝吞噬细胞肿胀并吞噬胆色素。汇管区水肿和小胆管扩张，中性粒细胞浸润。

5．肝炎肝硬化　①活动性肝硬化：肝硬化伴明显炎症，假小叶边界不清；②静止期肝硬化：肝硬化结节内炎症轻，假小叶边界清楚。

6．慢性无症状携带者：携带者肝组织病理学改变无明显异常，包括慢性HBV携带者和非活动性HBsAg携带者，但后者可以有Knodell肝炎活动指数（HAI）＜4或根据其他的半定量计分系统判定病变轻微的病理改变。

（三）病理生理

1．黄疸　以肝细胞性黄疸为主。由于肝细胞的炎症、坏死导致肝细胞膜通透性增加及胆红素的摄取、结合及排泌功能障碍是引起黄疸的主要原因；其次大多数病例由于肿胀的肝细胞压迫肝内小胆管造成肝内胆汁淤积。

2．腹水　肝对醛固酮的灭活能力降低及利钠激素的减少导致水钠潴留是早期产生腹水的主要原因；后期腹水形成的主要原因是门脉高压、肝淋巴液生成增多、低蛋白血症等。

3．肝性脑病　是肝功能不全引起的精神症候群。其发生机制尚不明确，可能与下列机制有关：①血氨及其他毒性物质的潴留。肝细胞大量坏死致肝细胞解毒功能降低及肝硬化门体静脉分流，血氨及其他毒性物质蓄积并直接进入体循环导致中枢神经系统中毒；②氨基酸代谢紊乱导致支链氨基酸和芳香氨基酸比例失调：支链氨基酸正常或轻度减少，芳香氨基酸升高；③假性神经递质假说：肝功能衰竭时某些胺类物质如苯乙醇胺、γ-氨基丁酸不能被清除，从而取代正常的神经递质从而导致肝性脑病。

4．出血　肝细胞坏死时凝血因子合成减少，肝硬化合并脾功能亢进导致血小板减少，重型肝炎合并DIC导致凝血因子和血小板消耗，少数并发血小板减少性紫癜或再生障碍性贫血。这些因素都可引起出血。肝硬化合并食管胃底静脉曲张破裂是引起上消化道出血的重要原因。

5．肝肾综合征　重型肝炎或肝硬化时，由于内毒素血症、内脏血管（主要是门静脉系统）淤血导致有效血容量下降、肾血管收缩、肾缺血、前列腺素E_2减少、肾小球滤过率降低，从而引起急性肾功能不全。

6．肝肺综合征　重型肝炎或肝硬化时患者出现肺水肿、间质性肺炎、盘状肺不张、胸腔积液和低氧血症等改变，统称为肝肺综合征。

【临床表现】 潜伏期　甲型肝炎潜伏期为2～6周，平均为4周；乙型肝炎潜伏期为1～6个月，平均3个月；丙型肝炎潜伏期为2周～6个月，平均为40天；丁型肝炎潜伏期为4～20周；戊型肝炎潜伏期为2～9周，平均6周。临床类型有急性肝炎、慢性肝炎、重型肝炎、淤胆型肝炎、肝炎肝硬化。

（一）急性肝炎

各型病毒均可引起急性肝炎。包括急性黄疸型肝炎和急性无黄疸型肝炎。

1．急性黄疸型肝炎　以甲型肝炎病毒和戊型肝炎病毒感染多见。临床经过分为：黄疸前期、黄疸期、恢复期。

（1）黄疸前期：主要表现为发热、乏力、食欲缺乏、厌油、恶心、呕吐，腹胀，肝区疼痛、尿色稍黄等症状。本期一般持续 5 ～ 7 天。

（2）黄疸期：尿色加深，皮肤、黏膜、巩膜明显黄染，1 ～ 3 周内黄疸达顶峰。部分患者可有一过性梗阻性黄疸的表现，如粪便变浅或呈灰白色，皮肤瘙痒、心动过缓。体格检查可有肝大伴触痛，个别患者出现轻度脾大。本期一般持续 2 ～ 6 周。

（3）恢复期：症状逐渐减轻或消失，黄疸消退，肿大的肝、脾回缩。本期一般持续 1 ～ 2 个月。

2．急性无黄疸型肝炎　发病率远高于急性黄疸型肝炎，成为更重要的传染源。临床表现除无黄疸外，其他表现均与急性黄疸型肝炎相似，但起病缓慢，症状较轻，病程多在 3 个月内。有些病例无明显症状，易被忽视。

急性乙型肝炎起病较慢，在黄疸前期易出现关节疼痛、皮疹等血清病样表现。

急性丙型肝炎症状轻，肝功能一般轻度受损，但慢性化率高。

急性丁型肝炎表现为：①与 HBV 同时感染，临床表现与急性乙型肝炎相似，有时可见双峰型 ALT 升高，大部分预后好；②与 HBV 重叠感染，病情较重，部分可进展为急性重型肝炎，且易慢性化。

急性戊型肝炎与急性甲型肝炎类似，但病情较重，尤其是妊娠晚期妇女患此病时，易发生肝衰竭。

（二）慢性肝炎

急性肝炎病程超过半年，或原有 HBV、HCV、HDV 急性感染而因同一病原再次出现肝炎临床表现及肝功能异常者。部分患者发病日期不明或无肝炎病史，但根据肝病理学或临床表现、实验室检查等综合分析符合慢性肝炎表现（实验室检查异常分度详见表 2-1-2）。

1．轻度慢性肝炎　病情较轻，出现疲乏、食欲缺乏、厌油、恶心、尿黄、肝区不适，体格检查可有肝大、触痛，也可有轻度脾大。部分病例临床表现缺如。肝功能指标轻度异常。肝组织学炎症≤ G2，纤维化分级≤ S2。

2．中度慢性肝炎　肝炎的临床表现及实验室检查介于轻度和重度之间。肝组织学炎症≤ G3，纤维化程度 S1 ～ S3。

3．重度慢性肝炎　有典型或持续的肝炎症状，如明显乏力、食欲缺乏、腹胀、肝区不适、尿黄等。体格检查见肝病面容、蜘蛛痣、肝掌，脾大；肝功能持续或反复异常，血浆白蛋白降低，球蛋白升高，白 / 球比例倒置，胆红素显著升高。肝组织学炎症 G4，纤维化程度 S2 ～ S4。

慢性肝炎的实验室检查异常程度参考指标见表 2-1-2。

表 2-1-2　慢性肝炎的实验室检查异常程度参考指标

项目	轻	中	重
ALT 和（或）AST（IU/L）	≤正常值的 3 倍	＞正常值的 3 倍	＞正常值的 3 倍
总胆红素（TBil）（μmol/L）	≤正常值的 2 倍	＞ 2 倍正常值～＜ 5 倍正常值	≥正常值的 5 倍
白蛋白（ALB）（g/L）	≥ 35	＜ 35 ～＞ 32	≤ 32
A/G	≥ 1.4	＜ 1.4 ～＞ 1.0	≤ 1.0
γ- 球蛋白（g/L）	≤ 21	＞ 21 ～＜ 26	≥ 26
凝血酶原活动度（PTA）（%）	＞ 70	70 ～ 60	＜ 60 ～＞ 40
胆碱酯酶（CHE）（U/L）	＞ 5400	≤ 5400 ～＞ 4500	≤ 4500

（三）重型肝炎（肝衰竭）

重型肝炎是病毒性肝炎中最严重的一种类型，病死率高达 50% ～ 70%。各型肝炎病毒均可致肝衰竭，但 HAV、HEV 少见。导致重型肝炎的诱因复杂，如过度劳累、饮酒、服用肝损害药物、重叠感染、HBV 前 C 区变异、妊娠、精神刺激、合并细菌感染、甲状腺功能亢进等。重型肝炎表现为一系列肝衰竭症侯群：极度乏力，严重的消化道症状，神经精神症状（嗜睡、性格和行为改变、烦躁、昏迷等），肝浊音界缩小，明显出血倾向，凝血酶原时间显著延长及凝血酶原活动度＜ 40%。黄疸进行性加深，血胆红素大于正常值 10 倍以上或每天上升≥ 17.1μmol/L，中毒性鼓肠，肝臭，肝肾综合征，扑翼样震颤及病理反射征阳性，血氨升高等。

1．急性重型肝炎　亦称急性肝衰竭，起病急骤，2 周内出现不同程度肝性脑病为特征的肝衰竭症侯群。病死率高，一般病程不超过三周。

2．亚急性重型肝炎　亦称亚急性肝衰竭。起病较急，15 天～ 26 周内出现肝衰竭症侯群。首先出现Ⅱ度以上肝性脑病者称脑病型；首先出现腹水（胸腔积液）者称腹水型。晚期常合并多种并发症，如上消化道出血、严重感染、电解质紊乱及酸碱平衡失调、肝性脑病、肝肾综合征等。病程 3 周至数月。

3．慢性加急性（亚急性）重型肝炎　亦称为慢性加急性（亚急性）肝衰竭。在慢性肝病基础上出现的急性或亚急性肝衰竭症侯群。

亚急性重型肝炎和慢加急性（亚急性）重型肝炎　可分为早、中、晚三期：

（1）早期：极度乏力，严重的消化道症状，凝血酶原活动度＜ 40%，黄疸进行性加深，血胆红素大于正常值 10 倍以上或每天上升≥ 17.1μmol/L，但未出现腹水或肝性脑病。

（2）中期：病情继续加重，符合以下之一者：①出现明显腹水或肝性脑病。②明显出血倾向，凝血酶原活动度 20% ～ 30%。

（3）晚期：病情进一步加重，符合以下之一者：①难治性并发症，如消化道大出血、严重感染、难以纠正的电解质紊乱和肝肾综合征等。②Ⅲ度以上肝性脑病。③严重出血倾向，凝血酶原活动度≤ 20%。

（四）淤胆型肝炎

是以肝内胆汁淤积为主要表现的一种特殊类型，又称为毛细胆管型肝炎。起病与急性黄疸型肝炎类似，但自觉症状轻。有梗阻性黄疸的临床表现，如皮肤巩膜黄染，粪便颜色变浅，皮肤瘙痒、肝大。肝功能检查 ALT 轻度升高，血清总胆红素升高，以直接胆红素升高为主，γ- 谷氨酰转肽酶（γ-GT）、碱性磷酸酶（AKP）、总胆汁酸（TBA）、胆固醇（CHO）等升高，凝血功能正常。大多数患者可恢复，少数发展为胆汁性肝硬化。

（五）肝炎性肝硬化

根据肝炎症分为静止性肝硬化和活动性肝硬化。根据组织病理及临床表现又分为代偿期肝硬化和失代偿期肝硬化。

1．代偿期肝硬化　属 Child-Pugh A 级，指早期肝硬化。实验室及影像学检查有肝功能障碍或门静脉高压症（如脾功能亢进及轻度食管胃底静脉曲张），或组织病理学符合肝硬化诊断。但无上消化道大出血、腹水和肝性脑病等并发症。

2．失代偿期肝硬化　一般属 Child-Pugh B、C 级，指中晚期肝硬化。患者多有明显的肝功能失代偿表现，如血清白蛋白＜ 35g/L，A/G 倒置，胆红素＞ 35μmol/L，ALT 和 AST 不同程度升高，PTA ＜ 60%。可发生食管胃底静脉曲张破裂出血、肝性脑病、腹水等严重并发症。严重时导致慢性肝衰竭。

特殊人群肝炎的表现：

1．小儿病毒性肝炎　小儿急性肝炎多为黄疸型肝炎，以 HAV 感染常见。起病急骤，消化道症状和呼吸道症状明显，易误诊为消化道疾病或上呼吸道感染。小儿 HBV 感染多为隐性感染或无症状携带者。婴儿肝炎病情常较重，易发展为重型肝炎。

2．老年病毒性肝炎　以慢性肝炎为主，一般肝损害重，黄疸较深，持续时间长，合并症多，容易发展为重型肝炎。老年人急性肝炎以 HEV 感染多见，黄疸较重，易出现胆汁淤积。

3．妊娠合并病毒性肝炎　由于妊娠期肝负担加重，感染后病情较重，容易发展为肝衰竭。可并发早产、死胎、产后大出血等并发症，HBV 和 HCV 感染者可将病毒垂直传播给胎儿。

【并发症】 主要分为肝内并发症和肝外并发症，前者有肝硬化、脂肪肝、肝细胞癌等；后者有胆道炎症、甲状腺功能亢进症、胰腺炎、糖尿病、肾小球肾炎、肾小管性酸中毒、再生障碍性贫血、溶血性贫血、心肌炎等。而重型肝炎、肝硬化可发生危及生命的严重并发症。

1．肝性脑病　常见诱因：上消化道出血、高蛋白饮食、过度利尿、大量排放腹水、感染、使用镇静剂等。主要的临床表现（Ⅰ～Ⅳ度）为：早期的性格改变、行为异常、定向力、计算力异常（Ⅰ度）；逐渐出现嗜睡、肌张力增强、腱反射亢进、扑翼样震颤阳性（Ⅱ度），病情严重者进入昏睡（Ⅲ度）、深昏迷（Ⅳ度）。如未达Ⅰ度，但有智力下降，反应迟钝等表现者，称为亚临床型肝性脑病。

2．上消化道出血　主要与凝血功能障碍，胃黏膜糜烂和溃疡，食管胃底静脉曲张有关，表现为呕血和黑便，易诱发肝性脑病、肝肾综合征、感染等。

3．继发感染　重型肝炎较易发生胆道、肺部、腹膜等部位感染，与肝免疫清除能力下降、内毒素血症、细菌移位、肠道微生态失衡等有关，以革兰阴性细菌为主。应用广谱抗生素容易继发真菌感染。

4．肝肾综合征　一旦出现，预后极差。部分病例有出血、严重感染、大量排放腹水、大量利尿等诱因。主要表现为少尿、无尿、氮质血症、电解质紊乱。

【实验室检查】

（一）常规检查

白细胞数多正常，重型肝炎白细胞数可升高，肝硬化合并脾功能亢进时可出现外周血血细胞（白细胞、红细胞、血小板）减少，特别是血小板。尿胆红素和尿胆原的检测有利于黄疸的鉴别诊断，肝细胞性黄疸时尿胆红素和尿胆原均阳性，梗阻性黄疸时以尿胆红素为主，溶血性黄疸时以尿胆原为主。

（二）肝功能检查

1．血清酶学

（1）丙氨酸氨基转移酶（ALT）：是临床上反映肝细胞损伤最敏感的指标，也是临床上反映肝细胞功能最常用的指标。急性肝炎在黄疸出现前 ALT 即开始升高，黄疸出现后开始下降。慢性肝炎和肝硬化时 ALT 可反复或持续升高，ALT/AST 常＜1。重型肝炎患者可出现胆酶分离（ALT 快速下降伴胆红素不断升高），提示肝细胞大量坏死。

（2）天冬氨酸氨基转移酶（AST）：心肌含量最高，其次为肝、骨骼肌等器官，故特异性不如 ALT。在肝，此酶 80% 存在于细胞线粒体内，当 AST 明显升高时，提示肝细胞线粒体损伤，常见于肝损害较重时或慢性肝炎伴肝硬化时。

（3）血清碱性磷酸酶（AKP 或 ALP）：当肝内外梗阻或胆汁淤积时，此酶显著升高。需注意儿童出现 AKP 明显升高，与骨骼生长发育有关。

（4）血清谷氨酰转肽酶（γ-GT）：诊断意义同 AKP，但不受骨骼疾病的影响，在胆管炎症、阻塞时升高更明显。

（5）胆碱酯酶：肝细胞有明显损伤时影响其合成，其值高低与病情负相关。

2．血清蛋白　肝是合成血清白蛋白的场所。当肝严重损害时（多见于重度慢性肝炎、重型肝炎和肝硬化），血清白蛋白明显减少，而浆细胞产生 γ- 球蛋白增多，出现 A/G 比例下降甚至倒置。急性肝炎时，血清白蛋白一般正常。

3．血清胆红素　急性黄疸型肝炎或慢性肝炎肝损伤严重时血清胆红素升高；活动性肝硬化时亦升高且难消退；重型肝炎时血清胆红素常超过 171μmol/L；淤胆型肝炎时血清胆红素升高明显，持续时间长，消退慢。血清胆红素可直接反映肝细胞损伤的严重程度，而直接胆红素在总胆红素中的比例可反映淤胆的程度。

（三）其他实验室检查

1．凝血功能　包括凝血酶原时间（PT）、凝血酶原活动度（PTA）、国际标准化比率（INR）。凝血酶原主要由肝合成，其高低与肝损害程度成正比。凝血酶原活动度＜ 40%，是重型肝炎或肝衰竭诊断的主要依据，也是判断其预后的敏感指标。

2．血氨　升高多见于重型肝炎、肝性脑病患者。

3．血糖　重型肝炎患者可有血糖降低。

4．血胆固醇　血浆胆固醇 60% ～ 80% 由肝合成，故肝细胞严重损伤时，血浆胆固醇下降。

5．尿素氮、肌酐　出现肝肾综合征时，可出现尿素氮、肌酐升高。

6．胆汁酸　当肝炎活动时，出现胆汁酸升高。

7．甲胎蛋白　肝炎活动和肝细胞再生时甲胎蛋白（AFP）有不同程度的升高，显著升高时，须警惕肝细胞癌，应动态观察。

8．肝纤维化指标　透明质酸、Ⅲ型前胶原肽、Ⅳ型胶原、层黏连蛋白等对肝纤维化的诊断有一定参考价值，但特异性不强。

（四）病原学检查

1．甲型肝炎

（1）抗 HAV-IgM：多采用酶联免疫吸附试验（ELISA）检测。抗 HAV-IgM 阳性，提示存在 HAV 新近感染，是诊断甲型肝炎的主要依据。

（2）抗 HAVIgG：单份抗 HAVIgG 阳性提示既往感染 HAV 或疫苗接种后反应，并已获得免疫力。若双份血清抗 HAVIgG 效价 4 倍以上增长，也是诊断甲型肝炎的依据。

2．乙型肝炎

（1）血清学标志物：① HBsAg 与抗 HBs：感染 HBV 两周后即可出现 HBsAg 阳性，表明现症感染，但其阴性不能排除 HBV 感染。抗 HBs 阳性表明对 HBV 有免疫力。HBsAg 转阴且抗 -HBs 转阳，称为 HBsAg 血清学转换。急性 HBV 感染后在发生 HBsAg 血清学转换前，可出现 HBsAg 与抗 HBs 同时阴性的时期，此阶段仅 HBcAb 阳性，称为“窗口期”，是诊断急性 HBV 感染的依据。② HBeAg 与抗 HBe：HBeAg 出现时间略晚于 HBsAg，其与 HBVDNA 有良好的相关性，阳性表示病毒复制活跃且传染性强。HBeAg 消失而 HBeAb 产生，称为 e 抗原血清学转换。单纯的 HBeAb 阳性是既往感染的标志。③ HBcAg 与抗 HBc：游离 HBcAg 在血清中含量极少，常规方法不能检出。血清抗 HBc 阳性提示既往或现症感染。HBcAbIgM 在发病第一周即可出现，大部分在 6 个月内消失。高滴度抗 HBcIgM 阳性提示 HBV 急性感染或慢性肝炎急性发作，抗 HBcIgG 在血液中可长期存在。

（2）HBV DNA：常用 PCR 法检测。血清 HBV DNA 含量代表 HBV 的复制程度及传染性的大小。还可同时检测基因型、耐药变异位点，指导抗病毒治疗。

（3）免疫组织化学检测：常用免疫组织化学方法来检测肝组织内 HBsAg 或 HBcAg，原位杂交或 PCR 法检测肝组织中的 HBVDNA 含量，对血清中 HBV 标志物阴性患者的诊断有一定意义。

3．丙型肝炎

（1）抗 HCV：常用 ELISA 法检测抗 HCV IgM 和抗 HCV IgG，阳性是 HCV 感染的标志。抗 HCV IgM 阳性提示现症感染。其检测受较多因素的影响，稳定性不如抗 HCV IgG，抗 HCV IgG 阳性提示现症感染或既往感染。但一些血液透析、免疫功能缺陷和自身免疫性疾病患者可出现抗 HCV 假阴性或假阳性，因此，对这些患者行 HCVRNA 的检测有助于确诊这些患者是否合并 HCV 感染。

（2）HCV RNA：血清中 HCV RNA 载量较低，常采用巢式 PCR 法检测。一般 HCV 感染后 1 ～ 2 周即可从血中检出 HCV RNA。HCV RNA 阳性是 HCV 感染和复制的直接标志，其含量多少代表病毒活跃程度，监测其含量有助于评估抗病毒疗效。

（3）HCV 基因分型：主要分为 1 ～ 6 型，1b 和 2a 基因型在我国较为常见，其分型有助于判断治疗难度及制订抗病毒的个体化方案。

4．丁型肝炎

（1）血清学标志物：常用 ELISA 法检测血清 HDVAg 和抗 HDV。急性 HDV 感染时 HDV Ag 仅在病程早期出现，随之出现抗 HDV IgM 阳性。慢性 HDV 感染时，HDVAg 多为阴性。抗 HDV 不是保护性抗体。

（2）HDV RNA：可采用分子杂交和 RT-PCR 法检测。是 HDV 感染最直接的证据。

5．戊型肝炎

（1）抗 HEV ：常用 ELISA 法检测血清抗 HEV IgM 和抗 HEV IgG，抗 HEV IgM 阳性是近期感染的标志。抗 HEV IgG 阳性可持续半年至十余年。另有少数戊型肝炎患者始终不产生抗 HEV。

（2）HEV RNA：用 RT-PCR 法检测粪便和血液中的 HEV RNA。

（五）影像学检查

B 型超声、CT、MRI 检查能间接观察肝、脾的大小、形态、血管分布及门静脉和脾静脉宽度，也有助于脂肪肝、肝占位性病变及梗阻性黄疸的鉴别诊断；可以动态地观察重型肝炎患者肝大小，有助于判断预后。肝瞬时弹性成像对于诊断肝纤维化、肝硬化有一定的参考价值。

（六）肝组织病理检查

肝组织病理检查对于明确诊断，对肝炎症和纤维化程度分级，评估疗效及判断预后均有重要意义。对于血清学标志物阴性的患者，可进行肝组织的免疫组化及 PCR 检测，以协助诊断。

【诊断及鉴别诊断】

（一）诊断依据

1．流行病学史　甲型肝炎、戊型肝炎患者多有流行区居住史，饮用污染水及进食未煮熟海产品等，甲型肝炎多见于儿童，戊型肝炎多见于成年人。乙型肝炎、丙型肝炎、丁型肝炎患者多有输血、血制品使用、静脉吸毒史或与感染者接触史，母婴传染是重要的传播途径，性传播亦是可能的传播途径。

2．临床特点　急性肝炎起病较急，多表现为发热，疲乏无力，食欲缺乏，厌油，恶心，呕吐等症状，查体可见皮肤巩膜黄染，肝、脾大，肝区触痛，病程不超过 6 个月；慢性肝炎可有乏力、食欲缺乏、肝区不适等症状，查体见肝病面容、蜘蛛痣、肝掌、毛细血管扩张征、脾大；重型肝炎可表现为肝衰竭症侯群（见重型肝炎临床表现）；肝炎肝硬化患者常有慢性肝炎病史，表现为乏力、食欲缺乏、腹胀，肝掌、蜘蛛痣、脾大、腹水，甚至发生食管胃底静脉曲张破裂出血、肝性脑病等严重并发症；淤胆型肝炎临床表现同急性黄疸型肝炎，消化道症状较轻，但黄疸深、持续时间长。

3．病原学检测

（1）甲型肝炎：血清抗 HAV IgM 阳性；抗 HAVIgG 效价 4 倍以上增长；检出 HAV 颗粒或 HAVRNA 阳性。

（2）乙型肝炎：急性乙型肝炎较少见，慢性乙型肝炎分为 HBeAg 阳性慢性乙型肝炎、HBeAg 阴性慢性乙型肝炎、HBV 携带者、隐匿性慢性乙型肝炎。① HBeAg 阳性慢性乙型肝炎 ：血清 HBsAg、HBeAg 及 HBVDNA 阳性，肝功能异常或肝组织学有肝炎改变。② HBeAg 阴性慢性乙型肝炎：血清 HBsAg、HBVDNA 阳性，HBeAg 阴性，抗 HBe 阴性或阳性。肝功能异常或肝组织学有肝炎改变。③ HBV 携带者：HBsAg 及 HBV DNA 阳性，HBeAg 或抗 HBe 阳性，一年内连续随访三次以上，ALT均正常，肝组织学检查正常。④非活动性HBsAg携带者：血清HBsAg阳性、HBeAg阴性、抗-HBe阳性或阴性，HBV DNA低于最低检测限（$< 10^3$ 拷贝/ml），1年内连续随访3次以上，ALT均在正常范围。肝组织学检查显示Knodell肝炎活动指数（HAI）< 4 或根据其他的半定量计分系统判定病变轻微。⑤HBV隐匿性慢性乙型肝炎：有慢性乙型肝炎的临床表现，血清HBsAg阴性，血清或肝组织中HBV DNA阳性。患者可有抗HBs、抗HBe和（或）抗HBc阳性，另有部分患者除HBV DNA阳性外，余血清学标志物均为阴性。

（3）丙型肝炎：抗HCV IgM和（或）IgG阳性、HCV RNA阳性。

（4）丁型肝炎：有HBV感染，同时血清HDV Ag阳性或抗HDV阳性或HDV RNA阳性；肝组织内HDV Ag阳性或HDV RNA阳性。

（5）戊型肝炎：HEV IgM阳性；抗HEV IgG高滴度或滴度明显变化；血或粪便中HEV RNA阳性或检出HEV颗粒。

（二）鉴别诊断

1．其他原因引起的黄疸

（1）溶血性黄疸：常见诱因为药物或感染，表现为发热、贫血、腰痛、血红蛋白尿、网织红细胞增多，血清间接胆红素升高为主，尿胆原强阳性。黄疸大部分较轻，治疗后黄疸迅速消退。

（2）肝外梗阻性黄疸：常见的病因有胆石症、胆管癌、壶腹周围癌、胰头癌、肝脓肿等。肝功能损害较轻，有原发病的临床表现，血清直接胆红素升高为主，血清AKP、γ-GT显著升高、影像学检查发现胆道结石、占位，肝内外胆管扩张等。

2．其他原因引起的肝炎

（1）其他病毒引起的肝炎：传染性单核细胞增多症、巨细胞病毒、EB病毒感染等，有原发病的临床表现，确诊依靠病原学或血清学检查。

（2）感染中毒性肝炎：常见于肾综合征出血热、伤寒、恙虫病、钩端螺旋体病、阿米巴肝脓肿、急性血吸虫病等，有原发病的症状、体征，结合实验室检查鉴别。

（3）药物性肝炎：服用肝损害药物史，部分患者可出现发热、皮疹、嗜酸性粒细胞增多等表现，停药后肝功能逐渐恢复。肝炎病毒标志物为阴性。

（4）酒精性肝病：有长期大量酒精摄入史，肝炎病毒标志物为阴性。

（5）脂肪肝及妊娠期急性脂肪肝 血中三酰甘油多升高，B超可协助诊断。妊娠期急性脂肪肝多以急性腹痛起病，黄疸深，严重低蛋白血症及低血糖。尿胆红素阴性。

（6）自身免疫性肝病：包括自身免疫性肝炎、原发性胆汁性肝硬化和原发性硬化性胆管炎，确诊依靠自身抗体检测和肝病理学检查。

（7）肝豆状核变性：血清铜及铜蓝蛋白降低，眼角膜可见K-F环。

【治疗】 病毒性肝炎以综合治疗为主。不同病原、不同临床类型及组织学损害采用不同的治疗方法，应注意休息、合理饮食，避免过度劳累，戒酒，慎用肝损害药物。

（一）急性肝炎

1．一般治疗　急性肝炎一般为自限性疾病。急性期应进行隔离，予以清淡易消化食物。注意休息，辅以护肝药物，进食过少者补充葡萄糖，同时补充维生素，消化道症状明显者辅以对症处理。有肝衰竭倾向者按重型肝炎处理。

2．病原学治疗　仅急性丙型肝炎需抗病毒治疗。干扰素-α能显著降低急性丙型肝炎的慢性化率，故HCVRNA阳性者可选用干扰素-α联合利巴韦林抗病毒治疗。

（二）慢性肝炎

1．一般治疗　优质蛋白、丰富维生素饮食，避免饮酒、劳累及肝损害药物，症状较重者卧床休息。保持良好的心理状态，积极正确地面对疾病。

2．护肝治疗　①非特异性护肝药物：如维生素类（B族、C、E、K等）、还原型谷胱甘肽、葡醛内酯等。②降酶药物：甘草提取物（复方甘草酸苷）、五味子类（联苯双酯等）、山豆根类（苦参碱等）、齐墩果酸、垂盆草等。部分患者停药后出现 ALT 反跳现象，故宜逐渐减量至停药。③其他护肝药物：茵枝黄、丹参、前列腺素 E_1、门冬氨酸钾镁、腺苷蛋氨酸、糖皮质激素、低分子右旋糖酐等。应用糖皮质激素宜谨慎，症状较轻，淤胆严重，其他退黄药无效且无禁忌证时可使用。

3．慢性乙型肝炎抗病毒治疗　抗病毒药物包括干扰素 -α 和核苷（酸）类似物。其目的是抑制病毒复制，减少传染性，减轻肝细胞炎症、坏死及肝纤维化，改善肝功能，延缓和减少肝衰竭、肝硬化和肝细胞癌的发生，从而改善生活质量和延长存活时间。符合适应证的患者，应进行抗病毒治疗。

适应证：HBV DNA ≥ 10^5 拷贝 /ml（HBeAg 阴性者 ≥ 10^4 拷贝 /ml）；ALT ≥ 2×ULN（正常上限）；如用干扰素治疗，ALT 应≤ 10×ULN，血清总胆红素应＜ 2×ULN。对 HBV DNA 持续阳性，达不到上述治疗标准，但有以下情形之一者，可考虑给予抗病毒治疗：①存在明显的肝炎症（2 级以上）或纤维化，特别是肝纤维化 2 级以上者。② ALT 持续处于 1XULN 至 2XULN 之间，特别是年龄大于 30 岁者，建议行肝组织活检或无创性检查，明确肝纤维化情况后给予抗病毒治疗。③ ALT 持续正常（每 3 个月检查 1 次），年龄大于 30 岁，伴有肝硬化或 HCC 家族史，建议行肝组织活检或无创性检查，明确肝纤维化情况后给予抗病毒治疗。④存在肝硬化的客观依据时，无论 ALT 和 HBeAg 情况，均建议积极抗病毒治疗。特别需要提醒的是，在开始治疗前应排除合并其他病原体感染或药物、酒精、免疫等其他因素所致的 ALT 升高，尚需注意降酶药物后 ALT 暂时性正常。

（1）干扰素 -α 抗病毒治疗

1）干扰素作用机理：主要通过诱导宿主产生细胞因子，在多个环节抑制病毒复制，调节免疫功能。

2）有利于干扰素疗效的因素：病程短，肝炎处于活动期，ALT 升高，女性，年轻，HBVDNA 含量低，HBV 基因 A 型，肝组织有活动性炎症，对治疗的依从性好；无 HCV、HDV 或 HIV 合并感染。

3）IFN-α 绝对禁忌证：妊娠、精神病史（如严重抑郁症）、未能控制的癫痫、未戒断的酗酒 / 吸毒者、未经控制的自身免疫性疾病、失代偿期肝硬化、有症状的心脏病。

4）IFN-α 相对禁忌证：甲状腺功能亢进或低下、视网膜病、银屑病、既往抑郁症史，未控制的糖尿病、高血压，治疗前中性粒细胞计数＜ 1.0×10^9/L 和（或）血小板计数＜ 50×10^9/L，总胆红素＞ 51μmol/L。

5）治疗方案：干扰素 -α 治疗慢性乙型肝炎：成年人，普通干扰素每次 3 ～ 5MU，推荐剂量为每次 5MU，每周三次，疗程半年至 1 年。聚乙二醇干扰素每周一次，疗程一年，其抗病毒效果优于普通干扰素。

6）IFN-α 的不良反应：a. 流感样症候群，表现为发热，肌肉酸痛、乏力。b. 骨髓抑制，表现为粒细胞和血小板减少。c. 神经精神症状，可表现为抑郁、妄想、焦虑、易怒、精神病。d. 自身免疫性疾病，一些患者可出现自身抗体，仅少部分患者出现甲状腺疾病（甲状腺功能减退或亢进）、糖尿病、血小板减少性紫癜、溶血性贫血、银屑病和系统性红斑狼疮样综合征等。e. 其他不良反应，失眠、轻度皮疹、脱发、体重减轻等。

7）治疗监测：使用干扰素抗病毒治疗应在肝病专科医师的指导下进行，用药期间要密切观察不良反应，监测血常规和肝功能，及时正确处理不良反应。

（2）核苷（酸）类似物抗病毒治疗

这类药物分为两类，即核苷类似物和核苷酸类似物。前者包括拉米夫定、替比夫定、恩替卡韦、恩曲他滨、克拉夫定等，后者包括阿德福韦酯、替诺福韦。

1）主要作用于 HBV DNA 聚合酶，抑制 HBV DNA 的复制。

2）用药疗程：根据患者情况而定，不可擅自停药。HBeAg 阳性患者发生 HBeAg 血清学转换后继续用药 1 年以上；HBeAg 阴性患者疗程更长，治疗 1 年后继续用药，当连续监测至少 3 次（每次间隔 6 个月以上）HBV DNA 均检测不到（PCR 法）或低于检测下限、且 ALT 正常时可考虑停药。延长疗程可减少复发。肝硬化患者需长期应用。

3）不良反应：长期用药可发生病毒耐药，少见的副作用有肾功能不全、肌炎、横纹肌溶解、乳酸酸中毒等。

4）特殊情况 HBV 感染者核苷（酸）类似物抗病毒治疗：a. 对于因其他疾病而接受化疗、免疫抑制剂治疗的患者，应常规筛查 HBsAg；若为阳性，即使 HBV DNA 阴性和 ALT 正常，也应在治疗前 1 周开始服用核苷（酸）类似物。在化疗和免疫抑制剂治疗停止后，应根据患者病情决定停药时间。b. 对于拟接受肝移植手术的 HBV 相关疾病患者，如 HBV DNA 可检测到，最好于肝移植术前 1 ~ 3 个月开始服用拉米夫定或其他有效的核苷类药物；术中无肝期给予乙型肝炎免疫球蛋白（HBIG）；术后长期使用拉米夫定和小剂量 HBIG 。

4．丙型肝炎抗病毒治疗

（1）适应证：血清 HCV RNA 阳性。

（2）治疗方案：目前我国标准治疗方案是聚乙二醇干扰素 -α 联合利巴韦林。近期美国 FDA 已批准 Olysio（Simeprevir）、Sovaldi（Sofosbuvir）、Daclatasvir、Harvoni（Ledipasvir 和 Sofosbuvir）、Viekira Pak 等直接抗病毒药物（direct-acting antivirals：DAA）用于丙型肝炎抗病毒治疗。

知识链接

2014 年 10 月 10 日，美国食品药品监督管理局（FDA）批准首个用于治疗慢性丙型肝炎的复方制剂 Harvoni，即核苷酸 NS5A 抑制剂 Ledipasvir（来地帕韦）和核苷酸 NS5B 抑制剂 Sofosbuvir（索非布韦），该复方制剂口服给药，一天一次，用药方便；在临床实验中对 1 型丙型肝炎患者的临床治愈率达 94% ~ 99% ；副作用少。

（3）干扰素 -α 治疗慢性丙型肝炎：无论 ALT 是否升高，只要 HCVRNA 阳性均给予干扰素 -α 抗病毒治疗，联合利巴韦林可提高疗效。建议治疗前检测 HCV 基因型。用法为普通干扰素 -α 每次 3 ~ 5MU，每周三次，或聚乙二醇干扰素每周一次，疗程根据 HCV 基因型和治疗应答速度而定，基本疗程为 48 周。禁忌证、不良反应及治疗监测同前。利巴韦林 800mg ~ 1000mg/d，疗程同干扰素 -α。少数病例可发生溶血性贫血，需监测血红蛋白。孕妇禁用，用药期间及治疗后 6 个月内避孕。

5．其他治疗　包括免疫调节治疗（如胸腺肽、胸腺素、转移因子、特异性免疫核糖核酸、香菇多糖、云芝多糖、猪苓多糖等）和抗纤维化治疗（如丹参、冬虫夏草等）。

（三）重型肝炎

1．一般治疗　卧床休息，密切观察病情，必要时实施重症监护，加强护理，防止院内感染。给予易消化饮食，加强营养，以保证充分的热量供应，以减少蛋白质和脂肪分解。维持水、电解质和酸碱平衡。补充维生素，输注新鲜血浆及白蛋白。禁用肝损害、肾损害药物。

2．护肝治疗　应用肝细胞生长因子可利于肝细胞再生；前列腺素 E_1 改善肝微循环，促进肝细胞再生，改善肝功能；肝细胞及肝干细胞或干细胞移植，其有效性和安全性有待进一步研究。

3．病原学治疗　HBV 感染所致重型肝炎，当 HBV DNA 高于检测下限时尽可能早期地选用高效的核苷类似物抗病毒治疗。

4．对症治疗　对发病时间较早，ALT 水平高，无肝硬化及其他激素禁忌证患者肝衰竭早期，可短程使用激素。后期可使用免疫增强药。

5．防治并发症

（1）肝性脑病：消除诱因；低蛋白饮食；保持排便通畅；口服乳果糖酸化肠道，减少氨的吸收；应用微生态制剂调节肠道微环境，改善菌群失调，减轻内毒素血症；输注支链氨基酸维持氨基酸平衡；使用谷氨酸钠、精氨酸、门冬氨酸钾镁、门冬氨酸鸟氨酸降血氨；出现脑水肿时予甘露醇、呋塞米脱水治疗；注意维持水电解质平衡。

（2）上消化道出血：预防出血可用 H_2 受体拮抗剂，如法莫替丁、雷尼替丁；有消化性溃疡时可使用质子泵抑制剂，如奥美拉唑、泮托拉唑等；出血时应禁食；补充维生素 K、维生素 C；输注凝血酶原复合物、新鲜血浆、浓缩血小板、纤维蛋白原等；使用生长抑素降低门静脉压力。还可口服凝血酶、去甲肾上腺素或云南白药等止血药物。必要时内镜下或手术治疗。

（3）继发感染：重型肝炎患者极易发生感染。常见的感染来自胆道、呼吸道、泌尿道、腹腔等部位，胆道感染及自发性腹膜炎时应使用针对革兰阴性杆菌的抗生素，如三代头孢菌素或喹诺酮类，严重感染可使用头孢他啶、头孢曲松、亚胺培南等强效广谱抗生素。革兰阳性球菌感染可选用半合成青霉素或去甲万古霉素。同时要警惕发生二重感染。真菌感染时，应停用广谱抗生素，并改用抗真菌药物。可使用免疫调节药物，如胸腺肽等，提高机体防御功能，预防继发感染。

（4）肝肾综合征：无有效治疗方法。应避免引起血容量降低；禁用肾毒性药物；腹腔穿刺放液或利尿后积极补充白蛋白。尿量减少时可应用前列腺素 E 或联合使用血管活性药物和白蛋白，以增加有效血容量，改善肾血流灌注。必要时可采用人工肝支持系统进行血液净化治疗。对顽固性腹水或难治性腹水应尽早争取肝移植。

6．人工肝支持系统　指借助体外机械或理化装置，暂时辅助或部分替代肝功能，改善肝内环境，为肝细胞再生争取时间，或等待机会进行肝移植。目前分为非生物型人工肝、生物型人工肝和混合型人工肝。非生物型人工肝包括血液透析、血液滤过、血液灌流、血浆置换、分子吸附再循环系统（MARS）等。生物型人工肝正在研究中。

7．肝移植　目前该技术已经基本成熟，疗效肯定。适用于经内科和人工肝治疗无效的重型肝炎、晚期肝硬化。HBV 感染者在肝移植前后使用核苷类似物及乙肝免疫球蛋白提高了移植的成功率，同时可防止移植后 HBV 再感染。但由于肝移植费用昂贵，肝源困难，排异反应、继发感染等阻碍其广泛应用。

（四）淤胆型肝炎

1．一般治疗　急性期应进行隔离，注意休息。急性淤胆型肝炎治疗同急性黄疸型肝炎，黄疸持续不退时，可加用糖皮质激素，如泼尼松 40 ～ 60mg/d 或地塞米松 10 ～ 20mg/d，2 周后血清胆红素显著下降，则逐步减量。

2．病原学治疗　甲型肝炎、戊型肝炎不需要抗病毒治疗。慢性乙型肝炎有抗病毒适应证者需抗病毒治疗，丙型肝炎因黄疸深亦不适合用干扰素治疗。

（五）肝炎肝硬化

1．一般治疗　应避免劳累，失代偿期肝硬化患者宜进软食。治疗以护肝、抗肝纤维化、免疫调节为主。

2．对症治疗　肝炎性肝硬化患者参照慢性肝炎和重型肝炎的治疗。伴有腹水的患者给予利尿剂，脾功能亢进、门脉高压症可选用手术或介入治疗。有条件者予肝移植术。

3．病原学治疗　HBV 相关肝硬化，只要病毒复制，应长期使用核苷（酸）类似物抗病毒治疗，不可停药。HCV 相关肝硬化患者在代偿期可慎重使用干扰素，失代偿期禁用干扰素。

（六）慢性乙型肝炎病毒携带者

可正常工作，须定期检查，必要时行肝穿刺活检了解肝炎症及纤维化程度。

【预后】

（一）急性肝炎

大部分急性肝炎患者3个月内临床康复。甲型肝炎预后良好；成年人患乙型肝炎大多可以痊愈，儿童患者易转为慢性肝炎或HBV携带状态；丙型肝炎慢性化程度高达60% ~ 85%，丁型肝炎重叠HBV感染时大部分转为慢性；戊型肝炎一般预后好，但妊娠后期合并戊型肝炎病死率高。

（二）慢性肝炎

轻、中度慢性肝炎一般预后良好，重度慢性肝炎预后较差，部分发展为肝硬化、肝细胞癌。

（三）重型肝炎

预后不良，病死率达50% ~ 70%。治疗及时、年龄较小、无并发症者病死率较低。

（四）淤胆型肝炎

急性淤胆型肝炎预后较好，一般都能康复，慢性淤胆型肝炎容易发展为胆汁性肝硬化，预后较差。

（五）肝炎肝硬化

代偿期肝硬化存活时间较长，失代偿期肝硬化预后差。

【预防】

（一）控制传染源

急性肝炎患者的隔离期按各型病毒性肝炎的传染期而定，慢性患者和病毒携带者根据病毒复制情况评估传染性。符合抗病毒适应证者尽可能抗病毒治疗。HBV、HCV感染者禁止献血。现症感染者禁止从事食品加工、饮食服务、幼托保育工作。

（二）切断传播途径

1．甲型和戊型肝炎　注意环境卫生和个人卫生，如水源保护、粪便管理、饮水消毒、食品卫生、食具消毒等；养成良好的个人卫生习惯，防止“病从口入”，饭前便后洗手，不饮生水、不吃生食等。

2．乙、丙、丁型肝炎　大力推广安全注射，并严格遵循医院感染管理中的标准防护原则。服务行业所用的理发、美容、纹身等器具严格消毒。注意个人卫生，不共用剃须刀和牙具等用品。加强血制品管理，防止输血感染。医疗器械一用一消毒，接触病人后用肥皂和流动水洗手。HBV感染的孕妇实施母婴阻断。

（三）保护易感人群

1．甲型肝炎　血清抗HAV IgG阴性者可注射甲型肝炎减毒活疫苗或甲型肝炎纯化灭活疫苗。对近期与甲型肝炎患者密切接触者，可予人血丙种球蛋白进行被动免疫，时间越早越好，最迟不宜超过14天。

2．乙型肝炎　接种乙肝疫苗是预防乙型肝炎的最重要的措施。新生儿、15岁以下未免疫人群、与HBV感染者密切接触者、医务人员、同性恋者以及幼托、食品卫生从业人员等是主要的接种对象。乙型肝炎疫苗全程需接种3针，按照0、1、6个月程序，即接种第1针疫苗后，间隔1个月及6个月注射第2及第3针疫苗。新生儿要求在出生后24 h内接种乙型肝炎疫苗。对HBsAg阳性母亲的新生儿，除接种乙肝疫苗外，还应在出生后24 h内（最好在出生后12 h）注射乙型肝炎免疫球蛋白（HBIG）。意外接触HBV感染者的血液和体液后，及时进行主动和被动免疫（如已接种过乙型肝炎疫苗，且已知抗-HBs ≥ 10mIU/ml者，可不进行特殊处理。如未接种过乙型肝炎疫苗，或虽接种过乙型肝炎疫苗，但抗-HBs < 10 mIU/ml或抗-HBs水平不详者，应立即注射HBIG和全程乙肝疫苗接种）。

3．戊型肝炎　我国著名专家夏宁邵教授带领的研究组研制的“重组戊型肝炎疫苗（大肠埃希菌）”成为世界上第一个用于预防戊型肝炎的疫苗。

丙型肝炎、丁型肝炎目前尚无疫苗应用于临床。

本节小结

病毒性肝炎是由多种肝炎病毒引起的，以肝损害为主的一组全身性疾病。分为甲、乙、丙、丁、戊型。甲型肝炎和戊型肝炎主要通过粪 - 口途径传播，乙型肝炎、丙型肝炎和丁型肝炎主要通过血液或体液途径传播。临床分为急性肝炎、慢性肝炎、重型肝炎、淤胆型肝炎、肝炎性肝硬化。临床表现主要有乏力、食欲缺乏、厌油、黄疸等，严重者可并发肝衰竭、失代偿期肝硬化、肝细胞癌。根据流行病学资料、临床表现及病原学诊断确诊。以综合治疗为主。不同病原、不同临床类型及组织学损害采用不同的治疗方法，急性丙肝、慢性乙肝、丙肝常需抗病毒治疗。多数患者预后较好，重型肝炎、失代偿期肝硬化患者预后差。接种乙肝疫苗是预防乙型肝炎的最重要的措施。

自测题

一、填空题

1、急性黄疸型肝炎经过__________、__________、____________三个阶段。

2、慢性 HBV 感染的自然病程分为四个阶段，分别是__________、__________、__________、____________________。

二、选择题

A1 型题

1．引起儿童黄疸型肝炎最常见的病原体为
　A．甲型肝炎病毒
　B．乙型肝炎病毒
　C．丙型肝炎病毒
　D．丁型肝炎病毒
　E．戊型肝炎病毒

2．下列乙肝病毒标记物中反映 HBV 有活动性复制和传染性的为
　A．表面抗原（HBsAg）
　B．表面抗体（抗 HBs）
　C．e 抗原（HBeAg）
　D．e 抗体（抗 -HBe）
　E．核心抗体（抗 -HBc）

3．需要积极抗病毒治疗的病毒性肝炎
　A．乙肝表面抗原携带者
　B．急性甲型肝炎
　C．急性戊型肝炎
　D．急性丙型肝炎
　E．急性乙型肝炎

4．丙型肝炎的临床表现特点不正确的
　A．常发生重型肝炎
　B．肝炎症状相对较轻
　C．慢性丙型肝炎最为常见
　D．容易发展为肝炎性肝硬化
　E．与肝细胞癌密切相关

5．在急性病毒性肝炎中最早出现的肝功能变化是
　A．谷丙转氨酶升高
　B．谷草转氨酶升高
　C．γ-GT 升高
　D．凝血酶原时间延长
　E．A/G 比例倒置

6．通过粪 - 口途径传播的传染病是
A．麻疹

B．白喉
C．百日咳
D．甲型病毒性肝炎
E．丙型病毒性肝炎

7．基因组为 DNA 的肝炎病毒
A．甲肝病毒
B．乙肝病毒
C．丙肝病毒
D．丁肝病毒
E．戊肝病毒

8．病毒性肝炎的临床类型不包括
A．急性肝炎
B．慢性肝炎
C．重型肝炎
D．淤胆型肝炎
E．药物性肝炎

A2 型题

9．患者，女，16 岁，体检中发现 HBsAg 阳性，无自觉症状，肝功能正常。三个月后，突然发热、厌油、食欲缺乏、乏力及巩膜黄染而住院。实验室检查：ALT380U/L，TBiL65μmol/L，抗 HAVIgM 阳性。该患者应诊断为
A．急性病毒性肝炎、甲型，乙型肝炎病毒携带者
B．病毒性肝炎，乙型，慢性轻度
C．病毒性肝炎，乙型，慢性中度
D．病毒性肝炎，乙型，合并甲型肝炎
E．急性黄疸型肝炎，甲乙混合感染

三、简答题

简述病毒性肝炎的临床分型。

（谷积龙）

第二节　肾综合征出血热

学习目标

通过本节内容的学习，学生应能：

识记

说出肾综合征出血热的病原学及流行病学特点、预防措施，复述其发病机制。

理解

归纳肾综合征出血热临床表现及诊断依据。

运用

运用所学知识对本病进行诊断及鉴别诊断，初步制订本病的治疗及预防方案。

案例 2-2-1

患者，男，45 岁，因发热、腰痛 4 天，于 2015 年 1 月 6 日前来我院就诊。

患者诉 4 天前无明显诱因出现发热，体温最高达 39.5℃，稍感畏寒，无寒战，伴腰部胀痛，感头痛，食欲缺乏，恶心，呕吐，腹痛。入院体查：T 38.1℃，R 18 次 / 分，P92 次 / 分，BP90/60 mmHg，醉酒貌，眼结膜出血，球结膜水肿，手背注射部位大片瘀斑，腋下及前胸部见出血点，双肺呼吸音粗，腹软，压痛，无反跳痛。双肾区叩痛。

问题与思考：

1．该患者最可能的诊断是什么？

2．诊断依据是什么？

3．为确定诊断需要完善哪些检查？

肾综合征出血热（hemorrhagic fever with renal syndrome，HFRS），亦称流行性出血热（epidemic hemorrhagic fever，EHF），它是由汉坦病毒属各型病毒引起，以鼠类为主要传染源的一种自然疫源性疾病。临床表现主要有发热、出血和肾损害，典型病例呈五期经过（发热期、低血压休克期、少尿期、多尿期和恢复期）。本病广泛流行于世界各地，我国为高发区。

【病原学】

该病毒属于布尼亚病毒科、汉坦病毒属。

（一）形态和结构

为负性单链 RNA 病毒，圆形或卵圆形，直径大小不一，平均 120nm，双层包膜，外膜上有纤突。

（二）基因结构及其编码蛋白质

基因 RNA 分为大、中、小（即 L、M、S）三个片段，分别编码聚合酶、膜蛋白及核衣壳蛋白，其中核衣壳蛋白有较强的免疫原性和稳定的抗原决定簇，宿主感染后出现最早，可帮助早期诊断。

（三）病毒分型

Hantaan 病毒目前有 20 种以上的血清型，不同鼠类携带不同血清型，故临床表现轻重不一。在我国流行的主要是Ⅰ型汉坦病毒、Ⅱ型汉城病毒，近年来也发现了Ⅲ型普巴拉病毒。而辛诺柏病毒致病力强，主要引起呼吸衰竭为主要表现的汉坦病毒肺综合征，病死率达 40% 以上。各型病毒引起人类疾病的临床表现有所不同，Ⅰ型和辛诺柏病毒最重，Ⅱ型次之，Ⅲ型多为轻症感染。

（四）抵抗力

抵抗力弱，不耐热，不耐酸，在高于 37℃及 pH 5.0 以下的环境中易灭活，100℃ 1min 或 56℃ 30min 可灭活，对紫外线及乙醚、去氧胆酸盐、氯仿、乙醇、碘酒等均敏感。

【流行病学】

（一）传染源

主要宿主动物是啮齿类动物，猫、犬、兔等也可携带病毒。主要传染源是鼠类，我国以黑线姬鼠、褐家鼠、大林姬鼠为主。人不是主要传染源。

（二）传播途径

1．呼吸道传播　吸入被病毒污染的尘埃形成的气溶胶而感染。

2．消化道传播　进食被病毒污染的食物和水，经口腔黏膜及胃肠黏膜感染。

3．接触传播　被鼠咬伤或破损的皮肤黏膜接触带病毒的鼠类排泄物或血液而感染。

4．母婴垂直传播　妊娠妇女感染病毒后可经胎盘感染胎儿。

5．虫媒传播　恙螨、柏次螨中能分离出汉坦病毒，但其传播作用有待进一步研究。

（三）易感人群

人群普遍易感，感染后大部分发病并获得稳定免疫力。

（四）流行特征

1．季节性和周期性　四季均可发病，但有季节高峰，黑线姬鼠以 11 月～ 1 月为高峰，家鼠以 3 月～ 5 月为高峰，林区姬鼠以夏季为流行高峰。

2．地区性　主要分布在亚洲，我国疫情最重，其次为俄罗斯欧洲部分，非洲，美洲较少。

3．人群分布　男性青壮年农民发病较多，其他人群亦可发病，儿童少见。

【发病机制及病理】

（一）发病机制

至今尚不完全清楚。病毒进入人体后随血液到达全身，侵犯血管内皮细胞及骨髓、肝、脾、肺、肾和淋巴结等组织，进一步增殖后释放入血引起病毒血症。病毒既能直接破坏受感染细胞的功能和结构，同时还诱发人体免疫反应，释放各种细胞因子而损伤组织。

1．病毒直接作用的依据

（1）发热及中毒症状。

（2）不同型的病毒引起轻重不同的临床症状。

（3）HFRS 患者几乎所有的脏器组织中均能检测出汉坦病毒抗原。

（4）正常人骨髓细胞和血管内皮细胞进行体外培养，感染 HFRS 病毒，排除了细胞免疫和体液免疫的作用外，仍可出现细胞膜和细胞器的损害，说明细胞损害与汉坦病毒密切相关。

2．免疫应答作用

（1）免疫复合物引起损害（Ⅲ型变态反应）已证实本病患者肾小球基底膜、微血管壁、肾小管上存在特异性免疫复合物，此反应是血管及肾损伤的重要原因。

（2）其他免疫反应

1）变态反应：病毒侵入人体后，早期引起特异性 IgE 升高，肥大细胞脱颗粒试验阳性，提示存在Ⅰ型变态反应；此外，HFRS 患者血小板中存在免疫复合物，肾组织除颗粒状 IgG 沉积外，肾小管基底膜也存在线状 IgG 沉积，故提示血小板的减少和肾小管的损害与Ⅱ型变态反应有关；电镜下发现淋巴细胞攻击肾小管上皮细胞，故认为病毒可通过细胞毒性 T 细胞的介导损伤机体细胞，提示存在Ⅳ型变态反应。

2）细胞免疫反应：HFRS 急性期外周血 $CD8^+$ T 细胞数明显增加，$CD4^+/CD8^+$ T 细胞比值下降或倒置，抑制性 T 细胞（Ts）功能低下，细胞毒性 T 淋巴细胞（CTL）数量增多，功能增强。

3）各种细胞因子和介质的作用：病毒可诱发机体释放各种细胞因子，引起相应的临床症状和组织损害。如白细胞介素 1（IL-1）和肿瘤坏死因子（TNF）可引起发热，肿瘤坏死因子（TNF）和 γ 干扰素使血管通透性升高。此外，血浆内皮素、血栓素 β_2、血管紧张素Ⅱ等能促进肾衰竭的发生。

（二）病理

其基本病变是小血管广泛损伤，血管内皮细胞肿胀，变性和坏死。

1．肾　病变最明显，外观明显肿大，脂肪囊水肿、出血。切面见皮质苍白，髓质充血明显并有出血和水肿，肾小管受压变窄甚至闭塞。

2．心脏　右心房内膜下大片状出血，重者可达肌层或心外膜。显微镜下可见心肌纤维变性、坏死、甚至可见心肌断裂。

3. 脑、垂体　脑实质水肿和出血，神经细胞变性，胶质细胞增生。垂体前叶肿大，充血、出血和凝固性坏死。

4. 后腹膜和纵隔　可有胶冻样水肿。

5. 肾上腺皮质和髓质充血、出血，皮质坏死及微血栓形成。

6. 肝、脾　肝脾大，肝细胞变性，灶性坏死和融合坏死。脾髓质充血、细胞增生。

（三）病理生理

1. 休克　①原发性休克：病程的 3 ～ 7 天出现的低血压休克，主要由于病毒及免疫反应引起小血管广泛损伤；其次，血管活性物质的作用可使血管扩张、通透性增加，大量血浆外渗，导致血容量不足；此外，由于血液浓缩，黏稠度高，血液循环淤滞，有效血容量进一步减少，也可促进休克发生。②继发性休克：即少尿期以后发生的休克，由于大出血，继发感染和多尿期水电解质补充不足，而导致血容量不足。

2. 出血　由于小血管损伤、血小板减少和功能障碍，肝素类物质增加，凝血功能障碍所致。

3. 急性肾衰竭　原因为肾小球滤过率下降，肾小管变性坏死，肾间质水肿和出血，肾小管管腔被蛋白、管型阻塞，肾素、血管紧张素Ⅱ的激活。

【临床表现】

潜伏期 4 ～ 46 天，以 7 ～ 14 天多见。典型病例有发热期、低血压休克期、少尿期、多尿期和恢复期的五期经过。轻型和非典型病例可出现越期现象，而重症可出现发热期、休克期和少尿期三期重叠。

（一）发热期

表现为发热及全身中毒症状、毛细血管损伤及肾损伤。

1. 发热　多突然起病，畏寒、发热，体温波动于 39 ～ 40℃之间，以弛张热、稽留热多见，热程多数为 3 ～ 7 天，很少超过 7 天。一般体温越高，病情越重。轻型患者热退后症状缓解，重症患者热退后病情反而加重。

2. 全身中毒症状　多数患者出现乏力、全身酸痛、头痛、腰痛、眼眶痛，后三者俗称为“三痛”。头痛与脑血管扩张充血有关；腰痛常为胀痛，伴肾区叩痛，主要与肾周组织充血、水肿以及腹膜后水肿有关；眼眶痛是眼球周围组织水肿所致，眼球活动时加重，严重者可伴有眼压升高和视物模糊。多数患者可出现胃肠道中毒症状，如食欲缺乏、恶心、呕吐、呃逆、腹痛、腹泻。部分患者出现剧烈腹痛，伴腹部压痛、反跳痛，为肠系膜局部极度充血和水肿所致，易被误诊为急腹症。少数患者可出现烦躁、嗜睡、谵妄或抽搐等神经精神症状，此类患者多发展为重型。

3. 毛细血管损害征　主要表现为充血、出血和渗出水肿。充血多见于颜面、颈、胸等部位（俗称“三红”），重者如酒醉貌。黏膜充血多见于眼结膜、口腔的软腭和咽部；皮肤出血多见于腋下及胸背部，常呈搔抓样、点状瘀点；黏膜出血常表现为软腭针尖样出血点，眼结膜可呈片状出血，静脉穿刺及肌内注射部位出现瘀斑，少数患者有鼻出血、咯血、黑便、呕血、或血尿；渗出水肿征以球结膜水肿最为突出，轻者眼球转动时球结膜有漪涟波，严重者球结膜呈水泡样，甚至突出眼裂。部分患者可出现眼睑和颜面水肿，亦可出现腹水、胸腔积液。渗出水肿症状与病情平行。

4. 肾损害　肾区叩痛明显，可出现蛋白尿、管型尿，血尿素氮、肌酐轻度升高，严重者尿中出现膜状物。

（二）低血压休克期

一般发生于第 4 ～ 6 天，迟者可于 8 ～ 9 天出现。多数患者在发热后期或热退时出现血压下降，少数在热退后发生休克，轻型患者可越过此期。本期持续时间长短不一，可数小时至一周以上。休克出现越早，持续时间越长，病情越重。一般血压刚下降时四肢温暖，而血容量继续下降则出现灌注不良表现，如面色苍白、四肢厥冷、脉细弱、尿少等，进一步发展可致大脑供血不足，出现烦躁、谵妄，甚至昏睡，昏迷等。少数顽固性休克患者，由于长期组织灌注不良，出现皮肤花纹、DIC 形成，易并发心、肝、肺、脑和肾等重要脏器功能衰竭。

（三）少尿期

多发生在第 5 ~ 8 天，可由发热期直接进入本期或越过此期，亦可与低血压休克期同时存在，少尿持续时间与病情轻重平行。

1．高血容量综合征　少尿（< 400ml/24h）或无尿（< 50ml/24h），水钠潴留，表现为体表静脉充盈、血压升高、全身水肿，甚至并发心力衰竭、肺水肿及脑水肿。

2．出血　部分患者皮肤、黏膜出血加重，出现呕血、便血等上消化道出血，严重者出现颅内出血。

3．尿毒症　由于尿素氮和氨类刺激可出现厌食、恶心、呕吐、腹胀等胃肠道症状。常有顽固性呃逆，可出现头痛、烦躁、嗜睡、谵妄甚至昏迷、抽搐等神经症状。

4．酸中毒　表现为呼吸增快或 Kussmaul 呼吸。

5．水和电解质紊乱　主要表现为高血钾，稀释性低血钠和低血钙。少数患者表现为低血钾和高血镁。高血钾和低血钾易致心律失常，低血钠表现为头昏、乏力，甚至视物模糊、脑水肿。低血钙可致手足抽搐。

（四）多尿期

多出现在第 9 ~ 14 天，此期肾小管重吸收功能尚未恢复，而血尿素氮等物质可导致高渗性利尿而引起多尿。大部分患者少尿期后进入此期，而轻型患者可由发热期或低血压休克期转入此期，此期持续时间 1 天至数月不等，可分为 3 期：

1．移行期　24h 尿量 400 ~ 2000ml，此期尿量增加，但血尿素氮和肌酐反而升高，症状加重。

2．多尿早期　24h 尿量 2001 ~ 3000ml，氮质血症未改善，症状仍重。

3．多尿后期　24h 尿量 3000ml 以上，最多可达 15000ml。氮质血症及临床症状均逐渐好转，可发生水、电解质紊乱、继发感染及多器官衰竭等并发症。

（五）恢复期

临床症状消失，尿量逐渐恢复正常，一般需 1 ~ 3 个月才能完全恢复，少部分患者可遗留高血压、肾功能不全、心肌劳损和垂体功能减退等症状。

临床分型：按其发热高低、中毒症状轻重和休克、出血及肾损伤程度分以下五型：

1．轻型　体温 39℃以下，中毒症状轻，肾损害轻，无休克及少尿，除皮肤黏膜出血点外无其他出血现象。

2．中型　体温 39 ~ 40℃，有明显中毒症状，并有球结膜水肿、出血、低血压及脉压变小、少尿及大量尿蛋白。

3．重型　体温 40℃以上，中毒症状及渗出水肿征严重，有精神症状，有皮肤瘀斑及腔道出血，休克及肾损害严重，持续性少尿（5 天以内）或无尿（2 天以内）。

4．危重型　在重型表现的基础上出现以下病变之一者：①顽固性休克；②重要脏器出血；③少尿超出 5 天或无尿 2 天以上，尿素氮超出 42.84mmo/L（120mg/dl）；④心力衰竭、肺水肿；⑤脑水肿、脑出血或脑疝等中枢神经合并症；⑥严重的继发感染。

5．非典型型　体温 38℃以下，皮肤散在出血点，尿蛋白微量，由特异性免疫学检查证实诊断。

【并发症】

1．出血　可有呕血、便血、鼻出血、咯血、血尿、阴道出血或自发性肾破裂引起的腹腔及腹膜后出血。严重者可出现颅内出血。

2．中枢神经系统并发症　因病毒侵犯中枢神经而引起脑炎和脑膜炎，因休克、凝血功能障碍、高血容量综合征和电解质紊乱等引起的脑水肿、高血压脑病和颅内出血等。

3．心源性肺水肿　主要由于肺毛细血管受损，肺泡内大量渗液所致；亦可由高血容量或心肌损害引起。

4．急性呼吸窘迫综合征（ARDS）　肺毛细血管损伤，通透性增加，肺间质大量渗液，而肺泡表面活性物质生成减少和肺内微小血管的血栓形成均能促成 ARDS。表现为呼吸急促，出现发绀，肺部闻及支气管呼吸音和干湿啰音，胸片显示双肺斑片状渗出，呈毛玻璃状，氧合指数 ≤ 300，动脉血气示 PaO_2 和 $PaCO_2$ 降低、呼吸性碱中毒。美国报道发生在新墨西哥州等地的汉坦病毒感染，以 ARDS 为主要临床表现，常于发病 2 ～ 6 天内因呼吸窘迫导致急性呼吸衰竭而死亡，死亡率高达 67%。

5．继发感染　多见于少尿期和多尿早期，以肺部、泌尿系感染以及败血症多见，病原菌以细菌、真菌为主，易引起继发性休克而使病情加重。

6．重要脏器损伤　可引起心肌损害、肝损害、眼炎甚至多脏器衰竭。

【实验室检查】

（一）常规检查

1．血常规　大部分病人病后白细胞逐渐升高，可达（15 ～ 30）$\times 10^9$/L，少数重症患者可达（50 ～ 100）$\times 10^9$/L。发病早期中性粒细胞增多，核左移，出现中毒颗粒，重症患者呈类白血病反应。随后，淋巴细胞增多，并出现异型淋巴细胞。血小板自第 2 病日开始减少。白细胞越高或血小板越低提示病情越重。发热后期至低血压休克期，因血液浓缩，红细胞及血红蛋白升高。

2．尿常规　第 2 病日可出现蛋白尿，4 ～ 6 病日尿蛋白达高峰，甚至出现尿中膜状物。镜检可见红细胞、白细胞和管型。尿沉渣中可发现巨大的融合细胞。

3．生化检查　多数患者在低血压休克期，少数患者在发热后期，尿素氮和肌酐开始升高，移行期末达高峰，多尿后期逐渐下降，升高程度和速度与病情呈正比。血钠、氯、钙多数降低，而磷、镁等则增高，可出现低血钾、高血钾。多数患者出现肝功能异常，以 ALT 升高为主，黄疸少见。

4．凝血功能检查　血小板减少，其黏附、凝聚和释放功能降低。若出现 DIC 者，血小板可降至 50×10^9/L 以下，其高凝期出现凝血时间缩短，消耗性低凝期则纤维蛋白原降低，凝血酶原时间和凝血酶时间延长。纤溶亢进期则出现纤维蛋白降解物（FDP）升高。

（二）病原学检查

1．病毒分离　取病人发热期血、尿等标本接种 Vero-E6 细胞，或 A549 细胞，培养分离汉坦病毒。

2．特异性抗体检测　汉坦病毒 IgM 抗体，最早可在病程第 2 天被检出，有早期诊断价值。

3．特异性抗原检测　早期患者的血清、外周血的中性粒细胞、淋巴细胞和单核细胞，以及尿和尿沉渣细胞，应用免疫荧光法或 ELISA 法，可检出汉坦病毒抗原。

4．病毒核酸检测　RT-PCR 方法检测汉坦病毒 RNA，敏感性高，但尚未在临床常规应用。

（三）其他检查

心电图（ECG）检查可出现窦性心动过缓、传导阻滞等心律失常表现，高血钾时出现 T 波高尖，低血钾时出现 U 波等。胸部 X 线可见肺水肿、胸腔积液等。

【诊断及鉴别诊断】

（一）诊断依据

主要参考流行病学资料、依靠临床特征，结合病原学检查进行诊断。

1．流行病学资料　在疫区居住或在潜伏期内去过疫区，在发病季节发病及有鼠类接触史。

2．临床表现　有发热、充血出血和渗出以及肾损害表现，典型病例有发热期、低血压休克期、少尿期、多尿期和恢复期五期经过，可有重叠及越期现象。

3．实验室检查

（1）白细胞升高及出现异型淋巴细胞，血小板减少，红细胞及血红蛋白升高。大量蛋白尿及尿中出现膜状物，血清尿素氮及肌酐升高。

（2）血清中检测出特异性 IgM 抗体；血清、血细胞或尿中检测出病毒特异性抗原；双份血清特异性 IgG 抗体效价升高 4 倍以上。

（3）RT-PCR 法检测汉坦病毒 RNA，可用于早期及非典型患者的诊断。

（二）鉴别诊断

1．发热期应与其他发热性疾病鉴别，如上呼吸道感染、流行性感冒、流行性脑脊髓膜炎、流行性斑疹伤寒、伤寒、钩端螺旋体病、败血症、白血病。

2．低血压休克期应与急性中毒性菌痢、休克型肺炎等鉴别。

此外，少尿期应与急性肾小球肾炎及其他原因所致肾损害者鉴别，腹痛为主要表现者与急腹症相鉴别。

【治疗】 治疗原则是“三早一就”（早发现、早诊断、早治疗和就地治疗）及综合治疗，不同病期采取不同治疗措施，防治休克、出血及肾衰竭是治疗的关键。

（一）发热期

治疗原则：抗病毒、减轻液体外渗，改善中毒症状，防治 DIC。

1．抗病毒　需早期使用，可应用利巴韦林，成人剂量 0.8 ～ 1.0g/d，疗程 3 ～ 5 天。能抑制病毒，缩短病程和减轻病情。

2．减轻液体外渗　早期需卧床休息，给予维生素 C 降低血管通透性；维持水电解质平衡，高热、大汗或呕吐、腹泻者适当增加输液量。

3．改善中毒症状　高热时物理降温为主，禁用强烈发汗退热药，以防降低血容量。中毒症状重者可给予小剂量地塞米松静滴，减轻炎症渗出和水肿。

4．防治 DIC　予以适量低分子右旋糖酐或丹参注射液静脉滴注，处于高凝状态时给予小剂量肝素抗凝，注意监测凝血功能。

（二）低血压休克期

治疗原则：扩容，纠酸，改善微循环。

1．积极补充血容量　宜早期、适量、快速、先盐后糖、晶胶结合。争取 4h 内纠正低血压。液体以平衡盐溶液为主，切忌单纯输入葡萄糖液，胶体液可选用低分子右旋糖酐、血浆或白蛋白。低分子右旋糖酐每次静脉输入 500ml，1 ～ 2 次 / 日，以提高血容量及血浆胶体渗透压。本期因多有血液浓缩，故不宜输全血。补充血容量期间应密切观察血压、尿量、心率等变化，血压正常后输液仍维持 24h 以上。

2．纠正酸中毒　予 5% 碳酸氢钠溶液静脉滴注，根据动脉血二氧化碳结合力调整用量。

3．应用血管活性药物　在充分补充血容量及纠正酸中毒后，血压仍不上升者，应及时应用血管活性药物，如多巴胺 10 ～ 20mg 加入到 10% 葡萄糖溶液中静脉滴注。亦可用山莨菪碱（654-2）扩张微血管，解除血管痉挛。

4．应用肾上腺糖皮质激素，如地塞米松 10 ～ 20mg 静脉滴注。

（三）少尿期治疗

治疗原则为稳（稳定内环境）、促（促进利尿）、导（导泻）、透（透析）。

1．稳定内环境，维持水、电解质和酸碱平衡　严格限制液体入量，补液量为前一日尿量和呕吐量加 500 ～ 700ml，应主要输入葡萄糖液，每日葡萄糖不低于 150 ～ 200g，以保证足够的热量供给，减少体内蛋白质的分解，减轻氮质血症。给予低蛋白、高糖，高维生素饮食。如存在代谢性酸中毒则根据 CO_2CP 使用碳酸氢钠纠正。

2．利尿 常用利尿药为速尿（呋塞米），先用20mg静脉注射，逐步加大剂量至每次100～200mg，4～6h重复一次，每日最大剂量一般不超过400mg。亦可用血管扩张剂如山莨菪碱10～20mg，或酚妥拉明10mg静脉滴注。或静脉滴入小剂量多巴胺。

3．导泻治疗 无消化道出血者，可予甘露醇20g或50%硫酸镁40ml口服，每日2～3次；或用中药大黄煎剂。

4．透析治疗 积极采用透析治疗（包括血液透析或腹膜透析），改善氮质血症及纠正水、电解质、酸碱平衡失调。透析指征：①少尿≥4日或无尿≥1日；②明显氮质血症，BUN＞28.56mmol/L或每日上升＞7.14mmol/L，有严重尿毒症表现；③高钾血症，血钾≥6mmol/L，心电图有高钾表现；④高血容量综合征，有明显肺水肿或脑水肿。

放血疗法已极少应用。除非在严重的高血容量综合征并发心力衰竭、肺水肿、脑水肿危及生命，而缺乏其他措施的情况下应用，一般每次放血300～400ml。

（四）多尿期治疗

移行期和多尿早期参考少尿期，多尿后期的治疗原则为维持水、电解质平衡及防治继发感染。

（五）恢复期治疗

补充营养，促进身体康复。监测肾功能、血压和垂体功能。

（六）防治并发症

1．出血 如出现DIC，早期宜补充凝血因子和血小板，纤溶亢进期可予6-氨基己酸或对羧基苄氨静脉滴注。肝素类物质增多可使用鱼精蛋白或甲苯胺蓝静脉注射。

2．继发感染 多为呼吸道或泌尿道感染，严重者可发生败血症。多为细菌感染，亦可发生真菌感染。应选用无肾毒或低肾毒性药物，并调整剂量。

3．中枢神经系统并发症 颅内出血致颅高压或脑水肿可用甘露醇静脉注射，抽搐时应用地西泮等对症处理。

4．心源性肺水肿 严格限制液体入量或停止输液，并应用毛花苷C（西地兰）强心，予利尿药及扩张血管药物减轻心脏负荷，必要时透析治疗。

5．ARDS 积极治疗肾综合征出血热；使用大剂量糖皮质激素；加强液体管理，合理限制液体入量；采用肺保护性通气策略，主要措施包括合适水平的PEEP和小潮气量。

6．自发性肾破裂 需手术治疗。

【预后】

本病病死率与临床类型、就诊时间早晚及治疗措施是否正确有关。目前病死率降至3%以下。

【预防】

（一）管理传染源

监测鼠密度、鼠带病毒率，加强灭鼠工作。

（二）切断传播途径

注意饮食及环境卫生，不用手接触鼠类及其排泄物，防止鼠类排泄物污染食物和水，接触实验鼠时注意个人防护。

（三）保护易感人群

高危人群注射疫苗。沙鼠肾细胞灭活疫苗、金地鼠肾细胞灭活疫苗、乳鼠脑纯化汉坦病毒灭活疫苗等已在流行区使用，其他的新型疫苗如基因工程疫苗等，国内外正在研究中。

本节小结

肾综合征出血热是由汉坦病毒属引起，以鼠类为主要传染源的一种自然疫源性传染病。其发病机制可能与病毒直接作用及人体的免疫反应有关。主要病理改变为小血管损害。临床表现主要有发热、充血出血和肾损害三大特征，典型病例呈五期经过（发热期、低血压休克期、少尿期、多尿期和恢复期）。根据流行病学资料及临床表现可做出初步诊断，特异性抗原或IgM抗体阳性、双份血清IgG抗体效价4倍以上升高或检测病毒RNA等方法可确诊。治疗原则为早发现、早诊断、早治疗和就近治疗。以综合疗法为主。早期应用抗病毒治疗，中晚期则主要针对病理生理改变进行对症治疗，注意防治休克、肾衰竭及出血。多数患者预后较好。

自测题

一、填空题

1．肾综合征出血热发热期“三痛”指__________、__________、__________。

2．肾综合征出血热典型五期经过__________、__________、__________、__________、__________。

二、选择题

A1 型题

1．下列描述汉坦病毒特征**错误**的是

A．属于布尼亚病毒科，汉坦病毒属

B．单股负链 RNA 病毒

C．DNA 病毒

D．基因分 L、M、S 三个片段

E．20 个以上血清型

2．下列哪项**不是**肾综合征出血热的透析指征

A．高血容量综合征

B．血钾 5.5mmol/L

C．血尿素氮 36.68mmol/L

D．少尿 6 天

E．无尿 2 天

3．肾综合征出血热低血压休克期的治疗原则是

A．补充血容量为主

B．应用血管活性药为主

C．应用激素为主

D．纠酸为主

E．积极补充血容量、注意纠正酸中毒和改善微循环

A2 型题

4．男性，30 岁，农民，10 月 15 日入院，5 天前出现高热，伴头痛、腰痛，自服感冒药，近 3 日热退，但出现尿量减少，24h 不足 400ml，诊断为“肾综合征出血热（少尿期）”。该患者突然出现右侧剧烈腰痛，伴大汗、头晕，血压 70/46mmHg，心率 110 次 / 分，考虑出现了何种并发症

A．继发性腹膜炎

B．自发性肾破裂

C．急性胰腺炎

D．泌尿系结石

E．急性肾盂肾炎

5．45岁，男性，农民，临床诊断为肾综合征出血热，现为病程第9天，少尿5天，24h尿量不足100ml，伴头痛、腰痛、恶心、呕吐。查体：精神差，球结膜充血、水肿，手背注射部位见大片瘀斑，双肾区叩痛。该患者夜间突然出现呼吸困难，咳粉红色泡沫痰，双肺闻及大量湿啰音，急诊床旁胸片示双肺纹理模糊，肺门呈蝴蝶状。该患者最可能出现的是哪种并发症

A．呼吸窘迫综合征

B．肺部感染

C．高血容量肺水肿

D．代谢性酸中毒

E．肺出血

三、简答题

1．简述肾综合征少尿期治疗原则。

2．简述肾综合征出血热透析指征。

（谷积龙）

第三节　登革热及登革出血热

学习目标

通过本节内容的学习，学生应能：

识记

说出登革热及登革出血热的原体，复述登革热及登革出血热流行的三个环节及流行病学特点。

理解

归纳登革热及登革出血热的临床表现特点及实验室检查的临床意义。

运用

1．运用所学知识对登革热及登革出血热进行诊断及鉴别诊断。

2．能初步制订登革热及登革出血热的治疗及预防方案。

案例 2-3-1

患儿，女，6岁，因发热伴全身骨、关节痛6天，皮疹、黑便1天，于2014年7月25日入院。患儿6天前出现畏寒、发热，体温最高时达40℃，为持续性发热。伴头痛、腰痛，骨、关节疼痛剧烈，一天前出现全身散在皮疹、并排黑便一次，在当地诊所诊治，疗效欠佳。患者生于当地，周围儿童有类似患者。体格检查：T 39.8℃，P 110次/分，

案例 2-3-1

R 24 次 / 分，BP 90/60mmHg，急性病容，神疲，腋及双腹股沟区可触及肿大的淋巴结，双肺呼吸音粗，无啰音。心律齐，无杂音，腹平软，无压痛及反跳痛，肝、脾肋下未触及，双肾区无叩痛。实验室检查：血常规：白细胞 $3.0\times10^9/L$，中性粒细胞 42%，血小板 $70\times10^9/L$。尿常规：蛋白质 ++，红细胞 ++。便常规：隐血 +++。

问题与思考：

1．该病例最可能的诊断是什么？诊断依据有哪些？

2．进一步确诊需要完善哪些辅助检查？

3．如何进行治疗？

登革热（dengue fever，DF）是由登革病毒（dengue virus，DENV）引起的经伊蚊传播的急性传染病。临床主要表现为突起发热，全身肌肉、骨、关节痛，极度疲乏，皮疹，淋巴结肿大及白细胞减少。登革病毒感染一般引起急性自限性发热性疾病即登革热，也可引起严重危及生命的登革出血热（dengue hemorrhagic fever，DHF）或登革休克综合征（dengue shock syndrome，DSS）。

根据世界卫生组织报道，过去 50 年，全球登革热疫情增长了 30 倍，波及范围不断扩大。目前已在全球 128 个国家呈现地方性的流行，全球每年大概有 5000 万到 1 亿的感染者病例。从 2000 年以来，我国所在的西太平洋地区的登革热病例数增加了 8 倍，2014 年整个地区报告 30 万病例，死亡 600 人。1989 年我国将登革热纳入乙类传染病管理。全国发病数一般在在 1000 例以下，但是 2014 年发病数达到了 4.6 万余例，病例主要集中在广东等南方省份。

登革出血热是登革热的一种严重类型，起病类似典型登革热，发热 2 ~ 5 天后病情突然加重，多器官较大量出血和休克，血液浓缩，血小板减少，白细胞增多，肝大。多见于儿童，病死率高。

【病原学】 登革病毒归为黄病毒科中的黄病毒属。病毒颗粒呈哑铃状、棒状或球形，直径为 40 ~ 55nm。基因组为单股正链 RNA，外层为脂蛋白组成的包膜，包膜含有型和群特异性抗原。根据抗原性的不同，登革病毒共有 4 个血清型（DENV-1、DENV-2、DENV-3 和 DENV-4），4 种血清型均可感染人。4 型登革热病毒均可引起登革出血热，但以第 2 型最常见。

初次感染者自病程第 4 ~ 5 天出现红细胞凝集抑制抗体，2 ~ 4 周达高峰，低滴度可长期存在；第 8 ~ 10 天出现中和抗体，2 个月达高峰，在低滴度维持数年以上。

登革病毒对热敏感，56℃ 30min 或 100℃ 2min 即可灭活，但耐低温，在 4℃条件下其感染性可保持数周之久，在人血清中保存于 –20℃可存活 5 年，–70℃存活 8 年以上。登革病毒对酸、高锰酸钾、甲紫（龙胆紫）、乙醚、紫外线及 0.65% 甲醛溶液敏感。

【流行病学】

（一）传染源

患者和隐性感染者是主要传染源，未发现健康带病毒者。

（二）传播途径

主要通过伊蚊叮咬传播。在东南亚和我国海南省，以埃及伊蚊为主；在太平洋岛屿和我国广东、广西，则以白纹伊蚊为主。

（三）易感人群

人群普遍易感，以隐性感染为主，仅部分人发病。人体受登革病毒感染后，可获得对同型病毒较持久的免疫力，但对异型病毒感染缺乏有效保护。

（四）流行特征

1．地理分布　登革热流行于全球热带及亚热带地区，目前已在全球 128 个国家呈现地方性的流行。近年来我国输入登革热病例明显增多。广东、云南、福建、浙江、海南等南方省份有本地登革热流行。

2．季节性　发病季节与伊蚊密度、雨量相关。主要发生在夏秋季。

【发病机制及病理】

（一）发病机制

登革病毒经伊蚊叮咬进入人体，在毛细血管内皮细胞和单核 - 吞噬细胞系统增殖后进入血液循环，形成第一次病毒血症。再定位于单核 - 吞噬细胞系统和淋巴组织中复制，然后释入血流形成第二次病毒血症，出现相应的临床症状。机体产生的特异性抗体与登革病毒形成免疫复合物，激活补体系统，导致血管通透性增加。同时抑制骨髓中白细胞和血小板系统，导致白细胞、血小板减少和出血倾向。过去已有登革病毒感染，现再次感染者可发生登革出血热（DHF）/ 登革休克综合征（DSS），可能与免疫病理反应有关。

（二）病理

主要表现为：肝、肾、心和脑的退行性变。肉眼观察：心内膜、心包、胸膜、腹膜、胃肠黏膜、肌肉、皮肤及中枢神经系统有不同程度的出血，脑型患者可见蛛网膜下腔和脑实质灶性出血、脑水肿及脑软化。镜检可见：皮疹活检见小血管内皮细胞肿胀、血管周围水肿及单核细胞浸润，瘀斑中有广泛血管外溢血。

【临床表现】

潜伏期为 3 ～ 15 天，通常为 5 ～ 8 天。多为隐性感染，临床上将登革热分为典型、轻型与重型三型。

（一）典型登革热

1．发热　所有患者均发热。起病急，先发生畏寒、寒战，随之体温迅速升高，24h 内可达 40℃。一般持续 5 ～ 7 天，然后体温骤降至正常，热型多不规则。部分病例可有双峰热或马鞍热。儿童病例起病较缓、热度也较低。发热时常伴全身症状，如头痛、腰痛，眼球后疼痛、全身肌肉、骨骼和关节疼痛，明显乏力。消化道症状可有食欲缺乏，恶心、呕吐、腹痛、腹泻。体征有：脉搏早期加快，后期可有相对缓脉；早期有颜面潮红、眼结膜充血、浅表淋巴结肿大；患者显著衰弱常需数周后才能恢复。

2．皮疹　于病程第 3 ～ 6 天在颜面四肢出现充血性皮疹或点状出血疹，多为斑丘疹或麻疹样皮疹，也有猩红热样疹、红斑疹及出血点等，可同时有两种以上皮疹。皮疹分布于四肢、躯干或头面部，多有痒感，大多不脱屑，持续 3 ～ 4 天消退。疹退后无脱屑及色素沉着。

3．出血　出血多发生在病程的第 5 ～ 8 天，25% ～ 50% 的病例有出血现象。表现为皮下出血、黏膜出血等。

4．其他　约 25% 的病例有轻度肝大及 ALT 升高，偶有黄疸。

（二）轻型登革热

临床表现为：发热较低，全身疼痛较轻，浅表淋巴结肿大，皮疹稀少或无皮疹，无出血倾向，病程 1 ～ 4 天。

（三）重型登革热

早期临床表现类似典型登革热，发热 3 ～ 5 天后病情突然加重。出现脑膜脑炎的临床表现：剧烈头痛、呕吐、谵妄、狂躁、昏迷、抽搐、颈强直、瞳孔缩小等。或有大量出汗、血压骤降；

或重要器官功能衰竭；或严重的出血如皮下血肿、消化道大出血、阴道大出血、颅内出血等。此型罕见、但病情凶险，进展迅速，死亡率很高，多于24h内死于中枢性呼吸衰竭或出血性休克。因它不符合登革出血热的诊断标准，故命名为重型登革热。

（四）登革出血热

临床上可分为较轻的无休克的登革出血热及较重的登革休克综合征两型。

1. 登革出血热 起病类似典型登革热。有发热、肌痛、腰痛，但骨、关节痛不显著，发热2～5天后病情突然加重，患者出血倾向严重，常有两个以上器官较大量出血。如鼻出血、呕血、咯血、尿血、便血等。有的病例出血量虽小，但出血部位位于脑、心脏等重要脏器而危及生命。

2. 登革休克综合征 起病类似典型登革热，在病程中或退热后，病情突然加重，有明显出血倾向及周围循环衰竭。表现皮肤湿冷，脉快而弱，脉压差进行性缩小，血压下降甚至测不到，少尿、无尿，烦躁、昏睡、昏迷等；或有广泛的皮下出血或内脏大出血；病情凶险，如不及时抢救，可于4～6h内死亡。

【并发症】 以急性血管内溶血为最常见，发生率约1%，多发生于G-6-PD缺乏的患者。其他并发症包括心肌炎、尿毒症、肝肾综合征、急性脊髓炎、吉兰-巴雷综合征、眼部病变及精神异常等。

【实验室检查】

（一）常规检查

1. 血常规 白细胞总数减少，发病第2日开始下降，第4～5天降至最低点，可低至2×10^9/L，中性粒细胞减少。1/4～3/4病例血小板减少。

2. 尿常规 可见蛋白尿和红细胞尿。可有管型出现。

3. 粪便常规 粪便隐血试验阳性。

（二）病原学检查

1. 初次感染患者，发病后3～5天可检出IgM抗体，发病2周后达到高峰；发病1周后可检出IgG抗体，IgG抗体可维持数年甚至终生；双份血清，恢复期特异性抗体IgG滴度比急性期升高4倍以上者，可以确诊。

2. 将急性期患者血清接种于乳鼠脑内或C6/36细胞系可分离病毒。

3. 急性发热期可应用登革热抗原（NS1）检测及病毒核酸检测进行早期诊断。

（三）血生化检查

约过半数的患者转氨酶、乳酸脱氢酶升高，部分患者心肌酶、尿素氮和肌酐升高等。丙氨酸氨基转氨酶（ALT）和天门冬氨酸氨基转氨酶（AST）呈轻中度升高，部分患者可出现低钾血症等电解质紊乱。

（四）脑脊液检查

脑型病例脑脊液压力升高，白细胞和蛋白质正常或稍增加，糖和氯化物正常。

（五）其他检查

CT或胸片可发现一侧或双侧胸腔积液，部分患者有间质性肺炎表现。B超可见肝脾肿大，心包、腹腔和盆腔积液等表现。CT和磁共振成像可发现脑水肿、颅内出血等。

【诊断及鉴别诊断】

（一）诊断标准

1. 登革热的诊断

（1）疑似病例：符合登革热临床表现，有流行病学史（发病前15天内到过登革热流行区，或居住地有登革热病例发生），或有白细胞和血小板减少者。

（2）临床诊断病例：有登革热临床表现，有流行病学史，并有白细胞、血小板同时减少，单份血清登革病毒特异性IgM抗体阳性。

（3）确诊病例：疑似或临床诊断病例，急性期血清检测出 NS1 抗原或病毒核酸，或分离出登革病毒，或恢复期血清特异性 IgG 抗体阳转或滴度呈 4 倍以上升高。

（4）重症登革热的诊断：符合登革热诊断且有下列情况之一者——①严重出血包括皮下血肿、呕血、黑便、阴道流血、肉眼血尿、颅内出血等；②休克；③重要脏器功能障碍或衰竭：肝损伤［ALT 和（或）AST ＞ 1000 IU/L］、ARDS、急性心功能衰竭、急性肾衰竭、脑病（脑炎、脑膜脑炎）等。

2．登革出血热的诊断　符合登革热的诊断，同时具备血小板低于 100×10^9/L，血细胞容积增加 20% 以上和有出血倾向（束臂试验阳性）、并在病程第 5 ～ 8 日有出血表现者，有内脏较大量出血，有肝大、胸腔积液、腹水之一者。

3．登革休克综合征的诊断　符合登革出血热的诊断，同时伴有休克者。

（二）鉴别诊断

登革热的临床表现轻重不一，应注意与流感、伤寒、麻疹、风疹、猩红热、恙虫病、斑疹伤寒等相鉴别，有脑损害的病人应与病毒性脑炎、脑型疟疾、中毒性菌痢鉴别。登革出血热应与黄疸出血型钩端螺旋体病、流行性出血热、败血症等疾病互相鉴别。登革休克综合征与其他原因引起休克相鉴别。

知识链接

重症登革热的早期识别

登革热病例凡出现下列临床及实验室指征为重症登革热的预警指征，应注意密切观察，一经发现应立即进行积极处理：①退热后病情恶化；②腹部剧痛；③持续呕吐；④血浆渗漏表现；⑤嗜睡，烦躁；⑥明显出血倾向；⑦肝大＞ 2 cm；⑧少尿；⑨血小板快速下降；⑩ HCT（血细胞比容）升高。

【治疗】

治疗原则是早发现、早治疗、早防蚊隔离。主要措施为支持及对症治疗。

（一）一般治疗

急性期应卧床休息，流质或半流质饮食，防蚊隔离至完全退热。重型病例应加强护理，注意口腔和皮肤清洁，保持排便通畅。密切观察生命体征、神志、尿量及 HCT 等重症登革热的预警指征。

（二）对症治疗

1．高热患者以物理降温为主，慎用止痛退热药物。对于高热不退及毒血症状严重者，可短期使用小剂量肾上腺皮质激素。

2．对出汗多、呕吐或腹泻者等有脱水表现者，应及时口服补液，非必要时不滥用静脉补液，以避免诱发脑水肿。

3．有出血倾向者，可选用肾上腺色腙（安络血）、酚磺乙胺（止血敏）、维生素 C 及维生素 K 等止血药物；对出血量大者，可输新鲜全血或血小板；上消化道出血者，静脉给予奥美拉唑，同时可口服冰盐水或去甲肾上腺素。

4．脑型病例应及早使用 20% 甘露醇 125 ～ 250ml 静脉注入脱水降低颅内压，同时静脉滴注地塞米松，对于有呼吸中枢受抑制者应及时使用人工呼吸器维持呼吸功能。

（三）重症登革热的治疗

严密观察病情变化，对出现严重血浆渗漏、休克、ARDS、严重出血或其他重要脏器功能障碍者应积极采取相应治疗。

1．抗休克治疗：出现休克时应尽快进行液体复苏治疗，在尿量达约 0.5 ml/（kg・h）的前提下，应尽量减少静脉补液量；积极纠正酸碱平衡失衡；适当使用血管活性药物；严重出血引起的休克，应及时输注红细胞或全血等。

2．出血的治疗

（1）尽量避免侵入性诊断及治疗以免诱发或加重出血；除常规应用止血药外，根据出血部位的不同采取针对性治疗，如胃肠道出血者给予制酸药。

（2）严重出血者，根据病情及时输注红细胞；对严重出血伴血小板显著减少应输注血小板。

3．其他治疗　重视其他器官功能状态的监测及治疗；预防并及时治疗各种并发症。

（四）中医辨证治疗

【预后】

登革热通常预后良好，死亡病例绝大多数属于重型，主要死因为中枢性呼吸衰竭。登革出血热病死率为 1% ～ 5%，登革休克综合征预后不良。

【预防】

（一）控制传染源

做好登革热疫情监测预报工作，早发现，早诊断，及时防蚊隔离治疗。对于登革热患者需病程超过 5 天，并且热退 24h 以上可解除防蚊隔离。同时尽快进行特异性实验室检查，识别轻型患者，加强国境卫生检疫。

（二）切断传播途径

防蚊灭蚊是预防本病的根本措施。改善卫生环境，消灭伊蚊孳生地。喷洒杀蚊剂消灭成蚊。

（三）保护易感人群

目前全世界还没有有效的疫苗预防登革热。疫苗预防接种尚处于研究试验阶段。

本节小结

登革热是登革病毒经伊蚊叮咬而传播的急性传染病。患者和隐性感染者是主要传染源。临床主要表现为突起发热，全身肌肉、骨、关节痛，极度疲乏，皮疹，淋巴结肿大及白细胞减少。少数患者可发生伴严重出血的登革出血热或严重出血伴休克的登革休克综合征，病情重，死亡率高。有相关流行病学资料，有突起发热，全身肌肉、骨、关节痛，极度疲乏，皮疹，淋巴结肿大及白细胞减少等者，均应考虑本病；结合特异性抗体、抗原阳性或分离出登革病毒可以确诊。本病临床以对症支持治疗为主，缺乏有效的病原体治疗。防蚊灭蚊是预防本病的根本措施。

自测题

一、填空题

登革热的主要传染源是________________，最主要的传播途径为________________。

二、选择题

A1 型题

1．预防登革热的根本措施是

A．隔离病人

B．疫苗预防接种

C．加强监测预报工作

D．加强宣传工作，普及疾病预防知识

E．防蚊灭蚊

2．下列哪项是登革热的主要传播途径

A．血、体液传播

B．呼吸道传播

C．消化道传播

D．蚊虫叮咬传播

E．接触疫水传播

A3/A4 型题

（3 ～ 5 共用题干）

患者，女，22 岁，山西人，曾于广东省打工，因高热 3 天就诊。检查见全身斑丘疹，以躯干为主。淋巴结肿，白细胞 3.0×10^9/L，同事也有相同症状出现。

3．最可能的诊断是什么？

A．钩端螺旋体病

B．麻疹

C．登革热

D．斑疹伤寒

E．风疹

4．如需确诊，还要做什么检查

A．血常规及尿常规

B．摄胸部 X 线片

C．血液培养

D．病毒培养

E．血清抗体检测

5．应该采取什么治疗

A．应用抗生素

B．抗病毒治疗

C．对症处理

D．疫苗注射

E．免疫抑制剂

三、简答题

登革热典型临床表现有哪些？

（何辉红）

第四节　流行性乙型脑炎

学习目标

通过本节内容的学习，学生应能：

识记

说出流行性乙型脑炎的病原学、流行病学、发病机制和病理特点。

理解

归纳流行性乙型脑炎的临床表现特点及实验室检查的临床意义。

运用

1．运用所学知识对本病进行诊断及鉴别诊断。

2．能初步制订本病的治疗及预防方案并对健康人群做出预防宣传指导。

案例 2-4-1

患儿，男性，7 岁。高热 2 天，意识障碍 5h，于 8 月 3 日急诊入院。患者 3 天前出现发热，体温 39.2℃，头痛明显，无咳嗽、流涕、腹泻。自服药后病情无好转，5h 前开始神志不清。发病以来有恶心，呕吐 2 次。

体格检查：T 40.3℃，P 102 次 / 分，R 28 次 / 分，BP 110/70mmHg。神志不清、对疼痛刺激有反应。全身皮肤未见出血点，淋巴结无肿大，两侧瞳孔等大等圆，直径 3mm，对光反射灵敏。颈抵抗（+），双肺可闻及少许湿啰音，巴宾斯基征（+）。余无异常。

血常规：外周血白细胞 16.5×10^9/L，中性粒细胞 82%。

问题与思考：

1. 该患者最可能的诊断及诊断依据是什么？
2. 为进一步明确诊断，需做哪些检查？
3. 试述该患者主要的治疗方案。

流行性乙型脑炎（epidemic encephalitis B）简称乙脑，是由乙型脑炎病毒引起的以脑实质炎症为主要病变的急性中枢神经系统传染病。本病主要通过蚊虫传播，流行于夏秋季，多发生于 10 岁以下儿童。临床表现以高热、意识障碍、抽搐、呼吸衰竭、脑膜刺激征及病理反射等为特征，重症患者病死率较高，部分患者留有严重后遗症。

【病原学】

乙型脑炎病毒属于黄病毒科，病毒颗粒为 20 面体结构，呈球形，直径为 40 ～ 50nm，核心为单股正链 RNA，大约由 10.9kb 组成，RNA 包装于单股多肽的核壳 C 蛋白中，包膜中有糖基化蛋白 E 和非糖基化蛋白 M。E 蛋白是主要抗原成分，它具有特异性的中和及血凝抑制抗原决定簇，M 和 C 蛋白虽然也有抗原性，但在致病机制方面不起重要作用。

乙脑病毒为嗜神经病毒，在胞质内繁殖。该病毒抵抗力不强，对温度、乙醚、氯仿、蛋白酶、胆汁及酸类均敏感，加热 100℃ 2min，56℃ 30min 即可灭活，对低温和干燥的抵抗力大，用冰冻干燥法在 4℃冰箱中可保存数年，病毒可在小白鼠脑内传代，在鸡胚、猴肾及 Hela 细胞中生长及繁殖，在蚊体内繁殖的适宜温度是 25 ～ 30℃，已知自然界中存在着不同毒力的乙脑病毒，而且毒力受到外界多种因素的影响可发生变化。

【流行病学】

（一）传染源

乙脑是一种人畜共患的自然疫源性疾病，人和许多动物（如猪、牛、马、羊等）均是本病的传染源。而猪是主要传染源，往往在人类流行前 1 ～ 2 个月，本病已在猪群中广泛传播。病人及隐性感染者作为传染源的意义不如动物重要。

（二）传播途径

主要通过蚊虫叮咬吸血而传播，传播媒介主要为三带喙库蚊。三带喙库蚊感染乙脑病毒后，可带毒越冬并经卵传代，故三带喙库蚊是乙脑病毒的长期贮存宿主。

（三）易感人群

人群对乙脑病毒普遍易感，但感染后仅极少数人发病，绝大多数为隐性感染，感染后可获持久免疫力。

（四）流行特征

本病在亚热带和温带具有严格季节性，80% ～ 90% 病例发生在 7 ～ 9 月。发病率与蚊虫繁殖、气温、湿度有一定关系。发病年龄以 10 岁以下儿童居多，呈高度散发。

【发病机制及病理】

人被带乙脑病毒的蚊虫叮咬后，病毒即进入人体，在单核 - 吞噬细胞内繁殖，继而进入血液循环引起病毒血症。当机体免疫力强时，病毒不侵入中枢神经系统而被清除，则呈隐性感染或轻型病例，可获终生免疫力。当机体防御功能降低、感染的病毒量多且毒力强时，病毒可通过血脑屏障进入中枢神经系统，引起脑实质病变。

乙脑患者脑损伤机制一方面与病毒直接对神经组织的侵袭有关，导致神经细胞坏死、胶质细胞增生及炎性细胞浸润。另一方面与免疫损伤有关，免疫反应的强烈程度与病情的轻重及预后密切相关。

乙脑病变范围较广，病变部位以大脑皮质、视丘、大脑基底部最为严重，脊髓的病变最轻。肉眼可见软脑膜充血、水肿、出血。镜下可见神经细胞变性、肿胀和坏死。灶性神经细胞的坏死、液化形成镂空筛网状软化灶，对本病的诊断有一定的特征性。脑血管扩张充血，血管周围间隙增宽，脑组织水肿。灶性炎症细胞浸润以淋巴细胞、单核细胞和浆细胞为主。小胶质细胞弥漫性增生，形成小胶质结节，多位于小血管旁或坏死的神经细胞附近。

【临床表现】

潜伏期 4 ～ 21 天，一般为 10 ～ 14 天。

（一）典型病例的临床表现

1．初期　病程第 1 ～ 3 天，起病急，体温在 1 ～ 2 天内升高至 39 ～ 40℃，伴头痛、恶心、呕吐，可出现不同程度的精神倦怠和嗜睡，易被误认为上呼吸道感染。少数患者有颈强直或抽搐。

2．极期　病程第 4 ～ 10 天。本期患者除初期症状加重外，突出表现为脑实质受损的症状，主要临床表现包括几个方面。

（1）高热：乙脑患者体温常高达 40℃，可持续 7 ～ 10 天，重者达 3 周以上。体温越高，热程越长，则病情越重。

（2）意识障碍：多见于病程第 3 ～ 8 天，可表现为嗜睡、谵妄、定向力障碍、昏睡或昏迷，一般持续 1 周左右，重者可达 1 个月以上。昏迷的程度、持续时间的长短与病情的严重程度及预后呈正相关。

（3）惊厥或抽搐：发生率为 40% ～ 60%，主要由于高热、脑实质炎症、脑水肿等所致。表现为先出现于面部、眼肌、口唇的小抽搐，然后肢体抽搐、强直性痉挛，重型者可发生全身强直性抽搐，历时数分钟到数十分钟不等，均伴有意识障碍。长时间或频繁抽搐，可引起发绀、脑缺氧、脑水肿、呼吸暂停。

（4）呼吸衰竭：主要为中枢性呼吸衰竭，重型患者多见。常因脑实质炎症、脑水肿、脑疝和低钠性脑病等引起。表现为呼吸节律不整、幅度不均，如呼吸表浅、双吸气、潮式呼吸、叹息样呼吸、间停呼吸等，最后呼吸停止。呼吸衰竭由颞叶钩回疝（主要压迫中脑）及枕骨大孔疝（压迫延脑）引起者，可出现剧烈头痛、喷射性呕吐、昏迷加重或烦躁不安、血压升高、脉搏减慢、瞳孔变化、肌张力增强及不易控制的反复抽搐等。外周性呼吸衰竭多由于脊髓病变引起的呼吸肌麻痹、呼吸道黏稠痰液、蛔虫阻塞气道或肺部感染等所致。主要表现为呼吸先增快后变慢、胸式或腹式呼吸减弱、呼吸困难、发绀，但呼吸节律始终整齐。

高热、抽搐和呼吸衰竭是乙脑极期的严重表现，三者互相影响，其中呼吸衰竭是导致患者死亡的主要原因。

（5）其他神经系统症状和体征：多在病程第 10 天出现。腹壁反射等浅反射减弱或消失；膝腱反射、跟腱反射、肱二头肌反射等深反射则先亢进后消失；病理征阳性；颈项强直、克氏征等脑膜刺激征阳性；但婴幼儿多无脑膜刺激征而有前囟隆起。其他神经受损体征可因病变部位和程度不同而异，如出现吞咽困难、语言障碍、瘫痪、震颤、排便失禁等。

3．恢复期　患者体温逐渐下降至正常，神经系统症状和体征日趋好转，一般患者在2周左右完全恢复。重症患者需1～6个月才能恢复。

4．后遗症期　5%～20%的重症患者留有失语、肢体瘫痪、意识障碍、精神失常、痴呆等后遗症，经积极治疗，仍可有一定程度的恢复。

（二）临床分型

1．轻型　患者神志清晰，有不同程度嗜睡，一般无抽搐，脑膜刺激征不明显。体温通常在38～39℃，在1周左右可完全恢复。

2．普通型　有意识障碍或浅昏迷。腹壁反射和提睾反射消失，偶有抽搐。体温常在40℃左右，病程约为10天，多无后遗症。

3．重型　有昏迷、持续性抽搐表现，体温在40℃以上。深反射先消失后亢进，浅反射消失，病理反射强阳性，常有定位病变。可出现呼吸衰竭。病程多在2周以上，恢复期常有不同程度的精神异常及瘫痪表现，部分病人可有后遗症。

4．极重型　少见。起病急骤，有高热或超高热，1～2天内迅速出现深昏迷并有反复强烈抽搐。如不积极抢救，可在短期内因中枢性呼吸衰竭而死亡。幸存者也常有严重后遗症。

（三）并发症

发生率约为10%，以支气管肺炎最为常见，其次是肺不张、败血症、尿路感染、压力性溃疡等；重症患者可出现应激性溃疡，导致上消化道出血。

【实验室检查】

（一）常规检查

白细胞总数增高，多为（10～20）$\times 10^9$/L或以上，中性粒细胞占80%以上。

（二）脑脊液

外观无色透明或微混，压力增高。白细胞计数为（50～500）$\times 10^6$/L，早期以中性粒细胞为主，以后以淋巴细胞为主。蛋白质轻度增高，糖正常或偏高，氯化物正常。

（三）病原学检查

1．病毒分离　在死亡病例的脑组织可分离到病毒。

2．病毒抗原或核酸的检测　在组织、血液或其他体液中通过直接免疫荧光或聚合酶链反应（PCR）可检测出乙脑病毒抗原或特异性核酸。

（四）血清学检查

1．特异性IgM抗体检查　最早在病程第2～4天出现阳性，2周时达高峰，可作为早期诊断指标。

2．补体结合实验　补体结合抗体IgG多在发病后2周出现，5～6周达高峰，主要用于回顾性诊断或流行病学调查。

3．血凝抑制试验　病程第4～5天抗体可呈阳性，效价于第2周达高峰，持续时间长，可用于临床诊断及流行病学调查。

【诊断及鉴别诊断】

（一）诊断依据

1．流行病学　有乙脑流行地区居住史，或在蚊虫叮咬季节发病或发病前25天内在蚊虫叮咬季节到乙脑流行地区旅行史。

2．临床表现和实验室特征

（1）急性起病，发热、头痛，喷射性呕吐，嗜睡，可伴有脑膜刺激症状。

（2）急性起病，发热2～3天后出现不同程度的意识障碍，如昏迷、惊厥、抽搐、肢体痉挛性麻痹等中枢神经症状或发展至中枢性呼吸循环衰竭。

（3）脑脊液：压力增高，呈非化脓性炎症改变，外观清亮，蛋白质轻度增高，糖与氯化物正常，白细胞增高，多在（50 ~ 500）$\times 10^6$/L，早期以多核细胞为主，后期以单核细胞为主。

（4）1 个月内未接种乙脑疫苗者，血或脑脊液中抗乙脑 IgM 抗体阳性。

（5）恢复期血清中抗乙脑 IgG 抗体或中和抗体滴度比急性期有 4 倍以上升高者或急性期抗乙脑 IgG 抗体阴性，恢复期阳性。

（6）脑组织、脑脊液或血清中分离乙型脑炎病毒阳性。

（二）诊断标准

1．疑似病例　诊断依据中 1 加 2（1）或 2（2）。

2．临床诊断病例　疑似病例加 2（3）。

3．确诊病例　临床诊断病例加 2（4）或 2（5）或 2（6）。

（三）鉴别诊断

1．中毒性菌痢　中毒性菌痢起病急骤，于发病 24h 内出现高热、惊厥、昏迷、感染性休克，一般无脑膜刺激征，脑脊液多正常，肛拭子或生理盐水灌肠镜检粪便，可见大量脓、白细胞。

2．化脓性脑膜炎　多以脑膜炎表现为主，脑实质受损表现不突出，脑脊液呈细菌性脑膜炎表现，涂片或培养可找到细菌。化脓性脑膜炎中的流行性脑脊髓膜炎患者多见于冬春季，大多有皮肤黏膜瘀点，其他细菌所致者多有原发灶。

3．结核性脑膜炎　多无季节性，但有结核病史或结核病接触史。起病缓慢，病程较长，脑膜刺激征较显著，而脑实质病变表现较轻。脑脊液外观呈毛玻璃样，糖及氯化物含量减低，蛋白质含量增加，薄膜涂片或培养可找到结核分枝杆菌，X 线胸片检查可发现结核病灶。

【治疗】

本病尚无特效抗病毒药物，应采用中西医结合等综合治疗措施，重点做好高热、惊厥、呼吸衰竭等危重症状抢救，是提高治愈率、降低病死率的关键。

（一）一般治疗

住院隔离治疗，急性期注意卧床休息，及时补充必要的营养物质，按不同病期给以不同饮食，以补充营养。初期及极期应给以清淡流质饮食，如西瓜汁、绿豆汁、菜汤、牛奶等。恢复期应逐渐增加有营养、高热量饮食。昏迷及有吞咽困难者应给予鼻饲或静脉输液，注意水和电解质平衡，一般成人每天补液量 1500 ~ 2000ml，儿童每天 50 ~ 80ml/kg，酌情补钾，纠正酸中毒。保持口腔和皮肤清洁，昏迷病人应定时翻身、拍背、吸痰，防止肺部感染及压疮的发生。密切观察病情变化。

（二）对症治疗

1．高热　物理降温为主，辅以药物降温，使体温控制在 38℃左右。①物理降温：采用乙醇擦浴、冰盐水灌肠、在大血管处放置冰袋，特别要注意降低头部温度，在头部放置冰帽、冰袋等，也可采用温水浴。采用物理降温要注意防止局部冻伤或坏死。②药物降温：幼儿、年老体弱者可用 50% 安乃近滴鼻。③采用亚冬眠疗法，应用于高热并频繁抽搐的病人。氯丙嗪和异丙嗪每次各 0.5 ~ 1mg/kg 肌内注射，每 4 ~ 6h 一次，连续应用 3 ~ 5 天。

2．抽搐　在止惊的同时应针对发生抽搐的不同原因进行治疗。①如脑水肿所致者，以脱水治疗为主，常应用 20% 甘露醇快速静脉滴注，每次 1 ~ 2g/kg，4 ~ 6h 一次，也可同时用 50% 葡萄糖、呋塞米、糖皮质激素。②如因脑实质病变引起的抽搐，常用抗惊厥药物，地西泮为首选药，成人每次 10 ~ 20mg，小儿每次 0.1 ~ 0.3mg/kg（最大剂量不超过 10mg），肌内注射或缓慢静脉推注。此外，还可用水合氯醛、苯巴比妥钠等。③如因呼吸道分泌物阻塞致脑细胞缺氧引起抽搐者，应给以吸痰、吸氧。

3．呼吸衰竭　应针对引起呼吸衰竭的不同原因进行治疗。①氧疗，可选用鼻导管或面罩给氧，纠正患者的缺氧状态。②脑水肿、脑疝所致呼吸衰竭，应进行脱水治疗。③中枢性呼吸衰竭的病人及时应用呼吸中枢兴奋剂，如洛贝林成人每次 3 ～ 6mg，儿童每次 0.15 ～ 0.2mg/kg，肌注或静脉滴注；尼可刹米成人每次 0.375 ～ 0.75g，儿童每次 5 ～ 10mg/kg，肌注或静脉滴注。④血管扩张剂的应用：近年来采用东莨菪碱，成人每次 0.3 ～ 0.5mg，儿童每次 0.02 ～ 0.03mg/kg；山莨菪碱，成人每次 20mg，儿童每次 0.5 ～ 1mg/kg，加入葡萄糖液中静脉注射，10 ～ 30min 重复一次，一般用 1 ～ 5 天。⑤气管插管、气管切开及人工呼吸器的应用：气管插管适用于呼吸衰竭发展迅速或呼吸突然停止者。气管切开适用于深昏迷痰阻塞，经多种处理呼吸功能仍恶化者；中枢性呼吸衰竭、呼吸肌麻痹经吸痰、吸氧仍不能维持其换气功能者。如自主呼吸停止或呼吸微弱、有严重换气障碍者，可应用人工呼吸器辅助呼吸。

4．肾上腺皮质激素　重症病人可早期、短程使用，以减轻炎症反应，保护血脑屏障，减轻脑水肿。

5．循环衰竭　根据病情补充血容量，使用强心剂、升压药物及利尿药等。

（三）恢复期及后遗症的治疗

恢复期病人应加强护理，注意营养，防止压力性溃疡及继发感染。有后遗症者，应根据不同情况采用相应的综合治疗措施，如针灸、按摩、高压氧、中药及各种功能康复锻炼。

【预后】

病死率在 10% 以下，轻型和普通型病例多能恢复，重型和极重型病死率可高达 20% ～ 50%，存活者可有较严重的后遗症。

【预防】

应采取以防蚊、灭蚊和预防接种为主的综合预防措施。

（一）控制传染源

及时隔离及治疗病人，隔离病人至体温正常。加强对猪的管理，流行季节前对猪进行疫苗接种能有效地控制乙脑在人群中的流行。

（二）切断传播途径

防蚊、灭蚊是预防本病的主要措施。应注意消灭蚊虫孳生地，也可应用灭蚊药物。流行季节采用各种防蚊措施，如蚊帐、驱蚊剂等。

（三）保护易患人群

乙脑灭活疫苗的接种可提高人群免疫力，接种对象主要为 10 岁以下儿童及其他易感者。此疫苗安全性大、反应轻、效果好，人群保护率可达 60% ～ 90%。预防疫苗接种应在流行前 1 个月完成。

本节小结

流行性乙型脑炎主要由乙型脑炎病毒引起的以脑实质炎症为主要病变的急性中枢神经系统传染病。本病主要通过蚊虫传播，流行于夏秋季，多发生于 10 岁以下儿童。临床表现以高热、意识障碍、抽搐、呼吸衰竭、脑膜刺激征及病理反射等为特征。根据流行病学资料与发热、意识障碍、惊厥与抽搐和呼吸衰竭等临床表现可做出初步临床诊断，在脑脊液中检测乙脑病毒特异性 IgM 抗体或血液、脑脊液中测定乙脑病毒核酸可早期诊断。本病以对症支持治疗为主，重点把握好高热关、惊厥抽搐关和呼吸衰竭关。本病流行期间做好防蚊、灭蚊及预防接种工作。多数患者预后好，极少数严重者会出现后遗症或引起死亡。

自测题

一、填空题

1．乙型脑炎主要传染源是__________，主要通过__________而传播。

2．乙型脑炎的预防以__________，__________，__________为主的综合性预防措施。

3．流行性乙型脑炎极期危及患者生命的三种主要症状是______________、______________和______________。

二、选择题

A1 型题

1．流行性乙型脑炎死亡的主要原因为

A．高热昏迷

B．缺氧

C．中枢性呼吸衰竭

D．低钠性脑病

E．外周性呼吸衰竭

2．下列哪一项脑脊液检查结果不符合乙型脑炎？

A．压力增高

B．外观无色透明或微浑浊

C．白细胞计数（50 ~ 500）$\times 10^6$/L

D．氯化物正常

E．糖明显降低

3．乙脑病人，住院第三日血压明显升高，瞳孔不等大，颈项强直，有呼吸暂停，应首先采取哪项急救措施

A．糖皮质激素

B．镇痉

C．呋塞米

D．吸氧

E．20% 甘露醇

A3/A4 型题

（4 ~ 5 题共用题干）

男性，10 岁，高热伴头痛 2 天，神志不清半天于 2014 年 8 月 14 日入院。体检 T 40.5 ℃，P110 次 / 分，R28 次 / 分，昏迷状态，心肺未见异常，肝肋下仅及，脾未扪及，Kernig 征阴性，Babinski 征阳性，外周血象 WBC20 $\times 10^9$/L，N92%。

4．本例临床诊断最可能是

A．败血症

B．结核性脑炎

C．流行性脑脊髓膜炎

D．流行性乙型脑炎

E．疟疾

5．为明确诊断，下列哪项检查最为重要

A．血培养

B．乙脑特异性抗体检查

C．脑脊液检查

D．病毒分离

E．流行性出血热抗体检查

三、简答题

试叙述乙脑与流脑（普通型）的鉴别要点。

（蒋乐龙　周兰英）

第五节 狂犬病

学习目标

通过本节内容的学习，学生应能：

识记

说出狂犬病流行的三个环节。

理解

归纳狂犬病的临床表现特点及实验室检查的临床意义。

运用

1. 运用所学知识对可疑动物咬伤后的伤口进行正确处理和早期预防。
2. 能对健康人群做出预防宣传指导。

案例 2-5-1

患者，男，34 岁，喉头紧缩感、恐惧 2 天就诊。体格检查：T 38.5℃，P 98 次 / 分，R35 次 / 分，神志清，表情极度恐惧状，呼吸急促，口唇发绀，提及水字或给予刺激时患者出现明显喉肌痉挛的表现。1 月前左手臂曾被狗咬伤，伤口仅做了常规处理。

问题与思考：

1. 最可能的诊断是什么？
2. 诊断依据是什么？
3. 为确定诊断需要做哪些检查？

狂犬病（rabies）又称恐水症，为狂犬病病毒引起的一种人畜共患的中枢神经系统急性传染病。多见于狗、狼、猫等肉食动物。人狂犬病多因被病兽咬伤而感染。临床表现为特有的恐水、恐声、怕风、恐惧不安、咽肌痉挛、进行性瘫痪等。目前无特效治疗方法，死亡率几乎 100%。

【病原学】

狂犬病病毒属核糖核酸型弹状病毒。从患者和病兽体内所分离的病毒，称自然病毒或街毒，其特点是毒力强，但经过系列传代适应特定宿主后的固定毒，毒力降低，可制做疫苗。狂犬病毒易被紫外线、甲醛、50% ~ 70% 乙醇、升汞和季胺类化合物（新洁尔灭）等灭活。其悬液经 56℃ 30 ~ 60min 或 100℃ 2min 即失去活力，对酚有高度抵抗力。在冰冻干燥下可保存数年。

【流行病学】

（一）传染源

主要传染源是病犬，人狂犬病由病犬传播者约占 80% ~ 90%，其次为猫、猪、牛、马等；

发达国家由于经犬传播的的狂犬病被基本控制，野生动物如狐狸、食血蝙蝠、臭鼬和浣熊等逐渐成为重要传染源。因为狂犬病患者唾液所含病毒量较少，一般来说，狂犬病患者不是传染源。

（二）传播途径

主要通过被患病动物咬伤、抓伤，病毒自皮肤、黏膜损伤处进入人体而感染。少数可在宰杀病犬、剥皮、切割等过程中被感染。蝙蝠群居洞穴中的含病毒气溶胶也可经呼吸道传播。

（三）人群易感性

人群普遍易感，兽医、动物饲养者尤其易感。人被病犬咬伤后的发病率约为 15% ～ 30%，被病狼咬伤后可达 50% ～ 60%。咬伤后是否发病决定于咬伤的部位、程度、伤口局部处理、狂犬疫苗接种和机体免疫力等。咬伤部位位于血管神经丰富处或伤口深大者发病机会多，咬伤后若能正确处理伤口，并及时、全程、足量注射狂犬疫苗和免疫球蛋白者极少发病。

【发病机理和病理】

（一）发病机制

狂犬病毒自皮肤或黏膜破损处入侵人体后，对神经组织有强大的亲和力，致病过程可分三个阶段。

1．组织内病毒小量增殖期　病毒自咬伤部位入侵后，先在伤口附近的肌细胞内缓慢繁殖，4 ～ 6 天侵入周围神经。

2．侵入中枢神经期　病毒沿神经的轴突向中枢神经扩展，至脊髓的背根神经节大量繁殖，入侵脊髓并很快到达脑部，主要侵犯脑干及小脑等处的神经细胞。

3．向各器官扩散期　病毒自中枢神经再沿传出神经侵入各组织与器官，以唾液腺中较多。

（二）病理改变

主要为急性弥漫性脑脊髓炎，以大脑基底面海马回、脑干及小脑损害最为明显。外观有充血、水肿、微小出血等。镜下脑实质有非特异性的神经细胞变性与炎性细胞浸润。具特征性的病变是嗜酸性包涵体，称内基小体，为狂犬病毒的集落，具有特异性诊断意义。

【临床表现】

潜伏期长短不一，一般 1 ～ 3 个月，长者可达 10 余年。

本病全程一般不超过 6 天。典型病例临床表现分为三期：

（一）前驱期

大多数患者有发热、头痛、乏力、食欲缺乏、恶心、周身不适等症状。对声、风、光等刺激敏感，并有咽喉紧缩感。50% ～ 80% 病人伤口部位及其附近有麻木、发痒、刺痛或虫爬、蚁走感。本期持续 1 ～ 4 日。

（二）兴奋期

患者多神志清楚而处于兴奋状态，表现为极度恐惧，烦躁，对水声，风等刺激非常敏感，引起发作性咽肌痉挛、呼吸困难等。本病最具特征性的症状是恐水，患者虽渴极但不敢饮，见水、闻流水声、饮水或仅提及饮水即可引起咽喉肌严重痉挛。外界多种刺激如风、光、声也可引起咽肌痉挛。患者常因声带痉挛而声嘶。重者出现全身肌肉阵发性抽搐，因呼吸肌痉挛导致呼吸困难和发绀。患者常出现大汗、流涎、心率快，血压升高等交感神经亢进表现，但神志大多清醒。部分患者出现精神失常、幻觉、谵妄等。本期持续 1 ～ 3 天。

（三）麻痹期

痉挛减少或停止，患者逐渐安静，出现弛缓性瘫痪，进入昏迷状态，最终因呼吸麻痹和循环衰竭而死亡。本期为 6 ～ 18h。

【实验室检查】

1．血象　白细胞总数（12 ～ 30）$\times 10^9$/L 不等，中性粒细胞多在 80% 以上。

2．病毒分离：取病人唾液、脑脊液或死后脑组织混悬液可接种动物，分离病毒，经中和试验鉴定可以确诊，但阳性率较低。

3．免疫学试验

（1）荧光抗体检查法检查狂犬病毒抗原：取病人唾液、咽部或气管分泌物、尿沉渣、角膜印片及有神经元纤维的皮肤切片，用荧光抗体染色检查狂犬病毒抗原。

（2）酶联免疫技术检测狂犬病毒抗体：可供快速诊断及流行病学之用。如病人能存活 1 周以上则中和试验可见效价上升，曾经接种狂犬疫苗的患者，中和抗体须超过 1∶5000 方可诊断为本病。

（3）内基小体检查：从死者脑组织印压涂片或作病理切片，用染色镜检及直接免疫荧光法检查内基小体，阳性率约 70% ～ 80%。

【诊断及鉴别诊断】

（一）诊断

根据患者过去被病兽或可疑病兽咬伤、抓伤史及典型的临床症状，即可作出临床诊断。但在疾病早期，儿童及咬伤不明确者易误诊。确诊有赖于病原学检测或尸检发现脑组织内基小体。

（二）鉴别诊断

本病应与病毒性脑炎、破伤风、吉兰 - 巴雷综合征、脊髓灰质炎、假性恐水症、接种后脑脊髓炎、神经官能症等疾病相鉴别。

【治疗】

（一）一般处理

单间隔离病人，避免不必要的刺激。医护人员最好是经过免疫接种者，并应戴口罩和手套、以防感染。病人的分泌物和排泄物须严格消毒。

（二）加强监护

患者常于出现症状后 3 ～ 10 天内死亡。致死原因主要为肺气体交换障碍、肺部继发感染；心肌损害及循环衰竭。因此，必须对呼吸、循环系统并发症加强监护。

（三）对症处理

补充热量，注意水、电解质及酸碱平衡；对烦躁、痉挛的病人予镇静剂，有脑水肿时给脱水剂。必要时作气管切开，间歇正压输氧。有心动过速、心律失常、血压升高时，可应用 β 受体阻滞剂或强心剂。

【预后】

一旦发病，病死率极高，几乎近 100%。

【预防】

（一）加强动物管理，控制传染源

1．大力宣传养狗及其他野生动物的危害。

2．野犬应尽量捕杀。

3．家犬应严格禁锢。并进行登记和疫苗接种。

4．狂犬或患狂犬病的野兽应立即击毙焚毁或深埋，严禁剥皮吃肉。

（二）伤口处理

主要为清创，立即用 20% 肥皂水和清水反复彻底清洗伤口和抓伤处，至少 30min，再用 75% 乙醇或 2% 碘酒涂擦，也可用 1% 新洁尔灭液冲洗，以清除和杀死病毒。如有高效价免疫血清，皮试后可在创伤处作浸润注射，伤口不缝合。酌情应用抗生素及破伤风抗毒素。

知识链接

特殊部位的伤口处理

眼内伤口处理时要求用无菌生理盐水冲洗，一般不用任何消毒剂。口腔的伤口处理最好在口腔专业医生协助下完成，需要注意的是冲洗时保持头低位以免冲洗液流入咽喉部而造成窒息，同时也避免扩大污染范围，消毒剂可用低浓度乙醇、聚维酮碘（碘伏）、安尔碘等，乙醇、碘酒对黏膜损伤大，尽量避免使用。

（三）预防接种

对兽医、动物管理人员、猎手、野外工作者及可能接触狂犬病毒的医务人员应作预防接种。原则上于1、7、14、28天各肌注狂犬疫苗1.0ml，而后每1～3年加强免疫1次。对被狼、狐、狗、猫等动物咬伤者，应做预防接种。其方法依伤情、疫苗种类、参照使用说明接种，一般咬伤后当天、3、7、14、28天各接种疫苗一次。于此同时加用免疫血清，效果更佳。

本节小结

狂犬病是人被狗、猫、狼等动物咬伤而感染狂犬病毒所致的急性传染病。人发病时主要表现为兴奋、恐水、咽肌痉挛、呼吸困难和进行性瘫痪直至死亡。潜伏期为20～90天，一旦发病治疗上目前无特效药物，病死率极高几乎近100%。

我国狂犬病发病率已连年回升，病死率居各类传染病之首。故重在预防，对高危人群及养犬密度大的农村，应积极开展预防宣传，普及狂犬病的防治知识，降低狂犬病的发病率。被动物咬伤后，及时冲洗处理伤口、注射免疫血清和疫苗接种是防范狂犬病必不可少的三大步骤。狂犬病免疫疫苗接种通常采用五针疗法，免疫时间为0、3、7、14、28天。

自测题

一、填空题

1．狂犬病的主要传染源是__________、狂犬病病毒侵入人体后的平均潜伏期为__________，主要侵犯的是__________和__________等处的神经细胞。

2．人被狂犬咬伤后是否发病取决于__________、__________、__________、__________、__________。

二、选择题

A1型题

1．狂犬病最具特征性的表现是

A．兴奋狂躁

B．怕风畏光

C．大汗

D．恐水

E．流涎

2. 被狂犬咬伤后下列哪种情况发生率较低
A. 头面部咬伤
B. 颈部咬伤
C. 手部多处咬伤
D. 咬伤三天后进行预防接种
E. 及时处理伤口并预防接种
3. 狂犬病前驱期特征性表现是
A. 低热，头痛，乏力，烦躁
B. 极度恐怖
C. 恐水
D. 原咬伤处出现麻木，发痒
E. 发作性咽肌痉挛，呼吸困难
4. 某人被狂犬咬伤后，护士进行了下列处理，你认为哪项是错误的
A. 用 20% 肥皂水或 0.1% 新洁尔灭冲洗伤口 5min
B. 彻底冲洗伤口 30min 以上
C. 冲洗后涂擦 70% 酒精
D. 在伤口周围及底部注射免疫血清
E. 伤口不缝合，不包扎

三、简答题

如何处理被狂犬咬伤的伤口？

（季芙红 张 润）

第六节 艾 滋 病

学习目标

通过本节内容的学习，学生应能：

识记

说出艾滋病的病原特点及发病机制。

理解

归纳艾滋病流行的三个环节、流行特点、临床表现及治疗原则。

运用

1. 运用所学知识对本病进行诊断。
2. 制订本病治疗方案并对健康人群做出预防宣传指导。

案例 2-6-1

患者，男，43 岁，因发热、腹泻 1 个月余于 2014 年 4 月 20 日到医院就诊。患者于 2014 年 3 月上旬出现发热，体温 38℃左右，伴腹泻，为黄色稀便，每日 3 ~ 5 次，近半年体重下降约 7kg。患者有多名性伴侣。

入院体查：T 37.9℃，消瘦，口腔内见大量白色膜状物。颈部及腋下有多个淋巴结

案例 2-6-1

肿大，大小约 1 ~ 2cm 不等，质软，无压痛、无粘连。心肺听诊未发现异常，肝脾未及，余（-）。

问题与思考：

1．该病最可能的诊断是什么？

2．诊断依据是什么？

3．为确定诊断需要做哪些检查？

艾滋病是获得性免疫缺陷综合征（acquired immunodeficiency syndrome，AIDS）的简称，是由人类免疫缺陷病毒（human immunodeficiency virus，HIV）引起的慢性致命性传染病。HIV 主要侵犯、破坏 $CD4^+T$ 淋巴细胞，导致机体免疫功能缺陷，最终继发各种严重的机会性感染或肿瘤。艾滋病主要通过性接触、血液或母婴传播。艾滋病具有传播迅速、大部分发病缓慢、病死率高的特点。

【病原学】

人类免疫缺陷病毒（HIV）为单链 RNA 病毒，属于反转录病毒科的慢病毒属。HIV 呈球形颗粒，直径约 100 ~ 120nm，由核心和包膜两部分组成。病毒核心由两条单股正链 RNA、核心结构蛋白和病毒复制所需的酶类组成，酶类包括反转录酶（RT，P51/P66）、蛋白酶（PI，P10）、整合酶（INT，P32）和 RNA 酶 H 等。病毒外层为类脂包膜，包膜以类脂双层为构架，表面有外膜糖蛋白 gp120 和跨膜糖蛋白 gp41（图 2-6-1）。HIV 既有嗜淋巴细胞性，又有嗜神经细胞性，主要感染 $CD4^+T$ 细胞、B 细胞、单核 - 吞噬细胞、骨髓干细胞和小神经胶质细胞等。

HIV 是一种高变异的病毒，其中 *env* 基因的变异率最高。根据基因的差异，目前可将 HIV 分为 HIV-1 和 HIV-2 两个亚型，两型间氨基酸同活性为 40% ~ 60%。，HIV-1 可分为 M、N 和 O 三个亚型组 13 个亚型，其中 M 亚型组包括 11 个亚型，为 A、B、C、D、E、F、G、H、I、J、K 亚型，N 亚型组仅有 N 亚型，O 亚型组仅有 O 亚型。HIV-2 则至少有 A、B、C、D、E、

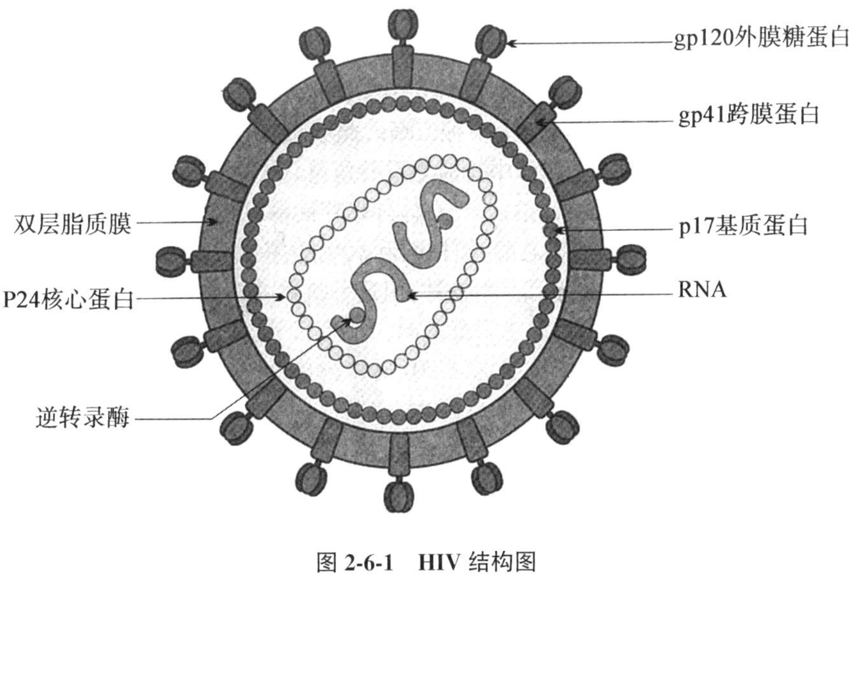

图 2-6-1　HIV 结构图

F、G 7 个亚型，其生物学特性与 HIV-1 相似。目前全球流行的主要毒株是 HIV-1，我国也是以 HIV-1 为流行株。HIV-2 型主要在西非和西欧流行，传染性和致病性均较低。

HIV 在外界存活能力较弱，对热敏感，56℃ 30min 可使 HIV 在体外对人的 T 细胞失去感染性，100℃ 20min 可完全灭活。75% 乙醇、0.2% 次氯酸钠、漂白粉等均可将其灭活，但对紫外线和 γ 射线不敏感。

【流行病学】

（一）传染源

无症状 HIV 感染者和艾滋病患者是本病的传染源，患者传染性最强，但无症状病毒携带者作为传染源具有更重要的意义。血清病毒阳性而 HIV 抗体检测阴性称之为窗口期，通常为 2 ～ 6 周，窗口期同样具有传染性。病毒主要存在于感染者的血液、精液、阴道分泌物、乳汁、胸腔积液、腹水和脑脊液中。

（二）传播途径

1．性接触传播　性接触传播是目前 HIV 的主要传播途径，包括同性、异性和双性性接触。

2．血液传播　静脉药物依赖者共用受 HIV 污染的、未消毒的针头及注射器，是血液传播 HIV 的主要人群。输入被 HIV 污染的血液或血制品及介入性医疗操作可感染 HIV。使用受污染医疗器械，与患者或感染者共用剃须刀、牙刷等也可造成传播。医务人员被 HIV 污染的针头刺伤或破损的皮肤被污染也可感染。

3．母婴传播　感染了 HIV 的母亲在妊娠期、分娩过程中及哺乳时将 HIV 病毒传染给了胎儿或婴儿，母婴传播发生率 11% ～ 60%。

4．其他　接受 HIV 感染者的器官移植、人工授精等也可感染 HIV。

目前认为：握手、礼节性亲吻、同饮同吃等日常生活不会传播 HIV。

（三）易感人群

人群普遍易感，发病年龄多为 50 岁以下的人群，15 ～ 49 岁发病者占 80%，儿童及妇女感染率逐年上升。高危人群有：男同性恋者、性乱者、静脉药物依赖者、血友病、接受多次输血或血制品者、父母为 HIV 感染者的儿童。

（四）流行特征

艾滋病的广泛流行是全球公共卫生系统的最严峻挑战之一。联合国艾滋病规划署 2014 年公布的数据：2013 年的感染人数是 3500 万，新发感染者 210 万（其中儿童 24 万），AIDS 相关死亡人数 150 万（最主要原因是结核）。2014 年 WHO 公布的全球疾病调查结果较前比较显示全球艾滋病的防治取得了较大的进展。全球包括我国艾滋病的流行得到一定程度的控制，但局部地区和国家仍呈增长姿态，南部非洲地区仍是全球艾滋病流行的重灾区。

艾滋病最早于 1981 年在美国发现，1983 年分离到 HIV，1985 年我国发现首例艾滋病病例。截至 2014 年底，现存活的 HIV 感染者和病人数已达 49.7 万，死亡人数约 15.4 万。我国 HIV 感染者约占全球 HIV 感染者的 23.7%，高于全球平均水平。目前我国疫情主要呈现四个特点：①全国疫情整体保持低流行状态，但局部地区呈高流行状态；②经静脉吸毒和经母婴传播降至较低水平，经性传播成为主要传播途径（占 87.1%）；③各地流行模式存在差异，中老年人、青年学生等重点人群疫情上升明显；④存活的感染者和病人数明显增多，发病人数增加。

【发病机制及病理】

（一）发病机制

HIV 侵入机体后，主要侵犯人体免疫系统，包括 $CD4^+T$ 淋巴细胞、巨噬细胞和朗格汉斯细胞，主要表现为 $CD4^+T$ 淋巴细胞数量不断减少，还包括单核 - 吞噬细胞、B 细胞、自然杀伤细胞等功能异常，最终引起各种机会性感染和肿瘤的发生。

HIV 感染人体后，1 ～ 2 天到达局部淋巴结，5 天左右在外周血中可检测病毒，继而产生病毒血症。$CD4^+T$ 细胞短期内一过性迅速减少，大部分感染者未经特殊治疗可自行恢复。由于机体的免疫系统不能完全清除病毒，形成慢性感染，包括无症状感染期和有症状感染期。无症状感染期持续数月至数十年不等，平均 9 年，表现为 $CD4^+T$ 淋巴细胞数持续缓慢减少，一般在 350 ～ 800/μl。进入有症状期后，$CD4^+T$ 淋巴细胞再次较快地降低，大多数感染者在 350/μl 以下，部分晚期迅速减少，并降至 200/μl 以下。

HIV 引起免疫异常，除了 $CD4^+T$ 细胞数量减少，还包括了 $CD4^+T$ 细胞功能障碍和异常免疫激活。在临床上可表现为典型进展者、快速进展者及长期不进展者。影响病情转归的因素有病毒、宿主免疫及遗传因素。人体可通过特异性免疫和非特异性免疫对抗感染，以前者为主。HIV 进入人体 2 ～ 12 周后，可产生针对 HIV 的各种特异性抗体，仅中和抗体有抗病毒的作用。

（二）病理解剖

主要病变在淋巴结和胸腺等免疫器官。淋巴结病变可以是反应性病变如滤泡增殖性淋巴结肿，也可以发生肿瘤性病变如卡波西肉瘤和淋巴瘤等。胸腺可表现为萎缩性、退行性或炎性病变。中枢神经系统病变包括神经胶质细胞的灶性坏死、血管周围炎和脱髓鞘等。主要的病理特点是组织炎症反应相对较少，而机会性感染病原体多。

【临床表现】

潜伏期长短不一，从数月到 15 年，平均为 9 年。根据我国有关艾滋病的诊疗标准及指南，将艾滋病分为急性期、无症状期和艾滋病期。

（一）急性期

发生在初次感染 HIV 的 2 ～ 4 周，部分感染者可出现 HIV 病毒血症和免疫系统急性损伤所产生的临床症状。临床表现以发热最为常见，可伴有咽痛、关节痛、盗汗、恶心、呕吐、腹泻、皮疹、淋巴结肿或神经系统症状。大多症状轻微，持续 1 ～ 3 周后缓解，此时在血液中可检出 HIV RNA 及 P24 抗原，HIV 抗体则在感染后数周出现。急性期患者 $CD4^+T$ 淋巴细胞计数一过性地减少，同时 CD4/CD8 比例倒置。血常规检查可见轻度白细胞和（或）血小板减少。

（二）无症状期

可由急性期进入本期，也可无急性期表现而直接进入本期。无症状感染期的时间往往较长，一般为 6 ～ 8 年。本期临床上无任何症状，仅在血中能检出 HIV 抗体，具有传染性，此阶段的感染者，$CD4^+T$ 细胞数逐渐减少。

（三）艾滋病期

为 HIV 感染的最后阶段。该期 HIV 病毒载量明显升高，$CD4^+T$ 淋巴细胞计数明显下降，多少于 200/μl。此期主要表现为 HIV 相关症状、各种机会性感染及肿瘤。

1．HIV 相关症状　主要表现为原因不明持续 1 个月以上的发热、乏力、盗汗、腹泻、体重减轻 10% 以上，部分患者可伴有头痛、记忆力减退、性格改变、表情淡漠或痴呆的神经精神症状，另外还可出现持续性全身淋巴结肿大（persistent generalized lymph adenopathy，PGL）。其特点是：①除腹股沟淋巴结以外，有两处或两处以上部位淋巴结肿大；②淋巴结直径 ≥ 1cm，无压痛，无粘连；③持续 3 个月以上。

2．各种机会性感染及肿瘤

（1）呼吸系统疾病：肺孢子菌肺炎（pneumocystis carinii pneumonia，PCP）是最常见的艾滋病机会感染性疾病，也是艾滋病常见的致死原因。PCP 经常发生在 $CD4^+T$ 细胞 < 200/μl 时。未经 PCP 预防用药和抗病毒治疗之前，70% ～ 80% 的 HIV 感染者可继发肺孢子菌性肺炎，有效地预防用药可使 PCP 发病率明显降低。PCP 起病缓慢，主要临床表现是发热、干咳、进行性呼吸困难或发绀，肺部阳性体征少，很少有肺部啰音。胸部 X 线片呈间质性肺炎改变，典型肺部 CT 征像表现为毛玻璃样改变，血气分析示氧分压降低。体征与疾病症状的严重程度往往不成比例。病人的痰液、支气管肺泡灌洗或肺组织活检找到肺孢子菌的包囊或滋养体可确诊 PCP。

肺结核是艾滋病最常见的致死原因，并发肺结核时临床表现无特殊性，但胸片显示病灶多在中下肺野。HIV 感染者还可并发非结核分枝杆菌感染，主要是鸟复合分枝菌（mycobacterium avium comlex，MAC）感染。MAC 肺病可出现慢性咳嗽，MAC 感染时常伴有发热、盗汗、乏力、体重下降、腹泻和腹痛等典型表现。

HIV 感染者中链球菌、肺炎链球菌和流感嗜血杆菌等所导致的细菌性肺炎的发病率较正常人群高出 10 ~ 20 倍，且易反复出现。另外巨细胞病毒、念珠菌、隐孢子虫、隐球菌等也可引起肺炎。

（2）消化系统病变：主要由白念珠菌、巨细胞病毒、隐孢子虫、沙门菌、痢疾志贺菌、空肠弯曲菌等感染引起的炎症和溃疡，出现白念珠菌性食管炎、巨细胞病毒性食管炎、隐孢子虫性肠炎等。常表现为鹅口疮、吞咽疼痛、胸骨后烧灼感、腹泻、体重下降。隐孢子虫性肠炎可出现严重而持续的腹泻，每日排便 10 次以上，可导致严重的吸收不良及体重下降，是艾滋病患者最常见的腹泻原因。

（3）神经系统：本病出现神经系统临床表现者占 30% ~ 70%。包括中枢神经系统 HIV 感染、机会性感染和恶性肿瘤。原发性 HIV 感染包括艾滋病痴呆综合征、无菌性脑膜炎、脊髓病及周围神经病等；机会性感染如病毒性脑炎、结核性脑膜炎、隐球菌脑膜炎及弓形虫脑病等；恶性肿瘤主要有中枢神经系统淋巴瘤。上述疾病可出现与之相应的症状，如可出现头痛、癫痫、痴呆、木僵状态、脑神经炎、肢体瘫痪、痉挛性共济失调等。

（4）眼：巨细胞病毒感染是艾滋病患者最常见的疱疹病毒感染，可侵犯眼睛，导致巨细胞病毒视网膜脉络膜炎。另外，弓形虫感染也可导致弓形虫视网膜炎。卡波西肉瘤常可侵犯眼睑、泪腺、结膜、虹膜等，易被忽略，须引起重视。

（5）皮肤黏膜：艾滋病患者常可出现带状疱疹、真菌性皮炎、甲癣、传染性软疣和尖锐湿疣。

（6）肿瘤：主要有淋巴瘤和卡波西肉瘤。

（7）易出现 HIV 与 HBV 和（或）HCV 共同感染。

【实验室检查】

（一）一般检查

常有不同程度白细胞、红细胞、血红蛋白及血小板减少。出现尿蛋白，可有肝肾功能的异常。

（二）病毒及特异性抗原抗体检查

1．血清学检查　HIV-1/HIV-2 抗体检测是 HIV 感染诊断的金标准。一般先用 ELISA 法、免疫荧光法或化学发光法作初筛，对连续两次阳性者，再用免疫印迹法（WB）做确证试验。

2．病毒载量检测　HIV 定量检测又称病毒载量检测，它可以准确地测出每毫升血浆中 HIV RNA 的含量，对艾滋病的诊断、抗病毒药物的选择以及疗效判断有重要价值。病毒载量与病情进展和严重程度相关。

3．病毒分离　取患者血液、精液、脑脊液或其他体液分离 HIV，阳性率高，但成本高，主要用于科研。

4．蛋白芯片　近年蛋白芯片技术发展较快，该技术能同时检测 HIV、HBV、HCV 联合感染者血中相应的核酸和抗体，有较好的前景。

5．耐药检测　测 HIV 基因型和表型的变异以了解药物变异情况。

（三）免疫学检查

1．$CD4^+$T 淋巴细胞检测　艾滋病时，T 细胞总数降低，$CD4^+$T 淋巴细胞计数减少，$CD4^+/CD8^+$ 比例倒置，其数量与发生机会性感染及病情成负相关。采用流式细胞术检测 $CD4^+$T 淋巴细胞绝对数量，可以了解感染者全身状况，是确定疾病分期和治疗时机、判断预后及治疗效果的主要指标。

2．其他　免疫球蛋白，$β_2$ 微球蛋白可升高，植物血凝素、链霉素等皮肤试验呈阴性。

【诊断及鉴别诊断】

（一）诊断原则

HIV/AIDS 的诊断应该注意以下原则，需结合流行病学史、临床表现和实验室检查等进行综合分析，做出诊断。诊断 HIV/AIDS 必须慎重，必须经确证实验检测 HIV 抗体阳性。HIV RNA 和 P24 抗体的检查能缩短“窗口期”和帮助早期诊断新生儿的 HIV 感染。

（二）诊断标准

1．急性期　患者近期内有流行病学史，出现 HIV 急性期临床表现，结合 HIV 抗体检测由阴性转为阳性即可诊断。无临床表现，仅实验室检测 HIV 抗体转阳也可诊断。

2．无症状期　有流行病学史，HIV 抗体检测阳性即可诊断。仅 HIV 抗体阳性也可诊断。

3．艾滋病期　有流行病学史，HIV 抗体检测阳性，出现以下各项中任何一项，便可诊断为艾滋病：①原因不明的持续不规则发热（时间＞1 个月，体温＞38℃）；②不明原因的慢性腹泻（持续时间＞1 个月，次数＞3 次 / 日）；③不明原因体重下降（6 个月体重下降超过 10%）；④反复出现的带状疱疹或单纯疱疹病毒感染；⑤反复出现的口腔咽念珠菌感染；⑥肺孢子菌肺炎；⑦反复发生的细菌性肺炎；⑧活动性肺结核或非结核分枝杆菌肺病；⑨深部真菌感染；⑩中枢神经系统病变；⑪ 中青年人出现痴呆；⑫ 活动性巨细胞病毒感染；⑬ 弓形虫脑病；⑭ 青霉菌感染；⑮ 反复发生的败血症；⑯ 皮肤黏膜或内脏的卡波西肉瘤、淋巴瘤。若 HIV 抗体阳性，$CD4^+T < 200/μl$，虽无上述表现和症状也可诊断为艾滋病。

（三）鉴别诊断

1．$CD4^+T$ 细胞减少时，主要与原发性 $CD4^+T$ 细胞减少症、继发性 $CD4^+T$ 细胞减少相鉴别。

2．淋巴结肿大时，需与淋巴结结核及血液系统疾病相鉴别。

鉴别主要根据流行病学史和 HIV 病原学检查。

【治疗】

（一）高效抗反转录病毒治疗

到目前为止无药物能治愈本病，及时抗病毒治疗是治疗本病的关键。目前国际上抗反转录病毒（anti-retroviral，ARV）有 30 多种药物（包括复合制剂）。分为核苷类反转录酶抑制剂（NRTIs）、非核苷类反转录酶抑制剂（NNRTIs）、蛋白酶抑制剂（PIs）、整合酶抑制剂（IIs）、融合酶抑制剂（FIs）、辅助受体拮抗剂（CCR5）共六大类，我国主要使用的 ARV 药物是前四大类。单用抗病毒药物容易诱发 HIV 变异，产生耐药，因此，目前主张联合用药的原则，称为高效抗反转录病毒治疗（high active anti-retroviral therapy，HAART）。HAART 治疗的主要目标如下：①最大限度地抑制病毒复制；②重建或维持免疫功能；③减少免疫重建炎症反应综合征；④减少 HIV 的死亡率及相关疾病的发病率，改善生活质量；⑤减少艾滋病的传播，预防母婴传播。

1．核苷类反转录酶抑制剂（NRTIs）　选择性抑制病毒反转录酶，掺入 DNA 链中，抑制 HIV 复制。在我国常用的该类药物有拉米夫定（3TC）、齐多夫定（AZT）、替诺福韦（TDF）、司他夫定（d4T）、阿巴卡韦（ABC）。该类药物的主要不良反应是乳酸酸中毒、周围神经病变和脂肪营养不良。

2．非核苷类反转录酶抑制剂（NNRTIs）　主要作用于 HIV 反转录酶某位点，从而抑制病毒的复制。在我国常用的药物包括依非韦伦（EFV）、奈韦拉平（NVP）。该类药物最大的不良反应是皮疹和肝毒性，尤其是 NVP。

3．蛋白酶抑制剂（PIs）　抑制 HIV 蛋白酶的活性，干扰病毒蛋白修饰和组装，抑制 HIV 复制。该类药物包括利托那韦（RTV）、洛匹那韦 + 利托那韦（LPV/r，克力芝）、茚地那韦（IDV）、阿扎那韦（ATV）等。长期服用 PIs，可导致高脂血症（尤其三酰甘油）、脂肪异常分布。

4．整合酶抑制剂　主要有拉替拉韦（RAV）。主要不良反应是恶心、腹泻、便秘、头痛等。

5．治疗时机

（1）成人及青少年开始抗病毒治疗的指征和时机（表 2-6-1）。

表 2-6-1　成人及青少年开始抗病毒治疗的指征和时机

临床分期	$CD4^+T$ 淋巴细胞计数（/μl）	推荐意见
急性感染期	无论 $CD4^+T$ 淋巴细胞计数为多少	建议治疗
艾滋病期	无论 $CD4^+T$ 淋巴细胞计数为多少	进行治疗
无症状感染期	＜ 350/μl，无论血浆病毒载量的值为多少	建议治疗
	≥ 350/μl，＜ 500/μl	考虑治疗

知识链接

及时抗病毒治疗，能使患者受益，目前抗病毒治疗适应证已放宽。在患者具有治疗意愿，可保证良好依从性的情况下，以下情况建议治疗。

1．艾滋病任何分期，$CD4^+T$ 淋巴细胞计数在 350 ～ 500/μl 之间，当患者符合以下任何一种情况时：①高病毒载量（＞ 100 000 拷贝 /ml）；② $CD4^+T$ 淋巴细胞计数下降较快（每年降低＞ 100/μl）；③年龄＞ 65 岁。

2．任何 $CD4^+T$ 淋巴细胞水平，当患者符合以下任何一种情况时：①合并活动性肺结核；②合并活动性 HBV，需要抗 HBV 治疗时；③ HIV 相关肾疾病；④妊娠；⑤配偶或固定性伴侣中 HIV 阳性的一方。

（2）婴幼儿和儿童开始抗病毒治疗的指征和时机（表 2-6-2）。

表 2-6-2　婴幼儿和儿童开始抗病毒治疗的指征和时机

年龄	$CD4^+T$ 淋巴细胞计数和（或）百分比	推荐意见
＜ 24 个月	任何水平	建议治疗
≥ 24 ～ 59 个月	$CD4^+T$ 淋巴细胞计数＜ 750/μl 和（或）百分比≤ 25%	建议治疗
≥ 5 岁	$CD4^+T$ 淋巴细胞计数≤ 350/μl 和（或）百分比≤ 15%	建议治疗

及时抗病毒治疗是治疗本病的关键，在开始 HAART 治疗前，患者如果存在严重的机会性感染和既往慢性疾病急性发作，需控制感染，待病情稳定后抗病毒治疗。

6．治疗方案　治疗方案主张联合用药，禁忌单一用药，以免发生耐药。我国目前推荐的高效抗逆转录病毒（highly active anti-retroviral therapy，HAART）标准方案为：2 种 NRTIs+1 种 NNRTIs 或 2NRTIs+1 种加强型 PIs。我国推荐的一线抗病毒治疗方案见表 2-6-3。

儿童一线治疗方案是 AZT 或 ABC+3TC+EFV 或 NVP。合并结核感染，应避免同时抗结核治疗和抗病毒治疗，一般在抗结核治疗 2 周后进行抗病毒治疗。对于合并 HBV 感染者，推荐使用两种对 HBV 有效的 NRTI 组成 ART 骨干药物，首选治疗方案 TDF+3TC+EFV。合并丙肝感染者，治疗方案避免使用 NVP，同时尽量避免抗 HCV 和抗 HIV 同时进行。

7．使用抗病毒药物要定期监测病毒学及免疫学指标。

表 2-6-3　成人及青少年初治患者一线抗病毒治疗方案

推荐方案：TDF（或 AZT）+3TC+EFV 或 NVP
首选方案：TDF+3TC+EFV
使用方法
TDF：300mg，每日 1 次
AZT：300mg，每日 2 次
3TC：300mg，每日 1 次
EFV：600mg，每晚 1 次
NVP：初治 2 周为诱导期，200mg，每日 1 次，之后 200mg，每日 2 次

（二）免疫重建和免疫重建炎症反应综合征

免疫重建是 HIV/AIDS 治疗的重要目标之一，指通过抗病毒治疗及其他医疗措施使 HIV 感染者受损的免疫功能恢复或接近正常。在免疫重建的过程中，可出现免疫重建炎症反应综合征（immune reconstitution inflammatory syndrome，IRSI），典型的临床表现为发热、潜伏感染的出现或原有感染的加重或恶化。IRSI 出现后，应继续抗病毒治疗，症状严重者可短期使用糖皮质激素。

（三）机会性感染及肿瘤的治疗

1．肺孢子菌性肺炎　首选复方磺胺甲噁唑（SMZ-TMP）。轻、中度 PCP 患者可口服用药，重症患者需静脉用药。口服及静脉用药剂量和疗程相同，TMP20mg/（kg・d），SMZ100mg/（kg・d）（此 SMZ-TMP 剂型为每片含 TMP 100mg 和 SMZ 20mg），分 3 ～ 4 次，疗程 2 ～ 3 周，重度患者需加用激素治疗。

2．弓形虫病　可选用螺旋霉素或克林霉素与乙胺嘧啶合用或交替使用。也可选用 SMZ-TMP 或磺胺嘧啶。

3．其他真菌感染　念珠菌感染和新型隐球菌感染是临床上常见的真菌感染性疾病。口腔念珠菌感染可选用制霉菌素涂抹及苏打水漱口，或氟康唑口服。食管念珠菌感染和肺部念珠菌感染可使用氟康唑静脉滴注，氟康唑需首剂加倍。肺隐球菌感染可选用氟康唑，重症者可联合 5- 氟胞嘧啶或伏立康唑。新型隐球菌脑膜炎，首选治疗方案是两性霉素 B+5- 氟胞嘧啶，疗程一般需 3 个月以上。

4．鸟复合分枝杆菌感染（MAC）首选治疗方案是克拉霉素口服（500mg，2 次 / 日）或阿奇霉素（600mg/d）+ 乙胺丁醇［15mg/（kg・d）］分次服用，疗程 9 ～ 12 个月，重症患者可联合利福布丁或阿米卡星。

5．病毒感染　对 CMV、HSV、VZV 及 EBV 感染选用阿昔洛韦或更昔洛韦静脉滴注，疗程为 2 ～ 4 周。

6．卡波西肉瘤　选用 AZT 与 α- 干扰素联合治疗，也可使用长春新碱、博来霉素。

（四）预防性治疗

$CD4^+T$ 细胞＜ 200/μl 需服用 SMZ/TMP 预防肺孢子菌性肺炎。

【预后】

艾滋病病死率很高，艾滋病预后与 $CD4^+T$ 淋巴细胞水平、病毒载量和是否接受抗反转录病毒治疗密切相关。一旦发展到艾滋病期，若未进行抗病毒治疗平均存活期仅 12 ～ 18 个月，合并严重机会性感染或肿瘤的病死率更高。早期、规范地进行 HAART 治疗，可显著延长艾滋病患者的生存期。

【预防】

采取综合预防措施，实施控制艾滋病的全球战略。

（一）控制传染源

艾滋病是我国法定传染病中的乙类传染病，对于高危人群（男同性恋者、性乱者、静脉药瘾者等）应该定期筛查HIV，以便及时发现HIV感染者。符合抗病毒治疗者及时给予治疗，对无症状HIV感染者严密检测和随访。加强国境检疫。

（二）切断传播途径

主要是切断性传播途径、血液传播途径及垂直传播途径。禁止性乱交，高危人群使用避孕套，规范治疗性病。加强血液及血制品的管理，对污染的医疗器械严格消毒，使用一次性注射器，不共用牙具、剃须刀等。对HIV感染的孕妇采取产科干预（终止妊娠及选择剖宫产）加抗病毒药物干预和人工喂养的方式。

（三）保护易感人群

由于HIV的高变异性，加上目前对HIV致病机制以及宿主对HIV免疫应答的了解不够，疫苗研发尚未解决。

（四）暴露后处理

HIV暴露后，要及时处理污染的皮肤或黏膜，评估感染风险，如感染风险高，尽可能在最短时间内（最好是2h内，不超过24h）进行预防性用药，即使超过24h，仍需预防性用药。基本用药方案为AZT+3TC或TDF+3TC，疗程为28天。

发生HIV暴露后要立即检测HIV抗体，并在之后的4周、8周、12周和6个月后进行HIV抗体的检测。

本节小结

艾滋病是获得性免疫缺陷综合征的简称，是由人类免疫缺陷病毒引起的慢性致命性传染病。HIV主要侵犯、破坏$CD4^{+}T$淋巴细胞，导致机体免疫功能缺陷，最终继发各种严重的机会性感染或肿瘤。艾滋病主要通过性接触、血液或母婴传播。根据我国有关艾滋病的诊疗标准及指南，将艾滋病分为急性期、无症状期和艾滋病期。高效抗反转录病毒治疗（highly active antiretroviral therapy，HAART）是针对HIV感染最有效的治疗手段。成人及青少年初治患者一线抗病毒治疗方案，推荐方案：TDF（或AZT）+3TC+EFV或NVP，首选方案：TDF+3TC+EFV，儿童一线治疗方案是AZT或ABC+3TC+EFV或NVP。

自测题

一、填空题

1．艾滋病的传播途径是____________、____________、__________。

2．HIV主要侵犯、破坏__________细胞。

3 根据我国有关艾滋病的诊疗标准及指南，将艾滋病分为__________期、__________期和__________期。

二、选择题

A1 型题

1．肺孢子菌性肺炎首选的治疗是
　A．复方磺胺甲噁唑
　B．氟康唑
　C．乙胺嘧啶
　D．青霉素
　E．博来霉素

A2 型题

2．40 岁，男性，有不洁性生活史，不规则发热、腹泻、进行性体重下降 5 个月，发现颈部、腋窝多处浅表淋巴结肿大 1 个月。BP：120/80mmHg，HR：100 次 / 分，R：28 次 / 分。血常规：WBC2.8 × 10^9/L，NE93%，L7%，PLT21 × 10^9/L。HIV 抗体阳性。对该患者治疗的关键是
　A．降温
　B．止泻
　C．升白细胞
　D．抗病毒治疗
　E．营养支持

三、简答题

简述艾滋病的诊断标准。

（谷积龙）

第七节　麻　疹

学习目标

通过本节内容的学习，学生应能：

识记

说出麻疹病原体，复述麻疹流行的三个环节。

理解

归纳麻疹的临床表现特点及实验室检查的临床意义。

运用

1．运用所学知识对本病进行诊断及鉴别诊断。

2．能初步制订本病的治疗及预防方案。

案例 2-7-1

患儿，女，2 岁，因发热、咳嗽 5 天，起皮疹 2 天，于 2015 年 3 月 11 日前来我院就诊。

患儿母亲诉，5 天前患儿受凉后出现发热、咳嗽、流涕，最高温度 39℃，2 天前发现患儿耳后出现红色皮疹，后波及面、颈及胸部。体格检查：T 39.5℃，精神差，咽红，

案例 2-7-1

两侧颊黏膜靠第一磨牙处各可见一约 1mm 大小灰白色小点，绕以红晕，可见面、颈、胸、背部分布较多红色斑丘疹，压之褪色，疹间皮肤正常。心率 110 次 / 分，律齐。余（-）。

问题与思考：

1. 该患儿最可能的诊断是什么？还需追问哪些病史？
2. 诊断依据是什么？
3. 为确定诊断需要做哪些检查？

麻疹（measles）是麻疹病毒引起的急性呼吸道传染病，以发热、咳嗽、呼吸道卡他症状、结膜炎、口腔麻疹黏膜斑（Koplik spots）及皮肤斑丘疹为主要临床表现。本病传染性强，易并发肺炎。病后免疫力持久，终身免疫。

麻疹在我国曾是非常严重的传染病，民间曾有说法称“孩子出过疹和痘，才算解了阎王扣”，这里的“疹”指的就是麻疹。自 20 世纪 60 年代后婴幼儿广泛接种麻疹疫苗以来，麻疹的发展已经基本得到了控制，目前被国家卫生行政部门纳入乙类传染病管理。

【病原学】

麻疹病毒系单股负链 RNA 病毒，属副黏病毒科麻疹病毒属，只有一个血清型，抗原性稳定。麻疹病毒抵抗力不强，对热、紫外线、脂溶剂等均敏感。

【流行病学】

（一）传染源

麻疹的唯一传染源是患者。从出疹前 5 天至出疹后 5 天均有传染性，如合并肺炎，传染性可延长至出疹后 10 天。

（二）传播途径

本病主要经经呼吸道飞沫传播，密切接触者亦可经污染病毒的手传播。

（三）易感人群

人群普遍易感。本病传染性极强，易感者接触后 90% 以上均可发病。病后可获得持久免疫力。

（四）流行特征

本病传染性强，全年均可发病，但以冬、春季节多见。自从麻疹疫苗广泛使用后麻疹发病率和病死率显著降低，8 个月之前的婴儿发病和高龄麻疹患者的出现是近来麻疹流行的新变化。

【发病机制及病理】

（一）发病机制

麻疹病毒通过飞沫到达呼吸道及眼结膜，在上皮细胞内复制，侵入局部淋巴结繁殖，之后有少量病毒进入血液，形成第一次病毒血症，此后病毒在全身单核吞噬细胞系统大量复制，大量病毒再次进入血液，形成第二次病毒血症，此即为临床前驱期。病毒随血流播散至全身，引起全身广泛性损害，从而有一系列临床表现。由于麻疹在一定程度上抑制免疫反应，机体易发生细菌性继发感染，故部分病人常继发喉炎、鼻窦炎、中耳炎和支气管肺炎。

（二）病理

麻疹的病理改变可见于全身各个系统，其中呼吸系统和单核吞噬细胞系统尤为明显，数个受染细胞融合形成多核巨细胞，也称“华佛细胞”（Warthin Finkeldey cell）。麻疹皮肤斑丘疹为病毒或免疫损伤导致真皮毛细血管内皮细胞增生、血浆渗出、红细胞相对增多所致。疹退后，表皮细胞坏死、角化形成脱屑。由于皮疹处红细胞裂解，疹退后形成棕色色素。Koplik 斑病理改变与皮疹类似。

【临床表现】

潜伏期：大多数为 6 ~ 18 天（平均为 10 天）。潜伏期末可有低热、全身不适。

（一）典型麻疹

1．前驱期　又称发疹前期，一般为 3 ~ 4 天。主要表现如下

（1）发热：多为中度以上，热型不一。

（2）上呼吸道症状：在发热同时出现咳嗽、流涕、喷嚏、咽部充血等卡他症状，与上呼吸道感染不易区别，结膜充血、畏光、流泪及眼睑水肿是本病特点。

（3）麻疹黏膜斑（Koplik 斑）：在发疹前 24 ~ 48h 出现，开始仅在对着下臼齿相对应的颊黏膜上，可见直径约 1.0mm 的灰白色小点，外有红色晕圈，常在 1 ~ 2 天内迅速增多，可累及整个颊黏膜并蔓延至唇部黏膜，于出疹后 1 ~ 2 天迅速消失，留有暗红色。

（4）其他：部分病例可有一些非特异症状，如全身不适、食欲缺乏、精神不振等。婴儿尚有呕吐、腹泻、腹痛等消化系统症状。

2．出疹期　多在发热后 3 ~ 4 天出皮疹，体温增高至 40 ~ 40.5℃，全身中毒症状加重，嗜睡或烦躁不安，甚至谵妄、抽搐、咳嗽加重。皮疹先出现于耳后、发际、颈部，逐渐蔓延至额面、躯干及四肢。疹形是玫瑰色斑丘疹，继而色加深呈暗红，可融合呈片，疹间可见正常皮肤，同一部位皮疹持续 2 ~ 3 天，不伴痒感。此期肺部可有湿性啰音，X 线检查肺纹理增多或有轻重不等的弥漫性肺部浸润。

3．恢复期　出疹 3 ~ 4 天后皮疹按出疹顺序开始消退。若无并发症发生，食欲、精神等其他症状也随之好转。疹退后，皮肤有糠麸状脱屑及棕色色素沉着，7 ~ 10 天痊愈。

（二）非典型麻疹

1．轻型麻疹　见于有一定免疫力的患儿，如在潜伏期内接受过丙种球蛋白、成人血输注者、曾接种过麻疹疫苗，或小于 8 个月的婴儿。前驱期短，临床症状轻，发热低，上呼吸道症状不明显。常无麻疹黏膜斑，皮疹稀疏、色淡，疹退后无色素沉着或脱屑，病程约 1 周，无并发症。

2．重型麻疹　见于体弱多病、免疫力低下或护理不当继发严重感染者。体温持续 40℃以上，中毒症状重，伴惊厥、昏迷。皮疹密集融合，呈紫蓝色者，常有黏膜出血，如鼻出血、呕血等，称为黑麻疹，可能是弥散性血管内凝血（DIC）的一种形式。若皮疹少、色暗淡，常为循环不良表现；或有皮疹骤退、四肢冰冷、血压下降，出现循环衰竭表现。此型患儿常有肺炎、心力衰竭等并发症，死亡率高。

3．异型麻疹（非典型麻疹综合征）　主要见于接种过麻疹灭活疫苗或减毒活疫苗再次感染麻疹者。接种疫苗到发病时间一般为数月至数年，表现为高热、全身乏力、肌痛、头痛，无麻疹黏膜斑。出疹期皮疹不典型，如皮疹出现的顺序与正常相反，皮疹从四肢远端开始延及躯干、面部，呈多形性伴四肢水肿。本病少见，表现不典型，临床诊断较困难，血清麻疹血凝抑制抗体检查有助诊断。

4．无皮疹型麻疹　常见于用免疫抑制剂的患儿，或体内有母传抗体的婴儿，或近期接受过被动免疫者。整个病程无皮疹，有时可见 Koplik 斑，无特异性，临床诊断困难，只有依赖前驱症状及血清中麻疹抗体滴度增高才能确诊。

（三）并发症

1．肺炎　是麻疹最常见的并发症，多见于5岁以下患儿，占麻疹患儿死因的90%以上。按发生机制可分为原发性与继发性；按病原可分为病毒性与细菌性。原发性系麻疹病毒本身引起的巨细胞肺炎。继发性肺炎常见于免疫功能缺陷的小儿，临床表现出疹较轻，而肺炎的症状较重、体征明显，预后差。病原体多为细菌性，常为金黄色葡萄球菌、肺炎链球菌等，故易并发脓胸和脓气胸。部分为病毒性，多为腺病毒。

2．喉炎　麻疹常有轻度喉炎表现，随皮疹消退、体温下降其症状随之消失。但继发细菌感染所致的喉炎，临床表现为声音嘶哑、犬吠样咳嗽、吸气性呼吸困难及三凹征，严重者可窒息死亡。

3．心肌炎　麻疹并发心肌炎并非少见，轻者仅有心音低钝、心率增快、一过性心电图改变，重者可出现心力衰竭、心源性休克。

4．神经系统

（1）麻疹性脑炎：发病率为1‰～2‰，大多发生在出疹后2～6天，其临床表现和脑脊液检查同一般病毒性脑炎。脑炎的轻重与麻疹轻重无关，约15%在1周内死亡，1/4～1/3可发生瘫痪和智力障碍。

（2）亚急性硬化性全脑炎：是麻疹的远期并发症，发病率约为百万分之一，男性多于女性。主要见于曾患过麻疹的年长儿。一般在麻疹数年后才出现脑炎的症状、体征。发病后先有数月的进行性痴呆，脑炎呈进行性恶化，出现肌阵挛等表现以及典型的脑电图改变，最后昏迷，发生去大脑强直、死亡。

5．结核病恶化　病后患儿的免疫反应受到暂时性抑制，可使原有潜伏的结核病灶变为活动性，甚至播散而致粟粒性肺结核或结核性脑膜炎。

6．营养不良与维生素A缺乏症　对胃肠功能紊乱、喂养护理不当者，可致营养不良和维生素缺乏，常见维生素A缺乏引起干眼症，重者可出现视力障碍，甚至角膜穿孔、失明。

【实验室检查】

（一）常规检查

血中白细胞总数减少，淋巴细胞相对增多。淋巴细胞严重减少提示预后不好。白细胞数增加，尤其是中性粒细胞增加，提示继发细菌感染。

（二）病原学检查

1．抗体检测　ELISA测定血清特异性IgM和IgG抗体，敏感性和特异性均好。但IgM的阳性率与取血时间有关。

2．抗原检测　用免疫荧光方法检测鼻咽部脱落细胞内的麻疹病毒抗原是一种早期快速的诊断方法。

3．病毒分离　病毒分离要在感染早期进行，有报道皮疹出现后32h就很难从血液及鼻咽洗液中分离到病毒。

【诊断及鉴别诊断】

（一）诊断标准

根据患者有麻疹接触史、前驱期出现Koplik斑、皮疹形态和出现顺序、出疹与发热关系、退疹后皮肤脱屑及色素沉着等特点，诊断较容易。前驱期鼻咽分泌物找到多核巨细胞及尿中检测包涵体细胞有助于早期诊断。在出疹1～2天时用ELISA法测出麻疹抗体可确诊。

（二）鉴别诊断

鉴别诊断包括各种发热、出疹性疾病，参见总论。

知识链接

麻疹的历史

我国早在晋永嘉年代（约公元307年），僧人支法存已发现麻疹是一种传染性很强的疾病，而国外到9世纪才有所认识。但在特异性免疫预防问世前，除新生儿短时期受母传抗体保护外，人人易感，病后免疫较持久，因此，麻疹在世界各国无例外地均呈典型周期性流行；易感者初次暴露几乎均表现为显性感染，发病率几乎与出生率相当。人类与麻疹的斗争一直处在被动地位，新中国成立初期，对麻疹防治也只能提出“推迟发病年龄，降低病死率”的战略方针。我国防制麻疹从被动预防转入主动控制是从新中国成立不久、麻疹疫苗（MV）研究成功开始的。我国在MV的研制、生产和麻疹的免疫预防等方面均一直处于世界先进行列。MV的接种率全国已相继实现以省、以县和以乡为单位达到85%的目标；麻疹的报告发病率已从疫苗前时代的766/10万降至目前的10/10万左右（内部资料）。我国防制麻疹工作已取得十分显著的成绩，积累了丰富的经验。

【治疗】

无特殊治疗，治疗原则是：加强护理，呼吸道隔离，对症治疗，预防感染。

（一）一般治疗

卧床休息，呼吸道隔离，保持室内空气流通，注意温度和湿度。保持眼、鼻、口腔和耳的清洁，避免强光刺激。给予容易消化富有营养的食物，补充足量水分。

（二）对症治疗

前驱期、出疹期体温不超过39℃者一般不退热。若体温＞39℃伴有惊厥或过去有热惊史者可适当降温，烦躁可适当给予镇静剂。频繁剧咳可用非麻醉镇咳剂或超声雾化吸入，继发细菌感染可给抗生素。补充维生素A治疗小儿麻疹，有利于疾病的恢复，可减少并发症的发生。有条件可加用中药治疗。

（三）并发症的治疗

1．喉炎　雾化稀释痰液，使用抗生素，喉部水肿者可使用肾上腺皮质激素，严重造成喉梗阻者及时气管切开。

2．肺炎　抗菌治疗。

3．心肌炎　视情况给予强心剂如毒毛花苷K及利尿剂，必要时可用肾上腺皮质激素保护心肌。

4．脑炎　同乙脑。

【预后】

麻疹的预后与患者免疫力强弱关系甚为密切，无并发症的单纯麻疹预后良好，有严重并发症者可引起死亡。

【预防】

预防麻疹的关键措施是对易感者接种麻疹疫苗，以提高其免疫力。

（一）控制传染源

早发现、早报告、早隔离、早治疗麻疹患者，一般隔离至出疹后5天，合并肺炎者延长至出疹后10天。

（二）切断传播途径

病人曾住的房间应通风并用紫外线照射，病人衣物应在阳光下曝晒。流行季节易感儿尽量少去公共场所。

（三）保护易感人群

1．主动免疫　麻疹减毒活疫苗预防接种，初种年龄为生后 8 个月，7 岁时复种。易感者在接触病人 2 天内若接种疫苗，仍有可能预防发病或减轻病情。

2．被动免疫　接触麻疹后 5 天内立即给予免疫血清球蛋白 0.25ml/kg 可预防发病。如用量不足或接触麻疹后第 5 ～ 9 天使用，仅可减轻症状。被动免疫只能维持 3 ～ 8 周，以后应采取主动免疫。

本节小结

麻疹是由麻疹病毒引起的急性呼吸道传染病。人群普遍易感，但在 6 个月至 5 岁以下婴幼儿间易流行，病后抵抗力持久。根据流行病学资料与主要症状如发热、上呼吸道卡他症状、结膜充血、口腔麻疹黏膜斑、皮肤依序出现红色斑丘疹可诊断，后两者为麻疹特征性表现。确诊需要依赖实验室检查。本病以对症支持治疗为主，需加强护理，预防和治疗并发症。本病普通患者隔离至出疹后 5 天，伴呼吸道并发症者隔离至出疹后 10 天。流行期间易感者尽量不要到人群聚集的地方。对易感者接种麻疹疫苗是预防麻疹的关键措施。多数患者预后好，极少数严重者会引起死亡。

自测题

一、填空题

1．麻疹的主要传染源是________________，最主要的传播途径为________________。

2．麻疹的特征性表现是________________。

二、选择题

A1 型题

1．关于麻疹，下列哪项正确

A．以发热、流涕、咳嗽、科氏斑、疱疹为主要特征

B．多发生于青壮年，尤以 10 ～ 20 岁年龄组发病率最高

C．致死原因主要为脑炎

D．麻疹病毒只有一个血清型

E．皮疹易化脓，愈后有脱屑

2．典型麻疹的临床表现应除外

A．发热可至 40℃

B．8 个月～ 5 岁年龄组发病率最高

C．咳嗽、咳痰多

D．科氏斑一般在病程 4 天出现

E．发热后第 3 天即可出现皮疹

3．麻疹皮疹的特征不包括

A．从病程第 3 ～ 4 天开始出疹，持续 1 周左右

B．皮疹自上而下发展，最后延及全身

C．皮疹为红色斑丘疹，压之褪色，疹间皮肤潮红

D．部分病例可有出血性皮疹，压之不褪色

E．疹退后有糠麸样细小脱屑

A2 型题

4．患儿，男，4 岁，4 天前出现发热、流涕，之后反复高热，最高 39.2℃，精神差，1 天前家长发现患儿面、颈、胸出现皮疹，来我院就诊。对确定诊断下列哪项最有意义

A．发病年龄
B．病原学检查
C．发病的季节
D．血常规检查
E．皮疹的特点

三、简答题

试列出麻疹的常见并发症。

（邓　兰）

第八节　风　疹

学习目标

通过本节内容的学习，学生应能：

识记

说出风疹病原体，复述风疹流行的三个环节。

理解

归纳风疹的临床表现特点。

运用

1．运用所学知识对本病进行诊断及鉴别诊断。
2．能初步制订本病的治疗及预防方案。

案例 2-8-1

患儿，女，10 天，因“全身皮肤、巩膜黄染 2 天，拒奶、哭闹、腹泻 1 天”就诊。母孕期有“上呼吸道感染”病史。

入院体格检查：T 37℃，P 148 次 / 分，R 55 次 / 分，成熟儿貌，神志清，反应可，全身皮肤、巩膜轻度黄染，唇周轻度发绀，双肺呼吸音粗，未闻及啰音，心音有力，胸骨左缘第 2、3 肋间闻及 2 ～ 3 级收缩期杂音，无传导。腹软，肝肋下 3cm，剑突下 3cm，质软，边缘锐。余（–）。肝功能：总胆红素（TB）362μmol/L，直接胆红素（DB）130μmol/L，天冬氨酸氨基转移酶（ALT）342U/L，丙氨酸氨基转移酶（AST）364U/L。血清风疹病毒 IgM（+）；脑干诱发电位正常；心脏彩超示：房间隔卵圆孔未闭。

案例 2-8-1

问题与思考：
1. 该病最可能的诊断是什么？如何传播？
2. 诊断依据是什么？
3. 如何治疗？

风疹（rubella）又称德国麻疹，是由风疹病毒引起的急性传染病。以发热、全身皮疹为特征，常伴有耳后、枕部淋巴结肿大。由于全身症状一般较轻，病程短，一度不被重视，但是近年来风疹暴发流行中重症病例屡有报道，且更为重要的是孕妇感染风疹将可能严重损害胎儿，甚至导致胎儿畸形、死亡。

风疹被国家卫生行政部门纳入丙类传染病管理。

【病原学】

风疹病毒是 RNA 病毒，属于披膜病毒科。电镜下病毒呈球形，直径为 50 ～ 70nm。风疹病毒的抗原结构相对稳定，目前只发现只有一种抗原型。人是风疹病毒的重要宿主，但有些野生动物和实验动物亦能感染风疹病毒。风疹病毒可在胎盘或胎儿体内（以及出生后数月甚至数年）生存增殖，产生长期、多系统的慢性进行性感染。病毒在体外的生活力弱，对紫外线、乙醚等均敏感。本病毒不耐热，56℃ 30min，37℃ 1 ～ 5h 均可将其杀死，4℃保存不稳定，在 -60 ～ -70℃可保持活力 3 个月，干燥冰冻下可保存 9 个月。

【流行病学】

（一）传染源

病人是唯一的传染源，包括亚临床型或隐性感染者。

（二）传播途径

本病主要经呼吸道传播，人与人之间密切接触也可经接触传染。

（三）易感人群

人群普遍易感，本病一般多见于 5 ～ 9 岁的儿童，流行期间中青年和老人发病也不少见。

（四）流行特征

风疹全年散发，但冬春季节发病率高。

【发病机制及病理】

风疹病毒侵入人体后首先在上呼吸道黏膜及颈部淋巴结生长增殖，然后进入血液循环引起病毒血症，经血流播散至全身淋巴组织引起淋巴结肿大。病毒可直接损害血管内皮细胞或由免疫复合物引起毛细血管炎造成皮疹。

先天性风疹综合征的发病机制还不太清楚，已知孕妇感染风疹后，风疹病毒可于病毒血症阶段随血流感染胎盘最后感染胎儿。胎盘绒毛膜被感染后有较持久的小血管和毛细血管壁广泛受累的现象。

【临床表现】

潜伏期：为 14 ～ 21 天，平均 18 天。

（一）获得性风疹（或自然感染的风疹）

1．前驱期　较短暂，1 ～ 2 天，症状亦较轻微，有低热或中度发热、头痛、食欲减退、疲倦、乏力及咳嗽、流涕、咽痛等轻微上呼吸道炎症。

2．出疹期　通常于发热 1 ～ 2 天后出现皮疹，皮疹初见于面颈部，迅速向下蔓延，1 天内布满躯干和四肢，但手掌、足底大多无疹。皮疹初起呈细点状淡红色斑疹、斑丘疹或丘疹，直径为 2 ～ 3mm。面部、四肢远端皮疹较稀疏，部分融合类似麻疹。躯干尤其是背部皮疹密集，融合成片，类似于猩红热。皮疹一般持续 3 天（1 ～ 4 天）消退。面部有疹为风疹之特征，少数病人出疹呈出血性，同时全身伴出血倾向。出疹期常伴低热，轻度上呼吸道炎症，脾大及全身浅表淋巴结肿大，其中尤以耳后、枕部、颈后淋巴结肿大最为明显。肿大淋巴结轻度压痛，不融合，不化脓。皮疹消退后一般不会留色素沉着，亦不脱屑。

少数病人只有发热、上呼吸道炎、淋巴结肿痛，不出现皮疹，称为无皮疹性风疹。也可以在感染风疹病毒后没有任何症状和体征，血清学检查风疹抗体为阳性，即所谓的隐性感染或亚临床型病人。

（二）先天性风疹综合征

胎儿被感染后，重者可导致死胎、流产、早产；轻者可导致胎儿发育迟缓，出生体重、身长、头围、胸围等均比正常新生儿低。此类患婴易有多种畸形，可涉及多系统，常见的包括白内障、视网膜病、青光眼、虹膜睫状体炎、神经性耳聋、前庭损伤、中耳炎、先天性心脏病、心肌坏死、高血压、间质性肺炎、巨细胞肝炎、肝脾大、淋巴结肿大、肾小球硬化、血小板减少性紫癜、溶血性贫血、再生障碍性贫血、脑炎、脑膜炎、智力障碍等。先天性风疹综合征是风疹病毒感染的严重后果。

（三）并发症

风疹一般并发症少，少数患者可并发脑炎、心肌炎、关节炎、中耳炎、血小板减少性紫癜等。

【实验室检查】

（一）常规检查

血白细胞总数减少，淋巴细胞增多，并出现异型淋巴细胞及浆细胞。

（二）病原学检查

1．快速诊断　近来采用间接免疫荧光法查咽拭子涂片中剥脱细胞的风疹病毒抗原，其诊断价值尚需进一步观察。

2．病毒分离　取鼻咽部分泌物、尿、脑脊液、血液、骨髓等培养于 Vero 或 SIRC 等传代细胞，可分离出风疹病毒，再用免疫荧光法鉴定。

3．血清抗体测定　如血凝抑制试验，双份血清抗体效价增高 4 倍以上为阳性。也有用斑点杂交法测风疹病毒的 RNA 以诊断风疹感染。特异性风疹抗体 IgM 有诊断意义。

【诊断及鉴别诊断】

（一）诊断标准

典型患者可根据流行病学史和临床表现诊断，对于不典型病人和隐性感染患者，必须做病毒分离或血清抗体测定，方可以确定诊断。特异性 IgM 抗体有诊断价值，此 IgM 抗体于发病 4 ～ 8 周后消失，只留有 IgG 抗体。

（二）鉴别诊断

与其他儿童发疹性疾病鉴别　如轻型麻疹、幼儿急疹、猩红热以及药物疹等。

知识链接

风疹小知识

风疹又称德国麻疹、三日麻疹，人群普遍易感，但自然感染的免疫可以维持终身。由于感染后症状轻、合并症少，所以长时间不被重视，直至1941年澳大利亚眼科医师Gregg报告首例孕妇感染风疹病毒导致胎儿损害，才逐渐引起关注。解决母体感染所致胎儿畸形的问题是目前风疹病毒感染研究的主要目的。

避免孕妇感染的方法如下：①避免与风疹患者接触；②孕前普查血清中IgM抗体，阳性可考虑判断为近期感染，应避免怀孕；③对育龄妇女进行灭活疫苗的接种尤为重要。疫苗使用最早始于1966年。需注意接种后3个月内要尽量避免妊娠。

孕妇感染后可选择的措施为：①被动免疫，如注射免疫球蛋白，但不能保证不出现隐性感染；②孕早期感染风疹建议终止妊娠；③孕中期感染风疹应做产前诊断，排除胎儿畸形。

【治疗】

（一）一般治疗

风疹病人一般症状轻微，不需要特殊治疗。症状较显著者，应卧床休息，流质或半流质饮食。对高热、头痛、咳嗽、结膜炎者可予以对症处理。

（二）抗病毒治疗

干扰素、利巴韦林等有助于减轻病情。

（三）并发症治疗

1．脑炎高热、嗜睡、昏迷、惊厥者，应按流行性乙型脑炎的原则治疗。

2．出血倾向严重者，可用肾上腺皮质激素治疗，必要时输新鲜全血。

（四）先天性风疹

自幼即应有良好的护理和喂养，医护人员应与病儿父母、托儿所保育员、学校教师密切配合，共同观察病儿生长发育情况，测听力，矫治畸形，必要时采用手术治疗青光眼、白内障、先天性心脏病等先天性疾病。

【预后】

风疹预后良好。并发脑膜炎、血小板减少所致颅内出血引起死亡者仅属偶见。但妊娠初3个月内的妇女患风疹，其胎儿可发生先天性风疹，引起死产、早产及各种先天性畸形，预后严重，故必须重视孕妇的预防措施。

【预防】

（一）控制传染源

病人应隔离至出疹后5天。一般接触者可不进行检疫，但妊娠期、特别是妊娠早期的妇女在风疹流行期间应尽量避免接触风疹病人。

（二）切断传播途径

主要是讲究个人卫生和环境卫生。消灭传播疾病的媒介生物，进行一些必要的消毒工作。

（三）保护易感人群

风疹减毒疫苗接种后抗体阳转率在95%以上。风疹早已与麻疹、腮腺炎疫苗联合使用，取得了良好的效果。目前我国也已制成风疹减毒活疫苗，重点免疫对象中包括婚前育龄妇女，含高中、初中毕业班女生。

本节小结

风疹由风疹病毒感染引起。多见于5～9岁儿童，临床表现以发热、全身皮疹为特征，常伴有耳后、枕部淋巴结肿大。发热1～2天即出疹（特殊斑丘疹），出疹3天左右即消退。孕妇感染可导致流产、死胎、胎儿患先天性风疹综合征（多系统受累）。根据流行病学资料与发热、特殊皮疹可做出初步临床诊断，确诊最常使用的方法是检测血清中特异性IgM抗体。本病以对症支持治疗为主。本病流行期间尽可能做好病人的隔离管理，最重要的是对易感者接种疫苗。多数患者预后好，极少数严重者会引起死亡。

自测题

一、填空题

1．风疹的主要传染源是＿＿＿＿＿＿＿＿＿＿＿＿＿＿。

2．风疹最大的危害是＿＿＿＿＿＿＿＿＿＿＿＿＿＿。

二、选择题

A1 型题

1．关于风疹，下列哪项正确

A．以发热、手、足、口腔、臀等部位散在皮疹、疱疹为主要特征

B．多发生于儿童和老人

C．可导致胎儿畸形

D．EB 病毒感染所致

E．皮疹愈后留瘢痕

2．患儿，男，6岁，发热4天，起皮疹3天，于2015年3月6日就诊。对确定诊断下列哪项最有意义？

A．发病年龄

B．病原学检查

C．发病的季节

D．血常规检查

E．皮疹的特点

A2 型题

3．患者，女，5岁，4天前出现发热，2天前家长发现其出现红色皮疹，查：患儿面、颈、躯干、四肢均可见红色斑丘疹，手心、足底无疹，耳后、颈部各可触及一直径约2cm大小淋巴结，轻压痛，可活动。血常规：Hb：135g/L，WBC：5.5×10^9/L，N：0.61，L：0.39，考虑最可能的诊断是什么？

A．幼儿急疹

B．水痘

C．风疹

D．麻疹

E．手足口病

三、简答题

试列出风疹的诊断依据。

（邓　兰）

第九节 水痘与带状疱疹

学习目标

通过本节内容的学习，学生应能：

识记：

说出水痘、带状疱疹的病原体，复述其流行的三个环节。

理解：

归纳水痘、带状疱疹的临床表现特点。

运用：

1．运用所学知识对水痘、带状疱疹进行诊断及鉴别诊断。

2．能初步制订本病的治疗及预防方案。

案例 2-9-1

患儿，男，12 岁，因“发热 2 天，皮疹 1 天”就诊。

入院体格检查：T 38℃，头、面部、躯干见散在红色斑丘疹及疱疹，疱疹壁薄浆多，周围有红晕。

问题与思考：

1．该病人最可能的诊断是什么？如何传播？

2．诊断依据是什么？

3．如何治疗？

水痘 - 带状疱疹病毒（varicella zoster virus，VZV）可引起的水痘和带状疱疹这两种临床表现截然不同的疾病。水痘是 VZV 原发感染所致，是以同时出现、散在分布的丘疹、水疱、结痂为特征的疾病，传染性很强，多见于儿童。带状疱疹则以群集小水疱沿神经走向单侧分布，伴明显神经痛为特征，是潜伏在感觉神经节的 VZV 再激活后引起的皮肤感染，多见于成人，中医称为“缠腰火丹”。

【病原学】

水痘 - 带状疱疹病毒（VZV）属于疱疹病毒科，外形呈砖形，直径为 150 ～ 200nm，核酸为 DNA，有立体对称的衣壳，在细胞内繁殖。含有 DNA 聚合酶和胸腺嘧啶激酶，后者被认为是病毒能否潜伏感染引起带状疱疹的关键因素。人类是 VZV 的唯一宿主。VZV 存在于患者的呼吸道分泌物、疱疹液和血液中。受感染的细胞可形成多核巨细胞，核内出现嗜酸性包涵体。病毒对外界抵抗力弱，不耐热和酸，不能在痂皮中存活，但有报道称 –65℃下 VZV 能在疱疹液中存活 8 年。

【流行病学】

（一）传染源

水痘患者为主要传染源，自水痘出疹前 1 ~ 2 天至皮疹干燥结痂前，均有传染性。易感儿童接触带状疱疹患者也可发生水痘，但少见。

（二）传播途径

主要通过飞沫和直接接触疱液传播。在近距离、短时间内也可通过健康人间接传播。已知 VZV 可经医疗器械传播。

（三）易感人群

人群普遍易感，本病一般多见于 5 ~ 9 岁的儿童，流行期间中青年和老人发病也不少见。

（四）流行特征

全球分布，全年均可发生，冬、春季多见。该病传染性很强，易感者接触患者后约 92% 发病，故在幼儿园、小学等机构易引起流行。6 个月以内发病较少，妊娠期间患水痘可感染胎儿。病后可获得持久免疫，但可发生带状疱疹。

【发病机制及病理】

病毒由呼吸道侵入，在皮肤、黏膜细胞内生长繁殖后入血及淋巴液，在单核 - 吞噬细胞系统内再次增殖，侵入血液引起第二次病毒血症和全身病变，主要损害部位在皮肤。皮疹分批出现与间歇性病毒血症有关。皮疹出现 1 ~ 4 天后出现特异性免疫反应，病毒血症消失，症状缓解。如部分病毒沿感觉神经末梢传入，可长期潜伏于脊神经后根神经节等处，遇到诱因，如患恶性肿瘤机体免疫力下降时，病毒可被激活，导致神经节炎，并沿神经下行至相应的皮肤节段，造成簇状疱疹及神经痛，称为带状疱疹。

水痘的主要病变发生在表皮棘细胞层。细胞变性、水肿形成囊状细胞，后者液化及组织液渗入形成水疱，其周围及基底部有充血，单核细胞和多核巨细胞浸润，多核巨细胞核内有嗜酸性包涵体。水疱内含大量病毒。水疱开始时透明，后因上皮细胞脱落及白细胞侵入而变浊，继发感染后可变为脓疱。皮肤损害表浅，脱痂后不留瘢痕。对免疫缺陷者，水痘病变可累及肺、食管、胃等多器官，引起局部充血、出血、炎细胞浸润及局灶性坏死，病变部位可见多核巨细胞。带状疱疹受累的神经节可出现炎细胞浸润、出血、灶性坏死及纤维性变。

【临床表现】

（一）典型水痘

潜伏期多为 2 周左右。

1．前驱期　仅约 1 天，表现为发热、全身不适、食欲缺乏等。

2．出疹期　起病次日出现皮疹，初起于躯干和头部，继而扩展至面部及四肢，四肢末端稀少，呈向心性分布，此为水痘皮疹的特征之一。皮疹开始为红色斑丘疹，数小时后变成椭圆形水滴样小水泡，壁薄浆多，周围红晕。约 24h 内水疱内容物变为混浊，且疱疹出现脐凹现象，水疱易破溃，2 ~ 3 天迅速结痂。病后 3 ~ 5 天内，皮疹陆续分批出现，瘙痒感较明显。斑疹、丘疹、水疱、结痂四种形态皮疹同时存在，这是水痘皮疹的又一重要特征。皮疹脱痂后一般不留瘢痕。黏膜皮疹可出现在口腔、结膜、生殖器等处，易破溃形成浅溃疡。水痘多为自限性疾病，10 天左右自愈，一般儿童患者全身症状和皮疹均较轻，成人患者症状较重，易并发肺炎。

（二）重症水痘

多发生在患有白血病、淋巴瘤等恶性疾病或免疫功能受损儿童，出现高热及全身中毒症状。出疹 1 周后体温仍可高达 40 ~ 41℃，患儿皮疹融合，形成大疱型疱疹或出血性皮疹，呈离心性分布，常伴血小板减少而发生暴发性紫癜。

（三）胎儿感染水痘

母亲在妊娠期患水痘可累及胎儿。若在母亲妊娠的头 4 个月感染，则患儿可能发生畸形、早产或死胎。如母亲在产前4天以内患水痘，新生儿常于出生后4 ~ 5天发病，易形成播散性水痘，病死率25% ~ 30%。

（四）带状疱疹

1．疼痛　沿神经分布的阵发性疼痛是本病的特征之一，呈灼痛、针刺样或刀刮样，伴感觉异常。一般在有神经痛的同时或稍后即发生皮疹，也有在神经痛出现4 ~ 5天之后才出现皮疹。通常儿童、年轻体壮患者可以没有疼痛或轻微疼痛；而年老体弱者疼痛剧烈。有些患者在皮损完全消退后，仍会遗留神经痛，可持续数月甚至数年之久。严重者可遗留神经麻痹。

2．皮损　带状疱疹的皮疹一般沿神经的分布排列成带状，以胸、腹、腰部多见，四肢、颜面及其他部位都可发生。皮损常局限于身体的一侧，重者偶见双侧性或泛发性。局部淋巴结常肿大。发病后1 ~ 3天患部皮肤出现不规则的淡红斑，继而成为密集成簇的丘疱疹，迅速变成粟粒大小至绿豆大小的透明清澈的小水疱，疱壁紧张，四周有红晕，皮损在3 ~ 5天内陆续不断地出现。水疱由透明逐渐变为浑浊，慢慢吸收，干涸结痂，或水疱破裂形成糜烂面，然后结痂脱落而愈，皮肤留下暂时性色素沉着，一般不留瘢痕。疱疹沿神经支配的皮肤呈带状分布，故名“带状疱疹”，伴有显著的神经痛是突出特征。

（五）并发症

1．皮肤继发细菌感染　较常见，如脓疱疮、丹毒、蜂窝组织炎，甚至由此导致败血症等。

2．水痘肺炎　儿童不常见，儿童肺炎多为继发细菌感染，而成人则多为原发性水痘肺炎，临床症状较重，如咳嗽、咯血、胸痛等，但肺部体征少，X线示为弥散性结节浸润，偶有死亡报道。

3．神经系统病变　可见水痘脑炎、吉兰 - 巴雷综合征、横贯性脊髓炎、面神经瘫痪、角膜和眼球炎症、溃疡性角膜炎、Reye综合征等。

4．其他　少数病例可发生心肌炎、肝炎、出血性疾病、肾炎、关节炎及睾丸炎等。

【实验室检查】

（一）常规检查

外周血白细胞总数正常或稍高，淋巴细胞比例可升高。

（二）病原学检查

1．疱疹刮片　刮取新鲜疱疹基底组织涂片，用瑞特或吉姆萨染色可发现多核巨细胞，用苏木素 - 伊红染色查见核内包涵体，可供快速诊断。或取疱疹基部刮片或疱疹液，直接荧光抗体染色查病毒抗原简单有效。

2．病毒分离　将疱疹液直接接种于人胚成纤维细胞，分离出病毒再做鉴定。

3．血清学检查　补体结合抗体高滴度或双份血清抗体滴度4倍以上升高可明确病原。

4．PCR检测患者呼吸道上皮细胞和外周血中的特异性病毒DNA，是敏感快捷的早期诊断方法。

【诊断及鉴别诊断】

（一）诊断标准

根据临床表现及流行病学史可做出临床诊断，确诊需结合病原学检查。

（二）鉴别诊断

1．水痘应与脓疱疹、丘疹样荨麻疹、疱疹性湿疹（Kaposi水痘样皮疹）、苔藓样荨麻疹、手足口病鉴别。

2．带状疱疹的鉴别诊断。

(1) 出疹前：与胸膜炎、肋软骨炎鉴别。

(2) 出疹后：与单纯疱疹、脓疱疹、丘疹样荨麻疹鉴别。

知识链接

水痘疫苗的历史

1974 年日本人高桥从一名患水痘的男孩的疱液中用人胚肺细胞分离到 VZV，并在人胚肺细胞、豚鼠胚胎细胞和人二倍体细胞（WI-38）的培养物中通过连续繁殖减毒。该病毒通过人二倍体细胞培养物（MCR-5）经历进一步传代，建立疫苗毒种（OKA 株），是当今世界广为应用的疫苗毒种。水痘减毒疫苗是将水痘病毒 OKA 株在 MRC-5 二倍体细胞培养繁殖而获得的病毒冻干制品。每剂疫苗含有不少于 103.3 蚀斑形成单位（PFU）的水痘 - 带状疱疹病毒。21 世纪初北京、上海、长春生物制品研究所相继研制成功冷冻干燥水痘疫苗。

【治疗】

（一）一般治疗

加强护理，供给足够水分和易消化的饮食；剪短患儿指甲、戴连指手套以防抓伤；勤换内衣，消毒水洗浴，减少继发感染。

（二）病原治疗

水痘病人无禁忌证的情况下均建议抗病毒。带状疱疹抗病毒的指征是：病变部位在头颈部或为躯干、四肢严重的疱疹；有免疫缺陷或应用免疫抑制剂的患者；出现严重的特异性皮炎或严重的湿疹等。

阿昔洛韦是首选的抗 VZV 药物，治疗越早越好，一般应在皮疹出现后 48h 以内开始。

（三）对症治疗

水痘为局部或全身使用止痒、镇静剂；带状疱疹为止痛。

（四）并发症治疗

继发细菌感染时给抗生素治疗，因脑炎出现脑水肿颅内高压者应脱水治疗。

【预后】

水痘预后一般良好，有的可留色素沉着，一般不留瘢痕；有的带状疱疹可留下后遗神经痛。

【预防】

主要是预防水痘，目前无有效办法直接预防带状疱疹。

（一）控制传染源

水痘患者是唯一的传染源，应隔离至疱疹完全结痂或出疹后 7 日。

（二）切断传播途径

水痘主要传播途径为呼吸道飞沫传播与直接接触传播。需避免与急性期患者接触，疫期加强通风、勤洗手、勤换衣、加强物体表面消毒。

（三）保护易感人群

1．接种水痘疫苗是最经济最有效的预防控制措施。与未接种疫苗的病例比较，在潜伏期接种过水痘疫苗的病例，临床表现轻，患病天数少。

2．加强水痘防病知识的宣传。

本节小结

水痘、带状疱疹均是由水痘－带状疱疹病毒引起的两种不同的疾病。水痘是一种以散在分布的水疱为特征、传染性很强的疾病，多见于儿童。带状疱疹以群集小水疱沿神经走向单侧分布，伴明显神经痛为特征。二者均可发生于任何年龄，但水痘多见于儿童，带状疱疹多见于成人。根据流行病学资料与特殊皮疹常可做出临床诊断，确诊需依靠实验室检查。本病以抗病毒、对症支持治疗、防治并发症为主。本病流行期间尽可能做好病人的隔离管理，最重要的是易感者接种疫苗。多数患者预后好，重症或伴发脑炎者预后差，甚至可能引起死亡；带状疱疹还可能遗留疱疹后神经痛。

自测题

一、填空题

水痘的最重要的传染源是________________________________。

二、选择题

A1 型题

1．关于水痘，下列哪项正确
   A．皮疹呈离心性分布
   B．多发生于儿童
   C．疫苗主动免疫尚不成熟
   D．EB 病毒感染所致
   E．皮疹愈后留瘢痕

A2 型题

2．患儿，男，3 岁，发热 3 天、起皮疹 2 天，于 2015 年 4 月 15 日就诊。体格检查：头部、面部、胸、腹、背部见散在红色斑丘疹、疱疹，部分已结痂，对确定诊断下列哪项最有意义
   A．发病年龄
   B．病原学检查
   C．发病的季节
   D．血常规检查
   E．皮疹的特点

3．患儿，女，7 岁，因“全身皮肤皮疹 3 天”就诊。入院前 3 天，出现发热、头痛、全身痒，口腔在进食时有疼痛。入院体格检查：T 39℃，神志清，全身皮肤有散在的皮疹，以前胸为多，部分皮疹为水疱。口腔内有疱疹。余（–）。入院后化验血常规：白细胞 9.6×10^{9}/L，中性粒细胞 56.4%，淋巴细胞 43.6%。入院后皮疹出现“四代同堂”现象，有斑疹、丘疹，水疱，脓疱，结痂
考虑最可能的诊断是什么？
   A．幼儿急疹
   B．手足口病
   C．脓疱疹
   D．麻疹
   E．水痘

三、简答题

试列出带状疱疹的诊断依据。

（邓　兰）

第十节　流行性腮腺炎

学习目标

通过本节内容的学习，学生应能：

识记

说出流行性腮腺炎病原体，复述流行性腮腺炎流行的三个环节。

理解

归纳流行性腮腺炎的临床表现特点。

运用

1. 运用所学知识对本病进行诊断及鉴别诊断。
2. 能初步制订本病的治疗及预防方案并对健康人群做出预防宣传指导。

案例 2-10-1

患者，男，15 岁。因“发热 1 周，腮腺区胀痛 4 天，睾丸肿痛 1 天”入院。入院后体格检查：T 38.9℃，神志清，双侧面部以耳垂为中心周围组织水肿明显，边界不清，无流脓。咽充血，双侧扁桃体未见肿大，腮腺导管口红肿、无溢脓。双侧睾丸肿大，触痛明显，透光试验阴性。余（-）。辅助检查：血常规：白细胞 7.9×10^9/L，中性粒细胞 33%，淋巴细胞 56%，尿液、粪便常规无异常。

问题与思考：

1. 根据病情该患儿的临床诊断是什么，依据有哪些？
2. 请为患者制订治疗方案。

流行性腮腺炎（mumps，epidemic parotitis）是由腮腺炎病毒引起的急性呼吸道传染病，多见于儿童与青少年。感染后可获得终生免疫，但个别抗体水平低者亦可再次感染。临床上以腮腺的急性肿胀、疼痛为特征，常伴发脑膜炎、胰腺炎及睾丸炎。本病按丙类传染病管理。

【病原学】

腮腺炎病毒属于副黏病毒科的单股 RNA 病毒，只有一个血清型，人是唯一宿主。病毒颗粒呈圆形，大小悬殊，100 ～ 200nm，有包膜。对物理和化学因素敏感，来苏、福尔马林等均能在 2 ～ 5min 内将其灭活，紫外线照射也可将其杀灭。加热至 56℃ 20min 即失去活力。

【流行病学】

（一）传染源

腮腺炎患者和健康带病毒者是本病的传染源，患者在腮腺肿大前 7 天到发病后 9 天具有高度传染性。

（二）传播途径

主要通过呼吸道飞沫传播，密切接触亦可感染。

（三）易感人群

人群对流行性腮腺炎普遍易感，可达 80% 以上，1 岁以下婴儿很少发病。90% 病例为 1 ～ 15 岁的儿童。

（四）流行特征

本病是全球性流行的传染病，终年可发病，冬春季节最多。幼托机构等易发生暴发流行。

【发病机制及病理】

（一）发病机制

病毒通过口、鼻进入人体后，在上呼吸道黏膜上皮组织中生长繁殖，导致局部炎症和免疫反应，并进入血液引起第一次病毒血症，进而侵入到腮腺和中枢神经系统，引起相应病变，并进一步复制，再次入血，形成第二次病毒血症，侵犯全身各器官。流行性腮腺炎病毒亦可经口腔沿腮腺管传播到腮腺。由于病毒对腺体组织具有高度亲和性，可使多种腺体（腮腺、舌下腺、颌下腺、胰腺、生殖腺等）发生炎症改变，如侵犯神经系统，可导致脑膜脑炎等严重病变。

（二）病理

受侵犯的腺体出现非化脓性炎症为本病的病理特征，间质充血、水肿、点状出血、淋巴细胞浸润和腺体细胞坏死等。腺体导管细胞肿胀，管腔中充满坏死细胞及渗出物，使腺体分泌排出受阻，唾液中的淀粉酶经淋巴系统进入血液，使血、尿淀粉酶增高。

【临床表现】

潜伏期：14 ～ 25 天，平均 18 天。

（一）症状与体征

大多无前驱症状，常以耳垂为中心的肿大为首发体征。常先见一侧，后另一侧也相继肿大，2 ～ 3 日内达高峰，局部疼痛、过敏，张口、咀嚼或吃酸性食物时胀痛加剧。肿大的腮腺以耳垂为中心，向前、后、下发展，边缘不清，表面发热，触之有弹性感并有触痛。腮腺肿大可持续 5 日左右，以后逐渐消退。腮腺导管开口（位于上颌第二磨牙对面黏膜上）在早期可有红肿，有助于诊断。常波及舌下腺和颌下腺。病程中患者可有不同程度发热，短者 1 ～ 2 天，多为 5 ～ 7 天，亦有体温始终正常者。可伴有头痛、乏力、食欲缺乏等。

（二）并发症

1．神经系统并发症

（1）脑膜脑炎：最常见，亦可单独累及脑实质或脑膜，常在腮腺炎高峰时出现，也可出现在腮腺肿大前或腮腺肿大消失后。男孩发病率高于女孩。表现为发热、头痛、呕吐、颈项强直、克氏征阳性等，以脑膜受累为主者预后大多良好。侵犯脑实质者，可出现嗜睡、甚至昏迷等，并可留有神经系统后遗症甚至死亡。

（2）其他：如多发神经根炎、颜面神经炎、小脑共济失调等。

2．胰腺炎　常发生在腮腺肿大数日后，表现为上腹部剧痛和触痛，伴发热、寒战、反复呕吐等。血、尿淀粉酶增高，但淀粉酶升高不能作为诊断胰腺炎的证据，需做血清脂肪酶检查，有助于诊断。严重的急性胰腺炎较少见。

3．生殖腺炎

（1）睾丸炎：常侵犯相对成熟的睾丸，是男孩最常见的并发症，多为单侧。常发生在腮腺炎起病后的 4 ～ 5 天、肿大的腮腺开始消退时。开始为睾丸疼痛，随之肿胀伴剧烈触痛，可并发附睾炎、鞘膜积液和阴囊水肿。大多数患者有严重的全身反应，突发高热、寒战等。一般 10 天左右消退，部分病例发生不同程度的睾丸萎缩，如双侧萎缩可导致不育症。

（2）卵巢炎：5% ～ 7% 的青春期女性患者可并发卵巢炎，症状多较轻，可出现下腹和腰背部疼痛及压痛、月经不调等，一般不影响生育能力。

4．心肌炎　多见于病程 5 ～ 10 天，可与腮腺肿大同时或稍迟发生，表现为面色苍白，心率增快或减慢，心音低钝、收缩期杂音、心脏扩大等。大多数患者可仅有心电图改变而无临床症状。

5．耳聋　为听神经受累所致，发病率不高，大多为单侧性，不易被及时发现，治疗困难，可成为永久性耳聋。

6．其他并发症　肾炎、乳腺炎、胸腺炎、甲状腺炎、泪腺炎、角膜炎、血小板减少及关节炎等偶可发生。

【实验室检查】

（一）常规检查

1．血常规　发病前 2 天血白细胞总数可稍升高，分类无特殊；病程第 3 日以后白细胞总数恢复正常或稍偏低，而淋巴细胞百分比稍上升。

2．淀粉酶　90% 患者发病早期血清和尿淀粉酶有轻至中度增高，2 周左右恢复正常。测定淀粉酶可与其他原因引起的腮腺肿大或其他病毒性脑膜炎相区别。

3．血脂肪酶　若增高有助于胰腺炎的诊断。

（二）脑脊液检查

合并有脑膜脑炎者脑脊液的改变与其他病毒性脑炎相似。

（三）病原学检查

1．血清学检查　近年来大多采用 ELISA 法检测患者血清中腮腺炎病毒特异性 IgM 抗体，可以早期快速诊断。双份血清特异性 IgG 抗体效价有 4 倍或 4 倍以上增高为阳性。

2．RNA 检测　可用 PCR 技术检测腮腺炎病毒 RNA，有很高的敏感性。

3．病毒分离　发病早期取患者唾液、尿液、脑脊液或血液标本，及时接种鸡胚或人胚肾细胞进行病毒分离实验，阳性标本采用红细胞吸附抑制试验或血凝抑制试验进行鉴定，阳性者可以确诊。

【诊断及鉴别诊断】

（一）诊断标准

根据流行病学史、接触史以及发热、腮腺和邻近腺体肿大疼痛等症状，临床诊断较容易。确诊需要进行血清学检查及病毒分离依据。

（二）鉴别诊断

需与化脓性腮腺炎、其他病毒性腮腺炎及其他原因引起的腮腺肿大，如白血病、淋巴瘤或罕见的腮腺肿瘤等鉴别。

知识链接

流行性腮腺炎的历史

流行性腮腺炎出现历史较早，发病率高，尤其易在儿童中广泛流行。西方医学对于本病的认识过程主要经历了以下 3 个历史时期。

1．公元前 5 世纪至 19 世纪　本时期已经确认本病有广泛的流行性，对其临床特点、传染性做了描述 。早在公元前 460 年至公元前 400 年之间，该病就已经存在，这在古希腊著名医学家希波克拉底的著作中即有记载。至 19 世纪已肯定为世界性流行的传染病。

2．19 世纪中期至 19 世纪末叶　此时期对该病的临床表现、发病机制、病理解剖、传染环节和流行病学特点做了较为丰富的观察，尤其在流行病学研究方面取得了一定成果。

3．20 世纪初至今　此时期对本病病因机理、诊断治疗的研究已进入微观领域，疫苗的研制和应用为预防和阻断该病的传播提供了最有效的手段。

【治疗】

本病为自限性疾病，无特效治疗，以对症处理为主。

（一）典型腮腺炎

1．一般治疗　呼吸道隔离至腮腺肿大消退，注意休息。清淡饮食，忌酸性、刺激性食物，保持口腔清洁，多饮水。

2．对症治疗　对高热者采用物理和药物降温，头痛和并发睾丸炎者必要时给予止痛药物。

3．局部用药　使用中药治疗，目的是清热解毒、软坚消痛，常用普济消毒饮加减内服和青黛散调醋局部外敷等。

4．抗病毒治疗　发病早期可使用利巴韦林 15mg/（kg・d）静滴，疗程 5 ～ 7 天。也可使用干扰素治疗，有加速消肿、缩短热程的效果。

（二）并发症的治疗

1．脑膜炎、脑膜脑炎　可按一般病毒性脑炎治疗。头痛严重者给予 20% 甘露醇液 1 ～ 2g/kg，每 4 ～ 6 小时 1 次，脱水降颅压，至症状好转逐渐减量。也可使用甘油果糖。必要时可短期（3 ～ 7 天）应用中等剂量的糖皮质激素。

2．睾丸炎　睾丸肿痛时可用丁字带托起。亦可局部间歇冷敷或用镇静剂。可早期应用糖皮质激素，以减轻局部病损。

3．胰腺炎　按急性胰腺炎处理，如用生长抑素减少胰酶分泌。

4．其他　如心肌炎等，按照强心、营养心肌处理，必要时可应用皮质激素。

【预后】

本病预后良好，有极个别留有永久性耳聋及睾丸萎缩后失去生育能力。

【预防】

（一）控制传染源

隔离病人虽不能控制本病流行，但仍可明显减少继发病例。一般隔离到第 10 病日，重型患者可适当延长。

（二）切断传染途径

在流行季节对易感者多的机构，应勤通风，用 0.2% 过氧乙酸熏蒸、喷洒，勤晒被褥等对切断传染途径有一定作用。

（三）保护易感人群

1．被动免疫　特异性高价免疫球蛋白给接触后 5 天内的易感者注射。但一般的球蛋白对本病的预防效果可疑。

2．主动免疫　1 岁以上，尤其是青少年均可接种腮腺炎减毒活疫苗，但孕妇禁用，因可致畸。国外应用麻疹－风疹－腮腺炎三联疫苗（MMR）接种，也取得良好的保护作用。

本节小结

流行性腮腺炎是由腮腺炎病毒感染引起的急性呼吸道传染病。好发于冬春季，多见于儿童和青少年，临床表现以腮腺非化脓性肿胀、疼痛、伴咀嚼困难、发热为主要表现。儿童可并发脑膜脑炎，青少年或成人可并发睾丸炎或卵巢炎。根据流行病学资料与发热、腮腺区肿大可做出初步临床诊断，确诊需实验室检查。本病以对症支持治疗为主。本病流行期间尽可能做好病人的隔离管理，最重要的是易感者接种疫苗。多数患者预后好，极少数严重者会引起死亡。

自 测 题

一、填空题

1．流行性腮腺炎的自然界宿主是________________________________。

2．流行性腮腺炎的病原体是________________________________。

二、选择题

A1 型题

1．关于流行性腮腺炎，下列哪项正确

A．仅有一侧腮腺受累

B．只出现腮腺病变

C．腮腺导管口有脓性分泌物

D．EB 病毒感染所致

E．甚少出现第二次发病

2．流行性腮腺炎的临床特点是

A．局部疼痛不明显

B．青少年患者多见

C．并发睾丸炎者易出现不育症

D．一定伴有颌下腺肿大

E．进食酸性食物时疼痛加重

A3/A4 型题

患者，女，6 岁，因发热、头痛、腮腺区肿大 3 天于 2015 年 1 月 6 日入院，其同学在她之前有出现类似症状。体格检查：患儿双侧面部以耳垂为中心肿大，边界不清，压痛明显，无波动感，右侧颌下可扪及一约 2cm × 3cm 包块，质中，轻压痛。血常规：WBC：5.5×10^9/L，N：0.61，L：0.39。

3．考虑最可能的诊断是什么？

A．幼儿急疹

B．水痘

C．风疹

D．麻疹

E．流行性腮腺炎

4．为明确诊断，哪项检查最为必须

A．检测血尿淀粉酶

B．分别留置发病早期和恢复期血清随访腮腺炎病毒抗体

C．随访血常规

D．进行脑脊液检测

E．测 IgM 抗体

5．下一步如何处理最重要

A．应用大剂量糖皮质激素

B．抗病毒治疗

C．休息、对症治疗

D．应用脱水剂防治脑水肿

E．用抗生素抗感染治疗

三、简答题

试列出流行性腮腺炎的治疗措施。

（邓　兰）

第十一节 流行性感冒

学习目标

通过本节内容的学习，学生应能：

识记：

说出流行性感冒的病原学特点，复述流行性感冒流行的三个环节及流行病学特点。

理解：

归纳流行性感冒的临床表现特点及实验室检查的临床意义。

运用：

1. 运用所学知识对流行性感冒进行诊断及鉴别诊断。
2. 能初步制订流行性感冒的治疗及预防方案。

案例 2-11-1

患者，女，22岁，工人，因畏寒，发热伴全身酸痛1天，于2014年2月12日就诊。

患者自诉：1天前无明显诱因出现畏寒，发热，体温39.1℃，伴头疼，头晕，全身酸痛，病后精神差、全身乏力，不思饮食，无腹痛、腹泻，呕吐，无明显鼻塞、流涕、心急、气短等。近几天已有十多位同事出现类似症状。体格检查：T 39℃，神清合作。咽部无明显充血，双侧扁桃体未见肿大，余（-）。

血常规：白细胞 3.8×10^9/L，中性粒细胞53%，淋巴细胞47%，血小板 110×10^9/L；胸片未见明显异常。

问题与思考：

1. 该病例最可能的诊断是什么？诊断依据有哪些？
2. 进一步确诊需要做哪些辅助检查？
3. 如何进行治疗？

流行性感冒（influenza）简称流感，是流感病毒引起的急性呼吸道传染病。主要通过空气中的飞沫经呼吸道传播，其传染性强、传播速度快。典型的临床表现为：急起高热、头痛、全身肌肉酸痛、显著乏力和轻度呼吸道症状。老年人和有基础疾病者可出现较严重的并发症。根据“国卫疾控发〔2013〕28号”文，将甲型H1N1流感从乙类调整为丙类，并纳入现有流行性感冒进行管理。

【病原学】

引起本病流感病毒属正黏病毒科，为一种RNA病毒，直径为80 ~ 120nm，呈球形或丝状，有包膜。流感病毒结构分三层：内层含核蛋白（NP）、P 蛋白和 RNA。NP 抗原性稳定，具有型的特异性；RNA 为多节段的负链单股 RNA，当两株不同的病毒同时感染同一宿主时，其 RNA 片段可以相互重组。中层由类脂质和膜蛋白（MP）构成，MP 的抗原性稳定，具有型的特异性。外层主要由两种糖蛋白即血凝素（hemagglutinin，H）和神经氨酸酶（neuraminidase，N）构成，H 能使病毒吸附于敏感细胞表面而引起感染，N 能促使细胞内复制完成的病毒脱离细胞表面；H 与 N 具有变异性，是病毒的株特异性抗原，是甲型流感病毒划分的主要依据。

根据流感病毒的 NP 和 MP 抗原性不同，将流感病毒分为甲（A）、乙（B）、丙（C）三型。甲型流感病毒根据其 H 与 N 抗原性的不同又可将同型病毒分为不同的亚型，H 抗原有 16 个亚型（H_1 ~ H_{16}），N 抗原有 9 个亚型（N_1 ~ N_9）。甲型流感病毒在动物中广泛存在，目前已知所有亚型都可以在鸟类特别是在水禽中存在，此外还可以感染其他动物，如猪、马、海豹以及鲸鱼和水貂等。目前为止，乙型流感病毒除感染人之外还没有发现其他的自然宿主。丙型流感病毒除感染人之外还可以感染猪。

流感病毒变异有抗原性变异、温度敏感性变异、宿主范围以及对非特异性抑制物敏感性等方面的变异，其中抗原性变异即 HA 和 NA 抗原结构的改变最为重要，它包括抗原性转变和抗原性漂移。抗原性转变变异幅度大，属于质变，形成新亚型（如 H1N1 → H2N2、H2N2 → H3N2），可引起流感大流行。甲型流感病毒的变异性最强。

流感病毒很容易被紫外线和加热灭活，通常 56℃ 30min 可被灭活，且对离子和非离子清洁剂、氯化剂和有机溶剂等很敏感；在 pH 值＜ 5 或＞ 9 时流感病毒的感染性很快被破坏。

【流行病学】

（一）传染源

流感患者及隐性感染者为主要传染源。从潜伏期即有传染性，发病 3 天内传染性最强。隐性感染者和轻症患者在本病的传播过程中起重要作用。

（二）传播途径

以空气飞沫传播为主。日常生活接触通过被污染的手、玩具、日常用品等也可间接传播。

（三）易感人群

人群普遍易感，感染后可获一定的对同型病毒的免疫力，持续时间不长。且各型流感及不同亚型之间无交叉免疫，故可反复发病。感染率最高的通常是青少年。

（四）流行特征

突然发生，迅速蔓延，2 ~ 3 周达高峰，发病率高，流行期短，6 ~ 8 周，常沿交通线传播。甲型流感病毒常以流行形式出现，能引起世界性流感大流行。乙型流感病毒常引起局部暴发。丙型流感病毒主要以散在形式出现。四季均可发生，以冬春季为主。南方在夏秋季也可见到流感流行。

【发病机制及病理】

（一）发病机制

流感病毒通常依靠 HA 与上皮细胞的特殊受体结合而进入细胞复制，并不断释放新的病毒颗粒感染其他细胞，被感染的细胞发生变性、坏死、脱落，产生炎症反应。临床出现发热、肌肉痛和白细胞减少等全身症状，但不发生病毒血症。

（二）病理

单纯型流感的病理变化主要是呼吸道纤毛上皮细胞膜变性、坏死和脱落，2 周后纤毛上皮细胞重新出现和修复，重者可见支气管黏膜坏死。肺炎型流感有肺充血和水肿，气管和支气管黏膜下层有灶性出血、水肿和细胞浸润，呈现浆液性出血性支气管肺炎。

【临床表现】

潜伏期一般为1～7天，多数为2～4天。

（一）典型表现

急起高热，体温可达39～40℃，可伴畏寒、寒战；全身中毒症状重，如头痛、头晕、全身酸痛；极度疲乏、食欲缺乏等；呼吸道卡他症状轻微，伴/不伴有咽痛、干咳，鼻塞、流涕等；体征较轻可见眼结膜外眦轻度充血，肺部可闻及少许干性啰音。热程一般为3～4天，热退后全身症状好转，但体力恢复慢，咳嗽可持续数周。

（二）临床分型

1．单纯型流感　急起发热，体温39～40℃，伴畏寒、乏力、头痛、肌肉关节酸痛等全身症状明显，呼吸道症状轻，可有咽痛、鼻塞、干咳等。体格检查：急性病容，咽部充血，肺部可及干性啰音。

2．轻型流感　起病急，轻或中度发热，全身及呼吸道症状轻，易被误认为普通感冒。

3．肺炎型流感　较少见，主要发生于老人、小孩、原有心肺疾患及免疫功能低下的人群。多以典型流感起病，后病情迅速加重，表现为高热持续不退，剧烈咳嗽，咳血痰，呼吸急促，发绀，肺部可闻及干、湿啰音，但无肺实变体征。胸片提示两肺有散在的絮状阴影。痰培养无致病细菌生长。可因呼吸循环衰竭而死亡，病死率高。

4．中毒性流感　主要表现为高热、休克及弥散性血管内凝血（DIC）等严重症状，病死率高。临床上极少见。

5．胃肠炎型流感　少见，儿童多于成人，除发热外，以呕吐、腹泻为主要临床表现。

6．其他类型　脑膜脑炎型：以意识障碍、脑膜刺激征等为主要表现。心肌炎型：病变累及心肌。肌炎型：以横纹肌溶解为主要表现。

7．甲型H1N1流感　一般病例的临床表现同典型流感或轻症流感，但部分患者起病急、来势凶猛、病情发展迅速，突然高热、体温超过39℃，高热持续不退，甚至继发严重肺炎、急性呼吸窘迫综合征、肺出血、胸腔积液、全身血细胞减少、肾衰竭、败血症、休克、Reye综合征、呼吸衰竭及多器官损伤，导致死亡。

（三）并发症

1．呼吸系统　细菌性肺炎；其他病原菌感染所致肺炎，包括衣原体、支原体、嗜肺军团菌、真菌等；其他病毒性肺炎：常见的有鼻病毒、冠状病毒、呼吸道合胞病毒、副流感病毒等。

2．循环系统　中毒性休克、中毒性心肌炎等。

3．Reye综合征　见于儿童，尤其是应用阿司匹林等水杨酸类解热镇痛药物者。

【实验室检查】

（一）血常规检查

白细胞总数正常或降低，淋巴细胞相对增加；重症患者多有白细胞总数及淋巴细胞减少；若合并细菌感染，白细胞总数及中性粒细胞上升。

（二）病原学检查

1．患者早期（发病前3天内）和恢复期（2～4周后）2份血清，血清抗体效价呈4倍或以上增加。

2．取患者鼻黏膜压片染色找包涵体，免疫荧光检测抗原为阳性或特异性核酸检测阳性。

3．急性期病人口咽含漱液或上呼吸道分泌物接种于鸡胚或组织培养可分离出病毒。

（三）其他检查

胸部X线检查可发现肺部有无病变；动脉血氧饱和度测定可判断有无低氧血症及程度；肝、肾功能检查等。

【诊断及鉴别诊断】

（一）诊断依据

根据流行病学史（流行季节、周围人群集中出现大量上呼吸道感染的患者，或医院上呼吸道感染的就诊病人显著增加）、临床表现及实验室检查结果，可做出流感的诊断。

（二）诊断标准

1．临床诊断病例

（1）有流行病学史。

（2）出现急性畏寒、高热、头痛、浑身酸痛和乏力等中毒症状，不伴或伴有轻度呼吸道卡他症状。

（3）出现恶心、呕吐和腹泻症状，但发病急而恢复快，伴有呼吸道卡他症状，排除其他疾病者。

（4）流感流行期有发热，伴咳嗽或咽痛之一者。

符合上述（1）同时有（2）或（3）或（4）项者，为临床诊断病例。

2．确诊病例　临床诊断病例并具有下列情况之一者。

（1）患者早期（发病前 3 天内）和恢复期（2 ～ 4 周后）2 份血清，血清抗体效价呈 4 倍或以上增加。

（2）取患者鼻黏膜压片染色找包涵体，免疫荧光检测抗原为阳性或特异性核酸检测阳性。

（3）分离和鉴定到流感病毒。

3．重症流感判断标准　“流行性感冒诊断与治疗指南（2011 年版）”指出流感病例出现下列 1 项或 1 项以上情况者为重症流感病例。

（1）神志改变：反应迟钝、嗜睡、躁动、惊厥等。

（2）呼吸困难和（或）呼吸频率加快：成人及 5 岁以上儿童＞ 30 次 /min；1 岁～ 5 岁＞ 40 次 /min；2 月龄～ 12 月龄＞ 50 次 /min；新生儿～ 2 月龄＞ 60 次 /min。

（3）严重呕吐、腹泻，出现脱水表现。

（4）少尿：成人尿量＜ 400ml/24h；小儿尿量＜ 0.8 ml/（kg · h），或每日尿量婴幼儿＜ $200ml/m^2$，学龄前儿＜ $300ml/m^2$，学龄儿＜ $400ml/m^2$，14 岁以上儿童＜ 17ml/h；或出现急性肾衰竭。

（5）动脉血压＜ 90/60 mmHg。

（6）动脉血氧分压（PaO_2）＜ 60 mmHg（1 mmHg=0.133 kPa）或氧合指数（PaO_2/ FiO_2）＜ 300。

（7）胸片显示双侧或多肺叶浸润影，或入院 48h 内肺部浸润影扩大≥ 50%。

（8）肌酸激酶（CK）、肌酸激酶同工酶（CK-MB）等酶水平迅速增高。

（9）原有基础疾病明显加重，出现脏器功能不全或衰竭。

（三）鉴别诊断

1．普通感冒　为多种病毒引起，多为散发，起病较慢，上呼吸道症状明显，全身症状较轻。以鼻咽部卡他症状为主要表现。检查可见鼻黏膜充血、水肿、有分泌物，咽部轻度充血。如无并发症，一般 5 ～ 7 天可痊愈。病原学检查可资鉴别。

2．链球菌性咽炎　该病咽部红肿，扁桃体肿大，有脓性分泌物，颌下淋巴结肿大，白细胞和中性粒细胞增高。

3．其他病原体引起的呼吸道感染　如支原体、衣原体感染等，要通过病原学检查来区别。

4．单纯型钩端螺旋体病　根据流行病学资料、临床表现及实验室检查鉴别。

知识链接

Reye 综合征

Reye 综合征是流感病毒感染时的一种严重并发症。曾被称为“脑病合并内脏脂肪变性综合征”，由病理学家 Reye 及其同事于 1963 年首次报道此综合征，因此命名为 Reye 综合征。以急性弥漫性脑水肿以及肝为主的内脏脂肪变性为病理特征。临床主要表现为急性颅内压增高，肝功能异常。其病因和发病机制迄今不详，但已肯定与病毒感染和服用阿司匹林密切相关。

【治疗】

（一）一般治疗

卧床休息，多饮水，给予富有营养的流质饮食或软性饮食，补充维生素。

（二）对症治疗

高热者给予物理降温或应用解热镇痛药、儿童避免使用阿司匹林等水杨酸类药物退热，以免引起 Reye 综合征。咳嗽咳痰者，给予止咳祛痰药等。

（三）早期抗病毒治疗

在发病 36h 或 48h 内尽早开始抗流感病毒药物治疗。发病 48h 后使用神经氨酸酶抑制剂亦可有效。

1．神经氨酸酶抑制剂　对甲、乙型流感均具活性。早期特别是在发病 48h 内使用能有效缓解流感患者的症状，缩短病程和住院时间，减少并发症。常用药物有奥司他韦和扎那米韦。奥司他韦推荐口服剂量为成人 75 毫克 / 次，2 次 / 日，连用 5 天。儿童体重 15kg 者 30mg，15 ～ 23kg 者 45mg，24 ～ 40kg 者 60mg，大于 45kg 者 75mg，小于 1 岁的儿童不推荐使用。

2．M_2 离子通道阻滞剂　仅对甲型流感病毒有抑制作用。

（1）金刚烷胺：发病 48h 内用药效果好。

（2）甲基金刚烷胺：疗效好，且神经系统副作用少。

（四）重症病例的治疗

治疗原则：积极治疗原发病，防治并发症，并进行有效的器官功能支持。

1．加强血氧监测和呼吸支持　①加强血氧监测；②确保呼吸道通畅；③鼻导管或面罩吸氧；④人工机械通气呼吸支持；⑤合并细菌感染者，应用有效的抗菌药。

2．循环支持

（1）感染性休克治疗：①扩容、纠酸；②血管活性药物、正性肌力药物的应用；③小剂量糖皮质激素的应用；④ ARDS 合并休克时，在积极地抗休克治疗同时，重视液体管理，在循环动力学稳定情况下，控制液体输入；⑤合并细菌感染者，应用有效的抗菌药。

（2）心源性休克治疗：扩容，血管活性药物应用，正性肌力药物应用，机械性辅助循环支持：如主动脉内球囊反搏。

3．肾支持　合并急性肾衰竭的 ARDS 患者可采用持续的静脉 - 静脉血液滤过或间断血液透析治疗。

4．糖皮质激素治疗　感染性休克需要血管加压药治疗的患者可以考虑使用小剂量激素。

5．其他支持治疗　当出现其他脏器功能损害时，给予相应支持治疗。要重视营养支持，纠正内环境紊乱，尤其是电解质的紊乱及代谢性酸中毒。

（五）中医中药治疗

根据临床表现进行辩证论治。

【预后】

单纯型流感一般预后良好，多在一周内恢复，但咳嗽和全身乏力可能持续数天至数周。老年人、妊娠妇女、免疫缺陷人群发生重症流感的危险性明显增加，部分重症流感可导致死亡。重症甲型 H1N1 流感预后差，可因呼吸衰竭及多器官损伤而死亡。

【预防】

（一）控制传染源

早发现，早诊断，早隔离，早治疗。呼吸道隔离 1 周或至主要症状消失。

（二）切断传播途径

1．流行期间，尽量避免集会或集体娱乐活动，老幼病残等易感者少去公共场所，外出时戴口罩，室内注意通风，必要时对公共场所进行消毒。

2．医护人员戴口罩、洗手、消毒、防止交叉感染。

3．患者用具及分泌物要彻底消毒。

（三）保护易感人群

1．接种流感疫苗　接种流感疫苗是其他方法不可替代的最有效的预防流感的手段。疫苗需每年接种方能获有效保护。从未接种过流感疫苗、或前一年仅接种 1 剂的 6 月龄～ 9 岁儿童应接种 2 剂，间隔 4 周；以后每年 10 月前开始接种 1 剂。其他人群每年 1 剂。下列情况禁用：对卵蛋白或任何疫苗过敏者，中、重度急性发热者，曾患吉兰 - 巴雷综合征者，精神病患者，妊娠早期，6 个月以下的婴儿等。

2．抗病毒药物预防　药物预防不能代替疫苗接种，只能作为没有接种疫苗或接种疫苗后尚未获得免疫能力的高合并症风险人群的紧急临时预防措施。奥司他韦 75mg，每天 1 次，连用 7 天；金刚烷胺 100mg，每天 2 次，连用 10 ～ 14 天。

3．其他　可采用中医中药预防。

本节小结

流行性感冒简称流感，是流感病毒引起的急性呼吸道感染病。流感患者及隐性感染者为主要传染源；主要通过空气中的飞沫经呼吸道传播，其传染性强、传播速度快。典型的临床表现为：急起高热、头痛、全身肌肉酸痛、显著乏力和轻度呼吸道症状。老年人和有基础疾病者可出现较严重的并发症。依据流行病学资料及临床表现可初步考虑本病，确诊需要病原学依据。对患者在尽早使用抗病毒药物的基础上给予对症支持等综合治疗，儿童避免使用阿司匹林等水杨酸类药物退热，以免引起 Reye 综合征。接种流感疫苗是其他方法不可替代的最有效预防流感的手段。

自测题

一、填空题

1．流行性感冒主要传染源为______________，最主要的传播途径为______________。

2．__________型流感易形成大流行。

二、选择题

A1 型题

1．能抑制甲型流感病毒的药物是

A．金刚烷胺

B．氟康唑

C．氧氟沙星

D．四环素

E．甲硝唑

2．预防流感最有效的方法是

A．使用抗生素

B．应用免疫球蛋白

C．使用中草药

D．切断传播途径

E．免疫预防（使用疫苗）

三、简答题

试列出流行性感冒的临床表现特点。

（何辉红）

第十二节 人感染高致病性禽流感

学习目标

通过本节内容的学习，学生应能：

识记

说出人感染高致病性禽流感的病原体，复述人感染高致病性禽流感流行的三个环节及流行病学特点。

理解

归纳人感染高致病性禽流感的临床表现特点及实验室检查的临床意义。

运用

1．运用所学知识对人感染高致病性禽流感进行诊断及鉴别诊断。

2．能初步制订人感染高致病性禽流感的治疗及预防方案。

案例 2-12-1

患者，男，7 岁，因发热，咳嗽 6 天，于 2005 年 3 月 27 日入院。

其母代诉，患儿 6 天前开始出现低热，伴有轻度咳嗽，先干咳，后有咳痰，病中患儿精神差，感全身酸痛。按“感冒”治疗 3 天后病情反而逐渐加重，1 天前体温升至 40℃，而入院。发病前有病死家禽接触史，近 2 周曾食用自家病死鸡肉。近期其居住的农村发生 H5N1 高致病性禽流感疫情。

案例 2-12-1

体格检查：T 40℃，R 24 次 / 分，P 116 次 / 分，神清合作。咽部充血，双侧扁桃体肿大，心率 116 次 / 分，律齐，双肺呼吸音粗，双下肺可闻及少量细湿啰音，余（–）。血常规：白细胞 4.16×10^9/L，中性粒细胞 44%，淋巴细胞 56%，胸片：双肺门附近肺野及左上肺段可见斑片影，余肺纹理模糊可见网状改变。

问题与思考：

1．该病例最可能的诊断是什么？诊断依据有哪些？

2．进一步确诊需要做哪些辅助检查？

3．如何进行治疗？

人感染高致病性禽流感，是由甲型流感病毒某些感染禽类亚型中的一些毒株引起的人急性呼吸道传染病。主要经呼吸道传播，其临床表现随感染病毒亚型的不同而异，可感染人的禽流感病毒亚型为 H5N1、H9N2、H7N7、H7N2、H7N3、H7N5、H10N7 等。其中 H5N1 亚型引起的高致病性禽流感，病情严重，可出现呼吸系统及全身多脏器功能衰竭而导致患者死亡。人感染高致病性禽流感属乙类传染病。

【病原学】

禽流感病毒属正黏病毒科甲（A）型流感病毒属，病毒呈球形，直径为 80 ～ 120nm，有囊膜。病毒基因组为分节段单股负链 RNA。依据流感病毒外膜血凝素（HA）和神经氨酸酶（NA）表面抗原的不同而分为 15 个 HA 亚型（H1 ～ H15），9 个 NA 亚型（N1 ～ N9）。目前感染人类的禽流感病毒亚型主要为 H5N1、H9N2、H7N7、H7N2、H7N3、H7N5 等，其中 H5N1 亚型的患者病情重，死亡率高。禽流感病毒血清亚型多，传染性强，分布广，具有一定的宿主特异性，并且变异快。

禽流感病毒对外界环境的抵抗力较强，在粪便中可存活 1 周，在水中可存活 1 个月，0℃能存活 30 天以上，－ 20℃或真空干燥下可长期存活，但对热比较敏感，56℃加热 30min，煮沸（100℃）2min 可使该病毒灭活。禽流感病毒对乙醚、氯仿、丙酮等有机溶剂均敏感。常用消毒剂，如氧化剂、稀酸、卤素化合物（如漂白粉和碘剂）等容易将其灭活。阳光直射 40 ～ 48h 或用紫外线直接照射，可迅速破坏其传染性。

【流行病学】

1．传染源　患禽流感或携带禽流感病毒的家禽如鸡、鸭、鹅等，尤其是鸡是人感染高致病性禽流感的主要传染源，其他禽类或猪也有可能成为传染源。人是否为本病传染源至今尚未证实。

2．传播途径　主要经呼吸道传播，通过密切接触感染的禽类及其分泌物、排泄物，受病毒污染的水等，以及直接接触病毒毒株被感染。至今尚未证实人与人之间传播。

3．易感人群　人群普遍易感。流行病学调查显示，人禽流感病毒感染具有高度的职业相关性。与不明原因病死家禽或感染、疑似感染禽流感家禽密切接触人员为高危人群。

【发病机制与病理】

（一）发病机制

禽流感病毒通常依靠 HA 与上皮细胞的特殊受体结合而进入细胞复制，并不断释放新的病毒颗粒感染其他细胞，被感染的细胞发生变性、坏死、脱落，产生炎症反应。A（H5N1）病毒选择性侵犯肺细胞、肺泡巨噬细胞和非纤毛柱状上皮细胞，引起严重肺疾病。人类仅下呼吸道对A（H5N1）易感是目前该病毒不易发生人间传播的原因。

（二）病理

支气管黏膜严重坏死，双肺急性弥漫性渗出性病变，肺泡内大量的淋巴细胞浸润伴肺水肿，有散在的肺出血、肺不张，肺透明膜形成；心肌纤维变性坏死，间质水肿；肝细胞水样变性、坏死，汇管区可见淋巴细胞浸润；肾可见毛细血管扩张、淤血等。

【临床表现】

1. 潜伏期　目前估计为1～7天，一般为2～4天。

2. 临床症状

（1）H5N1亚病毒患者：多呈急性起病，早期有类似于普通型流感表现，主要为发热，体温大多持续在39℃以上，热程1～7天，一般为3～4天，可伴有流涕、鼻塞、咳嗽、咽痛等上呼吸道感染症状及头痛、肌肉酸痛和全身不适。部分患者可有恶心、腹痛、腹泻、稀水样便等消化道症状。治疗中若体温持续超过39℃，需警惕重症倾向。重症患者病情发展迅速，可迅速出现重症肺炎、急性呼吸窘迫综合征、低氧血症，呼吸衰竭，并可出现肺出血、胸腔积液、全血细胞减少，严重者可致死亡。

（2）H9N2亚病毒患者：通常仅有轻微的上呼吸道感染症状，发病类似普通流感。

（3）H7N7亚病毒患者：常为轻症患者，通常表现为上呼吸道卡他性症状或眼结膜炎。

（4）H7N9禽流感：患者以发热、咳嗽、少痰，伴头痛、肌肉酸痛、腹泻等流感样症状起病。重症患者病情发展迅速，多在发病3～7天出现重症肺炎，体温大多持续在39℃以上，出现呼吸困难，可伴有咯血痰。常快速进展为急性呼吸窘迫综合征，甚至多器官功能障碍。

3. 体征　重症患者可有肺部实变体征，可闻及湿性啰音，有胸膜炎时查体闻及胸膜摩擦音，H7N9禽流感尚可出现休克、胸腔积液等。

【并发症】

严重病例可有肾衰竭、可继发细菌感染出现败血症、休克、肾衰竭及Reye综合征等多种并发症，最终可出现多器官功能衰竭而死亡。

【实验室检查】

1. 血常规检查　白细胞总数一般不高或降低，血小板正常。重症患者多有白细胞总数及淋巴细胞下降。

2. 生化检查　可见天冬氨酸氨基转移酶、丙氨酸氨基转移酶、磷酸肌酸激酶、乳酸脱氢酶异常。

3. 病原学检查

（1）病毒抗原及基因检测：取患者呼吸道标本，采取免疫荧光法、酶联免疫法检测禽流感抗原，或采用RT-PCR法检测禽流感H亚型病毒基因。

（2）病毒分离：从患者呼吸道标本（如鼻咽分泌物、口腔含漱液、气管吸出物或呼吸道上皮细胞）中分离禽流感病毒。

（3）血清学检查：发病初期和恢复期双份血清，检测抗禽流感病毒抗体，如前后滴度有4倍或以上升高者，可作为回顾性诊断的参考指标。

4. 其他检查　如胸部X线检查等。

【诊断及鉴别诊断】

（一）诊断

根据流行病学史（发病前1周内接触过禽、尤其是病禽及其分泌物、排泄物，或与人感染高致病禽流感病人有过密切接触）、临床表现及实验室检查结果，排除其他疾病后，可以做出人禽流感的诊断。诊断依据中流行病学是诊断的重要条件，但不是必要条件；确诊需要严格的病毒学或血清学证据，尤其是恢复期血清抗禽流感病毒抗体比急性期血清抗体滴度高 4 倍或以上的证据。

1．疑似病例　有流行病学史、且无明确诊断的肺炎患者。

2．确诊病例　有流行病学史和临床表现，且从患者呼吸道分泌物标本中分离出特定病毒，或采用 RT-PCR 法检测到禽流感 H 亚型病毒基因，或检测到禽流感抗原，或发病初期和恢复期双份血清抗禽流感病毒抗体滴度有 4 倍或以上升高者。

（二）鉴别诊断

临床上应注意与流感、普通感冒、细菌性肺炎、衣原体肺炎、支原体肺炎、传染性非典型肺炎、传染性单核细胞增多症等疾病进行鉴别诊断。主要依据病原学检查进行鉴别。

知识链接

人感染 H7N9 禽流感

2013 年以来我国流行的人感染 H7N9 禽流感，为新型重配病毒 H7N9 感染所引起，病毒依然局限在从禽或者活禽市场到人传播为主的模式，不排除有限的非持续的人传人。据中国疾病控制中心统计 2014 年我国共报告人感染 H7N9 禽流感病例 335 例，其中死亡 135 例。

患者一般表现为流感样症状，重症病人病情发展迅速，多在发病 3 ~ 7 天出现重症肺炎，体温大多持续在 39℃以上，出现呼吸困难，可伴有咯血痰，常快速进展为急性呼吸窘迫综合征、脓毒症、感染性休克，甚至多器官功能障碍。根据流行病学接触史、临床表现、特别是从患者呼吸道分泌物标本中分离出 H7N9 禽流感病毒，或 H7N9 禽流感病毒核酸检测阳性，或动态检测双份血清 H7N9 禽流感病毒特异性抗体水平呈 4 倍或以上升高，可做出诊断。本病预后差，大约有 57% 的患者发展为 ARDS。治疗上尽量在发病 48h 内使用抗病毒药物，加强重症病例救治，注意中西医并重。

【治疗】

（一）一般治疗

对疑似和确诊患者均应进行隔离治疗。密切观察病情、监测生命体征，警惕有无并发症。注意休息，多饮水、加强营养。

（二）对症治疗

高热者给予物理降温或应用解热镇痛药，儿童避免使用阿司匹林等水杨酸类药物退热，以免引起 Reye 综合征。咳嗽咳痰者、给予止咳祛痰药等。根据缺氧程度可采用鼻导管、开放面罩及储氧面罩进行氧疗。

（三）抗流感病毒治疗

1．抗病毒药物使用原则

（1）在使用抗病毒药物之前应留取呼吸道标本送病原学检查。

（2）抗病毒药物应尽量在发病 48h 内使用。但对需要使用抗病毒药物的病例，发病超过 48h 也应使用。

2．常用药物

（1）离子通道 M2 阻滞剂：有金刚烷胺和金刚乙胺。早期应用可阻止病情发展，减轻病情，加速疾病的恢复，改善预后。使用该类药物易诱发流感病毒产生耐药性。目前监测资料显示所有 H7N9 禽流感病毒对金刚烷胺和金刚乙胺耐药，不建议使用。

（2）神经氨酸酶抑制剂：通过抑制流感病毒的神经氨酸酶来抑制病毒复制，同时减弱病毒的致病力。①奥司他韦（Oseltamivir）：成人患者推荐量：75 毫克 / 次每日 2 次，疗程 5 ～ 7 天，重症病例剂量可加倍，疗程可延长一倍以上。1 岁及以上年龄的儿童患者应根据体重给药：体重不足 15kg 者，予 30 毫克 / 次每日 2 次；体重 15 ～ 23kg 者，予 45 毫克 / 次每日 2 次；体重 23 ～ 40kg 者，予 60 毫克 / 次每日 2 次；体重大于 40kg 者，按成人剂量。1 岁以内的儿童不推荐使用。②帕拉米韦；③扎那米韦。

（四）重症患者的治疗

在常规治疗的基础上，还需要：①加强营养支持，早期肠内营养；②氧疗和呼吸支持；③加强抗病毒治疗；④防治细菌感染；⑤适当使用肾上腺皮质激素；⑥ 循环支持；⑦人工器官支持，如患者出现急性肾损伤给予持续肾替代治疗；⑧中医药治疗；⑨积极防治其他并发症。

【预后】

禽流感病毒感染的预后与感染的病毒亚型有关。其中感染 H5N1、H7N9 者预后相对较差，感染 H9N2、H7N7 者预后大多良好。本病预后还与患者年龄、患者是否有基础性疾病等有关。

【预防】

1．控制传染源　卫生部门与农业部门合作，同时开展人和禽类 H5N1 疫情监测，互通情报。

2．切断传播途径　一旦发生人禽流感疫情，对相应的区域进行彻底消毒，对死禽及禽类废弃物应销毁或深埋；做好医院内的消毒隔离工作，防止患者排泄物及血液污染院内环境及医疗用品；医护人员要做好个人防护，各种诊疗严格执行操作规范，防止医院感染和实验室的感染及传播。

3．保护易感人群　提倡健康的生活方式。目前尚无有效的 H5N1 疫苗。对密切接触者可试用抗流感病毒药物或中医药治疗。

本节小结

人感染高致病性禽流感，是由甲型流感病毒某些感染禽类亚型中的一些毒株引起的人急性呼吸道传染病。主要经呼吸道传播，其临床表现随感染病毒亚型的不同而异，早期表现类似普通流感。其中 H5N1 亚型引起的高致病性禽流感，病情严重，可出现呼吸衰竭及全身多脏器功能衰竭而导致病人死亡。2013 年以来我国流行的人感染 H7N9 禽流感，为新型重配病毒 H7N9 感染所引起，症状重，变化快，死亡率高。依据流行病学资料及临床表现可初步考虑本病，确诊需要病原学依据。对患者在尽早使用抗病毒药物的基础上给予对症支持等综合治疗，儿童避免使用阿司匹林等水杨酸类药物退热，以免引起 Reye 综合征。目前尚无有效的疫苗，预防以控制传染源、切断传播途径为主。

自测题

一、填空题

人感染高致病性禽流感主要传染源是______________，最主要的传播途径为____________。

二、选择题

A3/A4 型题

（1 ~ 2 题共用题干）

患者，男，28 岁，因发热，咳嗽 5 天，入院。患者 5 天前开始出现低热，伴有轻度咳嗽，先干咳，后有咳痰，精神差，食欲缺乏、全身酸痛。1 天前出现明显高热，体温升至 40℃。患者有家禽接触史，近期其居住地附近有大量家禽死亡。体格检查：T 40℃，R 26 次 / 分，P 116 次 / 分，神清合作。咽部充血，双侧扁桃体肿大，心界不大，心率 116 次 / 分，律齐，无杂音，双肺呼吸音粗，双下肺可闻及少量细湿啰音。余（–）。

1．该患者最可能的诊断是什么？

A．人感染高致病性禽流感

B．上呼吸道感染

C．肺炎

D．钩体病

E．急性支气管炎

2．如需确诊，还要做什么检查

A．血常规及尿常规

B．X 线胸片

C．细菌培养

D．病原学检查

E．胸部 CT

三、简答题

试列出人感染高致病性禽流感的诊断依据。

（何辉红）

第十三节　传染性非典型肺炎

学习目标

通过本节内容的学习，学生应能：

识记

说出传染性非典型肺炎的病原体。复述本病流行的三个环节。

理解

归纳本病的流行情况。叙述本病的临床表现特点及实验室检查的临床意义。

运用

1．运用所学知识对本病进行诊断及鉴别诊断。

2．能初步制订本病的治疗及预防方案。

案例 2-13-1

患者，女，28 岁，深圳某医院护士，因发热、干咳 7 天，于 2003 年 3 月 12 日入院。

7 天前劳累后出现畏寒，发热，体温 38.5℃，感乏力，全身酸痛，伴有干咳，使用“头孢呋辛”治疗 2 天后，体温升至 39.2℃，既往体健，14 天前在“发热门诊”值班，曾接待多名发热患者。胸片提示：右下肺炎。入院后给予患者“左旋氧氟沙星 + 头孢曲松”治疗，体温未降，患者干咳逐渐加重，并出现明显的活动后气短。体格检查：T 39.2℃，R 20 次 / 分，P 106 次 / 分，BP 100/60mmHg。神清合作，咽部无明显充血，双侧扁桃体未见肿大，心界不大，心率 106 次 / 分，律齐，无杂音，双肺呼吸音粗，双下肺呼吸音低，无啰音。余（–）。

实验室检查：WBC 3.2×10^9/L，N 74%，L 18%；胸片示双肺肺炎，肺炎面积占全肺的 50%；血气分析示 pH 7.36，PaO_2 68mmHg，$PaCO_2$ 28mmHg，SaO_2 92%。

问题与思考：

1．该患者的初步诊断和诊断依据是什么？

2．该患者的治疗原则是什么？

传染性非典型肺炎（infectious atypical pneumonia，IAP）是一种急性呼吸系统感染，世界卫生组织（WHO）于 2003 年 3 月 15 日将其名称公布为严重急性呼吸道综合征（severe acute respiratory syndromes，SARS）。主要临床表现为发热、咳嗽、呼吸困难，严重者可因呼吸衰竭，甚至多脏器功能衰竭而死亡。

【病原学】

本病由 SARS 冠状病毒（SARS coronavirus，SARS-CoV）引起，其属于冠状病毒科冠状病毒属，为有包膜病毒，直径多为 60 ～ 120nm，包膜上有放射状排列的花瓣样或纤毛状突起，长约 20nm 或更长，基底窄，形似王冠，与经典冠状病毒相似。病毒的形态发生过程较长而复杂，成熟病毒呈圆球形、椭圆形；成熟的和未成熟的病毒体在大小和形态上都有很大差异，可以出现很多古怪的形态，如肾形、鼓槌形、马蹄形、铃铛形等，很容易与细胞器混淆。在大小上，病毒颗粒从开始的 400nm 减小到成熟后期的 60 ～ 120nm。病毒包膜为双层脂膜，外膜蛋白包括糖蛋白 S、M 和小衣壳 E 蛋白。M 糖蛋白与其他冠状病毒糖蛋白不同，仅有短的氨基末端结构域暴露于病毒包膜的外面。长而弯曲的螺旋状核衣壳结构由单一分子的基因组 RNA、多分子的碱性 N 蛋白以及 M 蛋白的羧基末端组成。

病毒在室温 24℃下至少可存活 10 天，在血液中可存活 15 天，37℃可存活 4 天，56℃加热 90min、75℃加热 30min 能够灭活病毒。紫外线照射 60min 可杀死病毒。病毒对乙醚、75% 乙醇、含氯的消毒剂敏感。

【流行病学】

（一）传染源

SARS 患者是最主要的传染源，急性期患者体内病毒含量高且症状明显，容易通过打喷嚏或咳嗽等经呼吸道排出病毒；部分重症患者因为频繁咳嗽或需要气管插管、呼吸机辅助呼吸等，呼吸道分泌物多，传染性强。少数患者有腹泻，排泄物含有病毒。潜伏期患者作为传染源意义不大；康复患者无传染性；隐性感染者是否存在及其作为传染源的意义，尚无足够的资料佐证。有研究表明从果子狸、貉等野生动物体内可分离出与人 SARS 病毒基因序列高度同源的冠状病毒，提示这些动物有可能是 SARS 病毒的寄生宿主和本病的传染源，但有待证实。

知识链接

超级传播者

"超级传播者"的提法是卫生部疾病控制专家经过调研提出的。有专家介绍，如果1人传播了10人以上，而且被传染的人都已经确诊为非典型性肺炎，那么这个传播者就可以称为"超级传播者"。例如新加坡的一位空姐，2003年2月到香港去购物，回国以后发病住进医院，同病房的病人以及照看她的护士全被传染了，前后共传播了72个人，这位空姐就是典型的"超级传播者"。

世界卫生组织表示，把非典病毒传染给10人以上的病人被称为超级传播者。他们为数不多，但却是非典疫情的主要传播媒介。

（二）传播途径

1．飞沫传播　短距离的飞沫传播，是本病的主要传播途径。SARS病毒存在于呼吸道黏液或纤毛上皮脱落细胞里，当患者咳嗽、打喷嚏或大声讲话时，形成气溶胶颗粒，喷出后被易感者吸入而感染。飞沫在空气中停留的时间短，移动的距离约1米，故仅造成近距离传播。

2．接触传播　通过密切接触患者的呼吸道分泌物、消化道排泄物和其他体液，或者接触被患者污染的物品，可导致感染。实验室检验技术人员或研究人员，在缺乏生物安全保护措施情况下，接触人体标本或病毒株时，可造成感染，应引起重视。

（三）易感人群

人群普遍易感。发病者以青壮年居多，儿童和老年人较少见。患者家庭成员和收治患者的医务人员属高危人群。患者康复后无再次发病的报告，患病后可能获得一定程度的免疫。

（四）流行特征

该病于2002年11月首先在我国广东佛山市被发现，其后在广州流行，2～3月达高峰。随后蔓延到山西、北京、内蒙古等地，后遍及国外。流行后又有散发病例。该次流行于冬末春初。有明显的家庭和医院聚集发病现象。社区发病以散发为主，偶见点状暴发流行。主要流行于人口密集的大都市，农村地区发病少。

本次流行终止后，我国卫生部2003年8月对外公布，全国24个省、直辖市及自治区共266个市、县有SARS病例报告，累计病例5327例，死亡349例。全球约32个国家、地区出现SARS疫情，累计病例8422例，死亡916例。医务人员发病约占20%。

【发病机制及病理】

发病机制与病理解剖尚不清楚。起病早期可出现病毒血症。从体外病毒培养分离过程中可观察到对细胞的致病性，推测在人体的SARS病毒可能对肺组织细胞有直接的损害作用。但是，SARS患者发病期间淋巴细胞减少，$CD4^+$和$CD8^+$ T细胞均明显下降，表明细胞免疫可能受损。且临床上应用肾上腺皮质激素可以改善肺部炎症反应，减轻临床症状，故目前倾向于认为SARS病毒感染诱导的免疫损伤是本病发病的主要原因。肺部的病理改变明显，双肺明显膨胀，镜下以弥漫性肺泡损伤病变为主，有肺水肿及透明膜形成。病程3周后有肺泡内机化及肺间质纤维化，造成肺泡纤维闭塞。可见血管内微血栓和肺出血，散在的小叶性肺炎、肺泡上皮脱落、增生等病变。肺门淋巴结充血、出血及淋巴细胞减少。

【临床表现】

潜伏期1～16天，常见为3～5天。典型患者分为三期。

（一）早期

典型患者起病急，以发热为首发症状，可有畏寒，体温常超过38℃，呈不规则热或弛张热，稽留热等，热程为 1 ～ 2 周；伴有头痛、肌肉酸痛、全身乏力，部分患者有腹泻。常无鼻塞、流涕等上呼吸道卡他症状。起病 3 ～ 7 天后出现干咳、少痰，偶有血丝痰，肺部体征不明显，部分患者可闻少许湿啰音。

（二）进展期

病情于 10 ～ 14 天达到高峰，发热、乏力等感染中毒症状加重，并出现频繁咳嗽，气促和呼吸困难，略微活动则气喘、心悸，被迫卧床休息。这个时期易发生呼吸道的继发感染。少数患者（10% ～ 15%）病情加重，出现急性呼吸窘迫综合征和全身炎症反应综合征，严重者发展为多器官功能衰竭而危及生命。

（三）恢复期

病程进入 2 ～ 3 周后，发热渐退，其他症状与体征减轻乃至消失。肺部炎症的吸收和恢复则较为缓慢，体温正常后仍需 2 周左右才能被完全吸收恢复正常。

临床上轻型患者症状轻，病程短。重症患者病情重，进展快，易出现 ARDS。儿童患者的病情似较成人轻。有少数患者不以发热为首发症状，尤其是有近期手术史或有基础疾病的患者。

【实验室检查】

1．外周血象　白细胞计数一般正常或降低，常有淋巴细胞计数减少，部分患者血小板减少。

2．T 淋巴细胞亚群计数　常于发病早期即见 $CD4^+$、$CD8^+$ T 细胞计数降低，两者比值正常或降低。

3．胸部影像检查　病变初期肺部出现不同程度的片状、斑片状毛玻璃样密度影，少数为肺实变影。阴影常为多发和（或）双侧改变，并于发病过程中呈进展趋势，部分病例进展迅速，短期内融合成大片状阴影。当肺部病变处于早期阶段，阴影小或淡薄，或其位置与心影和（或）大血管影重合时，X 线胸片可能难以发现。如果早期 X 线胸片阴性，尚需第 1 ～ 2 天动态复查。若有条件，可安排胸部 CT 检查。必须定期进行胸部 X 线影像学复查，以观察肺部病变的动态变化情况。

4．特异性病原学检测

（1）SARS-CoV 血清特异性抗体检测　发病 10 天后采用免疫荧光法（IFA），在患者血清内可以检测到 SARS-CoV 的特异性抗体（若采用 ELISA，则在发病 21 天后）。从进展期到恢复期抗体阳转或抗体滴度呈 4 倍及以上升高，具有病原学诊断意义。首份血清标本需尽早采集。

（2）SARS-CoV RNA 检测：准确的 SARS-CoV RNA 检测具有早期诊断意义。采用反转录聚合酶链反应（RT-PCR）方法，在排除污染及技术问题的情况下，从呼吸道分泌物、血液或粪便等人体标本中检出 SARS-CoV 的 RNA，尤其是多次、多种标本和多种试剂盒检测 SARS-CoV RNA 阳性，对病原学诊断有重要支持意义。

（3）其他早期诊断方法：免疫荧光抗体试验检测鼻咽或气道脱落细胞中 SARS-CoV 特异性结构蛋白检测，以及基因芯片技术等检测方法，尚有待进一步研究。

【诊断及鉴别诊断】

（一）诊断

1．流行病学资料　与发病者有密切接触史，或属于受传染的群体发病者之一，或有明确传染他人的证据。发病前 2 周内曾到过或居住于报告 SARS 患者并出现继发感染疫情的区域或病前 2 周内接触过 SARS 患者的标本或病毒毒株。

2．临床表现　起病急，以发热为首发症状，体温一般＞ 38℃，偶有畏寒；可伴有头痛、关节酸痛、肌肉酸痛、乏力、腹泻；常无上呼吸道卡他症状，可有咳嗽，多为干咳、少痰、偶有血丝痰；可有胸闷，严重者出现呼吸加速、气促或明显呼吸窘迫。肺部体征不明显，部分患者可闻及少许湿啰音，或有肺实变体征。有少数患者不以发热为首发症状。

3．实验室检查 外周血白细胞计数一般不升高或有降低；常有淋巴细胞计数减少。

4．胸部 X线检查肺部有不同程度的片状、斑片状浸润性阴影或呈网状改变，部分患者进展迅速，呈大片状阴影；常为多叶或双侧改变，阴影吸收消散较慢；肺部阴影与症状体征可不一致。若检查结果阴性，1 ～ 2 天后应予复查。

5．特异性病原学检测

（1）SARS-CoV 血清特异性抗体检测：采用 IFA 或 ELISA 法，在患者血清内可以检测到 SARS-CoV 的特异性 IgM 抗体，或从进展期到恢复期 IgG 抗体滴度呈 4 倍及以上升高，有确诊意义。

（2）SARS-CoV RNA 检测：采用反转录聚合酶链反应（RT-PCR）方法，准确的 SARS-CoV RNA 检测具有早期诊断意义。

（二）鉴别诊断

在 SARS 早期时，应与流感病毒（甲、乙、丙型）、副流感病毒、呼吸道合胞病毒（RSV）、腺病毒、军团菌、肺炎支原体、肺炎衣原体及呼吸道细菌等引起的感染进行鉴别诊断。

【治疗】

1．一般治疗

（1）隔离和护理 按呼吸道传染病隔离和护理。疑似病例与临床诊断病例分开收治。密切观察病情变化，监测体温、呼吸频率、SpO_2、动脉血气分析、血象、胸片（早期复查间隔时间不超过 2 ～ 3 天），以及心、肝、肾功能等。提供足够的维生素和热量，保持水、电解质平衡。病人在隔离初期，往往有沮丧、绝望或孤立的感觉，影响病情的恢复，故应关心安慰病人，心理辅导非常重要。

（2）休息 卧床休息，避免剧烈咳嗽，咳嗽剧烈者给予镇咳，咳痰者给予祛痰药。

（3）降温 发热超过 38.5℃者，可使用解热镇痛药，儿童忌用阿司匹林，因可能引起 Reye 综合征；或给予冰敷、酒精擦浴等物理降温。

（4）氧疗 出现气促或 $PaO_2 < 70$mmHg 或 $SpO_2 < 93\%$ 者，应给予持续鼻导管或面罩吸氧。①鼻导管或鼻塞给氧：常用而简单的方法，适用于低浓度给氧，患者易于接受，缺点是吸入氧浓度不稳定，当吸氧浓度＞ 5L/min 时，患者常不能耐受。②面罩给氧：面罩上有调节装置，可调节罩内氧浓度，它能产生 24% ～ 50% 的吸入氧浓度，且不受通气比率、呼吸类型和通气量的影响，不需湿化，耗氧量较少。③气管插管或切开：经插管或切开处射流给氧，效果好，且有利于呼吸道分泌物的排除和保持气道通畅。④呼吸机给氧：是最佳的氧疗途径和方法，但技术要求高，且易产生并发症。常用于重症患者的抢救。

2．抗病毒药物 早期可试用。目前推荐使用利巴韦林，其疗效仍有争议。有研究显示甘草在体外有抗 SARS 病毒作用。

3．对症治疗

（1）有心、肝、肾等器官功能损害，因此应做相应的处理。

（2）并发和（或）继发细菌感染根据临床情况，应选用适当的抗感染药物，如大环内酯类、氟喹诺酮类、去甲万古霉素等。

4．糖皮质激素的应用 应用糖皮质激素的治疗应有以下指标之一：

（1）有严重中毒症状，高热持续 3 天不退。

（2）48h 内肺部阴影面积扩大超过 50%。

（3）有急性肺损伤（ALI）或出现 ARDS：一般成人剂量相当于甲泼尼龙 80 ～ 320mg/d，必要时可适当增加剂量，大剂量应用时间不宜过长。具体剂量及疗程应根据病情调整，待病情缓解或胸片阴影有所吸收后逐渐减量停用。建议采用半衰期短的糖皮质激素。注意糖皮质激素的不良反应，尤其是大剂量应用时警惕血糖升高和真菌感染等。儿童慎用。

5．增强免疫力　重症患者可试用增强免疫功能的药物。恢复期患者血清疗法只在个别患者中使用过，其疗效和风险尚无文献评估。丙种球蛋白对继发感染者有一定功效。胸腺素和干扰素等药，其疗效与风险需进一步评估。

6．可选用中药辅助治疗　本病符合中医学瘟疫、热病的范畴。中医药治疗的原则是早治疗，重祛邪、早扶正、防传播。

7．重症病例的处理

（1）加强对患者的动态监护，有条件的医院，尽可能收入重症监护病房。

（2）使用无创伤正压机械通气（NPPV），模式通常使用持续气道正压通气（CPAP），压力水平一般为 4 ～ 10cm H_2O，或压力支持通气＋呼气末正压（PSV ＋ PEEP），PEEP 水平一般 4 ～ 10cm H_2O，吸气气压水平一般 10 ～ 20cm H_2O，调节吸氧流量和氧浓度，维持血氧饱和度＞ 93%。NPPV 应持续应用（包括睡眠时间），减少暂停时间，直到病情缓解。

（3）NPPV 治疗后，若氧饱和度改善不满意，PaO_2 ＜ 60mmHg，或对 NPPV 不能耐受者，应及时进行有创正压机械通气治疗。

（4）对出现 ARDS 的病例，宜直接应用有创正压机械通气治疗；出现休克或 MODS，应予相应支持治疗。使用呼吸机通气，医务人员极易被 SARS 病毒感染，故务必注意医护人员的防护，气管插管宜采用快速诱导（咪达唑仑等），谨慎处理呼吸机废气，器官护理过程中吸痰、冲洗导管等均应小心对待。

【预后】

2002 年 11 月在中国南方爆发的 SARS，自中国南方快速蔓延至全球约 32 个国家，最终造成 8422 人患病，916 人死亡（病死率约 11%）。

【预防】

（一）控制传染源

1．疫情报告　我国 2004 年修订传染病防治法，将其列为乙类传染病，但其预防和控制措施按甲类传染病方法执行，也按甲类传染病进行隔离治疗和护理。发现或怀疑本病时，应尽快向卫生防疫机构报告。做到早发现、早隔离、早治疗。

2．隔离治疗患者　对临床诊断病例和疑似诊断病例应在指定的医院按照呼吸道传染病分别进行隔离观察和治疗。

3．观察密切接触者　对医学观察病例和密切接触者，应在指定地点接受隔离观察，为期 14 天。在家中接受隔离观察时应注意通风，避免与家人密切接触，并由卫生防疫部门进行医学观察，每天测量体温。如发现符合疑似或临床诊断标准时，立即以专门的交通工具转往指定医院。

（二）切断传播途径

1．加强院内感染控制　选择符合条件的医院和病房收治 SARS 患者是避免医院内感染的前提。

2．做好个人防护　个人防护用品包括口罩、手套、防护服、护目镜或面罩、鞋套等。

（三）保护易感人群

尚无效果肯定的预防药物可供选择。恢复期患者的血清对本病的被动预防作用未见有报道。正在研制对 SARS 冠状病毒的马抗血清和灭活疫苗，已进入临床验证阶段，其预防效果有待验证。

本节小结

传染性非典型肺炎是SARS冠状病毒引起的严重急性呼吸道综合征（SARS）。主要临床表现为发热、咳嗽、呼吸困难，严重者可因呼吸衰竭，甚至多脏器功能衰竭而死亡。SARS患者是最主要的传染源，主要通过短距离的飞沫传播，也可通过密切接触患者的呼吸道分泌物、消化道排泄物和其他体液，或者接触被患者污染的物品而导致感染。临床上根据流行病学资料，临床表现及胸部X线改变，并能排除其他疾病者，可做出SARS的临床诊断，病原学阳性可确诊。外周血白细胞计数一般不升高或有降低；抗菌药物治疗无明显效果。本病为乙类传染病但按甲类管理，按呼吸道传染病隔离和护理，疑似病例与临床诊断病例分开收治，要做到早发现、早报告、早隔离、早治疗。

自测题

一、填空题

1．传染性非典型肺炎的主要传播途径包括____________、____________。

2．传染性非典型肺炎，国际上称为____________，是感染____________引起。

二、选择题

A1型题

1．传染性非典型肺炎多以发热为首发症状，体温一般

A．< 37.5℃

B．> 36.5℃

C．> 37℃

D．> 38℃

E．> 39℃

2．传染性非典型肺炎最有效的预防措施是

A．生活、工作场所通风

B．注意个人卫生

C．不与非典型肺炎或疑似传染性非典型肺炎病人接触

D．在人群密度高或不通风的场所内戴口罩

E．服用中西药物

3．接触疑似传染性非典型肺炎病人和临床诊断病人的医务人员，脱离隔离区后需进行医学观察的天数为

A．1周

B．8天

C．14天

D．15天

E．6天

4．糖皮质激素可应用于下列哪种SARS病人

A．病程超过3周

B．48h内肺炎进展达到30%

C．转氨酶明显升高

D．出现ARDS

E．发热超过40℃

三、简答题

1．简述传染性非典型肺炎的临床表现。

2．传染性非典型肺炎糖皮质激素的使用指征有哪些？

3．试述传染性非典型肺炎的预防。

（周卫凤）

第十四节　传染性单核细胞增多症

学习目标

通过本节内容的学习，学生应能：

识记

说出传染性单核细胞增多症病原体，复述传染性单核细胞增多症流行的三个环节。

理解

归纳传染性单核细胞增多症的临床表现特点。

运用

1．运用所学知识对本病进行诊断及鉴别诊断。

2．能初步制订本病的治疗及预防方案。

案例 2-14-1

患者，男，21岁，公司职员。因“发热伴咽痛7天，皮疹1天”于2014年3月25日就诊。就诊前体温最高达39℃，伴咽痛、干咳、乏力、食欲缺乏。外院予“青霉素G”处理无效，1天前患者发现全身出现红色皮疹，无痒感。

体格检查：T 39℃，全身见片状弥漫性淡红色粟粒疹，压之褪色，颈部、腋下可触及多个肿大淋巴结，直径为0.5～1cm，质中，活动，有压痛。咽部充血，双侧扁桃体肿大，上覆白膜，脾肋下3cm，质中，缘钝，轻压痛，余（-）。

血常规：白细胞15.5×10^9/L，中性粒细胞40%，淋巴细胞60%；肝功能：谷丙转氨酶200U/L，谷草转氨酶112U/L。

问题与思考：

1．该患者可能的诊断是什么？进一步确诊需做哪些检查？

2．需要与哪些疾病进行鉴别诊断？

传染性单核细胞增多症（infectious mononucleosis，IM）是由EB病毒（Epstein-Barr Virus，EBV）所致的急性单核 - 吞噬细胞系统增生性传染病，通常为自限性。其典型临床三联征为发热、咽峡炎、淋巴结肿大。本病患者通常外周血淋巴细胞显著增多，并出现异常淋巴细胞，嗜异性凝集试验阳性，感染后体内出现抗 EBV 抗体。

【病原学】

EB 病毒属疱疹病毒群。1964 年由 Epstein、Barr 等从非洲儿童恶性淋巴瘤的细胞培养中首先发现，1968 年确定为本病的病原体。病毒呈球形，直径约 180nm，衣壳表面附有脂蛋白包膜，核心为双股 DNA。EBV 有嗜 B 淋巴细胞特性并可作为其致裂原，使 B 淋巴细胞转为淋巴母细胞。EBV 有五种抗原成分，即病毒衣壳抗原（VCA）、膜抗原（MA）、早期抗原（EA）、补体结合抗原（可溶性抗原 S）和核抗原（EBNA）。各种抗原均能产生相应的抗体，其中 VCA 产生的 IgM 和 EA 产生的 IgG 抗体提示新近感染或 EBV 活跃增殖。

【流行病学】

（一）传染源

带病毒者及患者为本病的传染源，80% 以上患者鼻咽部有 EB 病毒存在，恢复后 15% ~ 20% 可长期咽部带病毒。健康人群中带病毒率约为 15%。

（二）传播途径

经口鼻密切接触为主要传播途径，也可经飞沫及输血传播。

（三）易感人群

人群普遍易感，但儿童及青少年患者更多见。6 岁以下幼儿患本病时大多表现为隐性或轻型发病。15 岁以上感染则多呈典型发病。病后可获持久免疫，第二次发病少见。

（四）流行特征

本病全年均可流行，散发为主，不同地区发病的季节高峰不同。

【发病机制及病理】

其发病机制尚未完全明确，EB 病毒主要侵犯 B 淋巴细胞致病。本病的主要病理特征是淋巴组织的良性增生，主要因异常的多型性淋巴细胞浸润。

【临床表现】

（一）临床表现

潜伏期儿童一般为 9 ~ 11 天，成人则为 4 ~ 7 周。起病急缓不一，约 40% 患者有前驱症状，如乏力、头痛等，本病的症状虽多样化，但大多数可出现下述较典型的症状。

1．发热　体温高低不一，多在 38 ~ 40℃之间。热型不定。热程一般 10 ~ 14 天，少数可长达数月，可伴有畏寒、寒战和多汗，相对缓脉较少。

2．咽峡炎　虽仅有半数患者主诉咽痛，但大多数病例可见咽部充血，少数患者咽部有溃疡及伪膜形成，腭部可见出血点，牙龈也可肿胀或有溃疡。喉和气管的水肿和阻塞少见。

3．淋巴结肿大　见于 70% 的患者，病程第 1 周即可出现，几乎所有浅表淋巴结均受累。以颈淋巴结肿大最为常见，腋下及腹股沟部次之。直径 1 ~ 4cm，质地中等，无明显压痛，不化脓、双侧不对称等为其特点。滑车淋巴结肿大具有一定的特异性。消退需数周至数月，肠系膜淋巴结肿大引起腹痛及压痛。

4．肝脾大　仅 10% 患者出现肝大，肝功能异常者则可达 2/3。少数患者可出现黄疸。50% 以上患者有轻度脾大，偶可发生脾破裂。检查时注意手法轻柔。

5．皮疹　约 10% 的病例在病程 1 ~ 2 周出现多形性皮疹，可同时存在麻疹样、猩红热样、荨麻疹样皮疹，多见于躯干部，1 周内隐退，无脱屑。

6．神经系统症状　见于少数严重的病例。可表现为无菌性脑膜炎、脑炎及周围神经炎等临床疾病，并有相应的症状。90% 以上可恢复。

7．乏力　持续时间较长，通常需 2 ~ 3 个月的时间恢复，有的需半年甚至更久，导致慢性疲劳综合征（CFS）。有文献报道，约 10% 的成人患者可出现 CFS。

8．其他　偶见心包炎、心肌炎、肾炎、肺炎等。

（二）并发症

1．呼吸系统　约 30% 患者可并发咽部细菌感染（常为溶血性链球菌），5% 左右患者可出现间质性肺炎。

2．泌尿系统并发症　部分患者可出现水肿、蛋白尿、管型尿等类似肾炎的变化。

3．心血管系统并发症　并发心肌炎者约占 6%。

4．其他并发症　如脾破裂、溶血性贫血、胃肠道出血、腮腺肿大等。

【实验室检查】

（一）常规检查

初起时白细胞计数可以正常。发病后 10 ～ 12 天白细胞总数常有升高，高者可达（30 ～ 50）$\times 10^9$/L，其中单核细胞可高达 60% 以上，有诊断价值的是出现大量异型淋巴细胞（超过 10% 或绝对值超过 1.0×10^9/L）。通常异型淋巴细胞比例越高，患者临床表现越重。血小板计数常见减少。

（二）骨髓象

缺乏诊断意义，但可除外血液系统疾病等其他疾病。

（三）血清学检查

1．嗜异性凝集试验　嗜异性凝集素效价从 1∶50 ～ 1∶224 均具有临床价值，一般认为其效价在 1∶64 以上具诊断价值。若逐周测定效价上升 4 倍以上，则意义更大。

2．EB 病毒抗体测定　人体被 EB 病毒感染后，可以产生衣壳抗体、抗膜抗体等，用免疫荧光法和 ELISA 法可进行检测。抗 CA-IgM 抗体是原发 EB 病毒感染的诊断依据。

3．EBV-DNA 检测　Southern 印迹法、原位杂交、聚合酶链反应均可检测标本中的 EBV-DNA。

【诊断及鉴别诊断】

（一）诊断标准

1．流行病学资料　应注意当地流行状况，出现局部流行或周围有类似患者时可协助诊断。

2．临床表现　主要为发热、咽痛、颈部及其他部位淋巴结肿大，肝脾大，多形性皮疹，但本病临床表现变异较大，散发病例易被误诊，尤其是在无实验室检查条件的情况下，诊断困难较大。

3．实验室检查

（1）典型血象以及嗜异性凝集试验阳性为主要依据。

（2）在开展血清学检查有困难时，根据血象结合临床也可做出诊断。

（3）80% ～ 90% 病人血清谷丙转氨酶在病程中升高，值得重视。

（二）鉴别诊断

1．巨细胞病毒病：该病肝、脾大是由于病毒对靶器官细胞的作用所致，传染性单核细胞增多症则与淋巴细胞增殖有关。

2．急性淋巴细胞性白血病：骨髓细胞学检查有确诊价值。

3．急性感染性淋巴细胞增多症：急性感染性淋巴细胞增多症多见于幼儿，大多有上呼吸道感染症状，淋巴结肿大少见，无脾大；嗜异性凝集试验阴性，血清中无 EB 病毒抗体出现。

4．本病尚应与甲型病毒性肝炎和链球菌所致的渗出性扁桃体炎鉴别。

知识链接

可怕的 EB 病毒

EB 病毒（EBV）是人类发现的第一种与肿瘤密切相关的病毒，是 8 种已知的人疱疹病毒（HHV）中的一种。EBV 感染可引起一系列临床综合征，包括传染性单核细胞增多症（IM）、EBV 相关的噬血淋巴组织细胞增生症（EBV- HLH）、慢性活动性 EBV 感染（CAEBV），预后不良。在一些情况下，EBV 感染可以引起致命性的 IM 或 HLH，出现暴发性肝炎、重症肺炎、血细胞减低、低纤维蛋白血症及凝血异常等危及生命的并发症。近年来 CAEBV 报道逐渐增加，该病预后差，常发展为淋巴瘤。

【治疗】

1．本病多为自限性疾病，无特效治疗，以对症处理为主。

2．当并发细菌感染时，如咽部、扁桃体的 β 溶血性链球菌感染可选用青霉素 G、红霉素等抗生素治疗。

3．肾上腺皮质激素可用于重症患者，如患者咽部、喉头有严重水肿，出现神经系统并发症、血小板减少性紫癜、心肌炎、心包炎等，可改善症状，消除炎症。但一般病例不宜采用。

【预后】

本病预后大多良好，病死率低于 1%，多系严重并发症所致。

【预防】

（一）控制传染源

急性期患者应进行呼吸道隔离。其呼吸道分泌物及痰杯应用漂白粉或煮沸消毒。因病毒血症可长达数月，故病后至少 6 个月不能参加献血。

（二）切断传染途径

在流行季节对易感者多的机构，应勤通风。

（三）保护易感人群

疫苗尚在研制中。

本节小结

传染性单核细胞增多症由 EB 病毒感染引起，通常经口密切接触而传播，多为散发，主要侵犯的是 B 淋巴细胞。典型临床三联征为发热、咽峡炎和淋巴结肿大，可合并肝脾肿大，外周淋巴细胞及异型淋巴细胞增高。病程常为自限性，多数预后良好。多见于儿童和少年，15 岁以上青年往往呈典型发病，病后可获得持久免疫力。根据临床表现、特异血象（外周血异型淋巴细胞超过 10% 或绝对值超过 1.0×10^9/L）、血清学检查（EBV 抗体阳性、嗜异性凝集试验阳性）可诊断。流行病学资料在局部流行时有重要参考价值。本病以对症支持治疗为主。暂无有效预防措施，流行期间尽可能做好患者的隔离管理。

自 测 题

一、填空题

1. 引起传染性单核细胞增多症的传染途径是________________。
2. 传染性单核细胞增多症临床三联征是________________。

二、选择题

A1 型题

1. 传染性单核细胞增多症的临床表现不包括
   A. 淋巴结肿大以颈部最常见
   B. 肿大淋巴结直径可为 3cm，无明显压痛
   C. 异型淋巴细胞增加超过 7% 有诊断意义
   D. 热型、热程均不固定
   E. 皮疹可与麻疹皮疹形态相似
2. 传染性单核细胞增多症的诊断依据最主要的是
   A. 淋巴结肿大以腹股沟淋巴结肿大最常见
   B. 病毒分离是确诊本病的常用方法
   C. 外周血中异常淋巴细胞明显增多
   D. 扁桃体表面可有难以拭去的假膜
   E. 咽扁桃体常见溃疡或伪膜

A2 型题

3. 患儿，男，6 岁，因“发热、咽痛 4 天”就诊。体格检查：颈部、腹股沟淋巴结肿大，对确定诊断下列哪项最有意义？
   A. 发病年龄
   B. 发病的季节
   C. 骨髓穿刺
   D. 血常规检查
   E. 咽拭子

A3/A4 型题

患者，女，20 岁，10 天前出现发热，院外使用头孢类抗生素治疗无效，1 天前发现躯干部起皮疹，4 月 12 日来我院就诊，体格检查：T 38.5℃，颈、腋下、腹股沟可触及多个肿大淋巴结，直径约 1 ~ 2cm，无明显压痛，可移动。咽红，扁桃体不大。前胸、后背可见红色斑丘疹，压之褪色，疹间皮肤正常。血常规：Hb：135g/L，WBC：20×10^9/L，L：2×10^9/L。

4. 考虑最可能的诊断是什么？
   A. 传染性单核细胞增多症
   B. 药疹
   C. 风疹
   D. 麻疹
   E. 猩红热
5. 引起本病的病原体是什么？
   A. 风疹病毒
   B. 汉坦病毒
   C. 伤寒沙门菌
   D. EB 病毒
   E. 链球菌
6. 如要进一步明确诊断，最有必要进行的检查是
   A. 咽拭子细菌培养
   B. 查 EBV-DNA
   C. 病毒分离
   D. 检测 EBV、CMV 抗体
   E. 嗜异抗体检测

三、简答题

试列出传染性单核细胞增多症的诊断依据。

（邓 兰）

第十五节 脊髓灰质炎

学习目标

通过本节内容的学习，学生应能：

识记

说出脊髓灰质炎流行的三个环节。

理解

归纳脊髓灰质炎的治疗原则。

运用

1．运用所学知识对本病进行诊断及鉴别诊断。

2．能制订本病的预防方案。

案例 2-15-1

患者，女，4岁，因发热6天、拒抱、哭闹3天，双下肢瘫痪1天入院。

患母诉于6天前无明显诱因出现发热，口服“退热药”后体温降至正常。3天前再次出现发热，拒抱，动之即哭，1天前双下肢瘫痪。入院体格检查：T：38.2℃，R：27次/分，P：110次/分，BP 84/56mmHg。神清，精神差，颈部抵抗感明显。心肺腹查体（–）。有“三角架征”，双下肢肌力3级，肌张力降低，膝腱反射减弱，深、浅感觉正常，Brudzinski征阳性。血常规正常。

问题与思考：

1．该患者最可能的诊断是什么？

2．诊断依据是什么？

3．为确定诊断需要做哪些检查？

脊髓灰质炎（poliomyelitis）又称小儿麻痹症，是由脊髓灰质炎病毒（poliovirus）引起的严重危害儿童健康的急性传染病。曾在我国广泛流行，是小儿致残的主要疾病之一。多发生在5岁以下的小儿，3岁以下占88%。本病无特效治疗方法，但可以应用疫苗有效预防。2000年10月世界卫生组织（WHO）宣布包括我国在内的西太平洋区域为无脊髓灰质炎地区，这是世界上继美洲之外的第二个无脊髓灰质炎地区。

【病原学】

脊髓灰质炎病毒属于小RNA病毒科的肠道病毒，为20面体球形、无包膜的裸体颗粒。有三个血清型，各型间较少交叉免疫。该病毒体外生存力强，耐酸，耐乙醚、氯仿等有机溶剂，低温环境中能长期存活；高温、紫外线照射、含氯消毒剂、氧化剂等可将其灭活。人是自然界唯一宿主。

【流行病学】

（一）传染源

包括隐性感染者和病人。急性期患者和健康带病毒者的粪便是最重要的病毒来源，其中隐性感染者（占 90% 以上）和轻型无麻痹患者是最危险的传染源。病程的潜伏期末和瘫痪前期传染性最大，热退后传染性减少。一般以 40 天作为本病的隔离期。

（二）传播途径

粪 - 口感染为本病的主要传播方式。感染之初患者的鼻咽分泌物也排出病毒，故亦可通过飞沫传播，但为时短暂。

（三）易感人群

人群普遍易感，感染后获得对同型病毒株的持久免疫力。

【发病机制及病理】

病毒经口进入人体，在咽部和肠壁的淋巴细胞中增殖，同时向外排出病毒，如机体抵抗力强，患儿可无临床症状，形成隐性感染；少数患者病毒可侵入血液引起病毒血症，并侵犯呼吸道、消化道等组织引起前驱症状。此时如机体免疫系统能清除病毒则形成顿挫型感染；否则病毒可继续扩散到全身淋巴组织中大量繁殖，并再次入血形成第二次病毒血症。如侵犯神经系统，轻者不发生瘫痪，称无瘫痪型；重者发生瘫痪，称瘫痪型。在此期间，任何使机体抵抗力降低的因素，如劳累、感染、局部刺激（如外伤、肌内注射）、手术等均可使病情加重并促进瘫痪的发生。

脊髓灰质炎病毒为嗜神经病毒，主要侵犯中枢神经系统的运动神经细胞，以脊髓前角运动神经元损害为主，尤其是颈段和腰段受损多见，脑干及其他部位受累次之。病灶特点为多发、散在且不对称。可见神经细胞胞质内染色体溶解，周围组织充血、水肿和血管周围炎性细胞浸润。早期病变呈可逆性，病变严重者则因神经细胞坏死、瘢痕形成而造成持久性瘫痪。偶见局灶性心肌炎、间质性肺炎、肝、肾等其他器官病变。

【临床表现】

潜伏期一般为 5 ~ 14 天。临床表现轻重悬殊，包括：无症状型［又称隐性感染（占 90% 以上）］，顿挫型（约占 4% ~ 8%），无瘫痪型和瘫痪型。其中瘫痪型为本病的典型表现，可分为以下各期。

1．前驱期　主要表现为发热、全身不适、食欲缺乏、多汗、咽痛、咳嗽、流涕等上呼吸道感染症状，亦可见恶心、呕吐、腹痛、腹泻等消化道症状。持续 1 ~ 4 天，如病情不再发展而痊愈，即为顿挫型。

2．瘫痪前期　多数患者由前驱期进入本期，少数于前驱期症状消失数天后再次发热至本期，亦可无前驱期症状而从本期开始发病。患者出现高热、头痛、颈、背、四肢肌肉疼痛，活动或变换体位时加重。同时有多汗、皮肤发红、烦躁不安等兴奋状态和颈强直、脑膜刺激征阳性等中枢神经系统功能的症状和体征。小婴儿拒抱，较大患儿体检可见：①三角架征：患儿坐起时需用两臂向后撑在床上使身体形似三脚架以支持体位；②吻膝盖试验阳性：小儿坐起后不能自如地弯颈使下颌抵膝；③头下垂征：将手置于患者腋下，抬起其躯干时，头与躯干不能平行。此时脑脊液已出现异常，呈现细胞蛋白分离现象。若 3 ~ 5 天后热退，症状消失则为无瘫痪型；如病情继续发展，浅反射和深腱反射逐渐减弱至消失，可能发生瘫痪。

3．瘫痪期　临床上无法将此期与瘫痪前期截然分开，一般于起病后 2 ~ 7 天或第二次发热后 1 ~ 2 天出现不对称性弛缓性瘫痪，随发热而加重，热退后瘫痪不再进展。无感觉障碍，排尿排便功能障碍少见。根据病变部位分为以下类型：

（1）脊髓型：最常见。多表现为不对称的单侧下肢弛缓性瘫痪，近端肌群瘫痪程度重于远端。如累及颈背肌、膈肌、肋间肌时，可出现抬头及坐起困难、呼吸运动受限、矛盾呼吸等表现；腹肌、肠肌瘫痪可引起肠麻痹、顽固性便秘；膀胱肌瘫痪时出现尿潴留或尿失禁。

（2）延髓型：病毒侵犯延髓呼吸中枢、循环中枢及脑神经的运动神经核，病情大多严重，可见脑神经麻痹及呼吸、循环受损的表现。常与脊髓型同时发生。

（3）脑型：较少见。呈弥漫性或局灶性脑炎，临床表现与其他病毒性脑炎无异。可有上运动神经元瘫痪。

（4）混合型：同时存在上述两种或两种以上类型的表现。

4．恢复期　一般在瘫痪后 1 ～ 2 周瘫痪的肌肉开始恢复，常从肢体远端的手指、足趾开始，继之近端大肌群，并逐渐上升到腰部。轻症 1 ～ 3 个月恢复，重症需更长时间。

5．后遗症期　因运动神经元严重受损而形成持久瘫痪，1 ～ 2 年内仍不能恢复则为后遗症。受累肌群萎缩，形成马蹄足内翻或外翻、脊柱弯曲等畸形。

【并发症】

呼吸肌麻痹者可并发吸入性肺炎、肺不张；尿潴留易并发尿路感染；长期卧床可致褥疮、肌萎缩、骨质脱钙、尿路结石和肾衰竭等。

【实验室检查】

（一）常规检查

主要是脑脊液检查，瘫痪前期及瘫痪早期可见脑脊液细胞数增多，蛋白质增加不明显，呈细胞蛋白分离现象，对诊断有一定参考价值。至瘫痪第 3 周，细胞数多已恢复正常，而蛋白质仍继续增高，4 ～ 6 周后方恢复正常。

（二）病原学检查

1．血清学检查　病后未再服用过脊髓灰质炎疫苗的患者，发病一个月内用 ELISA 法检测患者血清及脑脊液中抗脊髓灰质炎病毒特异性 IgM 抗体，阳性可早期帮助诊断；恢复期患者血清中特异性 IgG 抗体滴定度较急性期有 4 倍以上增高，对诊断有一定意义。

2．病毒分离　粪便病毒分离是本病最重要的确诊性检查。对发病 2 周内、病后未再服用脊髓灰质炎减毒活疫苗的患者，间隔 24 ～ 48h，收集双份粪便标本（重量≥ 5g），及时冷藏在 4℃以下送各级疾控中心脊髓灰质炎实验室检测。发病 1 周内，从患儿鼻咽部、血、脑脊液中也可分离出病毒。

【诊断及鉴别诊断】

（一）诊断

脊髓灰质炎出现典型瘫痪症状时，诊断并不困难。瘫痪出现前多不易确立诊断。血清学检查和粪便病毒分离阳性可确诊。

（二）鉴别诊断

1．急性感染性多发性神经根神经炎（吉兰 - 巴雷综合征）　起病前 1 ～ 2 周常有呼吸道或消化道感染史，一般不发热，由远端开始的上行性、对称性、弛缓性肢体瘫痪，多有感觉障碍。面神经、舌神经可受累，病情严重者常有呼吸肌麻痹。脑脊液呈蛋白细胞分离现象。血清学检查和粪便病毒分离阴性（表 2-15-1）。

表 2-15-1　脊髓灰质炎（瘫痪型）与感染性多发性神经根神经炎的鉴别要点

	脊髓灰质炎	感染性多发性神经根神经炎
发病时间	多有发热	很少有发热
瘫痪肢体	不对称弛缓性瘫痪，且近端重于远端	对称弛缓性瘫痪，且远端重于近端
感觉过敏	有	无
感觉障碍	无	有
早期脑脊液变化	呈细胞蛋白质分离	呈蛋白质细胞分离
遗留后遗症	多有	多无

2．家族性周期性麻痹　较少见，常有家族史及周期性发作史，突然起病，发展迅速，对称性四肢弛缓性肢体瘫痪。发作时血钾降低，补钾后迅速恢复。

3．周围神经炎　臀部注射时位置不当、维生素 C 缺乏、白喉后神经病变等引起的瘫痪可根据病史、感觉检查和有关临床特征鉴别。

4．假性瘫痪　婴儿如有先天性髋关节脱位、骨折、骨髓炎、骨膜下血肿时可见假性瘫痪。详细询问病史、体格检查，必要时经 X 线检查容易确诊。

5．其他原因所致弛缓性肢体麻痹应进行病原学检查来确诊。

【治疗】

目前尚无特效抗病毒药物，主要是对症处理和支持治疗。

1．前驱期和瘫痪前期　卧床休息至热退后一周。避免劳累、肌注及手术等刺激。肌肉痉挛疼痛可用热敷或口服镇痛剂。静脉滴注高渗葡萄糖及维生素 C，可减轻神经组织水肿。有条件可静脉输注丙种球蛋白 400mg/（kg・d），连用 2 ～ 3 天，有减轻病情的作用。早期应用干扰素有抑制病毒复制和免疫调节作用，100 万 U/d 肌注，14 天为一个疗程。

2．瘫痪期　卧床时瘫痪肢体置于功能位置，疼痛消失后应积极主动或被动锻炼，防止肌肉萎缩。使用促神经传导药地巴唑 0.1 ～ 0.2mg/（kg・d）顿服，1 天为一个疗程，或增进肌肉张力药物加兰他敏 0.05 ～ 0.1mg/（kg・d）肌内注射，20 ～ 40 天为一个疗程，或神经营养药物维生素 B_{12} 0.1mg/d 肌注。呼吸肌麻痹者尽早使用呼吸机；吞咽困难者用鼻饲保证营养；继发感染者选用适宜抗生素治疗。

3．恢复期及后遗症期　尽早开始主动和被动锻炼，防止肌肉萎缩。也可采取针灸、按摩及理疗等，促进肌肉功能恢复，严重肢体畸形可进行手术矫正。

【预防】

（一）管理传染源

患者自发病起至少隔离 40 日，密切观察接触者 20 日，最初 1 周应加强呼吸道和消化道隔离，1 周后采用消化道隔离即可。

（二）切断传播途径

搞好环境卫生和个人卫生，注意粪便、水源和食品卫生管理。

（三）保护易感人群

1．主动免疫　口服脊髓灰质炎减毒活疫苗糖丸，基础免疫自出生后 2 个月龄婴儿开始，连服 3 次，每次间隔 1 个月，4 岁时加强免疫一次。还可根据需要对 5 岁以下儿童实施基础免疫外的强化补充免疫接种。免疫功能缺陷者和接受免疫抑制剂治疗者可注射灭活疫苗，效果肯定但价格昂贵，引起的免疫力维持时间短。

2．被动免疫　未服用疫苗而与患者有密切接触的 5 岁以下小儿或有先天性免疫缺陷的儿童应及早注射丙种球蛋白，每次 0.3 ～ 0.5ml/kg，每日 1 次，连用 2 日，可防止发病或减轻症状。

知识链接

疫苗相关麻痹型脊髓灰质炎

由于免疫功能低下，机体免疫缺陷或其他原因，接种或接触脊髓灰质炎减毒活疫苗后，对正常人不致病的减毒活疫苗对这些人却成为致病原，引发脊髓灰质炎，出现相关临床表现。

【监测】

为进一步落实《2003—2010 年全国保持无脊髓灰质炎状态行动计划》，应做好对急性弛缓性麻痹（AFP）病例的主动监测。发现急性弛缓性麻痹的患者或疑似患者，要在 24h 内向当地疾病控制中心进行报告，并及时隔离患者，自发病之日起至少隔离 40 天。对有密切接触史的易感者要进行医学观察 20 天。所有 AFP 病例均应按标准采集双份粪便标本用于病毒分离，并尽可能进行血清学检测。

本节小结

脊髓灰质炎是由脊髓灰质炎病毒引起的严重危害儿童健康的急性传染病。曾在我国广泛流行，是小儿致残的重要疾病之一。急性期患者和健康带病毒者的粪便是最重要的病毒来源，粪 - 口传播是最主要的传播方式。血清学检查和粪便病毒分离阳性可确诊。目前无特效治疗。国内已多年消灭本病，应警惕输入性病例，如有流行，应及时切断传播途径，保护易感人群为本病预防的关键。

自测题

一、填空题

患者自发病起至少隔离______日，密切观察接触者______日，最初______应加强呼吸道和消化道隔离。

二、简答题

如何对脊髓灰质炎易感人群进行主动免疫？

（叶文静）

第十六节　手足口病

学习目标

通过本节内容的学习，学生应能：

识记

说出手足口病病原体，复述手足口病流行的三个环节。

理解

归纳手足口病的临床表现特点及实验室检查的临床意义。

运用

1. 运用所学知识对本病进行诊断及鉴别诊断。
2. 能初步制订本病的治疗及预防方案并对健康人群做出预防宣传指导。

案例 2-16-1

患者，男，2岁，因发热、咳嗽4天，手、足等部位散在疱疹1天，于2014年5月21日前来我院就诊。

患儿母诉，4天前无明显诱因患儿出现发热，不思饮食，继而咳嗽，1天前发现患儿手、足红色疹子，哭闹拒食。入院体查：T：38.1℃，R：32次/分，P110次/分。精神差，手足远端和臀部分布十余个斑丘疹、疱疹。疹圆、质硬、边缘充血，中央无凹陷，口内有几处疱疹和溃疡。心率110次/分，律齐。双肺呼吸音粗，无啰音，余(–)。

问题与思考：

1. 该患者最可能的诊断是什么？
2. 诊断依据是什么？
3. 为确定诊断需要做哪些检查？

手足口病（hand，food and mouth disease，HFMD）是由一组肠道病毒引起常见传染病，柯萨奇病毒A16型（CoxA16）感染和肠道病毒71型（EV71）感染是引起手足口病暴发和散发的主要病原体。手足口病临床上以发热、手、足、臀、口腔等部位散在皮疹、疱疹为主要特征。多发生于儿童，尤其是3岁以下婴幼儿多见，多数患者预后好，少数病情较重，严重的会引起死亡。致死原因主要为脑干脑炎及神经源性肺水肿。

手足口病是全球性传染病，世界大部分地区均有此病的报道。我国1981年上海首次报道手足口病，2008年呈现蔓延趋势，自2008年5月2日起，手足口病被国家卫生行政部门纳入丙类传染病管理。

【病原学】

引起手足口病的病毒主要为小RNA病毒科肠道病毒属的埃可病毒、柯萨奇病毒和新肠道病毒。尤以肠道病毒71型（EV71）和柯萨奇病毒A16型（CoxA16）最为常见，肠道病毒颗粒小、呈球形，核心为单股正链RNA，核衣壳呈二十面体对称，无包膜。EV71感染可在同一家庭人成员中传播，成人症状大多较轻，而患儿发病者并发症和死亡率较高。与CoxA16型相比EV71型的神经毒性更强，变异性更强。

肠道病毒抵抗力强，能抵抗胃酸、蛋白酶和胆汁的作用。对75%酒精和5%来苏、乙醚、去氯胆酸盐等不敏感，但它对各种氧化剂如高锰酸钾、过氧化氢、漂白粉等很敏感，碘酒、甲醛能够迅速杀灭病毒，紫外线照射和高温处理病毒亦极易失活。

【流行病学】

（一）传染源

人是肠道病毒唯一宿主，患者和隐性感染者均为本病的传染源。流行期间传染源以患者为主，而散发期间传染源以隐性感染者为主。通常以发病后1周内传染性最强。

（二）传播途径

本病主要经粪-口传播，其次是经呼吸道飞沫传播，亦可经接触病人皮肤、黏膜疱疹液而感染。病人粪便、疱疹液和呼吸道分泌物及其污染的手、毛巾、牙杯、玩具、食具以及医疗器具等均可造成本病传播。

（三）易感人群

人群对引起本病的肠道病毒普遍易感，以隐性感染者多见。显性感染和隐性感染后均可获得特异性免疫力，但持续时间尚不明确，且各型病毒之间无交叉免疫，故机体可同时或先后感染多种不同亚型或血清型的肠道病毒。由于青少年和成年人多数通过感染获得相应的免疫，所以本病多发生于10岁以下的儿童，尤其以3岁以下的年龄组发病率最高。

（四）流行特征

手足口病是全球性传染病，无明显的地区性。热带与亚热带一年四季都可发病，温带冬季发病较少，每年5～7月可有一个明显的发病高峰。本病传染性强，儿童集中的幼儿园和托儿所可发生集体感染，亦可出现家庭集中发病。

【发病机制及病理】

病毒从呼吸道或消化道侵入，在局部黏膜上皮细胞及周围淋巴细胞中增殖，可从口咽部分泌物或粪便中排出，病毒增殖到一定程度侵入局部淋巴结，由此进入血液循环引起第一次病毒血症，此时患者无明显症状。病毒经血循环侵入靶组织，如网状内皮组织、深层淋巴结、肝、脾、骨髓等处大量繁殖，并再次进入血液循环导致第二次病毒血症，此时患者可出现典型的临床表现。EV71具有神经毒性，可沿神经末梢轴突逆行至中枢神经系统造成细胞病变而致病。

皮肤黏膜的皮疹、疱疹或溃疡是手足口病的特征性表现，光镜下可见水泡内有中性粒细胞，水泡下真皮有多种白细胞浸润，水泡周围有细胞及细胞间质水肿。少数重症患儿可引起心肌炎、肺炎和无菌性脑膜脑炎等。

【临床表现】

潜伏期：多为2～10天，平均3～5天，多数突然起病。

（一）一般病例表现

急性起病，约半数患者于发病前1～2日或发病的同时有发热，口腔黏膜疹出现较早，起初为粟米样斑丘疹或水泡，周围有红晕，破溃后形成溃疡，患儿因疼痛而哭闹、拒食。以后手、足和臀部出现斑丘疹、疱疹，疱疹周围有炎性红晕，疱内液体较少，无痒痛。可伴有头痛、咳嗽、流涕等感冒症状，亦可有食欲缺乏、恶心、呕吐等消化道症状。部分病例仅表现为皮疹或疱疹性咽峡炎。预后良好。

（二）重症病例表现

少数病例（尤其是小于 3 岁者）病情进展迅速，在发病 1 ～ 5 天出现下列表现：

1．神经系统表现　精神差、嗜睡、头痛、呕吐、易惊、肢体抖动、无力或瘫痪。体格检查可见脑膜刺激征、腱反射减弱或消失，巴氏征等病理征阳性。危重病例可表现为频繁抽搐、昏迷、脑水肿、脑疝。

2．呼吸系统表现　呼吸浅促、困难，呼吸节律改变，咳嗽、口唇发绀，口吐白色、粉红色或血性泡沫液（痰）；肺部可闻及痰鸣音或湿啰音。

3．循环系统　面色苍白，心率增快或缓慢，脉搏浅速、减弱甚至消失，四肢发凉，指（趾）发绀，皮肤花纹，血压升高或下降。

【实验室检查】

（一）常规检查

1．血常规检查　一般病例白细胞计数正常，重症病例白细胞计数可明显升高。恢复期可渐降至正常。

2．血生化检查　部分病例可有轻度 ALT、AST、CK-MB 升高，升高程度与疾病严重程度和预后密切相关。重症病例血糖可升高。

3．脑脊液检查　外观清亮，压力增高，白细胞增多（危重病例多核细胞可多于单核细胞），蛋白正常或轻度增多，糖和氯化物正常。

（二）病原学检查

1．咽洗液、粪便、脑脊液、疱疹液或组织标本分离出肠道病毒是目前的诊断金标准。

2．检测到肠道病毒特异性的核酸是手足口病病原确定的主要方法。

3．病人血清中特异性 IgM 抗体阳性，或急性期与恢复期血清 IgG 抗体有 4 倍以上的升高证明病毒感染。

【诊断及鉴别诊断】

（一）临床诊断依据

1．夏秋季节发病，常见于学龄前儿童、婴幼儿多见，发病前的直接或间接接触史。

2．有发热，手、足、口、臀部出现斑丘疹、疱疹等临床表现，有或无上呼吸道感染症状。

3．少数病例仅表现为手、足、臀部皮疹或疱疹性咽峡炎。

4．重症病例可出现神经系统损害、呼吸衰竭及循环衰竭等表现，实验室检查可有末梢血白细胞明显增高、血糖增高及脑脊液改变等。

（二）确诊依据

在临床诊断的基础上，具有下列之一者可以确诊。

1．咽洗液、粪便、脑脊液、疱疹液或组织标本分离出肠道病毒。

2．检测到肠道病毒特异性的核酸。

3．病人血清中特异性 IgM 抗体阳性，或急性期与恢复期血清 IgG 抗体有 4 倍以上的升高。

（三）鉴别诊断

1．普通病例与其他儿童发疹性疾病鉴别　如丘疹性荨麻疹、水痘、不典型麻疹、幼儿急疹、带状疱疹以及风疹等。

2．与其他病毒所致脑炎或脑膜炎鉴别　由其他病毒引起的脑炎或脑膜炎如单纯疱疹病毒、巨细胞病毒（CMV）、EB 病毒、呼吸道病毒等，根据临床表现，结合病原学或血清学检查做出诊断。

3．与脊髓灰质炎鉴别　重症合并急性弛缓性瘫痪的手足口病需与脊髓灰质炎鉴别。后者有双峰热，退热前或退热过程中出现弛缓性瘫痪，病情多在热退后到达顶点，无皮疹。

4．与肺炎鉴别　肺炎主要表现为发热、咳嗽、呼吸急促等呼吸道症状，一般无皮疹，无粉红色或血性泡沫痰；胸片加重或减轻均呈逐渐演变，可见肺实变病灶。

5．暴发性心肌炎　手足口病以循环障碍为主要表现的需与暴发性心肌炎鉴别。最终可依据病原学和血清学检测进行鉴别。

知识链接

重症病例的早期识别

重症病例多由EV71引起，病情凶险，病死率高，其早期识别是抢救成功的关键，下列指标提示可能发展为重症病例危重型：

(一) 持续高热：体温（腋温）大于39℃，常规退热效果不佳。

(二) 神经系统表现：出现精神萎靡、呕吐、易惊、肢体抖动、无力、站立或坐立不稳等，极个别病例出现食欲亢进。

(三) 呼吸异常：呼吸增快、减慢或节律不整。若安静状态下呼吸频率超过30～40次/分（按年龄），需警惕神经源性肺水肿。

(四) 循环功能障碍：出冷汗、四肢发凉、皮肤花纹，心率增快（＞140～150次/分，按年龄）、血压升高、毛细血管再充盈时间延长（＞2s）。

(五) 外周血WBC计数升高：外周血WBC超过15×10^9/L，除外其他感染因素。

(六) 血糖升高：血糖大于8.3mmol/L。

【治疗】

按临床表现主要包括4个阶段的治疗。

（一）一般治疗

注意隔离，避免交叉感染，适当休息，多饮水，食用清淡、易消化、富含维生素的饮食，做好口腔和皮肤护理，手足皮肤疱疹破裂者局涂擦1%甲紫或抗生素软膏。

（二）对症治疗

对发热、咳嗽、呕吐、腹泻等给予相应处理。注意保护心、肺、脑、肝等重要器官的功能。

（三）病原治疗

目前本病缺乏特异、高效的抗病毒药物，可酌情选用利巴韦林（ribavirin）。

（四）并发症治疗

1．神经系统受累阶段

(1) 控制颅内高压：限制液体入量，给予甘露醇每次0.5～1.0g/kg，每4～8h一次，20～30min静脉注射，根据病情调整剂量及给药间隔时间，必要时加用呋塞米。

(2) 酌情应用糖皮质激素治疗，甲泼尼龙1～2mg/（kg·d）；氢化可的松3～5mg/(kg·d)；地塞米松0.2～0.5mg/（kg·d）。

(3) 静脉注射免疫球蛋白，总量2g/kg，分2～5天给予。

(4) 其他对症治疗：如降温、镇静、止惊。

2．呼吸、循环衰竭阶段

(1) 保持呼吸道通畅，吸氧。

(2) 呼吸功能障碍时，及时气管插管，使用正压机械通气。

(3) 确保两条静脉通道的畅通，监测呼吸、心率、血压和血氧饱和度。

(4) 在维持血压稳定的情况下，限制液体入量。

(5) 头肩抬高15～30°，插胃管、导尿（禁止压迫膀胱排尿）。

(6) 药物治疗：①应用降颅压药物；②应用糖皮质激素治疗，必要时给予冲击疗法；③血管活性药物的应用；④静脉注射免疫球蛋白；⑤酌情应用强心、利尿药物治疗。⑥抑制胃酸分泌，保护胃黏膜：可静脉应用西咪替丁、洛赛克等；⑦监测血糖变化，必要时应用胰岛素；⑧退热治疗，惊厥时给予镇静药物治疗；⑨给予有效抗生素防治肺部细菌感染；⑩保护心、肺、脑、肝等重要脏器功能，维持内环境稳定。

【预后】

患儿手足疱疹为自限性，绝大多数患者预后好。危重病例大部分经积极抢救后心肺脑功能恢复正常，完全治愈，但少部分尤其是神经系统严重受累患者可能会留下后遗症。少部分危重患儿因心肺功能衰竭、重症脑炎、肺出血或出现其他并发症而死亡。

【预防】

（一）控制传染源

针对患者进行消化道隔离。

（二）切断传播途径

1．饭前便后、外出后要用肥皂或洗手液等给儿童洗手，不要喝生水、吃生冷食物，避免接触患病儿童。

2．本病流行期间不宜带儿童到人群聚集的公共场所，如需外要戴好口罩；注意保持家庭环境卫生，居室要经常通风，勤晒衣被。

3．儿童出现相关症状要及时到医疗机构就诊。

4．医护人员在诊疗每一位病人后要洗手或对双手消毒，以防医源性传播。

（三）保护易感人群

1．本病流行季节，教室和宿舍等场所要保持良好通风。

2．本病流行期间每日对玩具、个人卫生用具、餐具等物品进行清洗消毒，门把手、楼梯扶手、桌面等进行消毒。

3．本病流行期间根据疫情控制需要教育和卫生部门可决定托幼机构或小学可放假以保护易感儿童。

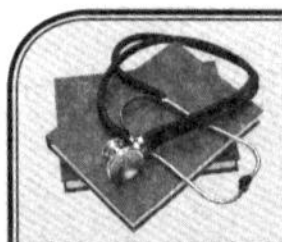

本节小结

手足口病主要由柯萨奇病毒 A16 型感染和肠道病毒 71 型感染是引起。多见于儿童、尤其是 3 岁以下婴幼儿，临床表现以发热，手、足、臀、口腔等部位散在皮疹、疱疹为主要特征。根据流行病学资料与发热，手、足、臀、口腔等部位散在皮疹、疱疹等临床表现可做出初步临床诊断，确诊需要分离出肠道病毒，或检测到肠道病毒特异性的核酸，或病人血清中特异性 IgM 抗体阳性，或急性期与恢复期血清 IgG 抗体有 4 倍以上的升高。本病以对症支持治疗为主，注意保护心、肺、脑、肝等重要脏器功能，维持内环境稳定。本病流行期间做好病人的消化道隔离管理，注意卫生与消毒，易感儿童尽量不要到人群聚集的地方。多数患者预后好，极少数严重者会引起死亡。

自测题

一、填空题

手足口病的主要传染源是________________，最主要的传播途径为________________。

二、选择题

A1 型题

1．关于手足口病，下列哪项正确

A．以发热、手、足、口腔、臀等部位散在皮疹、疱疹为主要特征

B．多发生于青壮年，尤以 10 ～ 20 岁年龄组发病率最高

C．致死原因主要为心功能衰竭

D．以 EB 病毒为主

E．疱疹易化脓，愈后有瘢痕

A2 型题

2．患者，男，5 岁，发热 4 天、精神差，1 天前患儿手、足远端疱疹，于 2013 年 4 月 20 日就诊。对确定诊断下列哪项最有意义？

A．发病年龄

B．病原学检查

C．发病的季节

D．血常规检查

E．皮疹的特点

A3/A4 型题

（3 ～ 5 题共用题干）

患者，女，1 岁，4 天前出现发热、咳嗽，1 天前精神差，体温达 38.5℃，伴恶心、呕吐，于 2014 年 5 月 2 日就诊，查：患儿手足远端和臀部散在分布十几个斑丘疹、疱疹，皮疹周潮红，口咽部有二处黏膜溃疡，血常规：Hb：135g/L，WBC：5.5×10^9/L，N：0.61，L：0.39

3．考虑最可能的诊断是什么？

A．水痘

B．幼儿急疹

C．风疹

D．麻疹

E．手足口病

4．引起本病的病原体是什么？

A．肠道 71 型病毒

B．汉坦病毒

C．伤寒沙门菌

D．EB 病毒

E．水痘病毒

5．下一步如何处理？

A．休息、对症治疗

B．抗病毒治疗

C．应用大剂量糖皮质激素

D．应用脱水剂防治脑水肿

E．用抗生素抗感染治疗

三、简答题

试列出手足口病的诊断依据。

（李金成）

第三章　立克次体病

立克次体病（rickettsiosis）是一组由立克次体（rickettsia）感染引起的急性传染病。立克次体的种类很多，不同的立克次体引起不同的立克次体病，人类的立克次体病分为5大组：①斑疹伤寒组：包括流行性斑疹伤寒和地方性斑疹伤寒；②斑点热组：包括落基山斑点热、纽扣热、昆士兰斑点热、北亚蜱传斑点热和立克次体痘；③恙虫病组：恙虫病；④Q热组：Q热；⑤阵发性立克次体病组：战壕热。

立克次体病具有一些共同特点：①有共同的储存宿主，如啮齿类动物，传播途径主要为吸血节肢动物的叮咬，主要包括虱、蚤、蜱及螨；②有相似的病理变化，表现为血管炎和血管周围炎；③临床表现主要为发热、皮疹、中枢神经系统症状和肝脾大；④外斐反应（Weil-Felix reaction）常用来协助诊断；⑤广谱抗生素治疗效果好。

第一节　流行性斑疹伤寒

学习目标

通过本节内容的学习，学生应能：

识记

说出流行性斑疹伤寒的病原学、流行病学特点。

理解

结合发病机制与病理归纳流行性斑疹伤寒的临床表现特点及实验室检查的临床意义。

运用

1. 运用所学知识对本病进行诊断及鉴别诊断。
2. 能初步制订本病的治疗及预防方案并对健康人群做出预防宣传指导。

案例 3-1-1

患者，男性，20岁。发热11天，皮疹6天。患者11天前无明显诱因开始出现发热，体温高达39.9℃，此后体温波动在38.5～39.5℃，头痛明显，无恶心、呕吐，全身关节酸痛。6天前全身出现淡红色皮疹，无痛无痒。期间用青霉素治疗，效果不佳。体格检查：T40.1℃，

案例 3-1-1

P 108 次 / 分，R24 次 / 分，BP 120/80mmHg，热病容，精神差，全身皮肤散在分布暗红色斑丘疹，圆形或不规则形，直径 1 ~ 5mm，压之褪色，咽充血，颈软，双肺呼吸音清，腹软，肝肋下未及，脾侧位可及，克氏征及巴氏征阴性。

血常规示：白细胞 6.3×10^9/L，中性粒细胞 71%，外斐实验 OX19 1∶640。

问题与思考：

1. 该患者的诊断是什么？依据是什么？
2. 治疗要点有哪些？

流行性斑疹伤寒（epidemic typhus）又称虱传斑疹伤寒（louse borne typhus），是由普氏立克次体感染引起的、以人虱为传播媒介所致的急性传染病，临床上主要表现为急性起病、持续高热、剧烈头痛、皮疹及中枢神经系统症状，自然病程 2 ~ 3 周。

【病原学】

普氏立克次体为微小球杆状，大小为 1μm，亦可为丝状，在人虱肠壁细胞内可为链状或多形性。革兰染色阴性，吉姆萨染色为淡紫红色。含 2 种抗原，一种是可溶性耐热性群特异性抗原，可用之区分斑疹伤寒和其他立克次体病；另一种为特异性不耐热颗粒抗原，可用来区分两型斑疹伤寒。病原体与变形杆菌 OX19 有部分共同抗原，因此变形杆菌与病人血清可发生凝集反应，此特点可用于诊断普氏立克次体感染。病原体对热、紫外线及一般消毒剂均很敏感，但耐低温干燥，在干燥虱粪中可存活数月。

【流行病学】

1．传染源　病人是惟一传染源，潜伏期末即有传染性，发病后第 1 周传染性最强，传染性一般不超过 3 周。

2．传播途径　人虱是本病的传播媒介，体虱为主，头虱次之，阴虱很少传播。

3．易感人群　人对普氏立克次体普遍易感，患病后可获持久的免疫力，再次受染罕见。

4．流行特征　流行性斑疹伤寒多发生在寒冷地区，冬春季节发病较多。战争、饥荒、不良卫生习惯等因素易引起流行。

【发病机制及病理】

流行性斑疹伤寒的发病主要因为普氏立克次体所致的小血管病变、毒素引起的毒血症以及立克次体和毒素引起的变态反应。其释放的类似内毒素的毒性物质可引起全身毒血症症状，病程第 2 周出现的变态反应可加重病变的程度。

本病基本病变是小血管炎，典型病变是增生性、血栓性、坏死性小血管炎和其周围的炎性细胞浸润形成立克次体肉芽肿，即斑疹伤寒结节，为本病特征性的病变，可遍及全身，尤以皮肤真皮、心肌、脑及脑膜、肺、肾及肾上腺等部位明显。

【临床表现】

潜伏期 5 ~ 23 日，一般为 10 ~ 14 日。

（一）典型斑疹伤寒

1．发热　起病急骤，体温于 1 ~ 2 日迅速上升至 40℃以上，伴寒战。多为稽留热，也可为弛张热，高热持续 2 ~ 3 周左右后迅速下降，于 3 ~ 4 日降至正常。发热时伴乏力、剧烈头痛、全身肌痛、颜面及结膜充血等全身毒血症症状。

2．皮疹　约 90% 以上病人有皮疹，是流行性斑疹伤寒的主要体征。多于第 3 ～ 5 病日开始出现，1 ～ 2 日内由躯干遍及四肢，一般面部无疹，手掌及足底很少累及。皮疹始为鲜红色、充血性斑丘疹，1 ～ 4mm 大小，后转为暗红色、出血性、孤立存在的皮疹。皮疹于 1 ～ 2 周消退，常遗留色素沉着。

3．中枢神经系统症状　持续剧烈头痛、头晕、耳鸣、听力减退及失眠，亦可有反应迟钝、躁狂、震颤及脑膜炎表现。此症状多明显，且出现早，持续时间长。

4．消化道症状　约 90% 病人脾大，少数病人肝大，亦可有食欲缺乏、恶心、呕吐、腹胀、便秘等消化道症状。

5．其他　可有脉搏加快，合并中毒性心肌炎时可有心音低钝、心律不齐、心率加快甚至奔马律，亦可有低血压，可因循环衰竭而死亡。也可发生支气管炎或支气管肺炎。

（二）轻型

近年来我国多见轻型散发病例。其临床特点为：①发热较低，体温 39℃左右，热程较短，多为 1 ～ 2 周；②全身毒血症状较轻，有明显头痛及全身酸痛，但很少有意识障碍及其他神经系统表现；③皮疹数量少，主要为充血性皮疹，1 ～ 2 日内消退，部分病例无皮疹；④神经系统症状不明显；⑤肝脾大少见。

（三）复发型

又称布 - 津病（Brill-Zinsser disease）。第一次患流行性斑疹伤寒后，普氏立克次体在体内长期存在，一旦机体免疫力下降，普氏立克次体再繁殖引起复发。由于体内已有一定免疫力，故临床上症状轻，为低至中度发热，热程短，为 7 ～ 11 日，有明显头痛，无皮疹或有稀少疹，合并症少，病死率低。

（四）并发症

可发生肺炎、中耳炎、腮腺炎、心内膜炎、中枢神经系统病变、胃肠道炎症、肾炎甚至肾衰竭。也可发生感染性精神病及指（趾）端坏疽，现已少见。

【实验室检查】

（一）常规检查

白细胞计数多在正常范围内，中性粒细胞可增高，嗜酸性粒细胞可减少。血小板可减少。尿蛋白常阳性。

（二）血清学检查

1．外斐反应（变形杆菌 OX19 凝集试验）　发病后第 1 周开始出现阳性，第 2 ～ 3 周达高峰，持续数周至 3 个月，效价大于 1 : 160 或病程中滴度 4 倍以上增高有诊断价值。

2．补体结合试验　用普氏立克次体与病人血清做补体结合试验，特异性强，第 1 周即可出现阳性，第 2 ～ 3 周达高峰，效价大于 1 : 32 有诊断意义，且可与地方性斑疹伤寒鉴别，故可用于诊断。

3．立克次体凝集试验　普氏立克次体与病人血清做凝集试验，阳性率高，阳性反应出现时间更早，第 5 天 85% 的病人可出现阳性，第 2 ～ 3 周达 100%，消失早，第 4 周后逐渐下降消失，有群特异性，可与其他立克次体病鉴别。

4．微量间接免疫荧光试验　灵敏度高，特异性强，可检测特异性 IgM 抗体而用于早期诊断，且可与其他立克次体病包括地方性斑疹伤寒鉴别。亦可检测特异性 IgG 抗体。两者同时检测可鉴别原发性流行性斑疹伤寒与复发型流行性斑疹伤寒，后者仅有 IgG 抗体。

5．微量间接血凝试验　既可检测抗体，也可检测抗原，阳性反应出现早，可用于早期诊断。仅用于鉴别其他群立克次体感染。

（三）分子杂交法及聚合酶链反应（PCR）检测

检测血中病原体 DNA，特异性强，可用于早期诊断。

（四）病原学培养

一般不用于临床诊断，必要时用于确诊。动物接种或用鸡胚卵黄囊内培养分离。

【诊断及鉴别诊断】

（一）诊断依据

1．流行病学史　寒冷季节，居住在流行区或1个月内去过疫区，个人卫生状况差，有虱叮咬史者和与流行性斑疹伤寒病人接触史，要警惕本病。

2．临床表现　发热，第3～5病日出现充、出血性皮疹，有剧烈头痛、意识障碍等神经系统症状。

3．实验室检查　血象检查、外斐反应滴度大于1∶160或病程中效价4倍以上升高有诊断意义。可做立克次体凝集试验、补体结合试验、间接免疫荧光或间接血凝试验等检测特异性抗体。

（二）鉴别诊断

1．伤寒　多见于夏秋季，起病较缓，体温阶梯性上升，5～7日达高峰，伴表情淡漠、相对缓脉，胸腹部可见数个玫瑰疹，肝脾大。肥达反应阳性，血及骨髓培养伤寒沙门菌阳性。

2．肾综合征出血热　以发热、出血、休克及肾损害为主要表现，典型病例有发热期、低血压休克期、少尿期、多尿期、恢复期五期经过。

3．地方性斑疹伤寒　由莫氏立克次体通过鼠蚤传播，临床特点与轻型流行性斑疹伤寒相似，外斐反应OX19也呈阳性，但滴度较低。可用补体试验及豚鼠阴囊反应相鉴别。

4．恙虫病　除具有立克次体病的共同临床表现外，还可有局部皮肤焦痂及淋巴结肿大，变形杆菌OXk凝集试验阳性。

【预后】

预后与治疗早晚、年龄大小、病情轻重及有无并发症有关。近年来我国少见且病情轻，早期诊断、及时用抗生素治疗多可治愈，病死率降至1.4%。

【治疗】

1．一般治疗　卧床休息，保证足够液体量及热量。

2．病原治疗　多西环素、氯霉素等均有较好疗效。多西环素成人0.2～0.3g顿服或0.3g/d，分3次口服，小儿剂量酌减。合并用甲氧苄啶（TMP），可提高抗菌活性及疗效，成人0.2～0.4g/d，分2次服用。用至体温正常后2～3日。

3．对症治疗　毒血症状严重者可短期用糖皮质激素治疗。剧烈头痛及谵妄、躁动者可用止痛镇静药。

【预防】

灭虱是控制本病流行的关键。

（一）管理传染源

早期隔离病人，病人应理发、沐浴及更衣，剃下的头发应焚烧，换下的衣服应消毒、灭虱。对密切接触者应进行医学观察21日，并彻底灭虱。

（二）切断传播途径

主要是防虱和灭虱。勤洗澡、勤换衣及彻底灭虱是预防本病的关键。

（三）提高人群免疫力

对疫区及新入疫区的人员应注射疫苗。

本节小结

流行性斑疹伤寒是由普氏立克次体感染引起的、以人虱为传播媒介所致的急性传染病，临床上主要表现为急性起病、持续高热、剧烈头痛、皮疹及中枢神经系统症状，自然病程 2 ~ 3 周。人是唯一传染源，体虱是主要传播媒介。血常规嗜酸细胞减少或消失；血小板减少。外斐（Weil-Felix）试验效价 1 : 160 以上可诊断。治疗措施包括灭虱，四环素抗感染等对症支持治疗。

自测题

一、填空题

1．流行性斑疹伤寒病原为____________，通过____________途径传播。

2．流行性斑疹伤寒的病原治疗药物可选择____________或____________。

二、选择题

A1 型题

1．流行性斑疹伤寒的病原为
  A．莫氏立克次体
  B．伤寒沙门菌
  C．普氏立克次体
  D．回归热包柔体
  E．钩端螺旋体

2．流行性斑疹伤寒的传播媒介为
  A．恙螨
  B．虱子
  C．跳蚤
  D．蚊子
  E．蠓

3．流行性斑疹伤寒的基本病理表现
  A．灶性心肌炎
  B．间质性肺炎
  C．间质性肾炎
  D．小血管炎
  E．脾大

三、简答题

典型的流行性斑疹伤寒的皮疹有什么特点？

（周兰英　蒋乐龙）

第二节　地方性斑疹伤寒

学习目标

通过本节内容的学习，学生应能：

识记

说出地方性斑疹伤寒的病原学特点及流行病学特点。

理解

归纳地方性斑疹伤寒的临床表现特点及实验室检查的临床意义。

运用

1．运用所学知识对本病进行诊断及鉴别诊断。

2．能初步制订本病的治疗及预防方案。

案例 3-2-1

患者，男性，40 岁。发热、头痛 5 天，皮疹 2 天。患者 5 天前无明显诱因开始出现发热和头痛，体温高达 39.3℃，此后体温波动在 39.1 ~ 40.2℃，头痛明显，无恶心、呕吐。2 天前全身出现散在淡红色皮疹，无痛无痒。体格检查：T40.0℃，P 109 次 / 分，R25 次 / 分，BP 130/80mmHg，热病容，精神差，全身皮肤散在分布暗红色斑丘疹，圆形或不规则形，压之不褪色，咽充血，颈软，双肺呼吸音清，腹软，肝肋下未及，脾侧位可及，克氏征及巴氏征阴性。

问题与思考：

1．该患者的诊断是什么？依据是什么？

2．为明确诊断，需进一步做哪些检查？

3．治疗要点有哪些？

地方性斑疹伤寒（endemic typhus）又称鼠型斑疹伤寒（murine typhus），是由莫氏立克次体感染引起的，由鼠蚤传播的急性传染病，属自然疫源性疾病。其发病机制、临床表现及治疗与流行性斑疹伤寒相似，但病情较轻，病程较短，并发症少及病死率很低。

【病原学】

莫氏立克次体是地方性斑疹伤寒的病原体，其形态特点及对热、消毒剂的抵抗力与普氏立克次体相似，但有以下不同：①多为短丝状排列，而多形性不明显；②两者有相同的耐热可溶性抗原而有交叉反应，但不耐热之颗粒抗原不同，可借补体结合试验或立克次体凝集试验相区别；③接种雄性豚鼠腹腔可引起阴囊及睾丸明显肿胀，称之为豚鼠阴囊现象，此点为与普氏立克次体的重要鉴别点；④莫氏立克次体可感染豚鼠、大鼠、小鼠等，可用于动物接种分离、繁殖及保存立克次体。

【流行病学】

（一）传染源

家鼠是本病的主要传染源，病人及牛、羊、猪、马、骡等家畜亦可作为传染源。

（二）传播途径

主要通过鼠蚤为媒介传播。

（三）易感人群

人群普遍易感，感染后可获得持久的免疫力。

（四）流行特征

本病可全年发生，但夏秋季多发。多为散发，亦可暴发流行。

【发病机制及病理】

与流行性斑疹伤寒基本相同，但血管炎病变轻，毛细血管血栓形成少，脏器累及少。

【临床表现】

潜伏期 1 ～ 2 周。临床表现与流行性斑疹伤寒相似，但病情轻，病程短。

【实验室检查】

1．常规检查　血白细胞总数多正常，中性粒细胞可稍高。

2．血清学检查　外斐反应亦可阳性，但滴度较流行性斑疹伤寒低。

3．阴囊反应　病人血注入雄性豚鼠腹腔，5 ～ 6 天后出现发热及睾丸鞘膜炎而引起阴囊明显红肿，渗出液中可检出大量立克次体。

【诊断及鉴别诊断】

（一）诊断依据

居住地区有本病发生，有鼠蚤叮咬史。临床表现与流行性斑疹伤寒相似，但症状轻，皮疹少见，热程短。诊断需做外斐反应，并应做补体结合试验等与流行性斑疹伤寒鉴别。

（二）鉴别诊断

同流行性斑疹伤寒。

【治疗】

同流行性斑疹伤寒。

【预后】

良好，用抗生素治疗后很少死亡。

【预防】

灭鼠、灭蚤是最重要的预防措施。对患者及早隔离治疗。

本节小结

地方性斑疹伤寒是由莫氏立克次体感染引起的，由鼠蚤传播的急性传染病。家鼠是本病的主要传染源，主要通过鼠蚤为媒介传播，人感染后可获得持久的免疫力。临床表现与流行性斑疹伤寒相似，但病情轻，病程短。诊断需结合外斐反应、补体结合实验及立克次体凝集实验。治疗措施同流行性斑疹伤寒。预防主要是灭鼠灭蚤、疫苗接种及对患者早期隔离。

自测题

一、填空题

1．地方性斑疹伤寒病原为__________，通过__________途径传播。

2．地方性斑疹伤寒的病原体有别于流行性斑疹伤寒的病原的特征之一是将其接种雄性豚鼠可引起阴囊及睾丸__________。

二、选择题

A1 型题

1．地方性斑疹伤寒的传染源主要是

A．患者
B．家禽
C．家畜
D．家鼠
E．蝙蝠

2．地方性斑疹伤寒的主要传播途径是

A．蚊子叮咬
B．鼠虱叮咬
C．呼吸道传播
D．消化道传播
E．血液传播

三、简答题

请阐述流行性斑疹伤寒、地方性斑疹伤寒、恙虫病三者的异同点。

（周兰英　蒋乐龙）

第三节　恙虫病

学习目标

通过本节内容的学习，学生应能：

识记

说出恙虫病的病原学与流行病学特点、发病机理与病理解剖。

理解

归纳恙虫病的临床表现特点及实验室检查的临床意义。

运用

1．运用所学知识对本病进行诊断及鉴别诊断。

2．能初步制订本病的治疗及预防方案。

案例 3-3-1

青年男性，皮疹 8 天，发热 3 天。患者 8 天前出现右腋窝皮疹，并逐渐形成 4mm 大小的结痂，无痛痒。3 天前出现发热，伴有寒战、头痛、全身疲乏，否认咳嗽、胸痛、腹痛、腹泻。20 天前曾到野外露营。体格检查：T39.8℃，P 92 次 / 分，R 26 次 / 分，BP 125/80mmHg，右腋窝 2 个蚕豆大小淋巴结，右腋窝皮肤见一直径约 5mm 大小的焦痂。余无异常。

问题与思考：

1．该患者的医疗诊断是什么？诊断依据有哪些？

2．为明确诊断需进一步检查哪些项目？

3．该患者的治疗有哪些？

恙虫病（tsutsugamushi disease）又名丛林斑疹伤寒（scrub typhus），是由恙虫病东方立克次体感染人引起的一种急性自然疫源性传染病。其临床特点为突然起病、发热、皮疹，淋巴结肿大、肝脾大和恙螨幼虫叮咬处出现焦痂等。

【病原学】

恙虫病东方立克次体呈圆形、椭圆形或短杆状，大小为（0.3 ~ 0.6）μm×（0.5 ~ 1.5）μm，革兰染色阴性，吉姆萨染色呈紫红色，为专性细胞内寄生。病原体耐寒不耐热，加热 56℃ 10min 即被杀灭；对一般消毒方法都很敏感。对氯霉素和四环素类等均极敏感。

【流行病学】

（一）传染源

鼠类是主要的传染源。

（二）传播途径

恙螨是本病的传播媒介，我国主要为地里纤恙螨和红纤恙螨。

（三）易感人群

各年龄组普遍易感，但以青壮年居多。

（四）流行特征

由于鼠类及恙螨的繁殖受气候和地理因素影响较大，故立克次体病的发病具有明显的季节性和地区性。一般 5 ~ 11 月为好发季节，6 ~ 8 月为高峰。

【发病机制与病理】 人被受染恙螨幼虫叮咬后，病原体先在局部繁殖，然后进入血流，在小血管内皮细胞及其他单核 - 吞噬细胞系统内生长繁殖，不断释放立克次体及毒素，引起立克次体血症和毒血症，并到达身体各组织器官。

恙虫病立克次体死亡后所释放的毒素为致病的主要因素。本病的组织病理变化与斑疹伤寒相似，主要在血管系统，可见局灶性或广泛性血管炎和血管周围炎。

【临床表现】 潜伏期为 4 ~ 21 日，常为 10 ~ 14 日。

1．发热与中毒症状　多突然起病，体温迅速上升，达到 39 ~ 41℃，呈稽留热、弛张热或不规则热，持续 1 ~ 3 周。严重者可出现烦躁、谵妄、听力减退、强直性痉挛、嗜睡和昏迷等。

2．焦痂与溃疡　焦痂为本病特征性的表现，多见于腋窝、阴囊、外生殖器、腹股沟、会阴、肛周和腰带压迫等处。痂皮脱落后即成溃疡。焦痂或溃疡多为单个，偶有多个。

3．淋巴结肿大　全身浅表淋巴结常肿大，焦痂附近的局部淋巴结常明显肿大，并常伴疼痛和压痛。

4．皮疹　多出现于病程的第 4 ～ 6 日，皮疹多呈暗红色充血性斑丘疹，少数呈出血性者，无痒感，大小不一，多散在分布于躯干部。皮疹持续 3 ～ 7 日后逐渐消退，不脱屑，可留有色素沉着。

5．肝脾大　肝大占 10% ～ 20%，脾大占 30% ～ 50%。

6．其他　部分病人可见眼底静脉曲张，视神经乳头水肿或眼底出血。心肌炎较常见。

【实验室检查】

（一）常规检查

外周血白细胞总数多减少，亦可在正常范围或稍增高。分类常有核左移。

（二）血清学检查

1．变形杆菌 OX_K 凝集试验（外斐反应）　病人血清能与变形杆菌 OX_K 发生凝集反应阳性。

2．补体结合试验　阳性率较高，特异性较强。

3．ELISA 检测　可做各种血清型的恙虫病立克次体的特异性 IgG 和 IgM 抗体检测，敏感度和特异性较高。

4．分子生物学检查　用 PCR 方法，可检测恙虫病立克次体的基因。

（三）病原学分离培养

取患者全血 0.5ml 接种小鼠腹腔，多在接种后第 7 ～ 9 天发病，于 11 ～ 16 天内死亡。取腹水涂片和或腹膜、肝、脾做印片染色镜检，可于单核细胞和巨噬细胞中发现立克次体。

【诊断及鉴别诊断】

（一）诊断依据

1．流行病学资料　流行季节，发病前 4 ～ 21 天有疫区野外活动史。

2．临床表现　起病急，突然寒战、发热，颜面潮红，皮疹，淋巴结肿大，肝脾大，尤其是发现有特征性的焦痂与溃疡，有助于诊断。

3．实验室检查　血象检查、变形杆菌 OXK 凝集反应阳性，有助于诊断，但阴性不能排除本病，必要时，作小鼠腹腔接种分离病原体。

4．治疗反应　对临床上高度怀疑立克次体病，而实验室检查阴性，可试用氯霉素或四环素治疗。若患者体温于开始治疗后的 24 ～ 48h 之内恢复正常，则有助于本病的临床诊断。

（二）鉴别诊断

本病应与流行性感冒、伤寒、地方性斑疹伤寒、疟疾、钩端螺旋体病、皮肤炭疽、流行性出血热、败血症等相鉴别。

【治疗】

（一）一般治疗

患者应卧床休息，多饮水，进流食或软食，注意口腔卫生，保持皮肤清洁。

（二）病原体治疗

多西环素、四环素、氯霉素对本病有良好疗效。多西环素 0.1 ～ 0.2g/d，单剂 1 次服或分 2 次服。氯霉素成人 2g/d，儿童 25 ～ 40mg/（kg・d），静脉滴注或分 4 次口服，退热后剂量减半，一般用药后 24 ～ 48h 退热，继续用 7 ～ 10 天。若加甲氧苄啶（TMP）0.1g，一日 2 次，疗效更佳。喹诺酮类每日 0.4g，热退后继续用 7 ～ 10 天，也有良好效果。

【预后】 如能早期诊断，及时采取有效的治疗，绝大多数患者预后良好，老年人、孕妇、有并发症者预后差。

【预防】

（一）控制传染源

主要是灭鼠。

（二）切断传播途径

避免恙螨幼虫叮咬是关键。消灭恙螨虫孳生地是根本的预防措施。

（三）保护易感人群

在恙虫病流行季节避免在草地上坐、卧、晒衣服。为预防恙螨幼虫叮咬，在流行区野外工作、劳动、军事训练及其他活动时，扎紧袖口、领口和裤脚口，并在外露的皮肤上涂抹防虫剂，如5%邻苯二甲酸二甲酯等。目前，尚无有效的疫苗可供接种。

本节小结

恙虫病是由恙虫立克次体引起的急性发热性斑疹伤寒样传染病。恙虫病急性起病。病程短。临床常表现为发热。伴有皮疹，其被恙螨幼虫叮咬的原发感染部位经常存在溃疡或焦痂及局部或全身淋巴结肿大。恙虫病治疗措施包括补液、抗感染、预防并发症治疗。护士应遵医嘱准确、及时使用抗生素，给药期间注意观察药物的疗效及副作用。恙虫病患者应注意发热及皮肤溃疡、焦痂的护理。预防恙虫病主要是消灭鼠类及媒介恙螨，加强个人防护，在流行地区应注意避免草地坐卧或宿营。

自 测 题

一、填空题

恙虫病病原为__________，通过__________途径传播。

二、选择题

A1 型题

1．恙虫病的病原体属于

A．细菌

B．病毒

C．立克次体属

D．东方体

E．衣原体

2．恙虫病最具特征的临床表现是

A．肝脾肿大

B．局部淋巴结肿大

C．焦痂

D．红色斑疹

E．高热

3．恙虫病的特效治疗药物是

A．青霉素

B．链霉素

C．头孢菌素

D．红霉素

E．氯霉素或四环素类

三、简答题

1．试述恙虫病的主要临床表现。

2．列出恙虫病的诊断及治疗原则？

（周兰英　蒋乐龙）

第四章 细菌感染性疾病

第一节 流行性脑脊髓膜炎

学习目标

通过本节内容的学习，学生应能：

识记

说出流行性脑脊髓膜炎的病原学特点、流行病学特点，阐明流脑的发病机制与病理解剖。

理解

归纳流行性脑脊髓膜炎的临床表现特点及实验室检查的临床意义。

运用

1. 运用所学知识对本病进行诊断及鉴别诊断。
2. 能初步制订本病的治疗及预防方案。

案例 4-1-1

患儿，男，9岁。发热、头痛3天，神志不清1天。患儿3天前无明显诱因出现发热，体温高达39.8℃，伴有寒战，头痛明显，喷射状呕吐胃内容物4次。昨天出现烦躁不安。一般情况差，无抽搐。

体格检查：T 39.7℃，P 121次/分，R 24次/分，BP 60/35mmHg。患儿神志不清，全身皮肤密布大小不等的瘀点、瘀斑，球结膜轻度水肿，双侧瞳孔等大等圆，对光反射灵敏。颈抵抗，双肺呼吸音清。心律齐，肝脾未扪及。克氏征阳性，布氏征阳性。

血常规检查示：白细胞 24×10^9/L，中性粒细胞86%，血小板 50×10^9/L。

问题与思考：

1. 该病例最可能的诊断是什么？诊断依据有哪些？
2. 为明确诊断，需进一步要做哪些检查？
3. 请写出该患者的治疗方案。

流行性脑脊髓膜炎（epidemic cerebrospinal meningitis）简称流脑，是由脑膜炎奈瑟菌感染人体后引起的急性化脓性脑膜炎。临床主要表现为突起高热、剧烈头痛、频繁呕吐、皮肤黏膜瘀点、瘀斑及脑膜刺激征阳性，严重者可有败血症休克和脑实质损害，常危及生命。部分病例可暴发起病而死亡。

【病原学】

脑膜炎奈瑟菌（又称脑膜炎球菌）属奈瑟菌属，革兰染色阴性，呈卵圆形或肾形，常凹面相对成双排列，大小为 0.6 ～ 0.8μm，有荚膜，无芽胞，不活动，专性需氧，在巧克力色血琼脂培养基及卵黄培养基上生长良好。

脑膜炎奈瑟菌有血清群特异性荚膜多糖、外膜蛋白、脂寡糖及菌毛抗原等，根据菌体表面荚膜多糖抗原的不同可分 13 个血清群，90% 以上是 A、B、C 三群。在我国流行的是以 A 群为主，B 群在某些地区有上升趋势。

人是该菌唯一天然宿主，脑膜炎奈瑟菌对外界抵抗力弱，对干燥、寒冷、热、紫外线和常用消毒剂均很敏感，因能形成自身溶解酶，在体外易自溶死亡。

【流行病学】

（一）传染源

带菌者和病人是本病的传染源。本病隐性感染率高，流行期间人群带菌率可达 50% 以上。带菌者数量多、不易被发现，作为传染源意义更大。病人从潜伏期末至发病后 10 日均有传染性。在我国，非流行期间带菌者以 B 群为主，而流行期间带菌者以 A 群为主，C 群为散发菌群。

（二）传播途径

病原菌主要经咳嗽、打喷嚏借飞沫由呼吸道直接传播。因病原菌在体外生活力极弱，故间接传播的机会极少，但密切接触，如同睡、怀抱、喂乳、接吻等对 2 岁以下小孩传播本病有重要意义。

（三）易感人群

人群普遍易感，隐性感染率高。5 岁以下儿童尤其是 6 个月至 2 岁婴幼儿发病率最高。人群感染后，60% ～ 70% 为无症状带菌者，约 30% 为上呼吸道感染型和出血点型，仅 1% 左右出现典型流脑表现。人感染后可产生持久免疫力，各群间有交叉免疫，但不持久。

（四）流行特征

本病全球全年均可发病，但以冬、春季节多见。有周期性流行现象，一般每间隔 3 ～ 5 年发生小流行，7 ～ 10 年发生大流行。由于普及计划免疫，周期性现象已不明显。

【发病机制及病理】

病原体自鼻咽部侵入人体，感染后是否发病取决于感染病菌的数量、毒力及人体免疫力。本病致病的重要因素是细菌释放的内毒素。内毒素引起全身的施瓦茨曼反应，激活补体，血清介质明显增多，引起循环障碍和休克。脑膜炎奈瑟菌的内毒素较其他菌的内毒素更易激活凝血系统，在休克早期即可发生弥散性血管内凝血，及继发纤溶亢进，进一步加重微循环障碍、出血和休克，造成多器官功能衰竭。

脑膜炎球菌随血循环侵入脑膜，进入脑脊液，释放内毒素等引起脑膜、脑脊髓膜化脓性炎症反应及颅内压升高，出现惊厥、昏迷等表现。严重者可发生脑水肿及脑疝，出现昏迷加深、瞳孔改变及呼吸衰竭。

败血症期的主要病变是血管内皮损害、血管壁炎症、坏死和血栓形成，血管周围出血。皮肤黏膜出现局灶性出血，肺、心、胃肠道及肾上腺皮质等组织器官可有广泛性出血。脑膜炎期主要为软脑膜及蛛网膜的化脓性炎症。暴发型脑膜脑炎型病变主要在脑实质，可引起脑组织变性、坏死、充血、出血、水肿。

【临床表现】

潜伏期 1 ～ 7 日，一般 2 ～ 3 日。

（一）普通型

最常见，占全部病例的 90% 以上。

1．上呼吸道感染期 主要表现为上呼吸道感染症状，如低热、咳嗽、咽痛、鼻塞等，持续 1 ～ 2 天。因此期发病急、病情进展快，易被忽视。

2．败血症期 多数患者起病后迅速出现此期表现，高热、寒战，体温迅速升高达 40℃左右，伴有头痛、恶心、呕吐、乏力、全身不适、精神萎靡等毒血症症状。幼儿有哭啼吵闹、烦躁不安、皮肤感觉过敏及惊厥等。70% 以上的病人有皮肤黏膜瘀点或瘀斑，大小为 1 ～ 2mm 至 1 ～ 2cm，开始为鲜红色，后变为紫红色。病情严重者瘀点或瘀斑迅速扩大，中央呈紫黑色坏死或大疱。皮疹以四肢、软腭、眼结膜及臀等处多见。多数病例于 1 ～ 2 天后进入脑膜炎期。

3．脑膜炎期 脑膜炎症状可与败血症症状同时出现。除高热及毒血症症状外，同时伴有剧烈头痛、频繁呕吐、烦躁不安、惊厥、意识障碍、颈项强直、克氏征及布氏征阳性等，严重可出现谵妄、抽搐及意识障碍。婴儿症状多不典型，脑膜刺激征可缺如，前囟未闭可隆起，对诊断有帮助意义。

4．恢复期 体温逐渐降至正常，皮肤瘀点、瘀斑消失，意识及精神状态改善，神经系统检查正常。约 10% 病人病后在口唇周围可出现口周疱疹，一般在 1 ～ 3 周内痊愈。

（二）暴发型

多见于儿童，起病急骤，病情凶险，如不及时抢救，常于 24h 内死亡，可分为 3 型。

1．休克型 突发寒战高热，严重者体温不升，伴头痛、呕吐，短期内全身皮肤、黏膜出现广泛瘀点、瘀斑，甚至融合成片，中央坏死。随后出现精神萎靡、面色苍白、口唇发绀、脉搏细速、四肢厥冷、呼吸急促、血压下降等循环衰竭症状。大多无脑膜刺激征，脑脊液基本正常。

2．脑膜脑炎型 主要表现为脑膜和脑实质损害，常于 1 ～ 2 天内出现严重的神经系统症状，如高热、剧烈头痛、频繁呕吐，反复惊厥、迅速进入昏迷。颅内压增高，脑膜刺激征阳性，可有惊厥、锥体束征阳性，严重者可发生脑疝，不及时抢救，常迅速死亡。临床上以枕骨大孔疝多见，系小脑扁桃体嵌入枕骨大孔而压迫延髓，表现为昏迷加深、瞳孔散大、肌张力增高，上肢多呈内旋，下肢呈伸直强直，迅速出现呼吸衰竭，呼吸速率节律异常。也可出现天幕裂孔疝，系颞叶海马回或钩回嵌入天幕裂孔所致，因压迫脑干和动眼神经，表现为昏迷，同侧瞳孔散大及对光反射消失，眼球固定或外展，对侧肢体瘫痪，出现呼吸衰竭。

3．混合型 兼有上述两型表现，病情最为严重，病死率最高。此型少见。

（三）轻型

多发生在流行后期，仅有轻微上呼吸道感染症状，皮肤有少量出血点及脑膜刺激征。脑脊液变化不明显，咽拭子培养可有病原菌。

（四）慢性型

成人患者较多，病程可迁延数周至数月，常表现为间歇性发冷、发热，每次发热历时 12h 后缓解，1 ～ 4 天后可再发，每次发作后常成批出现皮疹、瘀点，伴关节痛、脾大、血白细胞增多，血培养可呈阳性。

（五）并发症

早期使用抗菌药治疗，并发症及后遗症已少见。可有中耳炎、化脓性关节炎、肺炎、脓胸、心内膜炎、心肌炎、眼病等。

【实验室检查】

（一）常规检查

血白细胞总数明显增高，一般为（15 ～ 30）$\times 10^9$/L，中性粒细胞升高在 80% 以上，有 DIC 者血小板减少。

（二）病原学检查

细菌学检查阳性可确诊。应注意标本及时送检、保暖、及时检查。

1．涂片 皮肤瘀点处的组织液或离心沉淀后的脑脊液做涂片染色，阳性率约为60% ~ 80%。皮肤瘀点涂片检查简便易行，应用抗生素早期也可获阳性结果，是早期诊断的重要方法。

2．细菌培养 可取瘀斑组织液、血液或脑脊液作细菌培养，应在抗菌药物使用前进行检测。

3．免疫学检测 常用对流免疫电泳法、乳胶凝集试验、ELISA 法等进行脑膜炎奈瑟菌抗原检测。

（三）脑脊液检查

是明确诊断的重要方法。发病初期和休克型病人，脑脊液暂无改变，应在 12 ~ 24h 后复查。典型病例脑脊液呈化脓性改变，脑脊液压力升高、外观混浊或脓样、白细胞数明显升高，达 1000×10^6/L 以上，以多核细胞为主。蛋白含量增高，可达 1 ~ 5g/L；氯化物及糖含量明显减少。涂片可在中性粒细胞内找到革兰阴性双球菌。

【诊断及鉴别诊断】

（一）诊断依据

1．流行病学史 冬春季节和流行地区内，儿童患病者最为多见。有些患者在发病前 7 天有明显密切接触史，或当地有本病发生或流行；既往未接种流脑疫苗。

2．临床表现

（1）突发寒战、高热、恶心、呕吐、鼻塞、咽痛、全身疼痛、头痛。

（2）面色苍白，四肢发凉，皮肤发花并有散在的小出血点，唇周及指端青紫，唇周可有单纯疱疹。

（3）烦躁不安、谵妄、昏迷或惊厥。

（4）皮肤、黏膜瘀点或融合成瘀斑，血压明显下降，脉搏细速，脉压差缩小。

（5）颈项强直，角弓反张，克氏征和布氏征阳性。

（6）瞳孔大小不等、边缘不整，对光反应迟钝，眼球常凝视。

（7）呼吸快慢及深浅不均或呼吸暂停。

（8）幼儿发病多不典型，常见高热、呕吐、嗜睡，还可多见极度不安与惊厥、拒乳、尖叫、腹泻、咳嗽、双目凝视、颈项强直和布氏征阳性，其他脑膜刺激征可能缺项。前囟未闭者多见隆起，呕吐频繁而失水者也可出现囟门下陷。

3．实验室检查

（1）血常规检查示白细胞数显著增高，最高可达 40×10^9/L，中性粒细胞在 80% ~ 90%。

（2）疑为流脑者应做腰椎穿刺检查，典型病例脑脊液呈化脓性改变。

（3）从病人脑脊液或急性期血液中可分离到脑膜炎奈瑟菌。

（4）从病人急性期血清或尿或脑脊液中可检测到脑膜炎奈瑟菌的群特异性多糖抗原。

（5）检测病人恢复期血清抗体效价较急性期呈 4 倍或 4 倍以上升高。

（6）以 PCR 检测到病人急性期血清或脑脊液中脑膜炎奈瑟菌的 DNA 特异片段。

（二）诊断标准

1．疑似病例 诊断依据中 1 加 2（1）或 2（2）或 2（3）中的一项。

2．临床确诊病例 疑似病例加 2（4）或 2（5）或 2（6）或 2（7）中的一项。

3．确诊病例 疑似病例或临床确诊病例加 3（3）或 3（4）或 3（5）或 3（6）中的一项。

（三）鉴别诊断

1．其他细菌引起的化脓性脑膜炎 肺炎球菌性脑膜炎大多继发于肺炎、中耳炎；流感嗜血杆菌性脑膜炎多发生于婴幼儿；金黄色葡萄球菌引起的脑膜炎多继发于皮肤感染，葡萄球菌败血症病程中；革兰阴性杆菌性脑膜炎易发生于颅脑手术后；铜绿假单胞菌性脑膜炎常继发于腰穿、麻醉、造影或手术后。此外，上述细菌感染均无明显季节性，以散发为主，无皮肤瘀点、瘀斑。确诊有赖于细菌学检查。

2．结核性脑膜炎　多有结核病史或密切接触史；起病缓慢，病程较长，出现低热、盗汗、消瘦等症状，无瘀点、瘀斑；脑脊液以单核细胞为主，蛋白质增多，糖和氯化物减少；脑脊液涂片可测得抗酸染色阳性杆菌。

【治疗】

（一）普通型

1．一般治疗　强调早诊断、就地住院隔离治疗，急性期需卧床休息，保持室内安静，保证患者的睡眠；昏迷患者头应偏向一侧；瘀斑部位要避免受压和摩擦；腰椎穿刺后要去枕平卧6h。能进食者给予营养丰富、清淡可口、易于消化的流质或半流质饮食，鼓励患者多饮水，保证足够的液体入量。呕吐频繁不能进食者，给予静脉补液，保证能量平衡，维持水及电解质平衡。

2．对症治疗　保持呼吸道通畅，呼吸困难者给予吸氧。高热者可用药物或物理降温；颅内压增高表现者可用20%甘露醇快速静脉滴注，可每隔4～6小时重复使用，注意该药对肾的损害作用。做好护理，密切观察病情变化，急性期病人，特别是入院24h内，病情有突然恶化的可能，必须加强巡视，预防并发症。

3．病原治疗　一旦怀疑是流脑，应及时给予足量、敏感、并能透过血脑屏障的抗菌药物。

（1）青霉素：目前脑膜炎奈瑟菌对青霉素仍高度敏感，虽然青霉素不易透过血脑屏障，但加大剂量能在脑脊液中达到治疗的有效浓度。青霉素G成人剂量800万U，每8小时一次。儿童每日20万～40万U/kg，分3次加入5%葡萄糖液中静脉滴注。疗程5～7日。

（2）头孢菌素：第三代头孢菌素对脑膜炎球菌抗菌活性强，易透过血脑屏障，毒性较低。头孢曲松，成人2g，儿童50～100mg/kg，每12小时一次；头孢噻肟，成人2g，儿童50mg/kg，每6小时一次。疗程7日。

（3）氯霉素：脑膜炎奈瑟菌对氯霉素高度敏感，且易通过血脑屏障，但需警惕氯霉素对骨髓造血功能的抑制。成人2～3g，儿童50mg/kg，分次加入葡萄糖内静滴，疗程5～7日。

（二）暴发型

1．休克型

（1）尽早应用有效抗菌药物针对病原治疗，可联合用药。

（2）迅速纠正休克：①补充血容量及纠正酸中毒：最初1h内快速静脉输入1000ml液体（成人），儿童10～20ml/kg，输入液体为5%碳酸氢钠5ml/kg和低分子右旋糖酐液。以后酌情使用晶体液和胶体液，24h输入液量在2000～3000ml，儿童为50～80ml/kg。②血管活性药物应用：山莨菪碱每次0.3～0.5mg/kg，重者可用1mg/kg。

（3）DIC的治疗：肝素剂量为0.5～1.0mg/kg，以后可4～6h重复一次。应用肝素时要注意凝血时间监测，要求凝血时间维持在正常值的2.5～3倍为宜。高凝状态纠正后应输入新鲜血液、血浆及维生素K，补充被消耗的凝血因子。

（4）肾上腺皮质激素的应用：适用于毒血症症状明显的病人。地塞米松，成人每日10～20mg，儿童0.2～0.5mg/kg，分1～2次静脉滴注，用药时间一般不超过3天。

（5）注意保护脑、心、肾、肝、肺功能，根据病情对症治疗。

2．脑膜脑炎型

（1）尽早应用有效抗菌药物针对病原治疗。

（2）减轻脑水肿及防止脑疝的发生：及时发现脑水肿，积极脱水治疗，除用甘露醇外，可使用白蛋白、呋塞米、激素等药物。

（3）防治呼吸衰竭：积极防治脑水肿，保持呼吸道通畅，必要时行气管插管或使用呼吸机治疗。

【预后】

本病普通型经及时诊断、合理治疗，多无并发症及后遗症。暴发型病死率较高，尤其是脑膜脑炎型及混合型预后较差。1 岁内的婴幼儿及老年人预后差。但若能早期诊断，及时给予综合治疗，病死率可显著下降。

【预防】

（一）控制传染源

早期发现病人，并就地隔离治疗，隔离至症状消失后 3 日，一般不少于病后 7 日。密切接触者医学观察 7 日。

（二）切断传播途径

流行期间做好卫生宣传工作，搞好个人及环境卫生，保持室内通风，避免大型集会及携带幼儿到拥挤的公共场所，外出戴口罩等。

（三）保护易感人群

1．菌苗预防注射　应用脑膜炎球菌 A 群多糖菌苗，保护率达 90% 以上。

2．药物预防　对密切接触者除医学观察外，可用磺胺甲唑进行预防，剂量为成人每日 2g，儿童 50 ～ 100mg/kg，连服 3 日。

本节小结

流行性脑脊髓膜炎是由脑膜炎奈瑟菌引起的急性化脓性脑膜炎，主要临床表现为突起高热、剧烈头痛、频繁呕吐、皮肤黏膜瘀点瘀斑及脑膜刺激征。严重者出现感染性休克及脑实质损害，脑脊液呈化脓性改变，本病多见于冬春季，儿童发病略高于成人。本病主要通过咳嗽的飞沫经呼吸道直接传播，人感染后产生持久免疫力。普通型占全部病例的 90% 以上，临床表现分为上呼吸道感染期、败血症期、脑膜炎期和恢复期四期。根据突发寒战、高热，皮肤或黏膜瘀点或瘀斑及剧烈头痛、频繁呕吐、意识障碍，脑膜刺激征阳性等临床表现和脑脊液检查呈化脓性改变可做出临床诊断，脑脊液或急性期血液中可分离到脑膜炎奈瑟菌可确诊。治疗主要是用青霉素或第三代头孢菌素进行抗菌治疗及其他对症支持治疗，做好呼吸道隔离。

自测题

一、填空题

1．流脑病人应实行__________隔离。

2．细菌由人体鼻咽部侵入脑脊髓膜分为三个步骤：__________、__________、__________。

3．流脑脑脊液典型改变呈__________性。

二、选择题

A1 型题

1．流脑暴发型败血症的发病机制是
   A．急性肾上腺皮质功能衰竭所致
   B．内毒素所致的严重微循环障碍、DIC
   C．血管内皮损伤血浆外渗所致低血容量性休克
   D．高热、失水性休克
   E．外毒素引起的多脏器功能衰竭

2．流脑病人的脑脊液标本必须在采集后立即送检是因为
   A．该细菌对寒冷干燥敏感，体外易自溶
   B．该细菌离开人体得不到营养
   C．标本搁置过久易污染
   D．细菌变形不易辨认
   E．需严格厌氧，不能在空气中暴露

3．暴发性流脑休克型患者皮肤迅速出现大片瘀斑，血小板减少，顽固性休克时，除抗休克治疗外，其重要对症治疗是
   A．EACA 止血
   B．纠正酸中毒
   C．使用抗菌药物
   D．及早应用肝素抗凝治疗
   E．20% 甘露醇脱水，预防脑疝

A3/A4 型题

（4 ～ 6 题共用题干）

男，8 岁，发热、头痛、呕吐、腹泻 3 天，烦躁不安 1 天。体查：T 39.5 ℃，BP 98/60mmHg，精神萎靡，瞳孔等大，对光反射灵敏，颈有抵抗感，胸腹部可见散在性出血点，克氏征阳性，布氏征阴性，巴彬氏征阴性，血象：WBC 15.0×10^9/L，N 0.90，L 0.10。

4．为及时明确诊断，最重要的检查是
   A．脑脊液常规＋涂片革兰染色
   B．脑脊液常规＋生化
   C．血培养
   D．脑脊液培养
   E．咽拭子培养

5．此例患者病原治疗应首选
   A．庆大霉素
   B．大剂量青霉素
   C．氯霉素
   D．红霉素
   E．头孢菌素

6．本例除了病原治疗外，最重要的对症治疗措施是
   A. 输新鲜血
   B．肝素抗凝
   C．肾上腺皮质激素
   D．20% 甘露醇脱水
   E．低分子右旋糖酐

三、简答题

流行性脑脊髓膜炎、结核性脑炎、流行性乙型脑炎病人的脑脊液改变有何不同？

（蒋乐龙 周兰英）

第二节 白 喉

学习目标

通过本节内容的学习，学生应能：

识记

说出白喉假膜的病理特点，白喉毒素的生物学特征，白喉的流行病学、发病机制与病理解剖。

理解

归纳白喉的临床表现及实验室检查的临床意义。

运用

1．运用所学知识对本病进行诊断及鉴别诊断。
2．能初步制订本病的治疗及预防方案。

案例 4-2-1

患儿，女，8岁。因咽痛、发热4天，加重伴吞咽困难1天入院。患者4天前无明显诱因下出现发热、咽部不适、疼痛，伴畏寒，自测体温高达39.6℃。当地医院给予青霉素、退热等治疗，体温下降不明显，咽痛无好转，自觉吞咽困难，伴头痛、刺激性咳嗽、咳白色泡沫痰。患病后食欲缺乏，排便尚可。

体格检查：T 39.7℃，P 128次/分，R 24次/分，BP 90/60mmHg。急性热病容，神志清楚。双下颌可扪及多个蚕豆大小淋巴结，触痛明显。咽部充血水肿，双侧扁桃体Ⅲ度肿大，双侧扁桃体、咽腭弓、咽后壁可见大量灰白色假膜，较厚，不易脱落。余（–）。

问题与思考：

1．该患者最可能的诊断是什么？诊断依据有哪些？
2．为明确诊断需要做哪些检查？
3．治疗要点有哪些？

白喉（diphtheria）是由白喉杆菌引起的急性呼吸道传染病。临床特征为咽、喉等部位形成的灰白色假膜和全身中毒症状，严重者可引起心肌炎和周围神经瘫痪。

【病原学】

白喉杆菌属棒状杆菌属，革兰染色阳性，一端或两端稍膨大，内有异染颗粒称为极体，需氧或兼性厌氧，不能运动，无芽胞。该菌分泌毒性很强的外毒素，是致病的主要因素。外毒素为不耐热的单链多肽，有A、B两个片段。A片段在B片段的携带下进入细胞内发挥细胞毒性作用。白喉外毒素不稳定，用0.3%～0.5%甲醛处理成为类毒素，可用于预防接种或制备抗毒血清。该菌对冷冻、干燥抵抗力较强，在干性假膜中可存活 3 个月；在玩具、衣物上可存活数天，对湿热及常用化学消毒剂敏感，58℃ 10min 或 5% 苯酚 1min 即可死亡，阳光直射下数小时就可灭活。

【流行病学】

（一）传染源

病人和带菌者是传染源，在潜伏期末即可从呼吸道分泌物中向外排菌，有传染性。不典型病人、轻型病人和健康带菌者，是重要的传染源。

（二）传播途径

主要经呼吸道飞沫传播，亦可经食物、用具和玩具间接传播，偶可通过破损皮肤和黏膜感染。

（三）易感人群

人群普遍易感，不同年龄组易感性有明显差异，新生儿从母体获得的免疫力，出生 3 个月后明显下降，发病率逐渐增高。患病后可获持久免疫。

（四）流行特征

白喉为世界性分布，一年四季均可发生，以秋、冬季多发，居住拥挤、卫生条件差则更易造成流行。普遍进行预防接种后，儿童发病率明显下降，发病年龄推迟。

【发病机制及病理】

白喉棒状杆菌随飞沫侵入上呼吸道黏膜，仅在黏膜表层生长繁殖，引起局部炎症，致局部充血水肿，纤维蛋白渗出。分泌的白喉外毒素引起细胞破坏、纤维蛋白渗出、白细胞浸润。大量渗出的纤维蛋白与白喉坏死组织、细菌、炎症细胞混合凝结形成特征性的白喉假膜，多为灰白色，边缘整齐，初较薄，渐增厚。混合感染时呈黄色，有出血时呈黑色。假膜覆盖于病变表面，与底部组织粘着较紧，不易脱落，强行剥脱易出血。但喉及气管黏膜上皮有纤毛，假膜与黏膜的粘连不紧，喉及气管假膜脱落可引起窒息。白喉棒状杆菌外毒素吸收入血，形成毒血症，出现全身中毒症状。假膜范围越大，病程越长，毒素吸收就越多，毒血症状越重。

病理变化以中毒性心肌炎和白喉性神经炎最显著。心脏扩大，心肌变性，心肌纤维断裂并可累及传导系统，出现心律失常、心力衰竭。神经炎以周围运动神经为主，第Ⅸ、Ⅹ对脑神经受损较常见，出现髓鞘变性、神经轴肿胀，多能恢复。

【临床表现】

潜伏期 1 ～ 7 日，一般 2 ～ 4 日。按病变部位分以下几种临床类型：

（一）咽白喉

最常见，占白喉病人的 80%，按假膜大小及病情轻重又分为 4 型：

1．轻型　全身症状较轻，可仅有微热与咽痛。假膜呈点状或小片状，常限于扁桃体。有时假膜不明显而白喉棒状杆菌培养可为阳性。

2．普通型　缓慢起病，中度发热、咽痛、全身不适、乏力、食欲缺乏。咽部充血，扁桃体肿大。大约在病后 24h 有片状假膜形成，并逐渐增厚扩大。可有颌下或颈部淋巴结肿大、压痛。

3．重型　全身症状重，高热、乏力、面色苍白、恶心、呕吐、厌食。咽痛明显，口臭，咽部高度充血，扁桃体显著肿大，假膜范围广而厚，整个咽部可见，色灰黄色或灰黑色。颈部淋巴结肿大、软组织水肿。常有中毒性心肌炎和周围神经麻痹。

4．极重型　假膜较重型范围更广，呈污黑色，扁桃体及咽部明显肿胀，腐败口臭味，颈部淋巴结明显肿大，软组织高度水肿，使颈部似“牛颈”。全身症状极为严重，高热、呼吸急促、烦躁不安、血压下降、口唇发绀。常有心脏扩大、心律失常、心力衰竭等，抢救不及时易死亡。

（二）喉白喉

约 20% 白喉表现为喉白喉，其中 25% 为原发性喉白喉，其余多为咽白喉延续而成。主要表现为“犬吠样”咳嗽，声音嘶哑或失声，吸气性呼吸困难等。可因喉梗阻出现“三凹”现象、口唇发绀、鼻翼扇动、恐惧等。假膜延至气管、支气管或假膜脱落，可窒息死亡。

（三）鼻白喉

多见于婴幼儿，原发性鼻白喉少见，多来自咽白喉。主要表现为鼻塞、浆液血性鼻涕，鼻孔周围皮肤受分泌物作用而发红、糜烂，甚至形成浅溃疡、结痂。鼻前庭可有假膜。全身症状轻，因鼻塞可出现张口呼吸、进食困难。

（四）其他部位白喉

较少见。皮肤白喉多见于热带，如伤口白喉、眼结膜白喉及耳、口腔、新生儿脐带、外阴等部位的白喉，仅在局部形成假膜，全身症状轻。

（五）并发症

以中毒性心肌炎、周围神经麻痹、支气管肺炎较多见，多发生在病程第 2 ~ 4 周。中毒性心肌炎是本病死亡的重要原因，表现为极度乏力、面色苍白、呼吸困难，心动过速或减慢、心律失常、心电图异常，严重者出现心力衰竭。周围神经麻痹常表现为软腭、颜面肌、眼肌及四肢肌麻痹等。

【实验室检查】

（一）常规检查

白细胞总数升高至（10 ~ 20）$\times 10^9$/L，中性粒细胞增多。

（二）细菌学检查

取假膜边缘组织涂片或细菌培养，注意与非致病的类白喉棒状杆菌进行鉴别。荧光标记特异性抗体染色查白喉棒状杆菌阳性率和特异性较高，有助于早期诊断。

【诊断及鉴别诊断】

（一）诊断依据

1．流行病学史　白喉流行地区，与确诊白喉病人有直接或间接接触史。

2．临床症状　发热、咽痛、鼻塞、声音嘶哑、犬吠样咳嗽。鼻、咽、喉部有不易剥落的灰白色假膜，剥时易出血。

3．实验室检查

（1）白喉棒状杆菌分离培养阳性并证明能产生外毒素。

（2）咽拭子直接涂片镜检可见革兰阳性棒状杆菌，并有异染颗粒。

（3）病人双份血清特异性抗体 4 倍以上增长。

（二）诊断标准

1．疑似病例　具有诊断依据中临床症状者。

2．临床诊断病例　疑似病例加 3（2）。

3．确诊病例　疑似病例加 3（1）、3（3）任何一条者。

（三）鉴别诊断

咽白喉应与奋森咽峡炎、急性扁桃体炎及鹅口疮等相鉴别；喉白喉应与急性喉炎、变态反应性水肿及气管异物相鉴别。鼻白喉与慢性鼻炎、鼻内异物鉴别。

【治疗】

（一）一般治疗

卧床休息对改善患者的预后非常重要，合并心肌炎者，即使白喉局部病变好转，未继续卧床仍有猝死的可能。轻者绝对卧床休息 2 ~ 4 周，重者 4 ~ 6 周。病情好转后，逐渐恢复正常生活，但应避免劳累，严重病例在 1 年内禁止剧烈活动。并注意补充热量，保持水、电解质平衡，注意口腔护理，采用雾化蒸气吸入 2 ~ 3 次 / 日，有助于缓解咽痛；保持病室通风和 60% 的相对湿度。

（二）病原治疗

早期使用抗毒素和抗生素是治疗成功的关键。

1．抗毒素　白喉抗毒素不能中和进入细胞内的外毒素，因此宜尽早使用。用量按假膜部位、中毒症状、治疗早晚而定，不受年龄、体重的限制。一次足量给予，轻中型 3 万～ 5 万 U，重型 6 万～ 10 万 U，治疗晚者要加大剂量，喉白喉应适当减量。肌内注射需 24h 达血峰浓度，静脉注射 30min 达血峰浓度。重症及治疗晚者常将其稀释于 100 ～ 200ml 葡萄糖注射液中缓慢静脉注射。注射前先做皮肤过敏试验，过敏者进行脱敏疗法。注意用白喉抗毒素后假膜很快脱离可堵塞气道。

2．抗生素　能抑制白喉棒状杆菌的生长，缩短病程和带菌时间。首选青霉素 G，每天 80 万～ 160 万 U/d，分 2 ～ 4 次肌内注射。青霉素过敏者可选用红霉素，每天 10 ～ 15mg/kg，分 4 次口服。也可用头孢菌素类，疗程 7 ～ 10 天。

（三）对症治疗

中毒症状重或并发心肌炎者可给予肾上腺皮质激素。喉白喉有梗阻或假膜脱落阻塞气道者，应行气管切开术。

【预后】

预后与临床类型、治疗早晚、年龄有关。治疗越早，预后越好，病情越重、年龄越小，预后越差。

【预防】

（一）控制传染源

及早隔离治疗白喉患者和带菌者，治愈后 2 次（隔天 1 次）咽拭子培养阴性方可解除隔离。密切接触者检疫 7 天，带菌者隔离 7 天，并用青霉素或红霉素治疗。

（二）切断传播途径

对患者鼻咽分泌物及所用物品进行严格消毒。

（三）保护易感人群

应用白百破联合疫苗进行预防接种是最主要的预防措施，其接种已列入计划免疫之中。7 岁以上首次免疫或保护流行时的易感人群时，可用吸附精制白喉类毒素或吸附精制白喉和破伤风类毒素。密切接触的易感者应用抗毒素，成人 1000 ～ 2000U，儿童 1000U 肌注行被动免疫，有效期 2 ～ 3 周，1 个月后再行类毒素全程免疫。

本节小结

白喉是由白喉棒状杆菌引起的急性呼吸道传染病，临床特征主要为咽部、喉部灰白色假膜和全身毒血症症状，严重者可并发心肌炎和周围神经瘫痪，主要通过呼吸道飞沫传播，病后可获持久免疫。病理变化以中毒性心肌炎和白喉性神经炎最显著。按病变部位分咽白喉、喉白喉、鼻白喉、其他部位白喉，中毒性心肌炎是本病死亡的重要原因。取假膜边缘组织涂片或细菌培养可明确诊断。白喉的治疗主要白喉抗毒素中和细胞外的外毒素，青霉素 G 抑制白喉棒状杆菌的生长，缩短病程和带菌时间等其他对症支持治疗。保护易感人群是最主要的预防措施，学龄前儿童预防接种百白破三联疫苗，可产生良好免疫力。

自测题

一、填空题

1．白喉棒状杆菌产生的__________是致病的主要因素。

2．白喉病原治疗中，应合用抗生素和抗毒素。抗菌药物治疗能抑制白喉棒状杆菌生长，首选__________，中和游离毒素选择__________。

3．白喉的主要的并发症为__________和__________。

二、选择题

A1 型题

1．根据假膜部位不同，白喉可分为不同的类型，发病率最高的是

A．咽白喉

B．喉白喉

C．鼻白喉

D．皮肤白喉

E．眼结膜白喉

2．白喉引起死亡的主要并发症是

A．中毒性脑病

B．中毒性心肌炎

C．中毒性肾炎

D．周围神经麻痹

E．其他化脓性感染

三、简答题

简述咽白喉的主要临床表现。

（蒋乐龙　周兰英）

第三节　百　日　咳

学习目标

通过本节内容的学习，学生应能：

识记

说出百日咳的病原学特点，复述流行的三个环节。

理解

归纳百日咳的临床表现特点及实验室检查的临床意义。

运用

1．运用所学知识对本病进行诊断及鉴别诊断。

2．能初步制订本病的治疗及预防方案。

案例 4-3-1

患儿，女，3岁。因咳嗽10天入院。患儿10天前受凉后出现低热、流涕、喷嚏、咳嗽，在当地诊所用药后体温消退，但咳嗽加剧，夜晚更甚，呈阵发性、痉挛性咳嗽，发作时连续咳10余声，似鸡鸣样吼，可咳出大量黏痰，伴面红耳赤，口唇青紫，泪涕交流，偶可吐出胃内容物。

查体：T 36.7℃，P 118次/分，R 24次/分。眼睑水肿，结膜出血，浅表淋巴结无肿大，咽部充血水肿，双侧扁桃体Ⅰ度肿大。剧咳时颈静脉怒张，颈软。肺部呼吸音清，心腹无明显异常。

血常规示：白细胞总数 22×10^9/L，淋巴细胞65%。

问题与思考：

1．该病最可能的诊断是什么？诊断依据有哪些？

2．为明确诊断需要做哪些检查？

3．治疗要点有哪些？

百日咳（pertussis）是由百日咳杆菌引起的急性呼吸道传染病。临床上以阵发性、痉挛性咳嗽，以及咳嗽终止时伴有“鸡鸣样”吸气性吼声为主要表现。以儿童多见，病程可持续2～3个月，故名“百日咳”。

【病原学】

百日咳杆菌属鲍特菌属，革兰染色阴性，呈短杆状，有荚膜，无鞭毛及芽胞。该菌产生多种生物活性物质致病，统称为百日咳毒素，包括耐热的内毒素、凝集原、丝状血凝素、组胺致敏因子、淋巴细胞促进因子及不耐热毒素（又称百日咳外毒素）等。该菌抵抗力弱，对紫外线、一般消毒剂及干燥敏感，加热56℃ 30min或干燥数小时即可杀灭。

百日咳杆菌具有多种抗原组分，如外膜蛋白中的凝集抗原、百日咳杆菌黏附素、百日咳外毒素等。目前认为外膜蛋白中的凝集抗原、黏附素和外毒素等具有诱导机体产生保护性抗体的作用。

【流行病学】

（一）传染源

患者、隐性感染者和带菌者是本病的传染源，潜伏期末开始至发病后6周均有传染性，尤其以潜伏期末至病后卡他期2～3周传染性最强。

（二）传播途径

主要经呼吸道飞沫传播，以家庭内传播较多见。

（三）易感人群

人群普遍易感，5岁以下幼儿常见，尤以6个月以下婴儿发病率较高。病后可获较持久的免疫力。

（四）流行特征

本病全球均有发病，多见于温带和寒带地区，多为散发，在托幼机构内偶可引起暴发流行，冬春季发病率高。

【发病机制】

百日咳发病机制尚不清楚。百日咳杆菌侵入呼吸道以后，首先黏附于呼吸道上皮细胞纤毛上，细菌在局部繁殖并释放毒素和毒素性物质，引起呼吸道上皮细胞纤毛麻痹和细胞变性坏死及全身反应，导致小气管中分泌物排出障碍，潴留的分泌物不断刺激呼吸道的神经末梢，兴奋咳嗽中枢引起痉挛性咳嗽，直至分泌物排出为止。当吸入大量空气，气流急速通过紧张的声门，发出高音调鸡鸣样吼声。由于长期咳嗽，刺激咳嗽中枢形成持续的兴奋灶，每遇某些刺激因素，如冷风、烟雾、进食等，即可引起痉咳发作。毒性物质淋巴细胞促进因子进入血流后，使脾、淋巴结等释放淋巴因子增多，导致血白细胞和淋巴细胞增多。

【临床表现】

潜伏期 2 ～ 21 天，平均 7 ～ 10 天。典型临床经过分为 3 期：

（一）前驱期（卡他期）

从起病至阵发性痉咳的出现，持续约 7 ～ 10 天。本期可有上呼吸道感染表现，如低热、流涕、喷嚏、咳嗽和乏力等；3 ～ 4 天后热退，但咳嗽加剧，夜晚更甚，此期传染性最强，若能及时治疗，可有效控制病情发展。

（二）痉咳期

此期持续约 2 ～ 6 周或更长。患者已不发热，但有百日咳特征性的阵发性、痉挛性咳嗽，阵咳发作时连续 10 余声至 20 ～ 30 声短促咳嗽，紧接深长吸气，发出鸡鸣样吼声，以后反复出现咳嗽，吸气出现吼声，直至咳出大量黏痰或吐出胃内容物，咳嗽暂停。痉咳发作前常喉痒和胸闷；发作时往往表情痛苦、面红耳赤，颈静脉怒张，口唇青紫，泪涕交流，弯腰捧腹，舌伸齿外等。多次发作后出现眼睑水肿，结膜出血、舌系带溃疡等，但肺部无阳性体征。每天发作数次至数十次，昼轻夜重。反复痉咳可使颜面水肿、球结膜下出血、鼻出血、舌系带溃疡等。

新生儿及幼婴儿因声门较小，咳嗽无力，发作时无痉咳，无鸡鸣样吼声，表现为阵发性青紫，屏气、窒息甚至死亡。

（三）恢复期

痉咳次数逐渐减少，鸡鸣样吸气声消失，咳嗽终止时不伴呕吐，此期持续 2 ～ 3 周，有并发症者可迁延数周。

（四）并发症

支气管肺炎是最常见的并发症。患儿常持续高热、呼吸浅快、肺部可闻及湿啰音。其他可有肺不张、肺气肿、百日咳脑病、营养不良、腹外疝、脱肛等。

【实验室检查】

（一）常规检查

白细胞总数增高，可达（20 ～ 40）$\times 10^9$/L，淋巴细胞一般在 60% 以上。

（二）病原学检查

1．细菌培养　可用鼻咽拭子法培养细菌，阳性可确诊。培养越早阳性越高，卡他期培养阳性率高达 90%。

2．血清学检查　应用 ELISA 法检测百日咳病人血清中特异性 IgM，可作早期诊断。

【诊断及鉴别诊断】

（一）诊断依据

1．流行病学史　3 周内接触过百日咳病人，或该地区有百日咳流行。

2．临床表现

（1）流行季节有阵发性痉挛性咳嗽者。

（2）咳嗽后伴有呕吐，严重者有结膜下出血或舌系带溃疡者。

（3）新生儿或婴幼儿有原因不明的阵发性青紫或窒息者，多无典型痉咳。

（4）持续咳嗽两周以上，能排除其他原因者。

3．实验室检查

（1）白细胞总数显著升高，淋巴细胞占 60% 以上。

（2）从病人的痰或咽喉部分泌物中分离到百日咳杆菌 A。

（3）恢复期血清凝集抗体比急性期抗体呈 4 倍以上升高。

（二）诊断标准

1．疑似病例　具备诊断依据中临床表现四项中任何一项，或同时伴有 1 项者。

2．临床诊断病例　疑似病例加 3（1）。

3．确诊病例　疑似病例加 3（2）或 3（3）。

（三）鉴别诊断

要注意同百日咳综合征、肺门淋巴结结核、痉挛性支气管炎等疾病所致的阵发性咳嗽进行鉴别。

【治疗】

在病原治疗的基础上进行对症治疗，加强护理和防治并发症。

（一）一般治疗及对症治疗

按呼吸道传染病进行隔离，病室空气流通、新鲜，每天用紫外线空气消毒 1 次。半岁以下婴儿可突然发生窒息，应专人守护。痉咳剧烈者可给镇静剂苯巴比妥钠、地西泮等。沙丁胺醇能减轻咳嗽，可试用。

（二）病原治疗

抗生素应用越早越好，可缩短病程，减轻或阻断痉咳。红霉素，每日 30 ～ 50mg/kg，分 3 ～ 4 次服用；罗红霉素，小儿每日 2.5 ～ 5mg/kg，分 2 次服用，成人每次 150mg，每日 2 次，疗程不少于 10 日。

（三）肾上腺皮质激素与高价免疫球蛋白治疗

重症婴幼儿可用泼尼松 1 ～ 2mg/（kg·d），疗程 3 ～ 5 天，也可用高价免疫球蛋白减少痉咳次数和缩短痉咳期。

（四）并发症治疗

1．肺不张合并感染　主要为抗菌治疗，根据药敏结果选用抗菌药物。

2．百日咳脑病发生惊厥　巴比妥钠每次 5mg/kg 肌内注射或地西泮每次 0.1 ～ 0.3mg/kg 静脉注射，脑水肿时可静脉注射甘露醇，每次 1 ～ 2g/kg。

【预后】

预后与治疗早晚、年龄、有无并发症有关。治疗越早，预后越好，年龄越小、有并发症者预后差。

【预防】

（一）控制传染源

早期隔离治疗病人，确诊患者隔离至发病日起 40 天，或隔离至痉咳后 30 天。密切接触者至少医学观察 21 天。

（二）切断传播途径

保持室内空气流畅、清新，必要时室内用紫外线空气消毒。对患者呼吸道分泌物随时消毒处理。

（三）保护易感人群

按预防接种程序对易感者进行百白破三联制剂预防接种。有本病流行时可提前至出生后 1 个月时接种。对于易感者有本病接触史者可预防性应用红霉素或复方磺胺甲噁唑。

本节小结

百日咳是由百日咳杆菌引起的急性呼吸道传染病，临床以阵发性痉挛性咳嗽、鸡鸣样吼声为主要特征，病程可持续2～3个月，故名“百日咳”。本病主要通过空气飞沫传播，病后免疫力较持久。应用ELISA法检测百日咳病人血清中特异性IgM可早期诊断，鼻咽拭子法培养细菌，阳性可确诊。百日咳的治疗主要以病原治疗为主，并辅以对症治疗，红霉素或罗红霉素为首选抗生素，痉咳期应用肾上腺皮质激素缓解症状。对易感者进行百白破三联制剂预防接种可保护易感人群。

自测题

一、填空题

1．百日咳的临床过程可分为__________、__________、__________三期。

2．百日咳最常见的并发症为__________。

二、选择题

A1 型题

1．百日咳杆菌是主要经哪种传播途径感染

A．呼吸道感染

B．消化道感染

C．血液感染

D．接触感染

E．多途径感染

2．下面哪一项对百日咳的描述是正确的

A．母体有足够的保护性抗体传递给胎儿，故6个月以下婴幼儿发病较少

B．痉咳期传染性最强，治疗效果也最好

C．肺气肿是最常见的并发症

D．首选抗生素是红霉素

E．病变部位只发生在支气管及细支气管黏膜

三、简答题

请写出确诊百日咳的诊断依据。

（蒋乐龙　周兰英）

第四节 猩红热

学习目标

通过本节内容的学习，学生应能：

识记

说出猩红热的病原学特点及发病机制。

理解

归纳猩红热的流行病学特点。

运用

1．运用所学知识对本病进行诊断及鉴别诊断。

2．能初步制订本病的治疗及预防方案。

案例 4-4-1

患儿，男，5岁，因发热、咽痛2天，皮疹1天入院。体格检查：T 38℃，神清，精神差，躯干部及四肢皮肤可见针尖大小的充血性皮疹，疹间皮肤不正常，口周皮肤发白，呈草莓样舌，咽部充血明显，扁桃体Ⅱ度肿大，并可见其上有脓性分泌物。血常规检查示：白细胞 15.2×10^9/L，中性粒细胞80.5%，淋巴细胞19.5%。

问题与思考：

1．本病最可能的诊断是什么？

2．确诊应首先做何种检查？

3．需要与哪些疾病进行鉴别？

猩红热（scarlet fever）为A组β型溶血性链球菌引起的急性呼吸道传染病。其临床特征是发热、咽峡炎、全身弥漫性鲜红色皮疹和疹后片状脱屑。少数患儿在病后2～3周可引起变态反应性心、肾、关节并发症。

【病原学】

A组β型溶血性链球菌是革兰阳性球菌，直径为0.5～2.0μm，呈链状排列。无芽胞，无鞭毛，在含血的培养基中生长良好。按其菌体细胞壁上所含多糖抗原的不同，分为A～H、K～U（无I、J）19个组，80个血清型。M蛋白是链球菌有致病能力的重要因素，它可抵抗机体白细胞的吞噬作用。

A组链球菌多数可产生与其致病力有关的毒素和酶类：红疹毒素致发热和猩红热皮疹；溶血素O和S能破坏红细胞、白细胞、血小板，并能引起组织坏死；透明质酸酶、链激酶可溶解组织间质的透明质酸，使细菌易于在组织中扩散；链激酶使血液中纤维蛋白溶酶原转变为纤维蛋白溶酶，从而阻止血液凝固或可溶解已凝固的血块。

该菌体对热和干燥的抵抗力较弱，加热 56℃ 30min 即被杀死，在 0.2% ~ 0.5% 氯化汞或 0.5% 苯酚溶液中 15min 即死亡，但在浓痰及脓液中可生存数周。

【流行病学】

（一）传染源

主要是病人和带菌者。A 组 β 型溶血性链球菌引起的咽峡炎患者排菌量大且未被隔离是重要的传染源。猩红热病人自发病前 24h 至疾病高峰时期的传染性最强。

（二）传播途径

主要由飞沫经呼吸道传播。亦可由皮肤伤口或产道侵入，而引起“外科型猩红热”或“产科型猩红热”。

（三）易感人群

人群普遍易感，感染后人体可产生抗菌免疫和抗毒免疫。患猩红热后产生对红疹毒素的免疫力较持久，抗菌免疫具有型特异性，能消除 M 蛋白的抗吞噬作用。但红疹毒素有 5 种血清型，其间无交叉免疫，因而猩红热仍可再发病。

（四）流行特征

全年均可发病，以冬春季多见，温带地区多见。可发生于任何年龄，但以 5 ~ 15 岁多发。近年来临床表现轻症化。

【发病机制及病理】

病原体侵入人体后，主要产生三种病变。

1．化脓性病变　链球菌借助 LTA 黏附于黏膜上皮细胞，进入组织引起炎症，通过 M 蛋白保护细菌不被吞噬，在透明质酸酶、链激酶及溶血素作用下，使炎症扩散和引起组织坏死。

2．中毒性病变　链球菌产生的红疹毒素及其他物质由局部吸收入血液循环后，引起发热、头痛、皮疹等全身中毒症状。肝、脾、淋巴结等有不同程度的单核细胞浸润、充血及脂肪变性。心肌混浊肿胀和变性，肾呈间质性炎症。

3．变态反应性病变　可能系因 A 组链球菌某些型与被感染者的心肌、心瓣膜、肾小球基底膜的抗原相似，当产生特异免疫后引起的交叉免疫反应；或可能因抗原抗体复合物沉积而致。

【临床表现】

潜伏期通常为 2 ~ 3 日（1 ~ 7 日）。以普通型猩红热最多见。

（一）普通型（典型猩红热）

起病急并具有发热、咽峡炎、全身弥漫性鲜红色皮疹等特点，为猩红热三大特征性表现。

1．发热　多为持续性，体温可达 39 ~ 40℃，伴头痛、食欲缺乏，全身不适。婴儿可有谵妄和惊厥。发热程度及热程与皮疹的多少及消长相一致，约 1 周。

2．咽峡炎　咽痛症状明显，吞咽时疼痛加重。体检可见咽部红肿，扁桃体上可见点状或片状脓性分泌物。软腭充血水肿，并可有米粒大的红色斑疹或出血点，即黏膜内疹，一般先于皮疹出现。

3．皮疹　皮疹为本病重要特征，多数自起病第 1 ~ 2 天出现。从耳后、颈及上胸部开始，24h 内即蔓延及全身。典型的皮疹为在全身皮肤充血发红的基础上散布着与毛囊一致的密集而均匀的针帽大小点状充血性红疹，压之褪色。偶呈“鸡皮样”丘疹，中毒重者可有出血疹，患者常感瘙痒。在皮肤皱褶处皮疹密集或因摩擦出血而呈线状，称为“帕氏线”。面部充血潮红而无皮疹，口鼻周围充血轻，相形之下显得苍白，称“口周苍白圈”。病初起时，舌被白苔，乳头红肿，突出于白苔之上，以舌尖及边缘处为显著，称为“草莓舌”。2 ~ 3 天后白苔开始脱落，舌面光滑呈肉红色，并可有浅表破裂，乳头仍突起，称为“杨梅舌”。部分患者可伴有颈部、颌下淋巴结肿大，有压痛。

皮疹一般在48h内达到高峰，2～4天可完全消失。退疹后1周内开始脱皮，脱皮部位的先后顺序与出疹的顺序一致。躯干多为糠状脱皮，手掌足底皮厚处多见大片脱皮，甚至呈手套、袜套状。甲端皲裂样脱皮是典型表现。脱皮持续1～2周。

（二）其他临床类型

1．轻型　临床表现轻，病程短。但仍可发生变态反应性并发症。近年来多见。

2．脓毒型　主要表现为咽部红肿，渗出脓液及溃疡，细菌扩散到附近组织，形成化脓性中耳炎、鼻旁窦炎、乳突炎、颈部淋巴结明显肿大。少数患者皮疹为出血或紫癜。还可引起败血症。此型病情重，病死率亦高。多见于营养及卫生条件较差的小儿，近年罕见。

3．中毒型　主要表现为严重的毒血症症状，高热、头痛、呕吐，甚至神志不清。皮疹多，出血疹多见。可很快出现中毒性心肌炎及周围循环衰竭。此型病死率高，目前很少见。

4．外科型及产科型　病原菌由创口或产道侵入，咽峡炎缺如，局部先出现皮疹，由此延及全身，但无咽炎、全身症状大多较轻。预后较好。

（三）并发症

1．化脓性并发症　可由本病病原菌或其他细菌直接侵袭附近组织器官所引起。常见的如中耳炎、乳突炎、鼻旁窦炎、颈部软组织炎、蜂窝织炎、肺炎等。

2．中毒性并发症　由毒素引起，多见于第1周，如中毒性心肌炎、心包炎等。预后良好。

3．变态反应性并发症　见于恢复期，有风湿性关节炎、心肌炎及急性肾小球肾炎等。

知识链接

化脓性扁桃体炎与猩红热

化脓性扁桃体炎和猩红热都是由A组β型溶血性链球菌感染引起的疾病。人体感染后可产生抗菌免疫和抗毒免疫，抗菌免疫维持时间短，抗毒免疫维持时间长，如果两种免疫都不具备则表现为猩红热，若人体有抗毒免疫而失去抗菌免疫则只表现为化脓性扁桃体炎。

【实验室检查】

（一）常规检查

白细胞数增高达（10～20）$\times 10^9$/L，中性粒细胞常在80%以上，严重病例可见中毒颗粒。

（二）病原学检查

咽拭子或病灶分泌物细菌培养有A组β型溶血性链球菌生长，或上述标本涂片用免疫荧光法有A组溶血性链球菌则可证实诊断。

（三）血清学检查

可用荧光免疫法检测咽拭子涂片进行快速诊断。

【诊断及鉴别诊断】

（一）诊断依据

1．流行病学资料　冬春季发病，当地有猩红热流行或儿童在潜伏期内有与猩红热或与咽峡炎、扁桃体炎、中耳炎、丹毒患者接触史。

2．临床特征　起病急，畏寒、发热、咽峡炎，病后2日内出现典型皮疹，退疹后有脱屑。

3．实验室检查　白细胞总数及中性粒细胞增加。病原体培养出A组β型溶血性链球菌可确诊。

（二）诊断标准

1．疑似诊断　当地有猩红热的发生及流行；临床有发热，猩红热样皮疹；实验室检查示：白细胞总数及中性粒细胞增加。

2．临床诊断　在上述基础上还有咽峡炎、草莓舌、典型皮疹及脱屑，严重毒血症时可做出临床诊断。

3．确定诊断　在临床诊断基础上咽拭子、脓液直接查找到病原体或培养分离到A组溶血性链球菌即可确诊。

（三）鉴别诊断

1．其他咽峡炎　在出皮疹前咽峡炎与一般急性咽峡炎较难鉴别。白喉患者的咽峡炎比猩红热患者轻，荚膜较坚韧且不易抹掉，猩红热患者咽部脓性分泌物容易被抹掉。

2．其他发疹性疾病　药疹、金黄色葡萄球菌感染可以引起猩红热样的皮疹，其他麻疹、风疹等出疹性疾病，均需与猩红热鉴别。鉴别主要靠细菌培养。

【治疗】

（一）一般治疗

呼吸道隔离（至咽拭子细菌培养阴性），卧床休息，急性期予以高热量、高蛋白质的流质或半流质饮食，恢复期改半流质或软食。因高热进食少、中毒症状严重者可给予静脉补液。注意口腔保洁。出疹期注意皮肤护理。

（二）病原治疗

早期病原治疗可缩短病程，减少并发症。青霉素为首选药物，成人每次80万U，儿童2～4万U/（kg·d），每日2～4次，疗程5～7日。中毒型或脓毒型者可加大用药剂量，青霉素为600万～800万U/d，静脉滴注。此型抗生素疗程不少于2周。用药24h后可退热，皮疹亦随之逐渐消退。对青霉素过敏者可选用红霉素，亦可选用第一代头孢菌素等。

（三）对症治疗

脓毒型或中毒型猩红热中毒症状重，应对症治疗。必要时给予新鲜血浆或全血。如有脓肿形成则必须切开引流。如发生感染性休克时，则按感染性休克进行抢救。

（四）并发症治疗

并发风湿病、心肌炎及急性肾小球肾炎等应予以相应治疗。

【预后】

早发现、早治疗常能很快痊愈。年幼体弱患儿可因病菌在体内扩散引起败血症、脑膜炎等。在恢复期可发生变态反应性疾病，如急性肾炎、风湿热。

【预防】

（一）控制传染源

隔离患者，并积极进行治疗。隔离至咽峡炎痊愈，或咽拭子培养3次阴性且无并发症者，可解除隔离。若有化脓性并发症应隔离至痊愈为止。接触者应医学观察7日，发现有扁桃体炎及咽峡炎患者均应青霉素治疗。当儿童机构工作人员带菌，应暂时调离工作，并予以治疗。咽拭子培养持续阳性者应延长隔离期。

（二）切断传播途径

流行期间，小儿应避免到公共场所，住房注意通风。对可疑猩红热、咽峡炎患者及带菌者，都应给予隔离治疗。

（三）保护易感人群

对儿童机构、部队或其他有必要的集体，可酌情采用药物预防，如用青霉素或磺胺类药物。

本节小结

猩红热是由A组β型溶血性链球菌引起的急性呼吸道传染病。其临床特征是发热、咽峡炎、全身弥漫性鲜红色皮疹和疹后片状脱屑。少数患儿在病后2～3周可引起变态反应性心、肾、关节并发症。全年均可发病，以冬春季多见，温带地区多见。可发生于任何年龄。近年来临床表现轻症化。病因治疗首选青霉素。

自测题

简答题

1．简述猩红热的诊断标准。

2．简述如何预防猩红热。

（叶文静）

第五节　细菌性痢疾

学习目标

通过本节内容的学习，学生应能：

识记

说出菌痢的病原学特点、流行病学特点、临床特点。

理解

叙述菌痢的发病机理及实验室检查的临床意义。

运用

1．能够运用所学知识对菌痢进行诊断及鉴别诊断。

2．能初步制订菌痢的治疗及预防方案、中毒性菌痢的抢救措施。

案例 4-5-1

男孩，7 岁。因高热，抽搐，昏迷 10h 入院。体检：体温 40℃，BP10.6/8kPa，面色苍白，肢端冷，发绀，颈有抵抗，心率 140 次 / 分，两肺（-）。实验室检查：WBC 17×10^9/L，杆状中性粒细胞 0.20，胞质见明显中毒颗粒，脑脊液正常，等渗氯化钠液灌肠便白细胞 10 ～ 15/HP。

问题与思考：

1．最可能的诊断是什么？诊断依据是什么？

2．为确定诊断需要做哪些检查？

3．制订治疗方案。

细菌性痢疾（bacillary dysentery）简称菌痢，是由痢疾志贺菌引起的常见肠道传染病。临床上以发热、腹痛、腹泻、里急后重感及黏膜脓血便为特征。其基本病理损害为结肠黏膜的充血、水肿、出血等渗出性炎症改变。

【病因学】

痢疾志贺菌为肠杆菌科志贺菌属，革兰阴性杆菌，无鞭毛及荚膜，不形成芽胞，有菌毛。依据抗原结构不同，分为 A、B、C、D 四群，即痢疾志贺菌、福氏志贺菌、鲍氏志贺菌及宋内志贺菌，以及 47 个血清型（含亚型）。国外自 60 年代后期逐渐以 D 群占优势，我国目前仍以 B 群为主（占 62.8% ～ 77.3%），D 群次之，近年局部地区 A 群有增多趋势。

痢疾志贺菌对外界环境有一定抵抗力，其中以 D 群最强，B 群次之，A 群最弱。日光照射 30min、加热至 60℃ 10min 或 100℃ 1min 即可杀灭。对酸及一般消毒剂均很敏感。在蔬菜、瓜果及被污染物品上可存活 1 ～ 2 周，但在阴暗、潮湿、冰冻条件下能生长数周，在粪便中存活时间的长短同气温、粪便中杂菌等有关。各型志贺菌死亡裂解后释放内毒素（脂多糖）。

【流行病学】

（一）传染源

传染源包括患者和带菌者。患者中以急性典型菌痢与慢性隐匿型菌痢为重要传染源。

（二）传播途径

痢疾志贺菌随患者或带菌者的粪便排出，通过污染的手、食品、水源或生活接触，或苍蝇、蟑螂等间接方式传播，最终均经口入消化道使易感者受感染。

（三）人群易感性

人群对痢疾志贺菌普遍易感，学龄前儿童患病多，与不良卫生习惯有关，成人患者同机体抵抗力降低、接触感染机会多有关，加之患同型菌痢后无巩固免疫力，不同菌群间以及不同血清型痢疾杆菌之间无交叉免疫，故造成重复感染或再感染而反复多次发病。

（四）流行病学特征

细菌性痢疾呈全年散发，以夏秋两季多见，主要原因一是气温条件适合痢疾志贺菌生长繁殖。二是苍蝇多，传播媒介多。三是天热易感者喜冷饮及生食瓜果蔬菜等食品。四是胃肠道防御功能降低，如大量饮水后胃酸等消化液被稀释，抵御痢疾志贺菌的能力下降。部队因流动性大，卫生条件及设施差时易致流行。

知识链接

痢疾志贺菌生长繁殖条件

在 20 ~ 30℃痢疾志贺菌在主食及肉类食品中 4h 可增殖 100 ~ 800 倍，12h 超过 50000 倍，在瓜果蔬菜中 8 ~ 24h 可增殖 20 ~ 800 倍。

【发病机制与病理】

（一）发病机制

痢疾志贺菌进入胃，易被胃酸杀灭，未被杀灭的细菌到达肠道，正常人肠道菌群对外来菌有拮抗作用；肠黏膜表面可分泌特异性 IgA，阻止细菌吸附侵袭。当机体抵抗力下降，或病原菌数量多时，细菌借助于菌毛贴附并侵入结肠黏膜上皮细胞，在细胞内繁殖，随之侵入邻近上皮细胞，然后通过基底膜进入固有层内继续增殖、裂解、释放内毒素、外毒素，引起局部炎症反应和全身毒血症。大部分细菌在固有层被单核 - 巨噬细胞杀灭，少量可达肠系膜淋巴结，也很快被网状内皮系统消灭，因此痢疾志贺菌菌血症实属少见。当肠黏膜固有层下小血管循环障碍，水肿、渗出、上皮细胞变性、坏死，形成浅表性溃疡等炎性病变时，刺激肠壁神经丛使肠蠕动增加，临床上表现为腹痛、腹泻、里急后重、黏脓血便等。感染 A 群菌可释放外毒素，由于外毒素的特性，故肠黏膜细胞坏死，如水样腹泻及神经系统症状明显。

中毒型菌痢是机体对大量病原菌毒素产生的异常强烈反应。表现为急性微循环障碍和细胞代谢功能紊乱。病程中出现感染性休克、DIC、脑水肿及中枢性呼吸衰竭，甚至多脏器功能衰竭。慢性菌痢发生机制尚不明了，可能与急性期治疗不及时、不彻底，或者机体抵抗力下降，尤其胃肠道的原有疾患或营养不良等因素有关。

（二）病理变化

1．急性期菌痢　急性病变可累及整个结肠，尤其以乙状结肠与直肠为显著，呈弥漫性纤维蛋白渗出性炎症：充血、水肿、出血点。外露或黏膜下斑片状出血，肠腔充满黏脓血性渗出液，黏膜坏死脱落形成表浅溃疡，重症病例可见溃疡修复过程中呈干涸的烂泥坑样改变。

2．慢性期菌痢　可有轻度充血和水肿，黏膜苍白增厚感或呈颗粒状，血管纹理不清，溃疡修复过程中呈凹陷性瘢痕，周围黏膜呈息肉状，但肠壁因瘢痕组织收缩呈肠腔狭窄者属少见。

【临床表现】

潜伏期一般为 1 ~ 3 天（数小时至 7 天）。

（一）急性菌痢

1．急性典型　起病急，畏寒、发热，多为 38 ~ 39℃以上，伴头昏、头痛、恶心等全身中毒症状及腹痛、腹泻，粪便开始呈稀泥糊状或稀水样，量多，继则呈黏膜或黏膜脓血便，量不多，每日排便十次至数十次不等，伴里急后重。左下腹压痛明显，可触及痉挛的肠索。病程约一周左右。少数患者可因呕吐严重，补液不及时脱水、酸中毒，电解质紊乱，发生继发性休克。尤其原有心血管疾病患者的老年患者和抵抗力薄弱的幼儿，可有生命危险。极少数患者可病情加重转成中毒型菌痢。

2．急性非典型型　一般不发热或有低热，腹痛轻，腹泻次数少，每日 3 ~ 5 次，黏膜多，一般无肉眼脓血便，无里急后重。病程一般为 4 ~ 5 日。

3．急性中毒型　此型多见于 2 ~ 7 岁健壮儿童，起病急骤，进展迅速，病情危重，病死率高。突然高热起病，肠道症状不明显，依其临床表现分为三种临床类型。

（1）休克型（周围循环衰竭型）：较为常见的一种类型，以感染性休克为主要表现：①面色苍白，口唇发绀；上肢湿冷，皮肤呈花纹状，皮肤指压阳性（压迫皮肤后再充盈时间＞ 2s）；

②血压下降，通常＜ 10.7kPa，脉压差变小，＜ 2.7kPa；③脉搏细数，心率快（＞ 100 次 /min），小儿多达 150 ～ 160 次 /min，心音弱；④尿少（＜ 30ml/h）或无尿；⑤出现意识障碍。以上五项亦为判断病情是否好转的指标。重症病例休克不易逆转，并发 DIC、肺水肿等，可致外周呼吸衰竭或 MSOF，而危及生命。肺水肿时 X 线胸片提示，肺门附近点片状密度增高阴影，伴支气管纹理增加。个别病例起病呈现急性典型，可于 24 ～ 48h 内转化为中毒型菌痢，应予以重视。

中毒型菌痢临床特征，为全身性中毒症状及痢疾症状均严重，腹泻频繁，多为血水便，甚至排便失禁。由于失水和酸中毒，常于短期内发生休克。

（2）脑型（呼吸衰竭型）：为一种严重的临床类型。早期可有剧烈头痛、频繁呕吐，典型呈喷射状呕吐；面色苍白、口唇发灰；血压可略升高，呼吸与脉搏可略减慢；伴嗜睡或烦躁等不同程度意识障碍，为颅内压增高、脑水肿早期的临床表现。晚期表现为反复惊厥、血压下降、脉细速、呼吸节律不齐、深浅不匀等中枢性呼吸衰竭；瞳孔不等大、可不等圆，或忽大忽小，对光反应迟钝或消失；肌张力增高，腱反射亢进，可出现病理反射；意识障碍明显加深，直至昏迷。进入昏迷后一切反射消失。

（3）混合型：以上两型同时或先后存在，是最为严重的一种临床类型，病死率极高（90% 以上）。该型实质上包括循环系统、呼吸系统及中枢神经系统等多脏器功能损害与衰竭。

（二）慢性菌痢

病情迁延不愈超过 2 个月以上者称作慢性菌痢，多与急性期治疗不及时或不彻底，细菌耐药或机体抵抗力下降有关，也常因饮食不当、受凉、过劳或精神因素等诱发。

【实验室及其他检查】

1．血常规　急性菌痢白细胞总数和中性粒细胞多增加，中毒型菌痢可达（15 ～ 30）$\times 10^9$/L 以上，有时可见核左移。慢性菌痢常有轻度贫血象。

2．粪便常规　可见较多白细胞（≥ 15 个 / 高倍视野）或成堆脓细胞，少量红细胞和巨噬细胞。血水便者红细胞可满视野。

3．病原学检查

（1）培养：检出痢疾志贺菌即可确诊。应取早期、新鲜、勿与尿液混合、含黏液脓血的粪便、盐水灌肠液或肛拭子，多次送检，可提高检出阳性率。

（2）快速病原学检查：近年来开展荧光抗体染色法、荧光菌球法、增菌乳胶凝集法、玻片固相抗体吸附免疫荧光技术等方法，比较简便、快速，敏感性亦较好，有利于早期诊断。

4．乙状结肠镜检查　急性期可见肠黏膜明显充血、高度水肿、点片状出血、糜烂、溃疡，大量黏膜脓性分泌物附着以及肠管痉挛等改变。慢性期的肠黏膜多呈颗粒状，血管纹理不清，呈苍白肥厚状，有时可见息肉或瘢痕等改变。

【诊断】

（一）流行病学资料

菌痢多发生于夏秋季节。多见于学龄前儿童，病前一周内有不洁饮食或与患者接触史。

（二）主要临床表现

1．急性典型菌痢　发热伴腹痛、腹泻、黏脓血便、里急后重、左下腹压痛等，临床诊断并不困难。

2．急性非典型菌痢　急性发作性腹泻，每日便次超过 3 次或腹泻连续 2 日以上，仅有稀水样或稀黏膜便者，应注意：①病前一周内有菌痢接触史；②伴有“里急后重”感；③左下腹明显压痛；④粪便镜检 10 个高倍视野（HP），平均每个 HP 白细胞多于 10 个或连续 2 次镜检，白细胞总数每个 HP 超过 5 个（不含灌肠液或肠试子）；⑤粪便培养检出痢疾志贺菌。具有上述前 3 项中之一和后 2 项中之一者即可诊断。

新生儿及乳幼儿菌痢症状常不典型，多表现为消化不良样粪便，易引起肠道菌群失调。

3．急性中毒型菌痢 该型病情进展迅猛、高热、惊厥，于起病数小时内发生意识障碍或伴循环、呼吸系统衰竭的临床表现先后或同时出现者。

（三）实验室检查

1．外周血象 急性菌痢白细胞总数和中性粒细胞多增加，中毒型菌痢可达（15 ~ 30）$\times 10^9$/L 以上，有时可见核左移。慢性菌痢常有轻度贫血象。

2．粪便镜检 可见较多白细胞（≥ 15 个 / 高倍视野）或成堆脓细胞，少量红细胞和巨噬细胞。血水便者红细胞可满视野。

3．粪便培养 检出痢疾志贺菌即可确诊。

【鉴别诊断】

（一）急性细菌性痢疾

应同其他病因所致的急性腹泻相鉴别。

1．阿米巴痢疾（又称肠阿米巴病）其鉴别见表 4-5-1。

表 4-5-1 细菌性痢疾同阿米巴痢疾的鉴别

	细菌性痢疾	阿米巴痢疾
病原	志贺菌	溶组织阿米巴原虫
流行病学	散发或流行	散发
潜伏期	1 ~ 7 日	数周至数月
临床表现	起病急，多有发热等毒血症，腹痛、腹泻较重，便次频繁里急后重明显，左下腹压痛明显	缓慢起病，多无发热，腹痛轻，便次少，不明显右下腹轻度压痛
粪便检查	外观多呈黏液脓血便，量少，镜检可见大量脓细胞、少量红细胞及巨噬细胞	有特殊臭味，红细胞多于白细胞，可见夏科 - 雷登结晶，可找到溶组织阿米巴滋养体，量多，呈暗红色果酱样
乙状结肠镜检	主要为肠黏膜弥漫性充血、水肿、浅表溃疡	散发性、潜形溃疡，周围红晕，溃疡间肠黏膜大多正常

2．其他感染性腹泻 空肠弯曲菌、侵袭性大肠埃希菌、溶血性弧菌、鼠伤寒沙门菌、肠炎杆菌等常为其病原，其胃肠型主要临床症状同急性非典型菌痢相似。粪便培养出致病菌。

此外急性菌痢应同肠套叠、耶尔森菌病、产肠毒性大肠埃希菌肠炎腹泻等疾患相鉴别。

（二）中毒性菌痢应与下列病症相鉴别

1．高热惊厥 此症多见于婴幼儿，既往多有高热惊厥且反复发作史，常可寻找出引起高热惊厥的病因及诱发因素。一经退热处理后惊厥即随之消退。

2．中毒性肺炎 此种肺炎病前多有受凉史，多伴感染性休克肺炎症状与体征，出现较早，胸部 X 线片提示肺部感染证据。无典型肠道感染的临床表现。粪便（包括肛拭子）检查无特殊发现。

3．流行性乙型脑炎（简称乙脑）夏秋季节发生的中毒性菌痢需同乙脑相鉴别。乙脑的中枢神经系统症状出现有个过程，其极重型亦需 2 ~ 3 天，较中毒性细菌性痢疾为晚。粪便（包括肛拭子与灌肠）镜检无异常；细菌培养阴性。脑脊液检查呈病毒性脑膜炎改变；乙脑病毒特异性抗体 IgM 阳性有诊断价值。

4．脑型疟疾 需与脑型中毒性痢疾相鉴别。来自疫区，结合发病季节，以间歇性突发性发冷、发热、出汗后退热的临床特征，血片或骨髓片中找到疟原虫可确诊。

【治疗】

（一）急性细菌性痢疾的治疗

1．一般治疗 卧床休息、消化道隔离。给予易消化、高热量、高维生素饮食。对于高热、腹痛、失水者给予退热、止痉、口服含盐米汤或给予口服补液盐（ORS），重症腹泻伴脱水、酸中毒或休克者需静脉补液，纠正水、电解质及酸碱平衡失调。中毒症状严重时可用氢化可的松琥珀酸钠 100mg 加入液体中静滴，或口服强的松 10 ~ 20mg，以减轻中毒症状，但必须在有效抗菌药物使用的前提下使用。

2．病原治疗　由于耐药菌株增加，最好应用≥ 2 种抗菌药物，可酌情选用下列各种药物：

（1）磺胺类：磺胺甲基异噁唑加甲氧苄啶，即复方新诺明，1 ~ 2 次 / 日，儿童 50mg/（kg · d），连用 5 ~ 7 日。

（2）喹诺酮类：①吡哌酸 0.5g，3 次 / 日或 1.0g，2 次 / 日，连用 5 ~ 7 日。②诺氟沙星 0.4g，2 ~ 3 次 / 日。

（3）抗生素：可适当选用庆大霉素或卡那霉素肌注或静滴，疗程均为 5 ~ 7 日。还可选用阿米卡星、磷霉素及头孢菌素类等。

（4）利福平：对痢疾志贺菌也有一定杀灭作用。

3．中医中药治疗：①辨证论治：表未解里热已盛者应表里双解，用葛根黄连汤加减；湿重于热者应利湿清热，用胃苓汤加减；热重于湿者应清热利湿，用白头翁汤加减；湿热互滞者用芍药汤加减。②黄连素 0.4g，每日 3 次，儿童 30 mg/（kg · d），连用 5 ~ 7 日，生大蒜口服。③亦可选用马齿苋、地榆、苦参、地锦草等单方草药煎汤口服，早晚各一次。

4．针刺：取天枢、气海、关元、足三里或止痢穴（左下腹相当于麦氏压痛点部位）。配止泻、曲地、阳陵泉等强刺激，不留针。

（二）中毒性菌痢的治疗

1．抗感染　选择敏感抗菌药物，联合用药，静脉给药，待病情好转后改口服。具体抗菌药物同上。

2．控制高热与惊厥

（1）退热可用物理降温，或酌加退热剂。

（2）躁动不安或反复惊厥者，采用冬眠疗法，氯丙嗪和异丙嗪 1 ~ 2mg/kg，肌注，2 ~ 4h 可重复一次，共 2 ~ 3 次。必要时加苯巴比妥钠盐，5mg/kg 肌注，或水合氯醛，40 ~ 60mg/kg 次，灌肠，或安定 0.3 毫克 /（千克 · 次），肌注或缓慢静推。

3．循环衰竭的治疗　基本同感染性休克的治疗。主要有：①扩充有效血容量；②纠正酸中毒；③强心治疗；④解除血管痉挛；⑤维持酸碱平衡；⑥应用糖皮质激素。

4．防治脑水肿与呼吸衰竭

（1）东莨菪碱或山莨菪碱的应用，既改善微循环，又有镇静作用。

（2）脱水剂：每次应用 20% 甘露醇或 25% 山梨醇 1.0g/kg，4 ~ 6h 一次，可与 50% 葡萄糖交替使用。

（3）地塞米松：每次应用 0.5 ~ 1.0mg/kg，加入莫菲滴管中静滴，必要时 4 ~ 6h 重复一次。

（4）吸氧：1 ~ 2 立升 / 分，慎用呼吸中枢兴奋剂，必要时气管内插管与气管切开，用人工呼吸器。

5．中药：生脉散或枳实注射液，静脉或肌肉使用，以升高血压，改善微循环，抗休克。

（三）慢性细菌性痢疾的治疗

1．寻找诱因，对症处置。避免过度劳累，勿使腹部受凉，勿食生冷饮食。体质虚弱者应及时足量地使用抗菌药物和免疫增强剂。当出现肠道菌群失衡时，切忌滥用抗菌药物，立即停止耐药抗菌药物使用。改用乳酶生或乳酸杆菌，以利肠道厌氧菌生长。加用 B 族维生素、维生素 C、叶酸等，或者口服左旋咪唑，或肌注转移因子等免疫调节剂，以加强疗效。

2．对于肠道黏膜病变经久不愈者，同时采用保留灌肠疗法，可用 1 ~ 5000 呋喃西林液 150ml，或加氢化可的松 100mg，或 5% ~ 10% 大蒜溶液 150ml 加泼尼松 20mg 及 0.25% 普鲁卡因 10ml，保留灌肠，每晚一次，10 ~ 14 日为一疗程。

【预后】

急性细菌性痢疾一般预后良好，发病后 1 周出现免疫力，2 周左右可痊愈。少数患者可因治疗不当或不及时，或因体质衰弱等因素，转变为慢性或遗有肠功能紊乱。中毒型细菌性痢疾因诊治不及时，病死率高。极少数危重患者因脑组织损伤严重，可发生中毒性脑病，与此同时有不同程度的神经精神症状。

【预防】

（一）管理好传染源

急性细菌性痢疾患者应隔离治疗。对炊管人员、饮食品制售人员、水源管理人员、托幼机构保教人员等行业中的患者应立即调离原工作岗位，并给予彻底治疗，直至症状消失后，两次便培养阴性方可解除隔离。

（二）切断传播途径

切断传播途径是最重要的环节。认真贯彻执行“三管一灭”（即管好水源、食物和粪便、消灭苍蝇），搞好环境卫生，注意饮食及饮水卫生。注意个人卫生，养成饭前便后洗手的良好卫生习惯。严格贯彻、执行各种卫生制度。

（三）保护易感人群

据世界卫生组织报告，目前尚无获准生产的有效预防志贺菌感染的疫苗。我国采用口服活菌苗，主要通过刺激肠道产生分泌型 IgA 及细胞免疫而获得免疫性，免疫期可维持 6 ~ 12 个月。对同型志贺菌保护率可达 80%，对其他型菌痢无保护作用。

本节小结

痢疾志贺菌引起的肠道传染病。夏秋多见。主要临床表现有发冷、发热、腹痛、腹泻、里急后重、排黏液脓血样便。中毒性细菌性痢疾起病急骤、突然高热、反复惊厥、嗜睡、昏迷、迅速发生循环衰竭和呼吸衰竭，而肠道症状轻或无，病情凶险。有效的抗菌药治疗，治愈率高。若疗效欠佳或慢性患者变多，可能是未经正规治疗、未及时治疗、使用药物不当或耐药菌株感染。

自测题

一、填空题

细菌性痢疾典型粪便性状呈__________，主要病变部位__________和__________。

二、选择题

A1 型题

1．目前国内最常见的细菌性痢疾病原菌是

A．福氏痢疾志贺菌

B．宋内痢疾志贺菌

C．鲍氏痢疾志贺菌

D．舒氏痢疾志贺菌

E．痢疾志贺菌

2．痢疾志贺菌致病作用的决定因素是

A．内毒素

B．肠毒素

C．神经毒素
D．细胞毒素
E．侵袭作用

3．确诊细菌性痢疾的依据
A．黏液脓血便
B．镜检大量脓细胞
C．粪细菌培养
D．乙状结肠镜检查
E．X 线钡剂灌肠检查

4．男性，16 岁，发热 1 天，腹痛、腹泻半天就诊，腹泻 10 多次，系脓血便，T 39.4 ℃，BP 110/70 mmHg，左下腹压痛。诊断应首先考虑
A．胃肠型食物中毒
B．急性细菌性痢疾
C．急性阿米巴痢疾
D．霍乱
E．急性肠炎

A3/A4 型题

（5 ~ 6 题共用题干）

9 岁男性，间歇性腹泻 2 年，3 天前又起腹泻，黄色稀便带少许脓血，每日 6 ~ 8 次，左下腹痛。便常规 RBC+/HP，WBC+++/HP，PC+/HP。

5．诊断应首先考虑
A．急性细菌性痢疾
B．慢性细菌性痢疾
C．急性阿米巴痢疾
D．慢性阿米巴痢疾
E．大肠埃希菌性肠炎

6．该病人应隔离至
A．临床症状消失一周
B．全身中毒症状消失后一周
C．粪便连续培养 3 次阴性或粪便正常后一周
D．体温正常后一周
E．腹泻停止后一周

三、简答题

1．如何鉴别中毒性痢疾与乙脑?
2．试述中毒性痢疾休克型的临床表现及治疗。

（季芙红　张　润）

第六节　伤寒与副伤寒

学习目标

通过本节内容的学习，学生应能：

识记

说出伤寒病原学特点、流行病学特点、临床特点（并发症）、诊断要点及治疗原则。

理解

归纳伤寒的发病机制、病理及实验室检查（肥达反应）的临床意义。

运用

1．运用所学知识对伤寒进行诊断及鉴别诊断。
2．能初步制订伤寒的治疗、并发症的治疗及预防方案。

案例 4-6-1

唐某，女，48岁，因发热10天入院，病程中有听力下降， 伴腹胀便秘，入院体温：体温39.5℃，脉搏80次/分，血压120/80mmHg，表情淡漠，胸前右见多个充血性皮疹，肝肋下约1.0cm，脾未及。血常规：WBC3.9×10^9/L，中性粒细胞56%，淋巴细胞44%，血色素120g/L，血小板100×10^9/L，血清丙氨酸氨基转移酶125U/L，尿常规：蛋白质（±），

问题与思考：

1. 最可能的诊断是什么？
2. 诊断依据是什么？
3. 为确定诊断需要做哪些检查？

一、伤寒

伤寒（typhoid fever）是由伤寒沙门菌引起的经消化道传播的急性传染病。临床特征为长程发热、全身中毒症状、相对缓脉、肝脾肿大、玫瑰疹及白细胞减少等。主要并发症为肠出血、肠穿孔。

【病原学】

伤寒杆菌属于沙门菌属中的D族。革兰染色阴性，呈短杆状，长1～3.5μm，宽0.5～0.8μm。有鞭毛，能活动，不产生芽胞，无荚膜。在普通培养基上能生长，在含有胆汁的培养基中生长较好。

主要抗原有菌体“O”抗原、鞭毛“H”抗原和体表“Vi”抗原，人体对三者都能产生相应的抗体。通过检测血清中“O”及“H”抗体，有助于伤寒的临床诊断，检测“Vi”抗体则用来发现伤寒慢性带菌者。伤寒菌体裂解时释放内毒素，为致病的主要因素。

伤寒沙门菌在自然界中生活力强，在水中可存活2～3周，在粪便中可维持1～2个月，在牛奶中能生存繁殖；耐低温，在冰冻环境中可持续数月，但对光、热、干燥及消毒剂的抵抗力较弱。加热60℃ 15min或煮沸后立即死亡。消毒饮用水余氯达0.2～0.4mg/L时迅速杀灭。

【流行病学】

伤寒遍布于世界各地，以热带及亚热带地区为多，在不重视饮食卫生的地区可引起流行。

（一）传染源

为患者及带菌者。全病程均有传染性，以病程第2～4周传染性最大。少数患者可成为长期或终身带菌者，是我国近年来伤寒持续散发的主要原因。

（二）传播途径

病菌随患者或带菌者的粪便排出，污染水和食物，或经手及苍蝇、蟑螂等间接污染水和食物而传播。水源污染是传播本病的重要途径，常酿成流行。

（三）人群易感性

人对伤寒普遍易感，病后可获得持久性免疫力，再次患病者极少。

（四）流行特征

本病终年可见，但以夏秋季最多。一般以儿童及青壮年居多。

流行形式：①散发性：多由于与轻型病人或慢性带菌者经常接触而引起。②流行性：多见于水型。

【发病机理与病理】

伤寒沙门菌随污染的水或食物进入小肠后，侵入肠黏膜，部分病菌被巨噬细胞吞噬并在其胞浆内繁殖；部分经淋巴管进入回肠集合淋巴结、孤立淋巴滤泡及肠系膜淋巴结中繁殖，然后由胸导管进入血流引起短暂的菌血症。此阶段相当于临床上的潜伏期。伤寒沙门菌随血流进入肝、脾和其他网状内皮系统继续大量繁殖，再次进入血流，引起第二次严重菌血症，并释放强烈的内毒素，引起临床发病。造成发热等症状的机理仍不完全清楚，多认为系菌体裂解后的内毒素作用于局部单核 - 巨噬细胞释放内致热原所致。还可能与巨噬细胞产生单核细胞活素、花生四烯酸等物质有关。病程的第 1 ～ 2 周，血培养常为阳性，骨髓属网状内皮系统，细菌繁殖多，持续时间长，培养阳性率最高。病程第 2 ～ 3 周，经胆管进入肠道的伤寒沙门菌，部分再度侵入肠壁淋巴组织，在原已致敏的肠壁淋巴组织中产生严重的炎症反应，引起肿胀、坏死、溃疡。若病变波及血管则可引起出血，若溃疡深达浆膜则致肠穿孔。病程第 4 ～ 5 周，人体免疫力增强，伤寒沙门菌从体内逐渐清除，组织修复而痊愈，但约 3% 可成为慢性带菌者，少数病人由于免疫功能不足等原因引起复发。

伤寒的主要病理特点是全身网状内皮系统中大单核细胞（巨噬细胞）的增生性反应，以回肠末端集合淋巴结和孤立淋巴结最为显著。此病变镜检的最显著特征是以巨噬细胞为主的细胞浸润，巨噬细胞有强大吞噬能力，可见胞质内含有吞噬的淋巴细胞、红细胞、伤寒沙门菌及坏死组织碎屑，称为“伤寒细胞”，是本病的特征性病变。若伤寒细胞聚积成团，则称为“伤寒小结”。除肠道病变外，肝、脾也非常显著。胆囊呈轻度炎症病变。少数患者痊愈后伤寒沙门菌仍可在胆囊中继续繁殖而成为慢性带菌者。心脏、肾等脏器也有轻重不一的中毒性病变。

【临床表现】

潜伏期 3 ～ 60 天，平均 1 ～ 2 周。

（一）典型伤寒

典型患者临床表现可分为 4 期：

1．初期　相当于病程第 1 周。病多缓起，体温呈阶梯状上升，于 5 ～ 7 日达 39.5℃或以上，伴有全身不适、食欲缺乏、咳嗽等。部分患者出现便秘或腹泻。

2．极期　相当于病程第 2 ～ 3 周，其主要表现如下：

（1）高热：体温转为稽留高热，一般持续约半个月，但免疫功能低下者可长达 1 ～ 2 个月。近年来，由于早期不规律使用抗生素或激素，使得弛张热及不规则热型增多。

（2）神经系统中毒症状：患者表情淡漠、反应迟钝、耳鸣、听力减退。重者可有谵妄、昏迷。合并虚性脑膜炎时，可出现脑膜刺激征。

（3）玫瑰疹：约半数患者在病程第一周末于前胸、腹部出现淡红色丘疹，直径达 2 ～ 4mm，压之退色，散在分布，量少，一般仅数个至十数个，多在 2 ～ 4 日内消退。

（4）相对缓脉：20% ～ 73% 的患者体温高而脉率相对缓慢，部分患者尚可出现重脉。并发中毒性心肌炎时，相对缓脉不明显。

（5）肝脾肿大：半数以上病人于起病 1 周前后脾肿大，质软；部分患者肝亦肿大，且可伴 ALT 升高，个别病人出现黄疸。

（6）消化系统症状：腹胀、腹部不适、右下腹压痛、便秘或腹泻等。

3．缓解期　相当于病程第 3 ～ 4 周。体温开始波动下降，各种症状逐渐减轻，脾开始回缩。但本期内有发生肠出血及肠穿孔的危险，需特别提高警惕。

4．恢复期　相当于病程第 4 周末开始。体温恢复正常，食欲常旺盛，但体质虚弱，约需 1 个月才完全康复。

（二）非典型伤寒

除典型伤寒外，临床偶可见到轻型、暴发型、迁延型、逍遥型及顿挫型等其他临床类型的伤寒。

1．轻型　患者一般症状较轻，体温多在38℃左右，病程短，1～2周即可痊愈。多见于儿童，或发病后早期接受抗菌药物治疗，或已接受过伤寒菌苗注射者。临床上易漏诊或误诊。

2．暴发型　起病急，中毒症状重，患者可出现超高热或体温不升，血压降低，出现中毒性心肌炎、肠麻痹、休克与出血倾向等。预后凶险。

3．迁延型　起病与典型伤寒相似，但由于人体免疫功能低下，发热持续不退，热程可达5周以上，伴有慢性血吸虫病患者，热程可长达数月之久。

4．逍遥型　起病时毒血症状较微，患者可照常工作。部分患者可突然性肠出血或肠穿孔而就医始被发现。

（三）伤寒的复发与再燃

1．再燃　当伤寒患者进入缓解期，体温波动下降，但尚未达到正常时，热度又再次升高，持续5～7天后退热，常无固定症状。

2．复发　患者进入恢复期热退1～3周后，发热等临床表现重又出现，但较初发为轻，病程较短（1～3周）。

知识链接

小儿伤寒与老年伤寒的特点

小儿伤寒：年龄越小临床表现越不典型。起病较急，呕吐和腹泻等胃肠症状明显，热型不规则，便秘较少。多数无相对缓脉，玫瑰疹较少见，肝脾大明显，外周白细胞计数可不减少，容易并发支气管炎或肺炎，肠出血和肠穿孔少见。

老年伤寒：发热通常不高，多汗时容易出现虚脱。病程迁延，恢复期长。并发支气管炎和心力衰竭多见，病死率较高。

【并发症】

（一）肠出血

多见于病程第2～3周，可以粪便潜血阳性至大量血便。少量出血可无症状或仅有轻度头晕、脉快；大量出血时热度骤降，脉搏细速，体温与脉搏呈现交叉现象，并有头晕、面色苍白、烦躁、出冷汗、血压下降等休克表现。

（二）肠穿孔

为最严重的并发症，多见于病程第2～3周。表现为突然右下腹剧痛，伴有恶心、呕吐、出冷汗、脉搏细数、体温暂时下降等，但不久体温又迅速上升并出现腹膜炎征象，肝浊音界减少或消失，X线检查膈下有游离气体，白细胞计数升高。

（三）其他

尚可并发中毒性心肌炎、中毒性肝炎、肺部感染、溶血性尿毒综合征、胆囊炎等。

【实验室检查】

1．常规化验　①血液检查：白细胞计数偏低或正常；中性粒细胞可减少；嗜酸粒细胞减少或消失，其消长情况可作为判断病情与疗效指征之一。②尿液检查：常出现轻度蛋白尿、偶见少量管型。③粪便检查：在肠出血时有血便或潜血试验阳性。少数病人当病变侵及结肠时可出现黏液便甚至脓血便。

2．细菌学检查　①血培养：发病第1周采血阳性率可达80%以上，以后阳性率下降。对已用氯霉素的患者，可取血凝块做培养，以除去血清中所含的氯霉素及其他杀菌因子。②骨髓培养：全病程均可获较高的阳性率，第 1 周可高达 90%，且较少受抗菌药物的影响。③粪培养：在第 3 ~ 5 周时阳性率较高，但在判断结果时，要注意排除慢性胆道带菌者。

3．血清学检查　肥达反应（Widal）所用的抗原有伤寒杆菌菌体（O）抗原，鞭毛（H）抗原、副伤寒甲、乙、丙鞭毛抗原 5 种。目的在于测定病人血清中各种相应抗体的凝集效价。一般从病程第 2 周开始阳性率逐渐增加，至第 4 周可达 90%，病愈后阳性反应可持续数月之久。分析肥达反应结果时应注意以下几点：①正常人血清中可能有低效价凝集抗体存在，故通常“O”的效价在 1∶80 以上，“H”效价在 1∶160 以上，才有诊断价值。②必须多次重复检查，一般每周检查 1 次，如凝集效价逐次递增，则其诊断意义更大。③接受伤寒、副伤寒菌苗预防接种后，在患其他发热性疾病时，可出现回忆反应，仅有“H”抗体效价增高，而“O”抗体效价不高。④伤寒与副伤寒甲、乙有部分共同的“O”抗原，体内产生相同的“O”抗体。因此，“O”抗体效价增高，只能推断为伤寒类疾病，而不能区别伤寒或副伤寒。伤寒与副伤寒杆菌甲、乙、丙 4 种的鞭毛抗原各有相同，所产生的“H”抗体也各异，故诊断时需依鞭毛抗体凝集效价而定。⑤有少数伤寒患者肥达反应始终呈阴性，其原因可能有：感染轻，特异性抗体形成少；早期应用有效抗菌药物或同时接受皮质激素治疗者，特异性抗体的形成受到影响；患者过于衰弱，免疫反应低下，或患丙种球蛋白缺乏症，不能形成特异性抗体。因此，若患者肥达反应阴性，不能据此排除伤寒。

4．其他免疫学实验　乳胶凝集试验或 SPA 凝集试验，检测尿中伤寒抗原或血中 IgM 特异性抗体，作为伤寒早期的诊断，近年正逐渐为临床采用。

【诊断与鉴别诊断】

（一）诊断

1．流行病学资料　注意当地流行情况，流行季节，患者的生活卫生习惯，是否有伤寒病史，预防接种史、与伤寒病人密切接触史。

2．临床特征　①持续高热：发热原因未明，尤以缓起、呈梯形上升并持续 1 ~ 2 周以上者，首先应疑及伤寒的可能；②相对缓脉：成人伤寒多见。重脉虽不常见（约 5%），但其存在有利于诊断；③特殊中毒症状：出现伤寒面容、重听、谵妄等；④脾肿大：自第一周末即出现。也可有肝大；⑤玫瑰疹；⑥显著消化道症状。

3．实验室检查资料　①血液检查：白细胞计数偏低或正常；中性粒细胞可减少；嗜酸粒细胞减少或消失有参考意义；②肥达反应：“O”的效价在 1∶80 以上，“H”效价在 1∶160 以上，有诊断价值，但患者肥达反应阴性，不能据此排除伤寒；③细菌学检查：血培养或骨髓培养阳性可确诊。

（二）鉴别诊断

1．病毒感染　上呼吸道或肠道病毒感染均可有持续发热，白细胞数减少，与伤寒相似。但此类病人起病较急，多伴有上呼吸道症状，常无缓脉、脾大或玫瑰疹，伤寒的病原与血清学检查均为阴性，常在 1 ~ 2 周内不治而愈。

2．斑疹伤寒　流行性斑疹伤寒多见于冬春，地方性斑疹伤寒多见夏秋。一般起病较急，脉搏较速，多有明显头痛。第 5 ~ 6 病日出现皮疹，数量多且可有出血性皮疹。外斐反应阳性。治疗后退热比伤寒为快。

3．钩端螺旋体病　本病的流感伤寒型在夏秋季流行期间常见，起病急，伴畏寒发热，发热与伤寒相似。但此病有疫水接触史，临床表现有眼结合膜充血，全身酸痛，尤以腓肠肌疼痛与压痛为著，以及腹股沟淋巴结肿大等；血象白细胞数增高。进行有关病原、血清学检查即确诊。

4．败血症　少部分败血症患者的白细胞计数不增高，可与伤寒混淆。败血症多有原发病灶，热型多不规则，常呈弛张热、伴寒战、无相对缓脉。白细胞总数虽可减少，但中性粒细胞升高，血培养可分离出致病菌。

5．其他　疟疾、急性粟粒性肺结核、布氏杆菌病、恶性网状细胞病、风湿热以及变应性亚败血症等，有时需进行鉴别。

【治疗】

（一）一般治疗

1．隔离与休息　给予消化道隔离，临床症状消失后连续两次粪便培养阴性方可解除隔离。发热期病人必须卧床休息。

2．护理　注意皮肤及口腔的护理、注意观察体温、脉搏、血压、腹部、粪便等变化。

3．饮食　给予高热量、高维生素、易消化的无渣饮食。退热后，食欲增强时，仍应继续进食一段时间无渣饮食，以免诱发肠出血和肠穿孔。

（二）对症治疗

1．高热　适当应用物理降温，不宜用发汗退热药，以免虚脱。

2．便秘　用开塞露或用生理盐水低压灌肠，禁用泻剂。

3．腹泻　可用收剑药，忌用鸦片制剂。

4．腹胀　可用松节油腹部热敷及肛管排气，禁用新斯的明类药物。

（三）抗菌治疗

1．喹诺酮类药物　为首选，氟喹诺酮类药物具有下列共同特点：①抗菌谱广，尤其对革兰阴性杆菌活性高；②体内分布广，组织体液中药物浓度高，可达有效抑菌或杀菌水平；③大多品种系口服制剂，使用方便；④因其影响骨骼发育，孕妇、儿童、哺乳期妇女慎用。

目前常用的有氧氟沙星，300mg 每日两次口服，或 200mg 每 8 ～ 12h 一次静滴；环丙沙星，500mg 每日两次口服，或每次 200mg 静滴每日两次；依诺沙星，200mg 每日 3 次口服。疗程为 14 天。

2．头孢菌素类　第二、三代头孢菌素在体外对伤寒沙门菌有强大的抗菌活性，毒性反应低，尤其适用于孕妇、儿童、哺乳期妇女以及氯霉素耐药所致伤寒。可用头孢曲松，成人 1g，每 12 小时一次，儿童每天 100mg/kg，疗程 14 天。头孢噻肟成人 1 ～ 2g，每 8 ～ 12 小时一次，儿童每次 50mg/kg，静脉滴注，每天 2 次，疗程 14 天。

3．氨苄西林　疗效稍逊于氯霉素，其适应证为：①妊娠合并伤寒；②慢性带菌者。

4．其他　对耐药菌株引起的伤寒尚可选用阿米卡星及利福平等药物，但应注意其对肝、肾的毒副作用。

（四）并发症治疗

1．肠出血　绝对卧床休息，严密观察血压、脉搏、神志变化及便血情况；禁食或进少量流质；注意水、电解质的补充并加用止血药；根据出血情况酌量输血；如患者烦躁不安可给予镇静剂；经积极治疗仍出血不止者，应考虑手术治疗。

2．肠穿孔　对已局限者采取禁食、胃肠减压，加强支持疗法，加强抗感染治疗。肠穿孔尤其伴发腹膜炎的患者应及早手术治疗，同时加用足量有效的抗生素。

3．其他　针对有关并发症予以处理。

【预后】

预后与患者的年龄、毒血症程度、有无并发症，病菌的毒力，治疗早晚、治疗方法，曾否接受过预防注射等有密切关系。在抗菌药物问世以前，伤寒的病死率约为 20%，大都死于严重的毒血症、营养不良、肺炎、肠出血及肠穿孔。自应用氯霉素等抗菌药物以来，病死率明显下降至 1% 左右。

【预防】

（一）管理传染源

1．患者　应及早隔离治疗，其排泄物及衣物等应彻底消毒。隔离期应自发病日起至临床症状完全消失、体温恢复正常后15日为止；有条件者应做粪便培养，如连续2次阴性，可解除隔离。

2．带菌者　早期发现，严格登记，认真处理。对托儿所、食堂、饮食行业、自来水厂、牛奶厂等工作人员以及伤寒恢复期病人均应做定期检查（“Vi”凝集试验、粪便培养等），如发现带菌者，应调离工作，并给予彻底治疗。

3．接触者　对密切接触者应进行检疫。对有发热可疑者，应及早隔离观察。

（二）切断传播途径

是预防和降低伤寒发病率的关键性措施。因此，应深入开展群众性爱国卫生运动，做好卫生宣传工作，搞好“三管一灭”（粪便管理、水源管理、饮食卫生管理和消灭苍蝇）。养成良好卫生与饮食习惯，坚持饭前、便后洗手，不饮生水、不吃不洁食物等。

（三）提高人群免疫力

目前国内应用的伤寒、副伤寒甲、乙三联菌苗是用伤寒沙门菌、甲型、乙型副伤寒沙门菌三种杆菌培养后经过处理的死菌苗。一般皮下注射2次，间隔7～10天，70%～85%的易感者即可获得保护，保护期3～4年。近年来，有用伤寒沙门菌变异株制成的口服活菌苗，对伤寒的保护率达96%；可根据条件选用。

二、副伤寒

副伤寒（paratyphoid fever）是由副伤寒沙门菌所致的急性传染病。副伤寒的临床表现与伤寒相似，但一般病情较轻，病程较短，病死率较低。丙型副伤寒尚可表现为急性胃肠炎或脓毒血症。

【病原学】

副伤寒的病原体有3种，甲型副伤寒沙门菌、乙型副伤寒沙门菌及丙型副伤寒沙门菌。各种副伤寒沙门菌均有“O”和“H”抗原，在自然条件下，副伤寒沙门菌一般只能感染人类，仅偶尔感染动物。

【流行病学】

传染源为病人和带菌者。传播方式与伤寒大致相同，但以食物传播较为常见，因副伤寒沙门菌可在食物中较长时间存在。

我国副伤寒的发病率较伤寒为低。成年人中以甲型副伤寒为多，儿童易患乙型副伤寒，但可因地区、年代等而不同。

【发病机制与病理】

甲型、乙型副伤寒的发病机制与病理变化大致与伤寒相同，丙型副伤寒的肠道病变较轻，肠壁可无溃疡形成，但体内其他脏器常有局限性化脓性病变，可见于关节、软骨、胸膜、心包等处。

【临床表现】

副伤寒的潜伏期较伤寒短，一般为8～10天，有时可短至3～6天。甲、乙型副伤寒的症状与伤寒类似，但丙型副伤寒的症状较特殊。

（一）甲、乙型副伤寒

起病徐缓，但骤起者不少见，尤以乙型副伤寒为多。开始时可先有急性胃肠炎症状如腹痛、呕吐、腹泻等，约2～3天后症状减轻，继而体温升高，伤寒样症状出现。发热常于3～4天内达高峰，波动较大，极少稽留。热程较伤寒短，毒血症状较轻，但肠道症状则较显著。皮疹出现较早，且数量多，直径大。复发与再燃多见，而肠出血、肠穿孔少见。

（二）丙型副伤寒

临床症状复杂，常见有以下三种类型。

1．伤寒型　症状与甲、乙型副伤寒大致相似，但较易出现肝功异常。

2．胃肠炎型　以胃肠炎症状为主，表现为发热、恶心、呕吐、腹痛、腹泻，病程短。

3．脓毒血症型　常见于体弱儿童和慢性消耗性疾病患者。发病急、寒战、高热、热型不规型，热程1～3周不等。常有皮疹、肝脾肿大、并可出现黄疸。半数以上病人可出现胸膜炎、脓胸、关节及骨的局限性脓肿、脑膜炎、心包炎、心内膜炎、肾盂炎等迁徙性化脓性并发症，此类并发症极顽固，治疗期长且困难。

甲、乙、丙型副伤寒的诊断、治疗及预防等与伤寒大致相同。对并发化脓性病灶者，一旦脓肿形成，可行外科手术治疗，并加强抗菌药物的使用。

本节小结

伤寒是由伤寒沙门菌造成的急性肠胃道传染病，以持续的菌血症与毒血症，单核吞噬细胞系统的增生性反应，以及回肠下段淋巴组织为主的增生、肿胀、坏死与溃疡形成为基本病理特征。伤寒沙门菌为革兰染色阴性，呈短杆状，周身鞭毛，能活动，不产生芽孢，无荚膜，在自然界中的生活力较强。另一种由副伤寒沙门菌引起、是与伤寒特征类似的传染病，称为副伤寒。典型的临床表现包括持续高热（稽留热），全身中毒性症状与消化道症状、相对缓脉、玫瑰疹、肝脾肿大、白细胞减少。易产生并发症肠出血、肠穿孔。切断传播途径是预防伤寒的关键措施。

自测题

一、填空题

1．伤寒的主要临床特征有________、________、________、________、________。伤寒的主要并发症有________、________、________、________。

2．伤寒病人肠道病变第一周为________，第二周为________，第四、五周为________。

二、选择题

A1型题

1．确诊某病人是否为伤寒最可靠的指标是

A．伤寒接触史

B．皮肤玫瑰疹

C．血肥达反应阳性

D．血培养分离出伤寒沙门菌

E．嗜酸性粒细胞消失

2．伤寒传染性最强的时期是

A．潜伏期

B．初期

C．极期

D．恢复期

E．整个病程中

3．伤寒病人血象改变特征是

A．白细胞总数增高，中性粒细胞增高

B．白细胞总数增高，嗜酸性粒细胞增高

C．白细胞总数减少，中性粒细胞减少

D．白细胞总数减少，嗜酸性粒细胞减少

E．白细胞总数减少，中性粒细胞增高

4．伤寒病人缓解期的饮食护理是

A．食欲好转时饮食多进食

B．以流质（如牛奶）为主

C．无渣饮食

D．增加多纤维饮食

E．高糖、高脂、低盐饮食

5．伤寒并发症多发生于病程的

A．第 1 周

B．第 2 ～ 3 周

C．第 4 ～ 5 周

D．第 6 ～ 7 周

E．整个病程中

6．伤寒病人解除隔离的标准是 .

A．症状消失后 2 周

B．肥达反应阴性

C．症状消失后，粪便培养每周一次，连续 2 次阴性

D．血培养阴性

E．骨髓培养阴性

A2 型题

7．某 30 岁男性，发热 20 余天，伴食欲缺乏、腹胀。体格检查：T 39℃，P 80 次 / 分，脾肋下 2cm，白细胞计数 4.7×10^9/L，中性粒细胞 0.76，淋巴细胞 0.24，肥达反应“O”1∶160，“H”1∶320 该病人患哪种疾病的可能性大

A．病毒性肝炎

B．败血症

C．伤寒

D．疟疾

E．慢性血吸虫病

三、简答题

为什么伤寒、副伤寒抗菌治疗剂量要大？疗程要长？

（季芙红　张　润）

第七节　霍　乱

学习目标

通过本节内容的学习，学生应能：

识记

说出霍乱病原体特点、流行病学特点、临床表现特点、诊断要点、治疗原则及补液疗法。

理解

归纳霍乱的发病机制及实验室检查的临床意义。

运用

1．运用所学知识对霍乱进行诊断、急救。

2．能初步制订霍乱的治疗及预防方案。

案例 4-7-1

患者，女，22 岁，腹泻 8h，为黄色水样便，10 余次，继之呕吐，呈喷射性，为胃内容物。无腹痛及里急后重感。曾进食过海鲜。体格检查：T 36.8℃，P 96 次 / 分，R22 次 / 分，BP 84/58mmHg，神志清，皮肤弹性差，口唇干燥，眼窝凹陷。心肺（–），腹部轻度凹陷，无压痛、反跳痛，移动性浊音（–）。肝脾未触及，肠鸣音活跃。实验室检查：血常规：WBC 9.7 × 10^9/L，N 78%，Hb 164g/L。便常规：WBC 0 ～ 3 个 /HP，RBC 0 ～ 2 个 /HP。

问题与思考：

1．初步诊断是？其诊断依据有哪些？

2．应进一步进行哪些项目检查以明确诊断？

3．治疗措施有哪些？

霍乱（cholera）是由霍乱弧菌引起的烈性肠道传染病。临床表现轻重不一，轻者仅有轻度腹泻；重者剧烈吐泻大量米泔水样排泄物，并引起严重脱水、酸碱失衡、周围循环衰竭及急性肾衰竭，如不及时抢救，患者可因低血容量休克、代谢性酸中毒或肾衰竭等死亡。霍乱为甲类传染病，是国际检疫传染病。

【病原学】 霍乱弧菌属于弧菌科弧菌属，革兰染色阴性，呈弧形或逗点状。菌体尾端有鞭毛，运动极为活泼，在暗视野显微镜下呈流星样运动，粪便涂片呈鱼群样排列。在碱性（pH8.0 ～ 9.0）蛋白胨培养基上易于生长。

霍乱弧菌具有耐热的菌体（O）抗原和不耐热的鞭毛（H）抗原。各群霍乱弧菌的 H 抗原大多相同，而 O 抗原特异性高，有群特异性和型特异性两种抗原，是霍乱弧菌分群和分型的基础。根据 O 抗原特异性、致病性等的不同，将霍乱弧菌分为 O_1 群霍乱弧菌、非 O_1 群霍乱弧菌及不典型 O_1 群霍乱弧菌三群。O_1 群霍乱弧菌是引起霍乱的主要致病菌，依其生物学性状可分为古典生物型和埃尔托生物型，据菌体抗原成分又可分为三种血清型，即稻叶型（Inaba，原型，含 A、C 抗原），小川型（Ogawa，异型，含 A、B 抗原）和彦岛型（Hikojima，中间型，含 A、B、C 抗原）。非 O_1 群霍乱弧菌一般无致病性，但其中 1992 年孟加拉霍乱流行时发现的非 O_1 群霍乱弧菌新血清群 O_{139} 群霍乱弧菌具有特殊性，它含有与 O_1 群霍乱弧菌相同的毒素基因，能引起流行性腹泻，它所引起的腹泻与 O_1 群霍乱弧菌引起的腹泻同等对待。不典型 O_1 群霍乱弧菌不产生肠毒素，没有致病性。

古典型弧菌在外环境中存活力很有限，但埃尔托型抵抗力较强。一般在未经处理的河水、海水和井水中，埃尔托型可存活 1 ～ 3 周甚至更长时间。两者对热、干燥、直射日光、酸和一般消毒剂都很敏感，加热 55℃ 10min 或干燥 2h 即死亡。但对低温和碱耐受力强。

【流行病学】

（一）传染源

病人和带菌者是主要的传染源。重症患者吐泻物带菌较多，极易污染环境，是重要的传染源。轻型病人和无症状感染者作为传染源的意义更大。

（二）传播途径

本病主要通过水、食物、生活密切接触和苍蝇媒介而传播，以经水传播最为重要。

（三）易感人群

人群普遍易感。病后可获一定的免疫力，但亦有再感染者。

（四）流行特征

自 1817 年古典型弧菌引起世界大流行以来，已先后波及一百多个国家和地区，7 次大流行。新疫区成人发病多，而老疫区儿童发病率高。霍乱在热带地区全年均可发病，但在我国以夏季、秋季为流行季节，最早发病在 4 月份，最迟可到 12 月份，高峰期在 7 ～ 9 月。霍乱的分布有以沿江、沿海为主的地理特点。我国是外源性，历次世界大流行均受其害。通常先发生于边疆地区、沿海港口、江河沿岸及水网地区，然后再借水路、陆路、空中交通传播。

知识链接

“19 世纪世界病”——霍乱

第一次始于 1817 年，当时霍乱起于印度，传到阿拉伯地区，然后到了非洲和地中海沿岸；在 1826 年的第二次大流行中，它抵达阿富汗和俄罗斯，然后扩散到整个欧洲；第三次大流行，它漂洋过海，1832 年抵达北美。20 年不到，霍乱就成了“最令人害怕、最引入注目”的“19 世纪世界病”。1961 年后霍乱又开始第 7 次大流行，这次起于印度尼西亚，然后传到亚洲其他国家和欧洲。1970 年进入非洲，非洲从此深受其苦。特别是 1991 年初发生在南美洲的大流行，一年全世界已累计发病 50 余万人，成为世人瞩目的生物公害。20 世纪 90 年代，霍乱患者数量呈现上升趋势。

【发病机理及病理】

（一）发病机理

霍乱弧菌经口入胃后，多被胃酸杀死。如因胃酸缺乏或大量进食、饮水，使胃酸稀释而酸度降低或入侵弧菌数量很大时，未被杀死的弧菌即进入小肠。霍乱弧菌依其黏附因子紧贴于小肠上皮细胞表面，在小肠的碱性环境中大量繁殖，并产生大量的肠毒素。霍乱肠毒素是引起本病的主要原因。该肠毒素激活细胞膜中的腺苷酸环化酶，使三磷腺苷（ATP）转变成环磷酸腺苷（cAMP）。cAMP 浓度的急剧升高，抑制肠黏膜细胞对钠的正常吸收，并刺激隐窝细胞分泌氯化物和水，导致肠腔水分与电解质大量聚集，因而出现剧烈的水样腹泻和呕吐。

（二）病理

本病并无小肠上皮细胞的器质性损伤，病理特点主要是脱水引起的一系列改变。皮肤干燥、发绀。皮下组织和肌肉极度干瘪，心、肝、脾等脏器多见缩小，肠腔内充满米泔水样液体。胆囊充满黏稠胆汁。肾小球及肾间质毛细血管扩张，肾小管浊肿、变性及坏死。

【临床表现】

潜伏期约为 1 ～ 3 天（数小时～ 7 天）。起病急，多数病人无前驱症状，少数病例病前 1 ～ 2 天有头昏、倦怠、腹胀及轻度腹泻等前驱症状。典型霍乱病程通常分为三期。

（一）泻吐期

一般无发热，或低热，共持续数小时或 1 ～ 2 天进入脱水期。

1. 腹泻　腹泻是首发症状，多以剧烈腹泻开始，继之呕吐，多无腹痛，亦无里急后重，少数有轻度腹痛。粪便初为黄色稀便，迅速变为“米泔水”样或无色透明水样，少数重症患者可有洗肉水样便。粪便无臭，次数频繁，水多量大，甚至排便失禁。O139 群霍乱 40% ～ 50% 的病人有发热、腹痛。

2. 呕吐　一般发生在腹泻后，多为喷射性、连续性，呕吐物初为胃内食物残渣，继之呈

“米泔水”样或清水样。

（二）脱水期

持续数小时或 2 ～ 3 天。由于剧烈吐泻，病人迅速呈现脱水和周围循环衰竭。

1．脱水　轻度脱水仅有皮肤和口舌干燥，眼窝稍陷，神志清，失水约 1000ml。中度脱水皮肤弹性差，声音嘶哑，眼窝凹陷，嗜睡或烦躁，尿量减少，血压下降，失水约 3000 ～ 3500ml。重度脱水则出现“霍乱面容”，眼眶下陷，两颊深凹，口唇干燥，神志淡漠或不清。皮肤皱缩湿冷，弹性消失；手指干瘪似洗衣妇，腹凹陷如舟，失水约 4000ml。

2．电解质紊乱　当大量钠盐丢失时，引起腓肠肌和腹直肌痛性痉挛。钾盐大量丧失时主要表现为肌张力减低，反射消失，腹胀，心律不齐等。

3．代谢性酸中毒和循环衰竭　脱水严重者有效循环血量不足，脉搏细速或不能触及，血压下降，心音低弱，呼吸浅促，尿量减少或无尿，血尿素氮升高，出现明显尿毒症和酸中毒。

（三）恢复期

患者脱水纠正后，大多数症状消失，逐渐恢复正常。约三分之一患者因循环改善，残存于肠腔的毒素被吸收，又出现发热反应，持续 1 ～ 3 天自行消退。

整个病程平均 3 ～ 7 天，也有长达 10 余天者。

极少数病人尚未出现吐泻症状即发生循环衰竭而死亡，称为“暴发型”或“干性霍乱”。

【实验室检查】

（一）常规检查

1．血液检查　红细胞总数和血红蛋白增高，白细胞数可达（10 ～ 30）$\times 10^9$/L，中性粒细胞和大单核细胞增多。血清钠、钾降低，输液后更明显，但多数氯化物正常，并发肾衰竭者血尿素氮升高。

2．尿常规　可有少量蛋白、红细胞、白细胞以及管型、尿比重增高。

（二）病原学检查

1．直接悬滴及制动试验　急性期粪便滴于玻片暗视野镜检，可见穿梭样有动力细菌，滴入霍乱免疫血清一滴，细菌运动停止；对 O139 弧菌则应换用抗 O139 血清才可制动，制动试验可以作为初筛诊断。

2．涂片染色　粪便直接涂片革兰染色，镜下见革兰阴性弧菌呈鱼群状排列。

3．培养　粪便接种于碱性蛋白胨水增菌后，进行选择性培养基培养并鉴定分型。粪便常规见少数白细胞。

4．血清学检查　抗菌抗体病后 5 天即可出现，两周达高峰，故病后 2 周血清抗体滴度 1∶100 以上或双份血清抗体效价增长 4 倍以上有诊断意义。

【诊断与鉴别诊断】

（一）诊断

1．流行病学资料　是否来自流行区或非流行区，有无接触史、不洁饮食或进食可疑食物（如水产、海产品等）、既往预防接种史。

2．临床特征　对典型的无痛性不伴有里急后重的、米泔水样的剧烈吐泻，伴脱水电解质紊乱及代谢性酸中毒和循环衰竭。

3．实验室检查　病原学的严格检查程序，培养阳性则为确诊依据。血清学试验有助于诊断。

（二）鉴别诊断

霍乱需与其他病原体所引起的肠毒素性、侵袭性及细胞毒性急性感染性腹泻病相鉴别，如急性菌痢、大肠埃希菌性肠炎、空肠弯曲菌肠炎、细菌性食物中毒和病毒性胃肠炎等。

【治疗】

治疗原则是严密隔离，及时补液，辅以抗菌治疗及对症处理。

（一）一般处理

按甲类传染病，对患者严密隔离，并及时上报。病人隔离至症状消失 6 天后，粪便隔日培养连续 3 次阴性为止。对患者吐泻物及食具等均彻底消毒。患者按吐泻情况给予流质饮食或禁食。重症者注意保暖、给氧、监测生命体征。

（二）补液疗法

合理的补液是治疗的关键。

补液的原则：早期、快速、足量；先盐后糖，先快后慢，纠酸补钙，见尿补钾。注意老人、婴儿及心肺功能差者补液速度不可过快。

1．静脉补液法　适用于重度脱水病人，或不能口服的轻中度脱水病人，输液量与速度应根据病人脱水程度决定。

补液量：第一个 24 小时总入量，轻度脱水为 3000 ～ 4000ml，儿童 120 ～ 150ml/kg；中度脱水为 4000 ～ 8000ml，儿童 150 ～ 200ml/kg。重度脱水为 8000 ～ 12000ml，儿童 200 ～ 250ml/kg。

常用液体种类：①含糖 5：4：1 溶液，即每升液体含氯化钠 5g，碳酸氢钠 4g 和氯化钾 1g，另加 50% 葡萄糖 20ml；② 2：2：1 溶液（5% 葡萄糖 2 份、生理盐水 2 份、1.4% 碳酸氢钠液 1 份或 1.87% 乳酸钠液 1 份）；③ 3：2：1 溶液（5% 葡萄糖 3 份、生理盐水 2 份、1.4% 碳酸氢钠液 1 份或 1.87% 乳酸钠液 1 份）；④ 2：1 溶液（2 份生理盐水和 1 份 1.4% 碳酸氢钠溶液）。

补液速度：最初 2h 内应使用多条输液通道和（或）加压输液装置，快速输入上述液体 2000 ～ 4000ml，应保证输入量（每分钟 1ml/kg），力争在输液后 5 ～ 10min 使血压回升，30min 内使血压稳定在 90mmHg 以上。快速输液后血容量改善而血压仍不回升，可加用血管活性药物，如多巴胺、去甲肾上腺素等，直至血压恢复正常并保持稳定为止。

酸中毒严重者须酌情加用 5% 碳酸氢钠或给予 541 溶液静滴。脱水纠正过程应注意钾盐的补充。

2．口服补液　适用于轻中度脱水病人。

口服液配方有：① WHO 推荐的 ORS 溶液：每升水含葡萄糖 20g、氯化钠 3.5g、碳酸氢钠 2.5g 和氯化钾 1.5g；②每升水含葡萄糖 24g、氯化钠 4g、碳酸氢钠 3.5g、柠檬酸钾 2.5g。成人轻、中型脱水初 4 ～ 6h 服 750ml/h，体重不足 25kg 的儿童 250ml/h，后依泻吐量增减，一般按排出 1 份粪便给予 1.5 份液体计算，也可采取能喝多少就给多少的办法。重型、婴幼儿及老年患者则先行静脉补液，待病情好转或呕吐缓解后再改为口服补液。

（三）病原治疗

早期全程足量应用抗菌药物有助于缩短腹泻期，减少腹泻量，缩短排菌时间。成人可选用诺氟沙星、氧氟沙星、环丙沙星或左旋氧氟沙星口服或静脉滴注治疗 3 ～ 5 天，儿童可选用三代头孢菌素如头孢曲松、头孢噻肟等治疗 3 ～ 5 天。

（四）对症治疗

1．剧烈吐泻　可用阿托品 0.5mg 皮下注射，并酌情使用氢化可的松 100 ～ 300mg 静脉点滴，或针刺天枢、内关、足三里。早期采用氯丙嗪，对肠上皮细胞腺苷酸环化酶有抑制作用，可减少腹泻量。

2．肌肉痉挛可予局部热敷、按摩，或针刺承山、阳陵泉、曲池、手三里等，注意钠盐、钙剂的补充。

3．并发心力衰竭和肺水肿者应予镇静、强心、利尿等治疗措施。

4．急性肾衰竭　及时正确补液，迅速纠正休克是预防急性肾衰竭的关键。已发生急性肾衰竭应限制液体入量，积极纠正代谢性酸中毒、高钾血症、氮质血症。

【预后】

霍乱的预后与临床类型、及时合理治疗以及并发症的产生有密切关系。中、重型或治疗不及时死亡率高达 20%，而及时合理的治疗则死亡率在 1% 以下。年幼和老年病人的预后差，孕妇易导致流产或早产。

【预防】

（一）控制传染源

建立健全腹泻病门诊，对腹泻病人进行登记和粪便培养便于诊断。发现病人立即隔离治疗，对疑似病人行隔离检疫，接触者应检疫 5 天，并可应用药物预防。

（二）切断传播途径

改善环境卫生，加强饮水和食品的消毒管理，对病人和带菌者的排泄物和用具衣被等严格消毒。杀蛆灭蝇。做到五要五不要：饭前便后要洗手，买回海产要煮熟，隔餐食物要热透，生熟食品要分开，出现症状要就诊；生水未煮不要喝，无牌餐饮不光顾，腐烂食品不要吃，暴饮暴食不可取，未消毒（霍乱污染）物品不要碰。

（三）保护易感人群

霍乱流行时接种霍乱死菌苗，保护率为 50% ～ 70%，保护时间 3 ～ 6 个月，可减少急性病例，控制流行规模。

本节小结

霍乱是由霍乱弧菌所引起的烈性肠道传染病，发病急、传播快。在我国属于甲类传染病。属国际检疫传染病。霍乱肠毒素是主要的致病物质。典型患者由于剧烈的腹泻和呕吐，可引起脱水、肌肉痉挛，严重者导致外周循环衰竭和急性肾衰竭，一般以轻症多见，带菌者亦较多，但重症及典型患者治疗不及时可致死亡。治疗的关键是纠正脱水。

自测题

一、填空题

霍乱属于法定传染病__________类；典型霍乱分为__________、__________、__________三期；霍乱典型的粪便外观是__________，其治疗关键措施是__________；凡是与霍乱病人密切接触者应严密检疫__________天。

二、选择题

A1 型题

1．霍乱病人发生腓肠肌及腹直肌痉挛的原因是

A．碱中毒

B．低钙

C．低钠

D．低钾

E．低氯

2．霍乱弧菌最重要的致病物质是

A．菌毛

B．鞭毛

C．霍乱肠毒素

D．内毒素

E．荚膜

3．霍乱病人的隔离期为
A．症状消失
B．症状消失后一周
C．隔日粪便培养，3 次阴性止
D．每日粪便培养，3 次阴性止
E．粪便培养 3 次阴性止

4．按（中华人民共和国传染病防治法）规定，城镇和农村要求发现霍乱后于多少时间内上报
A．4 ～ 6h
B．6 ～ 12h
C．12 ～ 24h
D．24 ～ 48h
E．48 ～ 72h

5．霍乱的主要传播途径为
A．食物
B．水源
C．苍蝇、蟑螂
D．直接接触
E．间接接触

A2 型题

6．某男 25 岁，急起剧烈吐泻 7h，开始为黄色水样便，后呈“米泔水”样。查 T36℃，P 110 次 / 分，BP 9.2/6.1kPa。粪便常规：米泔水样，镜检见 RBC 0 ～ 2/HP，WBC 0 ～ 3/HP，粪便悬滴可见梭状快速运动的细菌，疑诊为“霍乱”。该病人目前最突出的问题是
A．呕吐
B．腹泻
C．体液不足
D．营养失调、低于机体需要量
E．有皮肤黏膜完整性受损的可能

三、简答题

为什么抢救霍乱最重要的治疗措施是补液疗法？而不是抗菌治疗？

（季芙红　张　润）

第八节　细菌性食物中毒

学习目标

通过本节内容的学习，学生应能：

识记

说出细菌性食物中毒的发病机制。

理解

归纳细菌性食物中毒的流行病学特点、临床表现特点及实验室检查的临床意义。

运用

1．运用所学知识对本病进行诊断及鉴别诊断。
2．能初步制订本病的治疗及预防方案并对健康人群做出预防宣传指导。

案例 4-8-1

患者，男，36岁，恶心、呕吐2天，腹痛、腹泻1天，排便8次，为黄色稀便，无黏液脓血便，无里急后重，伴发热、腹胀。病前一天曾与家人进食过隔夜剩菜、肉等。其妻也出现相同症状，但较轻。体格检查：T 38.4℃，P 95次/分，R 21次/分，BP 112/80mmHg，神志清，皮肤弹性好，无脱水征。心肺(-)，腹平软，上腹部压痛明显，无反跳痛，肝脾肋下未触及，肠鸣音活跃。实验室检查：血常规：白细胞 8.2×10^9/L，中性粒细胞74%，血红蛋白130g/L。粪便常规：白细胞1～2/HP，红细胞2～6/HP。

问题与思考：

1. 该患者最可能的诊断是什么？诊断依据有哪些？

2. 该患者需要与哪些疾病进行鉴别？

3. 请制订治疗方案。

细菌性食物中毒（bacterial food poisoning）系指由于进食被细菌或其细菌毒素所污染的食物而引起的急性中毒性疾病。

细菌性食物中毒的特征为：①在集体用膳单位常呈暴发起病，发病者与食入同一污染食物有明显关系；②潜伏期短，突然发病，临床表现以急性胃肠炎为主，肉毒中毒则以眼肌、咽肌瘫痪为主；③病程较短，多数在2～3日内自愈；④多发生于夏秋季；根据临床表现的不同，分为胃肠型食物中毒和神经型食物中毒。

一、胃肠型食物中毒

胃肠型食物中毒较多见，以恶心、呕吐、腹痛、腹泻为主要特征。

【病原学】

引起胃肠炎食物中毒的细菌很多，常见的有下列几种：

1. 沙门菌属　是最常见的引起食物中毒的细菌之一。该菌为革兰阴性杆菌，需氧，无芽胞，无荚膜，有鞭毛，能运动。其中以鼠伤寒沙门菌、肠炎沙门菌和猪霍乱沙门菌常见。对外界的抵抗力较强，但不耐热，55℃ 1h或60℃ 10～20min死亡，5%苯酚或1∶500氯化汞5min内即可将其杀灭。广泛存在于多种家禽、家畜及野生动物的肠腔中。细菌由粪便排出，污染饮用水、食物、餐具，尤以新鲜的肉类、蛋、乳制品较易受污染，人进食后造成感染。

2. 葡萄球菌　是引起食物中毒常见的细菌之一。主要是由能产生外毒素的金黄色葡萄球菌引起。该菌为革兰阳性，无芽胞，无荚膜。在乳类、肉类食物中极易繁殖，在剩饭菜中亦易生长，在30℃经1h后即可产生耐热性很强的外毒素，此毒素对热的抵抗力很强，经煮沸30min仍能致病。常因带菌炊事人员的鼻咽部黏膜或手指污染食物致病。

3. 副溶血性弧菌　为革兰阴性、椭圆形、荚膜球杆菌。菌体两端浓染，一端有鞭毛，运动活泼。本菌嗜盐畏酸怕热，在海水中能存活47日以上，淡水中生存1～2日；在37℃、pH7.7、含3%～4%氯化钠的环境中生长最好；对酸敏感，食醋中3min即死；不耐热，56℃ 5min即可杀死。对低温及高浓度氯化钠抵抗力甚强。致病性菌株能溶解人及家兔红细胞，称为“神奈川”试验阳性。常见的污染食物是海产品，其次是被污染的咸菜及其他腌制品。

4. 大肠埃希菌　为两端钝圆的革兰阴性短杆菌，多数菌株有周鞭毛，能运动，可有荚膜。体外抵抗力较强，在水和土壤中能存活数月，在阴凉处室内尘埃可存活1个月，在含0.2mg/L余氯的水中不能生存。本菌为人和动物肠道的正常寄居菌，特殊条件下可致病。在大肠埃希菌中，能引起食物中毒的菌种有16个血清型，亦称为致病性大肠埃希菌。

5．变形杆菌　为革兰阴性、两端钝圆、无芽胞、多形性小杆菌，有鞭毛与动力。其抗原结构有菌体（O）及鞭毛（H）抗原2种。依生化反应的不同，可分为普通、奇异、莫根、雷极及不定变形杆菌5种，前三种能引起食物中毒。本菌广泛存在于水、土壤、腐败的有机物及人和家禽、家禽的肠道中。变形杆菌在食物中能产生肠毒素，还可产生组氨脱羧酶，使蛋白质中的组氨酸脱羧成组胺，从而引起过敏反应。

【流行病学】

（一）传染源

被病菌感染的动物或人。

（二）传播途径

进食被细菌及其毒素污染的食物。

（三）易感人群

普遍易感，以青壮年为多，病后无明显免疫力，可反复感染发病。

（四）流行特征

5～10月较多，7～9月尤易发生。常因食物采购疏忽（食物不新鲜或病死牲畜肉）、保存不好（各类食品混合存放或贮存条件差）、烹调不当（肉块过大、加热不够或凉拌菜）、生熟刀板不分或剩余物处理不当而引起。聚餐时如果饮食卫生监督不严，易发生集体食物中毒。

【发病机制及病理】 病原菌在污染的食物中大量繁殖，并产生肠毒素类物质，或菌体裂解释放内毒素。进入体内的细菌和毒素，可引起人体剧烈的胃肠道反应。

1．肠毒素　上述细菌中大多数能产生肠毒素或类似的毒素，尽管其分子量、结构和生物学性状不尽相同，但致病作用基本相似。肠毒素激活肠壁上皮细胞上的腺苷酸环化酶，使细胞浆中的三磷腺苷转化为环磷酸腺苷（cAMP），并激活细胞有关酶系统，促进液体及氯离子的分泌，抑制肠壁上皮细胞对钠和水分的吸收，导致腹泻。

2．侵袭性损害　沙门菌、副溶血弧菌、变形杆菌等，能侵袭肠黏膜上皮细胞，引起黏膜充血、水肿，上皮细胞变性、坏死、脱落并形成溃疡，粪便可见黏液和脓血。

3．内毒素　沙门菌等菌体裂解后释放的内毒素致病性较强，能引起发热、胃肠黏膜炎症、消化道蠕动增强并产生呕吐、腹泻等症状。

4．过敏反应　变形杆菌能使蛋白质中的组氨酸脱羧而成组胺，引起过敏反应。其病理改变轻微，由于细菌不侵入组织，故可无炎症改变。

【临床表现】

潜伏期短，超过72h的病例可基本排除食物中毒。金黄色葡萄球菌食物中毒是由积蓄在食物中的肠毒素引起，潜伏期为1～6h。产气荚膜杆菌进入人体后产生不耐热肠毒素，潜伏期为8～16h。侵袭性细菌如沙门菌、副溶血弧菌、变形杆菌等引起的食物中毒，潜伏期一般为16～48h。

临床表现以急性胃肠炎为主，如恶心、呕吐、腹痛、腹泻等。葡萄球菌食物中毒呕吐较明显，呕吐物含胆汁，有时带血和黏液。腹痛以上腹部及脐周多见。腹泻频繁，多为黄色稀便和水样便。侵袭性细菌引起的食物中毒，可有发热、腹部阵发性绞痛和黏液脓血便。副溶血弧菌食物中毒的部分病例粪便呈血水样。产气荚膜杆菌A型菌病情较轻，少数C型和F型可引起出血性坏死性肠炎。莫根变形杆菌还可发生颜面潮红、头痛、荨麻疹等过敏症状。腹泻严重者可导致脱水、酸中毒，甚至休克。病程短，多为1～3天，很少超过14天。

【实验室检查】

（一）常规检查

1．血常规　多数在正常范围，但副溶血弧菌、金黄色葡萄球菌感染者，白细胞数可增高达

10×10^9/L，中性粒细胞比例增高。

2．粪便常规 稀水便者镜检可见少量白细胞；血水样便者镜检可见多数红细胞，少量白细胞；血性黏液便则可见多数红细胞及白细胞。

（二）病原学检查

1．细菌培养 收集可疑食物、病人呕吐物、粪便等标本作细菌培养，能分离到同一病原菌。

2．特异性核酸检查可采用特异性核酸探针进行核酸杂交或PCR检测。

【诊断与鉴别诊断】

（一）诊断依据

1．流行病学资料 多发生于夏秋季节，有进食被污染食物史，如变质食物、海产品、未煮熟食物等。共餐者在短期内集体（≥2人）发病有重要参考价值。

2．临床特征 进食可疑食物后短期内出现恶心、呕吐、腹痛、腹泻等急性胃肠炎症状，病程短。

3．实验室检查 外周血白细胞正常或偏高，粪便可见少量或大量红白细胞，取患者的泻吐物和可疑食物做细菌培养，分离出同一病原菌可确诊。

（二）诊断标准

1．临床诊断 根据共进餐者集中发病，症状相似的急性胃肠炎表现，特别是气温高的夏秋季节，有进食不洁食物史，可作临床诊断。

2．确定诊断 根据临床特征，需要同时采取对多种可疑病原菌的检验方法。结合细菌学检查发现病原菌、毒素检测阳性可作明确诊断。

（三）鉴别诊断

1．非细菌性食物中毒 包括化学性食物中毒（砷、氯化汞、有机磷农药等）和生物性食物中毒（毒蕈、河豚、生鱼胆等）。病人有进食这类毒物史。可疑食物、呕吐物与粪便标本可检出毒物。

2．急性细菌性痢疾 全身感染中毒症状较明显，恶心、呕吐少见。腹泻为脓血黏液便，量少，伴里急后重。粪便可培养到痢疾志贺菌。

3．霍乱 常先泻后吐，为无痛性腹泻，呕吐常为喷射性与连续性；典型吐泻物为米泔水样；粪便悬滴镜检或培养可检出病原菌。

4．病毒性胃肠炎 是由多种病毒引起，以急性小肠炎为特征，无不洁饮食史。

【治疗】

（一）一般治疗

卧床休息，早期宜进食流食或半流食，待病情好转后可恢复正常饮食。沙门菌食物中毒应床边隔离。

（二）病原治疗

通常无须应用抗菌药物，可经对症疗法治愈。症状较重考虑为感染性食物中毒或侵袭性腹泻者，应及时选用抗菌药物，如环丙沙星、呋喃唑酮、庆大霉素等，葡萄球菌的食物中毒可用苯唑西林等治疗。但抗菌药物不能缩短排菌期。

（三）对症治疗

吐泻和腹痛明显者暂禁食，给复方颠茄片口服或注射654-2，腹部放热水袋。及时纠正水与电解质紊乱及酸中毒，能进食者应给予口服补液盐。血压下降者予以升压药。高热者用物理降温或退药热药。变形杆菌食物中毒过敏型以抗组胺药物治疗为主，如苯海拉明等，必要时加用肾上腺皮质激素。精神紧张不安时应给镇静剂。

【预后】

预后良好，绝大多数病人经对症治疗、补液及必要的抗感染治疗后，症状很快缓解。

【预防】

做好饮食卫生监督，对炊事人员应定期进行健康检查及卫生宣传教育，认真贯彻《食品卫生法》，禁止食用病死禽畜。肉要煮透，刀板用后洗净消毒。已变质的肉坚决不食。肉类、乳类在食用前应注意冷藏（6℃以下）。消灭苍蝇、鼠类、蟑螂和蚊类，不在食堂附近饲养家畜家禽。

二、神经型食物中毒

亦称肉毒中毒（botulism），是因进食含有肉毒杆菌外毒素的食物而引起的中毒性疾病。临床上以中枢神经系统症状如眼肌及咽肌瘫痪为主要表现。如抢救不及时，病死率较高。

【病原学】

肉毒杆菌属革兰阳性厌氧梭状芽胞杆菌，次极端有大形芽胞，有周鞭毛，能运动。芽胞体外抵抗力极强，干热 180℃ 15min，湿热 100℃ 5h，高压灭菌 120℃ 20min 方可杀灭。5% 苯酚、20% 甲醛 24h 才能将其杀灭。本菌按抗原性不同，可分（A、B、Ca、Cb、D、E、F、G）8 种血清型，对人致病者以 A、B、E 型为主，F 型较少见。各型均能产生外毒素，是一种嗜神经毒素，对人的致死量为 0.01mg 左右，对神经组织亲和力最强的为 A 型。毒素在干燥、密封和阴暗的条件下，可保存多年。此菌普遍存在于土壤和家畜、家禽及鱼类的肠道中；亦可附着在水果、蔬菜、罐头、火腿、腊肠肉里而大量繁殖外毒素。缺氧环境可造成肉毒杆菌大量繁殖，产生大量肉毒毒素，由于此毒素的毒性强，且无色、无臭、无味、不易被察觉，必须注意防范。

知识链接

肉毒杆菌毒素与除皱美容

肉毒杆菌毒素能使肌肉暂时麻痹，医学界原先将该毒素用于治疗面部痉挛和其他肌肉运动紊乱症。可在治疗过程中，医生们发现它在消除皱纹方面有着异乎寻常的功能，其效果远远超过其他任何一种化妆品或整容术。因此，利用肉毒杆菌毒素消除皱纹的整容手术应运而生。有人认为肉毒杆菌毒素注射将成为解除老年人除皱盲区的颈部皱纹最方便、有效的治疗方法。意大利研究人员通过动物实验发现，肉毒杆菌分泌的 A 型毒素，也就是美容除皱注射剂 Botox 的主要成分，被注射入皮肤后可能还会进入中枢神经系统，甚至抵达脑干。这一发现使肉毒杆菌毒素除皱的安全性问题再次引起人们关注。

【流行病学】

（一）传染源

肉毒杆菌存在于变质肉产品、豆制品及动物肠道中，芽胞可在土壤中存活较长时间，但仅在缺氧时才能大量繁殖。引起肉毒中毒的食品在我国多为变质牛、羊肉类和发酵的豆、麦制品，国外主要为罐头食品。

（二）传播途径

主要通过污染食物传播。

（三）易感人群

普遍易感，病后不产生免疫力。患者无传染性，亦不产生病后免疫力。

【发病机制及病理】

肉毒杆菌毒素是一种嗜神经毒素，是主要致病因素，由上消化道进入机体后，胃酸及消化酶均不能将其破坏，经肠黏膜吸收入血，主要作用于脑神经核、外周神经 - 肌肉接头处及自主神经末梢，阻断胆碱能神经纤维的传导，神经冲动在神经末梢突触前被阻断，从而抑制神经传导介质乙酰胆碱的释放，使肌肉收缩运动障碍，发生软瘫。

病理变化主要是脑神经核及脊髓前角产生退行性变，脑及脑膜显著充血、水肿，并有广泛的点状出血和血栓形成。显微镜下可见神经节细胞变性。

【临床表现】

潜伏期 12 ～ 36h，最短为 2h，最长为 10 天。潜伏期愈短，病情愈重。

起病突然，病初可有头痛、头昏、眩晕、乏力、恶心、呕吐（E 型菌恶心呕吐较重、A 型菌及 B 型菌较轻）；继之出现神经肌肉症状：①眼内外肌瘫痪：出现眼部症状，如视物模糊、复视、眼睑下垂、瞳孔散大，对光反射消失。②咽肌瘫痪：有咽痛，吞咽困难，重者呼吸困难。③颈肌无力：头向前倾或倾向一侧。④腱反射可呈对称性减弱。肌力低下主要见于颈部及肢体近端。⑤自主神经末梢先兴奋后抑制：泪腺、汗腺及涎腺等先分泌增多而后减少；血压先正常而后升高；脉搏先慢后快。常有顽固性便秘、腹胀、尿潴留。

病程中神志清楚，感觉正常，不发热。血、尿与脑脊液常规检查无异常改变。轻者 5 ～ 9 日内逐渐恢复，但全身乏力及眼肌瘫痪症状持续较久。重症患者抢救不及时多数死亡，死亡原因多为延髓麻痹所致呼吸衰竭，心功能不全及误吸肺炎所致继发性感染。

婴儿首发症状常为便秘，迅速出现脑神经麻痹症状，可因骤发呼吸麻痹而猝死（婴儿猝死综合征，the sudden infant death syndrome，SIDS）。

【实验室检查】

1．血常规　白细胞总数及分类正常，部分病人血红蛋白增高。

2．病原学检查　将可疑食物做厌氧培养可分离出肉毒杆菌。

3．其他检查　可疑食物厌氧菌培养可发现肉毒杆菌，或进行动物试验，观察动物有无瘫痪现象。

【诊断与鉴别诊断】

（一）诊断依据

1．流行病学资料　进食过可疑被污染的食物，如变质的罐头、腊肠、发酵的豆制品与面制品等，同食者可集体发病。

2．临床特征　以神经系统症状为主，如复视、眼肌麻痹、吞咽及发音困难等，但是胃肠道症状很轻，体温正常，感觉不受影响，患者神志始终清楚。

3．实验室检查　取可疑食物或粪便做厌氧菌培养可发现肉毒杆菌及外毒素而获确诊。或用可疑食物的浸出液做动物试验阳性反应者可确诊。用各型抗毒素作中和试验，有助于判断毒素与定型。

（二）诊断标准

1．临床诊断　进食发酵食品、肉类或罐头食品等可疑食物后出现神经、肌肉麻痹的症状，无发热，意识清晰，感觉正常时，可做初步诊断。

2．确定诊断　患者的血清或可疑食物中查到肉毒杆菌毒素，分离到肉毒梭菌者可确诊。

（三）鉴别诊断

本病需与毒蕈中毒、河豚鱼中毒、脊髓灰质炎、流行性乙型脑炎等鉴别。

【治疗】

（一）一般治疗

患者应严格卧床休息，并予适当镇静剂，以避免瘫痪加重。患者于进食可疑食品后 4h 内可用 5% 碳酸氢钠或 1：4000 高锰酸钾溶液洗胃及灌肠，以破坏胃肠内尚未被吸收的毒素。

（二）抗毒素治疗

多价肉毒抗毒素（A、B、E 型）对本病有特效，必须及早应用，在起病后 24h 内或瘫痪发生前注射最为有效，剂量每次 5 万～ 10 万 U，静脉或肌内注射（先做血清敏感试验，过敏者先行脱敏处理)，必要时 6h 后重复给予同剂量 1 次。在病菌型别已确定者，应注射同型抗毒素，每次 1 万～2 万 U。病程已过 2 日者，抗毒素效果较差，但应继续注射，以中和血中残存的毒素。

（三）抗菌治疗

为消灭肠道内的肉毒杆菌，以防其继续产生肠毒素，可给予大剂量青霉素。

（四）对症治疗

咽肌麻痹宜用鼻饲及输液。呼吸困难者吸氧，及早气管切开，呼吸麻痹者用人工呼吸器。应根据病情给予强心剂及防治继发性细菌感染等措施。近年有人采用盐酸胍啶 35 ～ 50mg/（kg・d），分 4 ～ 6 次口服。据报道其有促进末梢神经纤维释放乙酰胆碱的作用，因而能改善神经肌肉传递功能，增加肌张力，缓解中毒症状。

【预后】

与进食的外毒素的类型、数量及治疗早晚相关。病死率多在 30% ～ 50%，因早期使用抗毒血清及综合治疗方法的提高，近年来病死率下降到 10% 以下。

【预防】

同胃肠型食物中毒。对食品罐头、火腿、腊肠及发酵的豆制品等的制造与保存必须按规定执行，应禁止出售和禁止食用变质食品。如同食者发生肉毒素中毒时，其余人员应立即给予多价精制肉毒抗毒血清预防，1000 ～ 2000U 皮下注射，每周 1 次，共 3 次。

本节小结

细菌性食物中毒系由于进食被细菌或其细菌毒素所污染的食物而引起的急性中毒性疾病。分为胃肠型和神经型两类。胃肠型预后良好，绝大多数病人经对症治疗、补液及必要的抗感染治疗后，症状很快缓解。神经型与进食的外毒素的类型、数量及治疗早晚相关。近年来病死率有所下降。

自测题

一、填空题

细菌性食物中毒有__________和__________两种类型。

二、简答题

简述如何预防细菌性食物中毒。

（叶文静）

第九节　鼠　疫

学习目标

通过本节内容的学习，学生应能：

识记

说出鼠疫传播或流行的基本条件。

理解

归纳鼠疫的病原学特点和发病机制。

运用

1．运用所学知识对本病进行诊断及鉴别诊断。

2．能初步制订本病的治疗及预防方案并对健康人群做出预防宣传指导。

案例 4-9-1

患者马某某，男性，45 岁，汉族，以放牧为生。10 月 1 日，因发热、头痛、咳嗽被送往医院就诊，入院后病情加重，经抢救无效死亡。10 月 3 日，国家、省、市及县四级专家根据该患者临床症状、流行病学史和实验室检测结果，确诊为败血症型鼠疫继发肺鼠疫。患者放牧地点为国家判定的喜马拉雅旱獭鼠疫自然疫源地。近年来，当地动物间鼠疫流行猛烈。

问题与思考：

1．该患者染病的主要途径是什么？应如何进行预防？

2．该病临床表现如何?

3．该疫情应如何处理？

鼠疫（plague）是由鼠疫耶尔森菌（Yersinia pestis）引起的烈性传染病。传染性强，病死率高，易引起大流行，在我国属甲类传染病，目前我国在甘肃、青海、云南等个别地区仍有少数散发病例。它是通过媒介跳蚤传播，是自然疫源性疾病之一，并在一定条件下通过染疫的鼠、旱獭、跳蚤或其他途径，将鼠疫传播给人。个别特殊情况下可通过病人（肺鼠疫）传播，造成人间鼠疫。临床表现主要为明显的中毒症状，同时伴有局部症状，其中以急性淋巴结炎（腺鼠疫）最常见，其次是肺鼠疫和败血症型鼠疫，偶可见脑膜炎、皮肤型、眼型鼠疫等，败血症型鼠疫临床最为凶险，其次为肺鼠疫，病死率较高。

【病原学】

鼠疫耶尔森菌属肠杆菌科的耶尔森菌属，为革兰阴性小杆菌，无鞭毛，无芽胞，有荚膜，兼性厌氧。在普通培养基上生长良好。鼠疫耶尔森菌含多种抗原，主要有：① FI 抗原：为其荚膜抗原，为糖蛋白，不耐热，有高度免疫原性及特异性，已广泛用于血清学诊断，其抗体有保护作用。②鼠毒素：可引起局部坏死和毒血症。③ V/W 抗原：仅见于有毒力的菌株，能够保护细菌，使之能在单核 - 吞噬细胞内繁殖。

鼠疫耶尔森菌的抵抗力较弱，特别对热和干燥敏感，日晒、煮、烤和常用消毒剂均可将之杀灭。但其耐寒冷。在脓液和痰液中可存活 10 ～ 20 日。鼠疫耶尔森菌存在于病人的组织、血液和体液中。患者可通过粪便及痰液排菌。

【流行病学】

目前我国有 11 类（个）鼠疫自然疫源地，分布于黑龙江、吉林、辽宁、河北、内蒙古、宁夏、甘肃、新疆、青海、西藏、四川、陕西、云南、广东、广西、福建、浙江、江西、贵州等 19 个省（区）。储存宿主主要是啮齿类动物（鼠和旱獭），传播媒介是蚤类。不同类型的鼠疫自然疫源地其主要储存宿主和传播媒介不同。

（一）传染源

传染源主要是啮齿类动物（染菌的）和病人，也有其他野生动物或家畜自然感染鼠疫，并可将鼠疫传染给人类。主要储存宿主以旱獭和黄鼠最为重要，褐家鼠是次要储存宿主，肺鼠疫病人是人间鼠疫的重要传染源。人间鼠疫发生前往往有鼠间鼠疫流行。

（二）传播途径

主要以鼠蚤为媒介，呼吸道、密切接触也可传播。在牧区剥食病獭，获取皮张染病最常见，鼠疫菌经创面侵入人体，引起腺鼠疫或败血症鼠疫，经呼吸道可引起原发肺鼠疫。在特定条件下，鼠间鼠疫的流行往往波及人类。

（三）易感人群

人群普遍易感。病后可获得持久免疫力。首发病例与职业有关，如牧民及猎人等。

（四）流行特征

鼠疫多发生在鼠类野外活动频繁的季节，4 ～ 9 月多见。以牧民、猎人等为鼠疫高发人群。

【发病机制及病理】

鼠疫耶尔森菌经皮肤侵入后，经淋巴管至局部淋巴结引起剧烈的出血坏死性炎症反应，此即“腺鼠疫”。鼠疫耶尔森菌经血液循环进入肺组织，则引起“继发性肺鼠疫”。由呼吸道排出的鼠疫耶尔森菌通过飞沫传入他人体内，则可引起“原发性肺鼠疫”。各型鼠疫均可发生鼠疫败血症，可引起休克、DIC。

鼠疫的基本病理改变为淋巴管、血管内皮细胞损害和急性出血坏死性炎症。腺鼠疫表现为淋巴结的出血性炎症和凝固性坏死；肺鼠疫肺部病变以充血、水肿、出血为主；鼠疫败血症则全身各组织、脏器均可有充血、水肿、出血及坏死改变。

【临床表现】

潜伏期：腺鼠疫多为 2 ～ 5 天，原发性肺鼠疫为数小时至 3 天。曾经接受预防接种者，可长达 9 ～ 12 天。

鼠疫的主要临床类型有腺鼠疫、肺鼠疫和败血症鼠疫。其他少见的还有脑膜炎型、皮肤型、眼型和肠型等。鼠疫的主要表现为发病急剧，寒战、高热、体温骤升至 39 ～ 41℃，呈稽留热。剧烈头痛，有时出现中枢性呕吐、呼吸急促、心动过速、血压下降。重症患者早期即可出现血压下降、意识不清、谵妄等。

（一）腺鼠疫

腺鼠疫是最常见的临床类型，除具有鼠疫的全身表现外，受侵部位所属淋巴结肿大为其主要特点。好发部位依次为腹股沟淋巴结、腋下、颈部及颌下淋巴结，呈单个或成串的不规则结节，坚实无波动，表面皮肤红肿，有明显的疼痛和压痛，常拒触摸，常因剧痛而肢体不能活动。淋巴结周围组织明显水肿。同时常有明显的全身中毒症状：颜面潮红、结膜充血，高度乏力，烦躁不安，嗜睡，血压常下降，肝脾常可触及，有触痛。

（二）肺鼠疫

肺鼠疫常由腺鼠疫血行播散引起，偶可因吸入带菌的飞沫、尘埃而引起。表现为咳嗽、胸痛、咳血性脓痰、呼吸急促、发绀、肺底可有少许水泡音。肺部可闻及散在湿啰音或轻微的胸膜摩擦音，较少的肺部体征与严重的全身症状常不相称。胸片常示支气管肺炎或实变。痰中含鼠疫耶尔森菌。全身中毒症状常极为严重。

（三）败血症鼠疫

鼠疫耶尔森菌菌血症为各型鼠疫所共有。严重者可发展为败血症。鼠疫耶尔森菌在血中大量繁殖，甚至血涂片即可检出。少数病人可无原发鼠疫，主要表现为极严重的全身中毒症状：高热、谵妄、昏迷、广泛出血、循环和呼吸衰竭。常于 2 ～ 3 日内死亡。因发绀和瘀斑，死后患者皮肤常呈黑紫色，故鼠疫曾被称为“黑死病”。

【实验室检查】

（一）常规检查

外周血白细胞及中性粒细胞常明显升高，WBC 可达（20 ～ 30）$\times 10^9$/L。尿常规检查可有蛋白尿或血尿。粪便潜血可阳性。

（二）病原学检查

1．细菌培养　根据不同情况，分别取材于动物的脾、肝等脏器或患者的淋巴结穿刺液、脓、痰、血、脑脊液等，用血琼脂平板、肉汤等培养基均可分离出鼠疫耶尔森菌，进一步鉴定用生化反应、噬菌体裂解试验或血清试验。

2．涂片检查　用血、尿、粪及脑脊液做涂片或印片。阳性率约为 50% ～ 80%。

3．细菌抗原抗体检查

（1）间接血凝法（PHA）：以鼠疫耶尔森菌 FI 抗原检测血中 FI 抗体，感染后 5 ～ 7 天出现阳性，2 ～ 4 周达高峰，此后逐渐下降，可持续 4 年，常用于回顾性诊断和流行病学调查。

（2）酶联免疫吸附试验（ELISA）：较 PHA 更为敏感。用于测定 FI 抗体，亦可用抗鼠疫耶尔森菌 IgG 测定 FI 抗原。滴度 1 ∶ 400 以上为阳性。经 30 天已腐败的动物标本用甲醛处理后再检测，其滴度仍不受影响。

（3）放射免疫沉淀试验（RIP）：此法可查出 28 ～ 32 年前患过鼠疫康复者体内微量的 FI 抗体，可用于追溯诊断及免疫学研究。

（4）荧光抗体法（FA）：用荧光标记的特异性抗血清检测可疑标本，可快速准确诊断。

4．细菌核酸检测　主要有核酸杂交和聚合酶链反应（PCR），具有快速、敏感、特异的优点，近来应用较多。

【诊断及鉴别诊断】

（一）诊断依据

1．流行病学资料　在起病前 10 天内曾到过鼠疫流行区，有鼠疫动物或病人接触史。

2．临床表现　突然发病，严重的全身中毒症状及早期衰竭、出血倾向，并有急性淋巴结肿大、重症结膜炎、血性腹泻、皮肤剧痛性红色丘疹至血性水泡、肺部受累或出现败血症、脑膜炎等。

3．实验室检查　从淋巴结穿刺液、脓、血等标本中检出鼠疫耶尔森菌，血清学、分子生物学检测阳性。

（二）诊断标准

1．急热待查　具有鼠疫临床表现，或有鼠疫疫区接触史，具有鼠疫临床表现之一的。

2．疑似诊断　发现急热待查患者具有鼠疫疫区、病人、相关污染物接触史，或血清抗原检测阳性即为疑似病例。

3．确定诊断　急热待查或疑似鼠疫患者在分泌物中分离到鼠疫菌，或 PCR 检测阳性 + 血清学检测到 FI 抗原或急性期和恢复期血清 FI 抗体滴度升高 4 倍以上。

（三）鉴别诊断

腺鼠疫应与急性淋巴结炎相鉴别。肺鼠疫应与肺炭疽、肺炎等鉴别。肺鼠疫患者往往来自疫区，全身中毒症状重，有呼吸困难、咳血性痰、发绀等症状。肺炭疽与肺鼠疫临床特征相似，确诊依赖于病原学检查结果。

【治疗】

（一）一般治疗

1．严格隔离　病室灭鼠、灭蚤。病人排泄物彻底消毒。医护人员要严格防护。立即报告疫情（按照甲类传染病管理），按照我国“鼠疫应急预案”来处理。腺鼠疫隔离至炎症消散。肺鼠疫严格呼吸道隔离至痰菌阴性。接触者检疫 9 日。

2．一般治疗　绝对卧床休息，流质或半流质食物，补充液体、热量，注意维持水、电解质平衡。

（二）抗菌治疗

应及早采取抗菌治疗。传统药物有链霉素、四环素和氯霉素。链霉素是首选，应用后可使病死率降至 5% 以下。成人剂量为 2 ～ 4g/d，儿童为 30mg/（kg· d），分 2 次肌内注射。大多数病人可于 3 日内迅速退热。但淋巴结内仍可有活菌，故疗程以 10 ～ 20 日为宜。氯霉素 60mg/（kg· d），分 4 次口服或静脉滴注，热退后减至 30mg/（kg· d），亦用 10 日。目前认为头孢曲松疗效好。

（三）对症支持疗法

包括补液、降温，输血或血浆。中毒症状严重者可加用肾上腺糖皮质激素静脉滴注。淋巴结炎一般不需局部处理（切忌挤压），个别液化者可切开引流。

【预后】

因为有效的防治和抗生素的及时使用，目前病死率已降至 5% ～ 10%。

【预防】

监控鼠间鼠疫流行情况，防止鼠间鼠疫向人间播散；加强对牧民的宣传教育；加强疫源地的“消、杀、灭”工作（具体为灭鼠灭蚤）。对防疫人员、实验室工作人员及牧民进行菌苗和减毒活疫苗的接种（在疫区工作期间严密防护）。

本节小结

鼠疫是由鼠疫耶尔森菌引起的烈性传染病。传染性强，病死率高，易引起大流行，在我国属甲类传染病。它是通过媒介跳蚤传播，是自然疫源性疾病之一，并在一定条件下通过染疫的鼠、旱獭、跳蚤或其他途径，将鼠疫传播给人。个别特殊情况下可通过病人（肺鼠疫）传播，造成人间鼠疫。临床表现主要为明显的中毒症状，同时伴有局部症状，其中以急性淋巴结炎（腺鼠疫）最常见，其次是肺鼠疫和败血症型鼠疫，偶可见脑膜炎、皮肤型、眼型鼠疫等，败血症型鼠疫临床最为凶险，其次为肺鼠疫，病死率较高。治疗可用链霉素、四环素、氯霉素、环丙沙星等。

自测题

简答题

简述鼠疫的预防。

（叶文静）

第十节　布氏菌病

学习目标

通过本节内容的学习，学生应能：

识记

说出布氏杆菌病流行的三个环节。

理解

归纳布氏杆菌病的病原学特点、临床表现特点及实验室检查的临床意义。

运用

1. 运用所学知识对本病进行诊断及鉴别诊断。
2. 能初步制订本病的治疗及预防方案。

案例 4-10-1

患者男性，50 岁，因间断出现发热、寒战、全身关节痛、多汗近 3 个月入院。患者系裕固族牧民，有牛羊接触史。体格检查：T 39.6℃，急性病容，多汗，双侧颈部淋巴结肿大。心肺（–），腹平软，肝肋下可触及 1cm，脾肋下 3cm，无触痛。关节无红肿，活动不受限。实验室检查：白细胞 4.5×10^9/L，分类：中性粒细胞 55%，淋巴细胞 45%，血沉 35mm/h，胸片无异常。腹部 B 超示：肝脾大，余无异常发现。

问题与思考：

1. 患者职业与该疾病有何关系？
2. 如何鉴别发热伴肝、脾或淋巴结肿大的病例，应做哪些检查确诊？
3. 应如何治疗？

布氏菌病（brucellosis）又称波浪热、地中海弛张热、马尔他热。是布氏杆菌所引起的动物源性传染病。临床以长期发热、多汗、关节痛、肝脾及淋巴结肿大为特点，可累及全身多个脏器。

【病原学】

该病病原为布氏杆菌，是一组不活动、微小、革兰阴性的多形球状杆菌。根据储存宿主和生化反应的不同，布氏杆菌可分为6个种19个生物型，即羊种菌（Br.melitensis），主要储存宿主为山羊、绵羊、骆驼；牛种菌（Br.abortus），主要储存宿主为牛、水牛、骆驼、牦牛；猪种菌（Br.suis）、犬种菌（Br.canis）、绵羊附睾种菌（Br.avis）及森林鼠种菌（Br.neotomae）。在已知引起人类患病的4个菌种（牛种菌，羊种菌，猪种菌，犬种菌）中，羊种毒力最强，引起的疾病严重，全球分布广。长病程、与化脓性损害有关的是猪种菌的感染。牛种菌感染为轻 - 中度散发病例，并发症少见。犬种菌感染与牛种菌感染无区别，但起病隐匿，常复发，慢性少。

布氏杆菌主要存在于病畜的肉、尿、乳、产道分泌物、羊水及胎盘等组织中。本菌在外界环境中的生活力较强，在干燥土壤中可生存数月，在皮毛中可生存3～4个月，在乳类制品中可生存数周至数月；对光、热及常用化学消毒剂的抵抗力较弱；日光照射10～20min、湿热60℃ 10～30min、3%漂白粉澄清液或3%甲酚皂溶液数分钟均可将其杀灭。

知识链接

近来研究发现，海洋哺乳类动物，如鲸、海豚、海豹等亦可成为储存宿主，且最近报道有人感染的病例（神经布氏菌病）发生。海洋哺乳类动物型是以感染海洋动物为特征，可引起人神经布氏菌病。

【流行病学】

本病于1860年发现于地中海，是由布氏杆菌引起的人畜共患的传染病，牧区多见。流行于世界许多国家，呈全球性分布。我国的严重流行区为内蒙古、新疆、西藏、甘肃、青海、河北、黑龙江、河南、山西、广东、广西、四川、湖北、重庆等14个省市、自治区，其他各省均有病例发生。由于我国大力开展防治工作，此病已明显减少，但随着畜牧业的发展，我们仍需重视本病的防治工作。

（一）传染源

本病传染源主要为病畜，以羊（绵羊、山羊）为主，其次为牛（黄牛、水牛、奶牛），猪仅在个别地区存在。其他动物如狗、猫、鹿、马、骆驼等亦可成为传染源。人传人虽有可能，但极少发生。

（二）传播途径

1. 接触传播　接产羊羔、屠宰病畜、剥皮、挤奶等接触病畜后通过体表皮肤黏膜进入人体。
2. 消化道传播　进食含布氏杆菌的生奶、奶制品或被污染的饮水和肉类而感染。
3. 经呼吸道传播　吸入被布氏杆菌污染的尘埃而感染的气溶胶传播亦为传播途径之一。
4. 其他途径；苍蝇携带等亦可传播。

（三）易感人群

人群普遍易感，病后有一定的免疫力，各菌型之间有交叉免疫。

【发病机制与病理】

本病发病机制较为复杂，细菌和毒素作用，以及变态反应均不同程度地在发病中起作用。侵入人体的布氏杆菌经淋巴管进入局部淋巴结，在此大量繁殖成为原发病灶。当大量病原菌冲破淋巴屏障进入血流则成为菌血症。在血流中生长繁殖的布氏杆菌，受机体多种免疫因素作用，如$CD^{+}4$和$CD^{+}8$ T细胞及其所产生的细胞因子，干扰素、细胞溶解素等，可使菌体破坏释放出内毒素和其他物质，导致毒血症的出现。部分病原菌被单核 - 吞噬细胞吞噬后可在其中繁殖，并随血流播散至全身各部位（主要是肝、脾、骨髓和肾等处）进一步繁殖，引起组织细胞的变性、坏死。病原菌可以多次进入血流引起临床症状反复加重。当病灶部位的T淋巴细胞被细菌致敏并再次接触抗原后，能释放细胞因子，趋化和激活巨噬细胞聚集于布氏杆菌周围，不断吞噬和杀灭布氏杆菌，形成包裹感染灶的肉芽肿。未被巨噬细胞清除的布氏杆菌，可以寄生于单核 - 吞噬细胞内，在一定情况下大量繁殖，并再次冲破所寄生细胞，引起复发。

本病所累及的组织器官很广泛，但以单核 - 吞噬细胞系统、骨关节系统、神经系统等常见。初期为炎性渗出，组织细胞变性、坏死。亚急性和慢性期为组织细胞增生，肝、脾、淋巴结等处能见增殖性结节和肉芽肿。慢性期部分病人肉芽组织发生纤维硬化性变，临床则出现后遗症。

【临床表现】

临床上分为急性期和慢性期，表现轻重不一。潜伏期一般为1～3周，也可长至数月甚至1年以上。

（一）急性和亚急性感染

多缓慢起病，也可突然发病。在临床上几乎各个系统都可累及。临床特点有发热、关节疼痛、神经系统症状、泌尿生殖系统症状、肝、脾及淋巴结肿大等。最常见的热型是不规则热和弛张热，典型热型为波浪热。多汗是本病主要症状之一，有时可湿透衣被，无论发热或不发热，均有多汗，大量出汗后可发生虚脱。关节疼痛多发生于大关节，可为数个关节同时受累，疼痛为针刺样，部分关节有红肿，偶可化脓，可有滑膜炎、腱鞘炎和关节周围软组织炎。疼痛多因关节炎所致，常在发病之初出现，亦有发病后1个月才出现者，与风湿热类似，呈游走性。神经系统症状以神经痛多见，常有坐骨神经痛和腰骶神经痛，少数可发生脑膜炎、骨髓炎等。泌尿生殖系统炎症主要有睾丸炎、附睾炎，常为单侧，其他可见前列腺炎、卵巢炎、输卵管炎及子宫内膜炎、特异性乳腺炎，少数可发生肾炎、膀胱炎等。半数患者可出现肝大和肝区疼痛，未经治疗可发展为肝硬化。脾也可肿大，个别较明显者可类似黑热病，出现巨脾。淋巴结肿大主要见于颈部及腋下。其他表现可有皮疹、咳嗽、鼻出血、便血等。

急性期的并发症有心肌炎、心内膜炎、血栓性静脉炎、腹膜炎、支气管肺炎、脑膜炎、胆囊炎、肝脾脓肿等，个别患者可因肠黏膜淋巴结受累而误诊为急腹症。死亡的主要原因是心内膜炎、严重的神经系统并发症等。

（二）慢性感染

患者主要为病程长于1年者，可因急性期没有正规治疗发展而来，亦有缺乏急性病史直接表现为慢性者。临床表现有全身性的非特异性症状和器质性损害。非特异性症状类似神经官能症，如多汗、头痛、疲乏、低热、抑郁、烦躁、失眠、肌肉和关节酸痛等。器质性损害可侵犯几乎所有的器官和系统，以骨骼 - 肌肉系统病变为常见，表现为顽固而固定的关节或肌肉疼痛以及骨、关节的器质性病变，以大关节受累居多，可影响生活质量。其他偶见心肌炎、血栓性静脉炎、支气管炎、支气管肺炎、间质性肺炎等。

近年来本病病情有逐渐减轻的趋势，表现为起病快，发热期短，高热患者明显减少，中毒症状轻微，没有明显的肝脾大，各系统、各器官损害较轻，这可能与流行区较广泛的预防接种和抗生素的普遍应用有关。

【实验室检查】

（一）常规检查

白细胞计数正常或减少，淋巴细胞或单核细胞增多。部分患者有血小板减少。

（二）病原学检查

1．细菌培养　主要取血或骨髓做培养，后者阳性率高于前者。淋巴腺组织、脓性物或脑膜炎患者的脑脊液培养亦常有阳性结果。急性期培养阳性率高。

> **知识链接**
>
> 布氏杆菌培养需特殊培养基，且细菌生长缓慢，需 10 日以上方可获阳性结果。新近有报告应用 BACTEC9240 血培养系统做血液和骨髓培养来分离布氏杆菌，阳性率各为 82.6% 和 81.2%，且 4 ～ 7 天内能获结果。

2．血清学检查

（1）凝集试验：标准的是试管法（STA）或虎红平板凝集试验（RBPT），主要检测特异性 IgM 和 IgG。后者操作简便，常用于普查。前者常用于诊断，滴度≥ 1∶160 有意义。

（2）ELISA 法：检查各类 Ig 抗体，敏感性强，包括 Dags ELISA 等。

（3）其他免疫学试验：包括免疫荧光抗体检测、2- 巯基乙醇试验（2-ME）、抗人球蛋白试验、RIA 等。

以上血清学试验，均不同程度地存在与其他细菌感染的交叉反应，如霍乱弧菌、结核分枝杆菌、土拉伦菌及耶尔森菌等感染。因此诊断时应注意结合临床表现和流行病史进行分析。

【诊断与鉴别诊断】

（一）诊断依据

1．流行病学史　对诊断布氏菌病非常重要，要特别注意地区、职业及有无与羊、猪、牛等家畜接触史、皮毛接触史，有无饮用未消毒的羊奶、牛奶等流行病史。

2．临床表现　急性期常有发热、多汗、关节痛、睾丸炎、神经痛、肝脾大及淋巴结肿大等。慢性期常有类似神经官能症、精神抑郁以及骨、关节等系统的疾患。

3．病原学检查　病原分离、试管凝集试验等检查阳性。

（二）鉴别诊断

急性期需与风湿热、伤寒、痢疾、败血症、结核病等鉴别。慢性期主要与骨、关节损害疾病及神经官能症等鉴别。

【治疗】

（一）急性和亚急性感染

1．一般治疗　注意休息，补充热量和注意水、电解质平衡，高热时可用解热镇痛剂；中毒症状严重者或中枢神经系统病变者可加用糖皮质激素。

2．病原治疗　利福平 600 ～ 900mg/d 与多西环素 0.2g/d 联合治疗，疗程 6 周。也可用四环素 2g/d（分次口服）与链霉素 1g/d（肌注），或氧氟沙星 400mg/d 与利福平 600mg/d 联合用药，疗程均 6 周。

（二）慢性感染

治疗较为复杂，应包括病原治疗、脱敏治疗及对症治疗。急性发作型、慢性发作型、慢性活动型、具有局部病灶或细菌培养阳性的慢性患者，均需病原治疗。方法同急性期。

【预后】

本病一般预后良好。大多数患者即使不经治疗亦有自愈倾向。未经抗生素治疗者一般 1 ～ 3 个月内可康复，但易复发。及时治疗者病程大为缩短。死亡原因主要是心内膜炎、严重的神经系统并发症等。少数病例可遗留关节病变和肌痉挛，使肢体活动受限。

【预防】

布氏菌病的预防应采取以家畜预防接种为中心的综合措施。家畜的定期检疫及疫苗接种；畜产品的严格消毒和做好个人防护；接种布氏杆菌疫苗，提高机体免疫力。

本节小结

布氏菌病又称波浪热、地中海弛张热、马尔他热。临床以长期发热、多汗、关节痛、肝脾及淋巴结肿大为特点，可累及全身多个脏器。本病一般预后良好。布氏菌病的预防应采取以家畜预防接种为中心的综合措施。

自测题

填空题

1．引起人类患布氏杆菌病的 4 个菌种是_________、_________、_________和_________。

2．布氏杆菌病的传播途径有_________、_________、_________和_________。

（叶文静）

第十一节　炭　疽

学习目标

通过本节内容的学习，学生应能：

识记

说出炭疽的病原体，复述炭疽流行的三个环节。

理解

归纳炭疽的发病机理，叙述炭疽的临床表现特点及实验室检查的临床意义。

运用

1．运用所学知识对本病进行诊断及鉴别诊断。

2．能初步制订本病的治疗及预防方案。

案例 4-11-1

患者，男，34 岁，农民。因外伤 7 天，伤口坏死 1 天入院。

7 天前在宰杀病牛时不慎将左手臂划伤，5 天前伤口周围出现红斑，后演变为疱疹，1 天前伤口周围皮肤出现坏死、破溃，可见黑色焦痂，无疼痛感，伴有发热、轻度瘙痒。患者精神稍差，食欲减退。T 38.5℃，BP 120/65mmHg，R 17 次 / 分。神志清，巩膜未见黄染，腋下可扪及米粒大小淋巴结。

患者入院后查血常规示：WBC 20×10^9/L，N 0.80，Hb 130g/L。

问题与思考：

1．考虑该病人的诊断是什么？

2．确诊还需做哪些检查？

3．应如何进行处理？

炭疽（anthrax）是由炭疽芽胞杆菌引起的人、畜共患的急性传染病。主要发生在有蹄类哺乳动物，如牛、马、羊、猪、犬等，人类通过接触、吸入、食入等而发生皮肤炭疽、肺炭疽和肠炭疽，以皮肤炭疽最常见，肺炭疽较为罕见，但病死率高。除自然感染外，炭疽有可能被作为生物武器而有可能用于战争。

【病原学】

炭疽杆菌为革兰阳性的需氧芽胞杆菌，在杆菌中体积最大，呈竹节状、长链状排列，无鞭毛，不活动。在机体内呈繁殖状态能形成荚膜，可抵抗宿主吞噬细胞的吞噬作用。细菌在体外可形成芽胞，有很强的抵抗力，可在自然环境下生存数十年之久，是炭疽感染机体的主要感染来源。炭疽的致病力主要是由炭疽杆菌繁殖体产生的荚膜和外毒素所致。

本菌繁殖体对加热、紫外线及常用消毒剂均很敏感。煮沸 10 ~ 15min 能杀死芽胞，但一般认为煮沸 40min 更安全。湿热 120℃ 40min、干热 140℃ 3h、120℃压力蒸汽消毒 10min 均可杀灭芽胞。

【流行病学】

知识链接

美国炭疽事件

2001 年美国炭疽攻击事件是在美国发生的一起从 2001 年 9 月 18 日开始为期数周的生物恐怖袭击。从 2001 年 9 月 18 日开始有人把含有炭疽杆菌的信件寄给数个新闻媒体办公室以及两名民主党参议员。这个事件导致 5 人死亡，17 人被感染。炭疽恐慌甚至逐渐散播到全世界……直到 2008 年最主要的嫌疑才被公布。

（一）传染源

人类炭疽主要由病畜传播，患病的食草动物如牛、羊、马、骆驼是主要传染源。炭疽病人的痰、粪便及病灶分泌物可检出病菌，具有传染性。可能有隐性感染和健康带菌者的存在。但人与人之间的传播少见。

（二）传播途径

1．接触传播　是本病的主要传播途径。常因直接接触病菌、死畜而感染，其次因与污染的皮毛、病畜产品、土壤及用具的间接接触而感染。

2．呼吸道感染　因吸入含炭疽芽胞杆菌芽胞的粉尘或气溶胶而致病，并可能导致吸入性炭疽的暴发。

3．消化道感染　因吃了未煮熟的病畜肉或被炭疽杆菌污染的食物而受感染。

4．其他　带菌昆虫叮咬偶可致病。

（三）易感人群

人群普遍易感，多侵犯农民、牧民、屠宰场和皮毛加工厂工人、兽医及实验室工作人员。感染后有持久免疫力。

（四）流行特征

本病在世界各国和地区均有发生，但多发生于经济比较落后、卫生条件较差和从事畜牧业的国家和地区，以中美洲、南美洲、亚洲、非洲等国家较多。我国主要流行于内蒙、吉林、黑龙江和新疆、西藏等农牧区。其他各省也有散发病例。本病的发生和职业关系密切，接触动物较多者发病较多。热带地区和夏季，因裸露皮肤机会较多，较易发生感染。

【发病机制及病理】

（一）发病机制

炭疽感染是由炭疽芽胞杆菌的芽胞直接经破损的皮肤进入皮下或经吸入肺部或经食入进入黏膜，被局部存在的巨噬细胞吞噬，在适当的环境下芽胞开始发育形成繁殖体，在细菌大量繁殖的过程中产生外毒素，引起感染部位的组织细胞坏死和水肿。同时，在局部淋巴结炭疽芽胞杆菌的大量繁殖和细菌所产生的荚膜和毒素对宿主免疫应答的抑制作用，致使炭疽芽胞杆菌突破宿主的免疫系统进入血液循环引起严重败血症，甚至感染性休克。此外，由于毒素的作用，特别是致死毒素（LT）可引起感染部位和或全身性的组织细胞坏死、水肿、血管损伤及血浆外渗及出血和血栓形成，引发 DIC 的发生，是导致休克死亡的主要原因。

炭疽芽胞杆菌的毒力取决于其产生的外毒素和其形成的抗吞噬作用的多聚二谷氨酸荚膜。目前已克隆出 3 种炭疽芽胞杆菌的外毒素，即蛋白抗原、水肿因子、坏死因子。蛋白抗原与水肿因子联合作用可降低中性粒细胞的功能，使人体对炭疽芽胞杆菌更加敏感，可造成局部受染和发生水肿。蛋白抗原与坏死因子联合，可迅速引起细胞坏死。但分别单独给予动物则不引起反应。

炭疽芽胞杆菌不能侵入完整的皮肤。但当炭疽芽胞杆菌侵入伤口及破损皮肤后，芽胞即复苏繁殖，产生外毒素和形成抗吞噬的荚膜。外毒素直接引起局部组织水肿、出血、坏死，并可同时引起全身毒血症状。抗吞噬的荚膜亦使细菌更易于扩散，引起邻近淋巴结炎，甚至侵入血流发生败血症。侵入肺部及肠道的炭疽芽胞杆菌，可引起严重的肺炎和急性肠炎。除同时侵犯相应的局部淋巴结外，炭疽芽胞杆菌易于侵入血循环引起炭疽败血症。细菌可进而扩散全身，引起各组织器官的炎症。其中最重要的为脑膜炎、血源性肺炎、出血性心包炎及胸膜炎，严重者可并发感染性休克。

（二）病理

炭疽感染的组织病理特征为出血性浸润、坏死和周围水肿。血性渗出物与坏死组织在局部形成特征性的焦痂。吸入性炭疽的病理过程与皮肤炭疽略有不同。炭疽芽胞杆菌芽胞经呼吸道进入肺泡后，被肺部的巨噬细胞吞噬，部分炭疽芽胞杆菌芽胞死亡，但存活的芽胞被巨噬细胞带到纵隔和肺门淋巴结，在此处炭疽芽胞杆菌芽胞发育成繁殖体，产生大量毒素，导致巨噬细胞溶解死亡。肺炭疽的病理改变为出血性小叶性肺炎。肠炭疽的病变多发生于回盲部，肠壁发生出血性炎症，极度水肿，最终形成溃疡。上述病变部位均可查见炭疽芽胞杆菌。

【临床表现】

潜伏期一般为 1 ～ 5d，最短 12h，最长 12 天。炭疽芽胞杆菌感染因其感染的途径而表现为不同临床类型。

（一）皮肤炭疽

是最为常见的临床类型，占所有病例的 95% 左右。可分为炭疽痈和恶性水肿两型。病人常有职业性接触感染动物或动物产品史。任何部位均可被感染，但常见为头、面、颈、肩、手、脚等裸露部位皮肤。感染初期为皮肤丘疹或斑疹。第 2 天出现水疱，周围有非凹陷性水肿。第 3 ～ 4 天中心出现出血性坏死，周围有成群小水疱，水肿区继续扩大。第 5 ～ 7 天坏死区破溃成小溃疡，血样分泌物结成黑色干痂，痂下有肉芽组织生长，即炭疽痈。黑色焦痂坏死区直径 1 ～ 6cm 大小不等，坚实、疼痛不显著、溃疡不化脓为其特点。继水肿渐消退，黑痂 1 ～ 2 周内脱落，再经 1 ～ 2 周愈合成瘢痕。少数病例以高热起病、全身毒血症状严重，局部无水疱而呈大面积水肿，迅速扩展形成大片坏死，称恶性水肿型，多见于眼睑、颈部、手与大腿等组织疏松处，若延误治疗，预后不良。全身症状有发热、全身不适、肌痛、头痛，局部淋巴结可肿大。重症患者可有败血症，进而继发肺炎及脑膜炎，病死率较高。

（二）肺炭疽

吸入性肺炭疽较罕见，主要是因吸入炭疽芽胞杆菌芽胞所致，也可继发于皮肤炭疽。潜伏期通常不超过 1 周。早期症状多为非特异性表现，如低热、干咳、乏力、肌痛、出汗、胸痛等。肺部可听到干啰音，胸片可见纵隔增宽、胸腔积液、浸润性片状影。出现症状 1 ～ 5 天后，症状加重，出现气急、发绀、呼吸困难等，多于 24 ～ 36h 内因休克死亡。常伴有败血症和感染性休克，病死率高达 80% 以上。

（三）肠炭疽

极少见，通常是致死性的，且诊断困难。可表现为急性胃肠炎型和急腹症型。前者主要表现为呕吐、腹痛、水样腹泻，多于数天内迅速康复；后者起病急，有严重毒血症状，可有腹水、休克，若治疗不及时，则发病后 2 ～ 5 天死亡。

（四）脑膜型炭疽

原发偶见，多继发于伴有败血症的各型炭疽。主要表现为剧烈头痛、呕吐、抽搐、明显脑膜刺激征。病情凶险，进展迅速，脑脊液多呈血性，多于起病 2 ～ 4 天内死亡。

（五）败血症炭疽

多继发于肺炭疽或肠炭疽，可伴有高热、头痛、出血、毒血症、感染性休克、DIC 等。

【实验室检查】

（一）常规检查

血白细胞升高，达（10 ～ 20）× 10^9/L，最高可达（60 ～ 80）× 10^9/L。中性粒细胞显著升高，淋巴细胞不升高。

（二）病原学检查

取患者水疱内容物、病灶渗出物、血液、脑脊液和分泌物等做涂片，染色后可见粗大的革兰阳性菌，呈竹节样排列的杆菌有助于临床诊断。水疱液、分泌物、血液、脑脊液细菌分离培养阳性是确诊依据。

（三）血清学检查

主要用于炭疽的流行病学调查和回顾性诊断，对未及时获得病原学诊断依据的病例也可使用。

（四）基因检测探针

可应用特异性的探针，通过核酸杂交的方法检测炭疽的细菌毒素。

（五）动物接种试验

将标本或培养物接种到豚鼠、小白鼠皮下，如为炭疽，动物多在 2 ～ 3 天内因败血症死亡。尸解病理可见注射部位皮下呈胶样水肿，脾肿大，内脏和血液中含有大量有荚膜的炭疽芽胞杆菌。

【诊断与鉴别诊断】

（一）诊断依据

1．流行病学资料　若有患病动物及其产品密切接触史，则有一定意义。

2．典型的临床表现　皮肤炭疽：皮肤有炭色干痂，皮损呈无痛性，周围组织有明显水肿及出血和局部淋巴结炎。肺炭疽：有明显毒血症状和出血性肺炎表现。肠炭疽：有急性胃肠炎和急腹症表现。

3．实验室检查　病原学检查阳性，尤其是细菌培养阳性可以确诊。

（二）鉴别诊断

1．皮肤炭疽应与痈、疖、恙虫病和蜂窝组织炎相鉴别。

2．肺炭疽应与大叶性肺炎、肺鼠疫、肺出血型钩端螺旋体病等鉴别。

【治疗】

（一）一般治疗

1．严密隔离　虽然不是甲类传染病，但遇肺炭疽时，应按甲类传染病处理，强制管理。应穿隔离衣，戴口罩和橡皮手套。病人的分泌物、病灶渗出物、敷料等均应按炭疽芽胞杆菌芽胞消毒法彻底消毒。

2．一般治疗　不能进食者可静脉补液，注意水、电解质平衡。

（二）病原治疗

对各类型炭疽的治疗关键是尽早应用抗菌药物治疗。青霉素仍然是目前我国治疗各型炭疽的首选药物。对于无全身症状的皮肤炭疽，用青霉素 160 万～320 万 U/d，分 2～3 次肌内注射或口服，疗程 7～10 天。若感染部位在颈部或伴有严重水肿者、吸入性炭疽、胃肠型炭疽、脑膜炎及败血症者，需用大剂量青霉素治疗，且疗程延长至 60 天。青霉素 1200 万～2400 万 U/d，分次静脉滴入。同时加用 1～2 种其他抗菌药物如多西环素、环内沙星、氯霉素、克林霉素、红霉素、庆大霉素、万古霉素等，疗程 2～3 周；若为生物恐怖播散引起的病例，疗程为 60 天（8 周）。

欧美国家目前批准多西环素或环丙沙星作为治疗生物恐怖引起的炭疽感染的一线治疗药物。对有严重毒血症者，可用抗炭疽血清，第 1 天为 100ml，第 2～3 天为 30～50ml，静脉滴注或肌内注射，治疗前应做皮试。

（三）对症支持治疗

对有明显毒血症和恶性水肿的病人，可静脉滴注肾上腺皮质激素，用氢化可的松 100～300mg/d，或地塞米松 10～20mg/d。有休克和 DIC 时，应做相应的处理。

【预防】 以管理传染源、切断传播途径和保护易感者为主要措施。

知识链接

炭疽疫苗研究进展

最早的炭疽疫苗是巴斯德于 1881 年给牛注射的疫苗，到 19 世纪 30 年代由 Sterne 株发展成弱毒人用疫苗。目前我国和俄罗斯主要用的是活菌苗，它们多为活芽胞制剂，不加任何的防腐剂和杀菌剂。当前的疫苗具有效力不稳定、对吸入性炭疽的保护率低、免疫程序繁琐、存在副作用等缺点。

近年来人们在改造传统疫苗的同时又有一些新的发现，如保护性抗原（PA）的抗体在体内可杀死芽胞；通过黏膜免疫能够诱导机体分泌 IgA 抗体；抗多聚谷氨酸（γ-D-PGA）抗体可以同炭疽芽胞杆菌的繁殖体作用，从而杀死繁殖体。DNA 疫苗、活载体疫苗的出现为新一代安全、免疫程序简单、具更高保护率的疫苗奠定了基础。

对病人应严密隔离，隔离至症状消失，痂皮脱落，溃疡愈合，细菌培养连续3次阴性。病人的病灶渗出物、分泌物、敷料、衣物等，应进行彻底消毒。病死牲畜应深埋，并洒漂白粉或生石灰。病死牲畜不得出售、剥皮及分食其肉和内脏。加强乳类、肉品的卫生检查和管理。对皮毛应进行严格的消毒。对经常接触牲畜的高危人群，可接种炭疽芽胞杆菌减毒活菌苗，用皮肤划痕法接种，不得皮下注射，每年一次。

本节小结

炭疽是由炭疽芽胞杆菌引起的人、畜共患的急性传染病。主要发生在有蹄类哺乳动物，如牛、马、羊等。人类炭疽主要由病畜传播，患病的食草动物如牛、羊、马、骆驼是主要传染源。传播途径有接触传播、呼吸道感染、消化道感染等。除自然感染外，炭疽也有可能被作为生物武器而有可能用于战争。人类通过接触、吸入、食入等而发生皮肤炭疽、肺炭疽和肠炭疽。皮肤炭疽是最为常见的临床类型，可分为炭疽痈和恶性水肿两型。血白细胞明显升高，细菌培养阳性可确诊。炭疽为乙类传染病，但肺炭疽时，应按甲类传染病处理，强制管理。各类型炭疽的治疗关键是尽早应用抗菌药物治疗，青霉素首选。对病人应严密隔离，隔离至症状消失，痂皮脱落，溃疡愈合，细菌培养连续3次阴性。病人的病灶渗出物、分泌物、敷料、衣物等，应进行彻底消毒。

自 测 题

一、名词解释

1．炭疽　2．炭疽痈

二、填空题

1．炭疽的传播途径分别为肺炭疽经__________传播，皮肤炭疽经__________传播。

2．炭疽病人宜采取__________隔离；病原治疗首选__________。

三、选择题

A1 型题

1．炭疽最主要的传染源是

A．病人

B．病原携带者

C．猪、牛、羊等食草动物

D．肉食动物

E．哺乳动物

2．炭疽皮肤损害的典型特征是

A．化脓性皮损伴局部淋巴结肿大

B．表皮大片剥脱

C．无痛性黑色干痂

D．黑色干痂伴剧痛

E．结节脓肿及肉芽肿

3．能有效杀灭炭疽芽胞的方法是

A．漂白粉

B．石碳酸

C．甲酚

D．高锰酸钾

E．煮沸 30min

四、简答题

1．试述炭疽有哪些预防措施？

2．简述皮肤炭疽的临床表现？

（周卫凤）

第十二节 感染性休克

学习目标

通过本节内容的学习，学生应能：

识记

说出引起感染性休克的病因，复述感染性休克的发病机制。

理解

归纳感染性休克的临床表现特点及实验室检查的临床意义。

运用

1．运用所学知识对感染性休克进行诊断及鉴别诊断。

2．能初步制订感染性休克的治疗及预防方案。

案例 4-12-1

患者，女，28 岁，工人。因“产后右侧乳腺肿痛 4 天伴畏寒、寒战、高热、烦躁、虚弱半天于 2013 年 7 月 30 日上午 6：00 急诊科入院。

患者于一周前顺产一男婴，4 天前感右侧乳房胀痛不适，局部有红肿，略有畏寒，后红肿加重，昨晚挤奶后出现畏寒、寒战、高热、烦躁、身体极度虚弱，而前来就医。体格检查：T 39.8℃，P 136 次 / 分，R 26 次 / 分，BP 70/50mmHg。神清合作，精神萎靡，略烦躁，口唇及甲床轻微发绀，皮肤湿冷有花纹，以四肢明显，无皮疹、瘀点、瘀斑，右侧乳房有一约 5cm × 8cm 的红肿区，中心有波动感，右肩胛区有一约 2cm × 3cm 的红肿，无波动感。呼吸急促，心肺无阳性体征，腹平软，无压痛，肝脾未及，肠鸣音弱。实验室检查：血常规：白细胞 22×10^9/L，中性粒细胞 88%，血红蛋白 120g/L。

问题与思考：

1．该患者可能的诊断与诊断依据是什么？

2．本病是否是传染病，为什么？

3．需要进行的辅助检查项目有哪些？

4．治疗原则是什么？

感染性休克（septic shock），亦称脓毒性休克或败血症性休克，是指在急性感染性疾病病程中侵入血液的微生物及其毒素等产物所引起的全身微循环障碍，组织灌流不足，导致组织细胞缺血缺氧、代谢紊乱、功能障碍，甚至多器官功能衰竭的临床综合病症。

【病因学】

（一）病原菌

感染性休克的主要致病菌为革兰阴性细菌，其释放的内毒素是引起感染性休克的主要因素，常见的细菌有大肠埃希菌、克雷伯杆菌、肠杆菌、脑膜炎双球菌、假单胞菌、类杆菌等。其次是革兰阳性菌，如葡萄球菌、链球菌、肺炎链球菌、梭状芽胞杆菌等，此外厌氧菌、真菌也可引起休克。

（二）宿主因素

老年人、婴幼儿、产妇、烧伤、大手术后的感染者，原有慢性基础疾病，如肝硬化、糖尿病、恶性肿瘤、器官移植以及长期接受肾上腺皮质激素等免疫抑制剂和放射治疗，或应用留置导尿管或静脉导管者易发生感染性休克。

（三）疾病因素

临床上以下疾病易引起感染性休克：肺炎、腹腔感染、肾盂肾炎、败血症、脓肿（尤其是深部脓肿）、脑膜炎、化脓性胆管炎、蜂窝织炎等。

【发病机制及病理】

（一）发病机制

感染性休克的发病机制极为复杂。侵入机体的病原微生物大量繁殖，释放毒性产物，激活人体体液和细胞免疫系统，产生各种炎性介质和细胞因子，引起全身炎症反应综合征，从而导致一系列病理生理变化，使机体血流动力学发生急剧变化，导致循环衰竭。在休克发生发展过程中，微血管经历痉挛、扩张和麻痹 3 个阶段，其微循环的变化相应分为缺血缺氧期、淤血缺氧期和微循环衰竭期三期。

1．缺血缺氧期　休克早期，通过神经反射、病因的直接作用等导致体内缩血管物质增多，引起 α 受体支配的微血管强烈收缩，同时 β 受体支配的动静脉短路开放，造成毛细血管网灌流不足，组织缺血、缺氧。此期除心、脑血管外，皮肤及内脏（尤其是腹腔内脏）器官微血管收缩，微循环灌注减少，毛细血管静脉压降低。

2．淤血缺氧期　此期无氧代谢产物增加，乳酸生成增多，再加上组胺和缓激肽等血管活性物质释放，导致微动脉与毛细血管前括约肌舒张，而微静脉持续收缩，微循环内血流淤滞，微循环静水压增高，毛细血管通透性增加，血浆外渗，有效循环血量减少，血压明显下降，缺氧和酸中毒更明显，引起广泛的细胞损伤。

3．微循环衰竭期　此期血液浓缩、血液黏滞性增高、血管内皮损伤等原因激活凝血系统而引起 DIC，造成微血管床堵塞，灌流更加减少，合并出血等。细胞、组织、器官严重受损，最终导致多器官功能衰竭，使休克难以逆转。

（二）休克时重要脏器的病理改变

1．肾　休克早期肾小动脉收缩，肾灌注减少，因而出现少尿或无尿；严重而持续的休克因肾皮质血管持续痉挛，肾小管因缺血缺氧而发生坏死、间质水肿，易并发急性肾衰竭。

2．肺　休克时肺微血管收缩、肺毛细血管灌注不足，肺表面活性物质减少，从而发生肺萎陷；当发生 DIC 时，可有肺组织淤血、出血、肺间质水肿，肺透明膜形成，甚至肺实变。

3．心脏　可有冠状动脉灌流不足，心肌缺血，DIC 时心肌血管内有微血栓形成。心肌纤维可有变性、坏死和间质水肿。

4．肝　易发生缺血、血液淤滞与 DIC。肝小叶中央区肝细胞变性、坏死。

5．脑 脑灌流不足，微循环障碍和血液流态异常，脑缺氧、脑水肿。

6．其他　肠黏膜缺血、水肿、出血。

【临床表现】

临床表现

感染性休克患者除了原发病的表现外，休克不同时期尚可出现如下表现：

1．休克早期　除少数暖休克病人外，大多数休克患者表现出烦躁不安，面色苍白，皮肤湿冷，口唇及肢端轻度发绀，脉速，呼吸加快，少尿，血压正常或略低，脉压缩小（< 4kPa）。

2．休克中期　病人烦躁不安，或表情淡漠、嗜睡，反应迟钝，四肢湿冷、皮肤可见花斑，呼吸浅快，脉搏细速，心率加快、心音低钝，少尿、无尿，血压下降、收缩压< 10.64kPa（80mmHg），脉压缩小（< 4kPa）；原有高血压者，血压较基础水平降低 20% ~ 30%，浅表静脉萎陷。

3．休克晚期　患者意识障碍，全身重度皮肤湿冷及花斑，黏膜及四肢末端发绀，脉细速或不清，呼吸急促，无尿，血压持续明显下降（< 7.98kPa）。可出现广泛出血等 DIC 表现和重要脏器功能衰竭，常见重要脏器功能衰竭主要有：①急性肾功能不全，表现为尿少或无尿，实验室检查发现尿比重固定或持续降低（尿比重在 1.010），血尿素氮、血肌酐及血钾升高；②成人呼吸窘迫综合征（ARDS），表现为进行性呼吸困难及发绀，一般吸氧不能使之缓解；③急性心功能不全，表现为呼吸增快、发绀，心率增快（心力衰竭严重时缓慢），心音低钝，心律不齐、肝进行性增大、脉细速。X 线表现为心脏增大、肺部淤血。心电图示各种异常心律；④脑功能障碍，表现为昏迷、一过性抽搐，呼吸及瞳孔改变等；⑤肝功能衰竭，主要表现为严重黄疸及肝性脑病等。⑥其他，如消化道出血、肠胀气等。

【实验室检查】

1．血常规检查　血白细胞计数大多增高，约为（15 ~ 30）$\times 10^9$/L，中性粒细胞增多伴核左移现象。血细胞压积和血红蛋白增高为血液浓缩的标志，血小板进行性减少提示 DIC。

2．尿常规检查　尿中可有少量蛋白、红细胞及管型，发生肾衰竭时，尿比重由初期的偏高转为低而固定（1.010 左右）。

3．肾功能检查　血尿素氮和肌酐值升高；尿 / 血肌酐之比< 15；尿渗透压降低，尿 / 血渗透压之比< 1.5；尿 Na（mmol/L）排泄量> 40；肾衰指数> 1；Na 排泄分数（%）> 1。以上检查可与肾前性肾功能不全鉴别。

4．血气分析　测定二氧化碳结合力（CO_2CP）、血 pH、动脉血二氧化碳分压、标准 HCO_3^- 和实际 HCO_3^-、缓冲碱与碱剩余等，有利于判断酸碱平衡失调的性质。血乳酸含量测定有评价疾病严重程度及预后意义。

5．生化检查　钾、钠、氯、钙等电解质的测定，有利于判断电解质平衡情况，当肝、肾功能受损时有血清丙氨酸氨基转移酶、谷氨酸氨基转移酶、肌酸磷酸激酶、乳酸脱氢酶同工酶升高，甚至有血清胆红素升高。

6．血液流变学和有关 DIC 的检查　DIC 包括消耗性凝血障碍和纤溶亢进两方面。发生 DIC 时，血小板计数和纤维蛋白原减少、凝血酶原时间和凝血活酶时间延长，纤维蛋白降解产物（FDP）增多、血浆鱼精蛋白副凝固反应（3P）阳性等。

7．降钙素原（PCT）　血浆 PCT 增高是判断全身性细菌感染的重要依据。

8．病原学检查　在抗菌药物治疗前常规取血（或其他体液、渗出物）、脓液进行细菌培养和药敏试验，对于病原学诊断和指导抗菌治疗具有十分重要的意义。鲎溶解物试验（LLT）有助于微量内毒素的检测。

【诊断及鉴别诊断】

（一）诊断

必须同时具备感染及休克综合征这两个条件。

1．感染依据　大多数可找到感染病灶，如肺炎、暴发性流脑、中毒型菌痢、重症肝病合并原发性腹膜炎等，个别败血症常不易找到明确的病变部位，要与其他原因引起的休克相鉴别；有发热等感染中毒症状；血象有白细胞计数增高，大多为（15 ～ 30）$\times 10^9$/L，中性粒细胞增多伴核左移现象。

2．休克的诊断　临床表现有烦躁不安或意识障碍，面色苍白，皮肤湿冷或呈花斑样，口唇、肢端发绀，呼吸急促，血压下降，脉压差小，脉搏细速，心率加快，尿量减少或无尿等可以诊断为休克。休克晚期可见皮肤瘀斑、出血不止，甚至抽搐、昏迷等症。

（二）鉴别诊断

感染性休克应与低血容量性休克、心源性休克、过敏性休克、神经源性休克等鉴别。主要根据引起休克的原发病或病因的不同进行鉴别。

知识链接

暖休克与冷休克

根据血流动力学改变的不同，将感染性休克分为高动力型和低动力型两种。高动力型休克的心排血量正常或增高，外周血管扩张，阻力降低，患者皮肤温暖干燥，故又称暖休克，属高排低阻型休克，较少见，主要发生于部分革兰阳性菌感染后休克的早期。低动力型休克的心排血量减少，外周血管收缩，阻力增大，微循环淤血，有效循环血容量不足，患者皮肤湿冷，故又称冷休克，属低排高阻型休克，较常见，主要见于革兰阴性菌感染后休克及革兰阳性菌感染后休克的后期。

【治疗】

治疗的目的是及早恢复全身各脏器组织的血流灌注和正常代谢，维护重要脏器的功能，防止DIC的发生和多器官功能衰竭的出现。临床上主要采取以积极控制感染和抗休克治疗为主的综合治疗。在治疗过程中，密切观察病情的变化，及时发现潜在危险加以防治。

（一）病因治疗

1．抗感染治疗　应用抗菌药物之前首先进行微生物培养及药敏试验。在病原菌未明确前，根据原发病灶、临床表现等推断最可能的致病菌，进行经验性治疗；在分离病菌后，再按药敏试验结果选用药物。抗菌药应用原则为：选用强力、广谱、敏感有效的杀菌剂；尽快、联合、足量（首剂可加倍），静脉给药。抗生素疗程一般为 7 ～ 10 天。

2．处理感染灶　在强力有效抗感染治疗的同时，应及时处理原发感染灶和迁徙性病灶。

（二）抗休克治疗

1．早期液体复苏

（1）液体复苏目标：对感染性休克病人一旦发现，应立即实施液体复苏，6h 内达到复苏目标：①中心静脉压（CVP）8 ～ 12mmHg；②平均动脉压 > 65mmHg；③尿量 > 0.5ml/（kg·h）；④ $ScvO_2 > 70\%$ 或 $SvO_2 > 65\%$。在这个时期，要在短时间内输入大量液体，中心静脉压（CVP）的监测应列为常规，并维持其在正常值范围内，以防止发生肺水肿。

（2）继续补充血容量（扩容）：早期液体复苏目标实现后病人常依然存在血容量不足，故应继续补充血容量，以维持血压、尿量、确保有效的微循环灌注量。

（3）补充血容量常用的液体：包括胶体液和晶体液。

1）胶体液主要有：低分子右旋糖酐（分子量2万～4万）：有补充血容量，稀释血液，防止DIC的作用，滴速宜较快。每日用量为10%低分子右旋糖酐500～1500ml，有严重肾功能减退、充血性心力衰竭和出血倾向者最好勿用。

2）血浆、白蛋白和全血：适用于肝硬化或慢性肾炎伴低蛋白血症、急性胰腺炎等患者或应用低分子右旋糖酐后血容量仍不足者。无贫血者不必输全血，血细胞比容维持在30%～40%较合适。

3）其他：羟乙基淀粉（706代血浆）能提高胶体渗透压，增加血容量，副作用少，无抗原性，很少引起过敏反应，可选用。晶体液主要有生理盐水、碳酸氢钠林格液和乳酸钠林格液等，感染性休克病人常有酸中毒，碳酸氢钠林格液和乳酸钠林格液等平衡盐液所含各种离子浓度较生理盐水更接近血浆中水平，在补充血容量的同时，并可部分纠正酸中毒。对肝功能明显损害者宜选用碳酸氢钠林格液。休克早期不用或宜少用葡萄糖液。

（4）怎么补：一般先输低分子右旋糖酐（或平衡盐液），有明显酸中毒者可先输给5%碳酸氢钠，在特殊情况下可输白蛋白或血浆。补液速度宜先快后慢。在输液过程中应密切观察患者有无气促和肺底啰音出现。必要时可在CVP或PAWP监护下输液，预防肺水肿的发生。

对可疑低血容量的病人可进行快速补液：30min内输入晶体液500～1000ml或胶体液300～500ml，若患者血压增高及尿量增多而中心静脉压（CVP）不变则继续扩容，若患者血压不变而中心静脉压（CVP）升高则提示心功能不全，应控制输液并予以强心。

2．纠正酸中毒　首选的缓冲碱为5%碳酸氢钠，次为11.2%乳酸钠（肝功能损害者不宜用）。

3．血管活性药物的应用　感染性休克在补充血容量的同时，可考虑合并应用血管活性药物以提高和保持组织器官的灌注压、改善微循环。它包括缩血管药物和扩血管药物。常用的缩血管药物包括多巴胺、去甲肾上腺素、血管加压素和多巴酚丁胺等，去甲肾上腺素及多巴胺均可作为感染性休克治疗首选的血管活性药物，能有效地逆转低血压。常用的扩血管药物有α受体阻滞剂，如酚妥拉明；抗胆碱能药，如阿托品、山莨菪碱、东莨菪碱；多巴胺（小剂量）等；扩血管药物适用于冷休克，应在充分扩容的基础上使用。

4．糖皮质激素　如感染性休克患者对血管活性药物反应不佳，在有效的抗感染的基础上。可考虑应用小剂量糖皮质激素。一般糖皮质激素宜选择氢化可的松，每日补充量不超过300mg，分为3～4次给予，持续输注，疗程3～5天。

（三）维持内环境稳定、供给能量

结合实验室检查结果及时调整，维持水、电解质及酸碱平衡，并给静脉营养或胃肠营养维持机体能量供应。

（四）维护重要脏器的功能

（1）心功能不全的防治：感染性休克在扩容抗休克治疗时应密切观察病情，必要时监测中心静脉压（CVP），及时判断有无心功能不全，当出现心功能不全征象时，应严重控制静脉输液量和滴速，除给予快速强心药外，可给予血管解痉药，但必须与去甲肾上腺素或多巴胺合用以防血压骤降。

（2）维持呼吸功能，防治ARDS：休克患者应在确保持呼吸道通畅同时常规给氧，经鼻导管（4～6L/min）或面罩间歇加压输入，吸入氧浓度以40%左右为宜。必要时行气管插管或切开并行呼吸机辅助呼吸。除纠正低氧血症外，应及早给予血管解痉剂以降低肺循环阻力，并应正确掌握输液，尽量少用晶体液，控制入液量。可给予25%白蛋白和大剂量呋塞米（如血容量不低）以减轻肺间质水肿。

（3）肾功能的维护：积极扩容抗休克，维持有效循环血量是保护肾功能的关键。在有效心搏血量和血压恢复之后，如患者仍持续少尿，可行液体负荷与利尿试验，若提示已发生急性肾功能不全，则按肾功能不全处理。

（4）脑水肿的防治：患者若出现意识障碍、一过性抽搐及颅高压征象，应及时给予头部降温、抗胆碱类药物或其他血管解痉剂、渗透性脱水剂（如甘露醇、呋塞米）与大剂量肾上腺皮质激素（地塞米松 10 ～ 20mg）静注以及高能合剂等。

（5）DIC 的治疗：DIC 的诊断一经确立后，应在积极治疗原发病、抗休克、抗感染基础上及早给予肝素治疗，每 4 ～ 6h 静注或静滴 1.0mg/kg（一般为 50mg，相当于 6250U），维持凝血时间至正常值的 2 ～ 3 倍，若出血加重或凝血时间过长等肝素过量表现可用鱼精蛋白对抗。如并用双嘧达莫（潘生丁）剂量可酌减。在 DIC 后期、可加用抗纤溶药物。

（6）控制血糖：目前主张积极控制高血糖。对于有血糖明显升高者，可应用胰岛素将血糖控制在 8.3mmol/L 以下，但应防止低血糖的发生。

【预后】 感染性休克的病死率可达 30%，原有基础疾病者病死率可达 70%。其预后取决于下列因素：①治疗时期：休克发现得越早、抗休克治疗越早，预后越好；②治疗反应：如治疗后患者由烦躁变得安静或由神志不清转为神志清醒、四肢转暖、发绀消失、尿量增多、血压回升、脉压增大，则预后良好；③原发感染灶能彻底清除或控制者预后较好；④伴严重酸中毒和高乳酸血症者预后多恶劣；⑤并发 DIC 或多器官功能衰竭者病死率亦高；⑥有严重原发基础疾病，如糖尿病、肝硬化、心脏病、白血病、淋巴瘤或其他恶性肿瘤者预后差。

【预防】 积极防治感染和各种容易引起感染性休克的疾病，例如败血症、细菌性痢疾、肺炎、流行性脑脊髓膜炎、腹膜炎等。对失血或失液过多（如严重吐、泻，大量出汗等）血容量不足的患者，应及时补液或输血补充血容量。

自测题

一、填空题

感染性休克的主要致病菌为__________。

二、简答题

1．试列出感染性休克的早期临床表现。

2．如何治疗感染性休克？

（李金成）

第十三节　抗菌药物的合理应用

学习目标

通过本节内容的学习，学生应能：

识记

复述抗菌药物的定义，抗菌药物的分级管理及预防性应用抗菌药物的原则。

理解

归纳特殊病理、生理状况患者抗菌药物的选用。

运用

综合评估，合理制订抗菌药物的个性化治疗方案。

案例 4-13-1

患者，男，32岁，因寒战、高热3天、咳铁锈色痰1天于1月5日来院就诊。

患者于2015年1月2日起受凉后突起寒战、高热，1天前出现咳铁锈色痰，伴右侧胸痛。

入院体查：T：39.1℃，R：25次/分，P：116次/分，咽充血，右下肺呼吸音稍低，闻及少许湿啰音，余（–）。门诊血常规：WBC 13.2×10^9/L，N 0.87，L 0.13。

问题与思考：

1. 该病最可能的诊断是什么？
2. 需进一步做哪些检查？
3. 最可能感染的病原菌是什么？
4. 主要的治疗方案有哪些？

感染性疾病目前仍然是临床最常见的疾病之一，涉及临床各科，因此抗菌药物的应用十分普遍，但细菌的耐药性也在不断增强。2011年世界卫生组织提出“抵御耐药性——今天不采取行动，明天就无药可用”的主题，发出了合理应用抗菌药物，遏制细菌耐药的呼声。国家卫生和计划生育委员会也制订了《抗菌药物临床应用管理办法》来规范医务人员用药行为，促进临床合理应用抗菌药物。

在应用抗菌药物时，必须遵循合理应用抗菌药物的基本原则——安全、有效、经济，只有综合考虑病原菌特征、感染者病理、生理特点以及抗菌药物药理作用等因素，才能合理、规范用药，提高治疗水平。

抗菌药物是指具有杀菌或抑菌活性、主要供全身应用（含口服、肌注、静脉注射、静脉滴注等，部分也可用于局部）治疗各种细菌性感染的药物，包括各种抗生素、磺胺药、硝拉咪唑、喹诺酮类、呋喃类、抗结核、抗真菌等化学药物。

【抗菌药物临床应用的基本原则】

（一）抗菌药物应用的基本原则

1．明确用药指征　抗菌药物只对各种细菌和真菌感染（也用于支原体、衣原体，螺旋体、立克次体及部分原虫等病原微生物所致的感染）治疗有效。应用抗菌药物必须是确诊或高度怀疑上述感染的，杜绝缺乏细菌感染指征应用抗菌药物。通过抗菌药物的应用来预防病原微生物的感染也属于用药指征，如手术时预防性应用抗菌药物。

2．尽早查明感染病原，根据病原种类及细菌药物敏感试验结果选用抗菌药物　临床上细菌感染种类繁多，感染部位各不相同，感染获得场所也不同（分为社区获得性和医院获得性感染），所以在开始抗菌治疗前，应尽早查明病原菌，先留取相应标本，送细菌培养和药敏试验，再根据病原种类及敏感结果选用抗菌药物。

危重患者在未获知病原菌及药敏结果前，可依据患者的发病情况、发病场所、原发病灶、基础疾病等推断最可能感染的病原菌，并结合本地细菌耐药状况选用抗菌药物经验性治疗，且不宜过分强调覆盖所有可能的病原体。一旦获知细菌培养及药敏结果后，对阳性培养结果要进行分析，区别真正的病原体、定植细菌和污染菌。对疗效不佳的患者参照细菌培养及药物敏感结果调整抗菌方案。

3．根据药物的抗菌作用及体内代谢特点选择用药　各种抗菌药物的药效学（抗菌谱和抗菌活性）和人体药代动力学（吸收、分布、代谢和排出过程）各有不同特点，其临床适应证也不同。

4．抗菌药物治疗方案应综合患者病情、病原菌种类及抗菌药物特点制订　根据病原菌、感染部位、感染严重程度和患者的生理、病理情况制订抗菌药物的个体化治疗方案，这包括抗菌药物的选用品种、剂量、给药次数、给药途径、疗程及联合用药等。在制订治疗方案时应遵循下列原则。

（1）品种选择：根据病原菌种类及药敏结果选用抗菌药物。

（2）给药剂量：严格按各种抗菌药物的治疗剂量范围给药。治疗重症感染（如败血症、感染性心内膜炎等）和药物不易到达的部位的感染（如中枢神经系统感染等），抗菌药物治疗剂量宜偏大；而治疗单纯性下尿路感染时，由于多数药物尿药浓度远高于血药浓度，则用较小剂量。

（3）给药途径：轻症感染可接受口服给药者，宜选用口服吸收完全的抗菌药物。重症感染、全身性感染患者初始治疗应予静脉给药，以确保药效，病情好转后能口服时宜及早改为口服给药。在治疗全身性感染或脏器感染时应避免局部应用抗菌药物，局部应用只限于少数情况，如治疗中枢神经系统感染时某些药物可同时鞘内给药等。青霉素类、头孢菌素类等易产引起过敏反应的药物不可局部应用。氨基糖苷类等耳毒性药不能局部滴耳。

（4）给药次数：抗菌药物分为浓度依赖性与时间依赖性抗菌药物，前者需要高浓度才能达到最好抗菌效果，如氨基糖苷类、氟喹诺酮类等，而后者则需要较长时间维持有效浓度才能发挥抗菌效果，如β-内酰胺类等。

（5）疗程：抗菌药物疗程因感染不同而异，一般用至体温正常、症状消退后72～96h。但败血症、感染性心内膜炎、化脓性脑膜炎、伤寒、扁桃体炎、骨髓炎、溶血性链球菌咽炎和布氏菌病、深部真菌病、结核病等需较长的疗程才能彻底治愈，并可防止复发。

（6）抗菌药物的联合应用要有明确指征：单一药物可控制的感染，不需联合用药，仅在下列情况时联合用药。

1）病原菌未明确的严重感染，包括免疫缺陷患者的严重感染。

2）单一抗菌药物不能控制的需氧菌及厌氧菌混合感染，以及2种或2种以上病原菌感染。

3）单一抗菌药物不能有效控制的感染性心内膜炎或败血症等严重感染。

4）需长疗程治疗，但病原菌对某些抗菌药物易产生耐药性的感染，如结核病、深部真菌病等。

5）联合用药时宜选用具有协同或相加抗菌作用的药物联合，如青霉素类、头孢菌素类等β内酰胺类与氨基糖苷类联合，两性霉素B与氟胞嘧啶联合。联合用药通常采用2种药物联合，3种及3种以上药物联合仅适用于个别情况，如结核病的治疗。此外必须注意联合用药后药物不良反应将增多，联合用药时应将两种药物毒性大的抗菌药物剂量减少，如两性霉素B与氟胞嘧啶联合治疗隐球菌脑膜炎时，前者的剂量可适当减少，从而减少毒性反应。

（二）抗菌药物预防性应用的基本原则

1．内科及儿科预防用药　抗菌药物预防性应用主要用于预防一种或两种特定病原菌入侵体内引起的感染或预防在一段时间内发生的感染可能有效，如目的在于防止任何细菌入侵和长期预防用药则往往无效；患者原发疾病可以治愈或缓解者，预防用药可能有效。原发疾病不能治愈或缓解者（如免疫缺陷者），预防用药应尽可能不用；对免疫缺陷患者，应严密观察其病情，一旦出现感染征兆时，在送检相应标本作培养同时，给予经验性抗菌治疗。

通常不宜常规预防性应用抗菌药物的情况：普通感冒、麻疹、水痘等病毒性疾病，昏迷、中毒、休克、心力衰竭、肿瘤、应用肾上腺皮质激素等患者。

2．外科围手术期预防用药　外科围术期预防用药的主要目的在于预防手术切口部位继发感染。合理选用抗菌药物时需要综合考虑手术部位、可能致病菌、手术污染程度、手术创伤程度、手术时间的长短、抗菌药物抗菌谱及半衰期等因素。在预防应用抗菌药物的同时，更重要的是重视无菌技术、手术技巧等。

（1）清洁手术：手术野为人体无菌部位，一般无污染，通常不需预防应用抗菌药物。但下列情况需要预防使用抗菌药物：①手术范围大、时间长、污染机会增加；②手术涉及重要脏器，一旦发生感染将造成严重后果者，如头颅手术、眼内手术、心脏手术等；③异物植入手术，如人工心瓣膜植入、永久性心脏起搏器放置、人工关节置换等；④高龄或免疫缺陷者等高危人群。

（2）清洁 - 污染手术：手术部位（上、下呼吸道，上、下消化道，泌尿生殖道手术或经以上器官的手术）存在大量人体寄殖菌群，手术时可能污染手术野引起感染，需预防用药。

（3）污染手术：由于胃肠道、尿路、胆道体液大量溢出或开放性创伤未经扩创等已造成手术野严重污染的患者需预防用药。对术前已形成感染者，抗菌药物属治疗性应用，不属预防应用范畴。

给药方法：接受清洁手术者，在术前0.5～2h内给药，或麻醉开始时给药，使手术切口暴露时局部组织中已达到足以杀灭手术过程中入侵切口细菌的药物浓度。手术时间较短（< 2h）的清洁手术，术前用药一次即可，如果手术时间超过3h，或失血量大（> 1500ml），可手术中给予第2剂。抗菌药物的有效覆盖时间应包括整个手术过程和手术结束后4h，总的预防用药时间不超过24h，个别情况可延长至48h。接受清洁 - 污染手术时预防用药时间亦为24h，必要时延长至48h。污染手术可依据患者情况酌情延长。

（三）抗菌药物在特殊病理、生理状况患者中应用的基本原则

1．肾功能减退患者抗菌药物的应用　肾功能减退患者选择抗菌药物时需考虑患者肾功能损害程度、抗菌药物对肾毒性的大小，肾功能损害对抗菌药物药代动力学的影响，血液透析、血液滤过及腹膜透析对药物清除的影响等，尽可能选用无肾毒性或肾毒性低的抗菌药物（表4-13-1）。

2．肝功能减退患者抗菌药物的应用　肝是大部分药物代谢器官，肝功能减退患者选用抗菌药物时应考虑肝功能减退时对该类药物药代动力学的影响以及此类药物及代谢产物发生毒性反应的可能性等（表4-13-2）。

表 4-13-1 肾功能减退者抗菌药物应用

肾功能减退时的应用	抗菌药物
可应用，按原治疗量或略减量	阿奇霉素、红霉素等大环内酯类、利福平、克林霉素、多西环素、氨苄西林、哌拉西林、阿莫西林、美洛西林、苯唑西林、头孢哌酮、头孢曲松、头孢噻肟、头孢哌酮/舒巴坦、氨苄西林/舒巴坦、阿莫西林/克拉维酸、替卡西林/克拉维酸、哌拉西林/他唑巴坦、氯霉素、两性霉素B、异烟肼、甲硝唑、伊曲康唑口服液
可应用，治疗量需减少	青霉素、阿洛西林、羧苄西林、头孢唑林、头孢噻吩、头孢氨苄、头孢拉定、头孢呋辛、头孢西丁、头孢他啶、头孢唑肟、头孢吡肟、氨曲南、亚胺培南/西司他丁、美罗培南、氧氟沙星、左氧氟沙星、环丙沙星、加替沙星、磺胺甲噁唑、甲氧苄啶、氟康唑、吡嗪酰胺、万古霉素、去甲万古霉素、替考拉宁
避免使用，确有指征应用者调整给药方案	庆大霉素、妥布霉素、阿米卡星、奈替米星、卡那霉素、链霉素、氟胞嘧啶、伊曲康唑静脉注射剂
不宜选用	四环素、土霉素、呋喃妥因、萘啶酸、特比萘芬

表 4-13-2 肝功能减退者抗菌药物的应用

肝功能减退时的应用	抗菌药物
按原治疗量应用	青霉素、头孢唑林、头孢他啶，妥布霉素、庆大霉素、阿米卡星等氨基糖苷类，万古霉素、去甲万古霉素、多黏菌素、氧氟沙星、左氧氟沙星、环丙沙星、诺氟沙星
严重肝病时减量慎用	美洛西林、哌拉西林、阿洛西林、羧苄西林、头孢噻吩、头孢噻肟、头孢曲松、头孢哌酮、红霉素、克林霉素、甲硝唑、氟罗沙星、氟胞嘧啶、伊曲康唑
肝病时减量慎用	林可霉素、培氟沙星、异烟肼
肝病时避免应用	红霉素酯化物、四环素类、氯霉素、利福平、两性霉素B、咪康唑、酮康唑、特比萘芬、磺胺药

3．老年患者抗菌药物的应用　由于老年人器官功能退化，宜选用不良反应小的杀菌药物：青霉素类、头孢菌素类等β内酰胺类等。应用主要经肾排泄的抗菌药物时，可用正常治疗量的2/3～1/2。毒性大的药物：氨基糖苷类、万古霉素、去甲万古霉素等应尽可能避免使用，有明确应用指征时需在严密观察下慎用，同时监测血药浓度，调整剂量，以达到用药安全、有效的目的。

4．新生儿患者抗菌药物的应用　新生儿期一些重要器官尚未完全发育成熟，因此新生儿感染时应避免应用毒性大的抗菌药物，包括主要经肾排泄的氨基糖苷类、万古霉素、去甲万古霉素等，以及主要经肝代谢的氯霉素等。确有应用指征时，必须监测血药浓度，调整给药方案，个体化给药，不能进行血药浓度监测则不可选用上述药物；可影响新生儿生长发育的四环素类、喹诺酮类禁用，以及可导致脑性核黄疸及溶血性贫血的磺胺类药和呋喃类药避免应用；青霉素类、头孢菌素类等β内酰胺类药物主要经肾排泄需减量应用，以防止药物在体内蓄积导致严重中枢神经系统毒性反应的发生。新生儿的体重和组织器官日益成熟，应用抗菌药物时应按日龄调整给药方案。

5．小儿患者抗菌药物的应用　小儿患者在应用抗菌药物时应注意以下情况：①氨基糖苷类有明显耳、肾毒性，应尽可能避免应用。万古霉素和去甲万古霉素也有一定肾、耳毒性，临床有明确应用指征且又无其他毒性低的抗菌药物可供选用时，方可选用，并且在治疗过程中需严密观察不良反应，监测血药浓度，个体化给药。②四环素类抗生素可导致牙齿黄染及牙釉质发育不良，不能用于8岁以下小儿。③喹诺酮类抗菌药因对骨骼发育可能产生的不良影响，避免用于18岁以下未成年人。

6．妊娠期和哺乳期患者抗菌药物的应用　妊娠期选择抗菌药物应考虑药物对胎儿和母体两方面的影响，尽量避免不必要的用药，必需选用时选择风险/效果之比最小的药物（表4-13-3）。

表 4-13-3 抗微生物药在妊娠期应用时的危险性分类

FDA 分类	抗微生物药
A. 在孕妇中研究证实无危险性，可安全使用	
B. 动物中研究无危险性，但人类研究资料不充分，或对动物有毒性，但人类研究无危险性；明确指征时慎用	青霉素类、头孢菌素类、青霉素类+β-内酰胺酶抑制剂、氨曲南、厄他培南、美罗培南、红霉素、阿奇霉素、磷霉素、克林霉素、两性霉素B、特比萘芬、利福布汀、乙胺丁醇、甲硝唑、呋喃妥因
C. 动物研究显示毒性，人体研究资料不充分，但用药时患者的受益可能大于危险性；有指征时，权衡利弊做出决定	亚胺培南/西司他丁、氯霉素、克拉霉素、万古霉素、伊曲康唑、氟康唑、酮康唑、氟胞嘧啶、磺胺药/甲氧苄啶、氟喹诺酮类、利奈唑胺、乙胺嘧啶、异烟肼、利福平、吡嗪酰胺
D. 已证实对人类有危险性，但仍可能受益多；避免使用	氨基糖苷类、四环素类
E. 对人类致畸，危险性大于受益；禁用	奎宁、乙硫异烟胺、利巴韦林

因药物可以从乳汁分泌，哺乳期患者应避免选用氨基糖苷类、喹诺酮类、四环素类、氯霉素、磺胺药等。且在应用其他抗菌药物时，宜暂停哺乳，或尽量延长用药与哺乳间隔时间，如哺乳结束后立即用药，或在婴儿较长睡眠前用药。

知识链接

抗菌治疗策略

为减少细菌的耐药性和治疗耐药菌感染，近年来抗菌治疗策略研究取得了较大成就。

1. 抗感染治疗降阶梯策略　病原菌不明确感染者，初始治疗应采取广谱抗菌药物或联合治疗，尽可能覆盖可能感染的病原体，一旦病原菌诊断明确后立即改为敏感和针对性强的窄谱抗菌药物。

2. 抗菌药物短程治疗策略　随着抗菌药物药代动力学和药效学研究、药物剂量个性化方案取得的进步，细菌感染的短疗程治疗引起关注。

3. 抗菌药物联合应用　主要用于病原不明确的严重感染、长时间用药、复数菌感染以及毒性大需要减少剂量使用的药物等。

4. 控制耐药菌流行与治疗耐药菌感染同样非常重要　近年来，在如何减少与降低耐药菌流行也进行了较多的尝试，其中抗菌药物的分级管理、定期轮换、策略性抗菌干预以及抗菌药物多样性使用具有一定临床意义。

【抗菌药物临床应用的管理】

（一）抗菌药物实行分级管理

为规范、合理应用抗菌药物，也为预防耐药，卫生部规定将抗菌药物分为非限制使用、限制使用与特殊使用三类进行分级管理。

（二）分级原则

1. 非限制使用　经临床长期应用证明安全、有效，对细菌耐药性影响较小，价格相对较低的抗菌药物。

2. 限制使用　与非限制使用抗菌药物相比较，这类药物在疗效、安全性、对细菌耐药性影响、药品价格等某方面存在局限性，不宜作为非限制药物使用。

3. 特殊使用　不良反应明显，不宜随意使用或临床需要倍加保护以免细菌过快产生耐药而导致严重后果的抗菌药物；新上市的抗菌药物；其疗效或安全性任何一方面的临床资料尚较少，或并不优于现用药物者；药品价格昂贵。

（三）分级管理办法

1．临床选用抗菌药物一般对轻度与局部感染患者应首先选用非限制使用抗菌药物进行治疗；严重感染、免疫功能低下者合并感染或病原菌只对限制使用抗菌药物敏感时，可选用限制使用抗菌药物治疗；特殊使用抗菌药物的选用应从严控制。

2．临床医师可根据诊断和患者病情开具非限制使用抗菌药物处方；患者需要应用限制使用抗菌药物治疗时，应经具有主治医师以上专业技术职务任职资格的医师同意，并签名；具有严格临床用药指征或确凿依据，患者病情需要应用特殊使用抗菌药物时，需经抗感染或有关专家会诊同意，处方也要经具有高级专业技术职务任职资格医师签名。紧急情况下临床值班医师可以越级使用高于权限的抗菌药物，但仅限于1天用量。

本节小结

抗菌药物是指具有杀菌或抑菌活性、主要供全身治疗各种细菌性感染的药物。应用抗菌药物必须是确诊或高度怀疑细菌感染的，杜绝缺乏感染指征使用抗菌药物。使用抗菌药物前应尽早查明病原菌，先留、送相应标本，给予细菌培养和药敏试验，同时依据病原菌、感染部位、感染严重程度和患者的生理、病理状况以及药物的抗菌特点及代谢特点等来合理制订个性化抗菌方案。用药时应严格遵循预防应用抗菌药物的基本原则，防止滥用。抗菌药物分为非限制使用、限制使用与特殊使用三类，实行分级管理，可促进抗菌药物的合理运用，减少耐药。

自测题

一、填空题

抗菌药物的分级管理，将抗菌药物分为__________________。

二、选择题

A1 型题

1．妊娠期可以选用的药物为

A．左氧氟沙星

B．氯霉素

C．四环素

D．头孢曲松

E．环丙沙星

A2 型题

2．男，58 岁，因心悸、胸闷伴晕厥 1 月余入院，诊断为三度房室传导阻滞，拟安置心脏起搏器，预防性抗菌药物的给药时机为

A．术前＞2h

B．术前 0.5 ～ 2h

C．术中 0.5 ～ 2h

D．术后 0.5 ～ 2h

E．术后＞2h

A3/A4 型题

（3 ～ 4 题共用题干）

男，62 岁，5 天前饮酒后出现高热、寒战、咳黄脓痰，伴气促，血常规：WBC：12.4×10^9/L，N：0.85，胸片右下肺野均匀致密阴影。

3．最可能的诊断是什么？

A．自发性气胸

B．结核性胸膜炎

C．肺炎

D．肺脓肿

E．肺癌

4．为明确诊断下列检查哪项最有价值？

A．肺部 CT

B．胸膜活检

C．痰细菌培养 + 药敏

D．C 反应蛋白

E．血培养 + 药敏

三、简答题

联合应用抗菌药物的指征是什么？

（谷积龙）

第五章　螺旋体感染性疾病

第一节　钩端螺旋体病

学习目标

通过本节内容的学习，学生应能：

识记

说出钩端螺旋体病的原学特点、流行病学特点、临床特点、诊断要点及治疗原则。

理解

归纳钩端螺旋体病的发病机制、病理及实验室检查的临床意义。

运用

1．运用所学知识对钩端螺旋体病进行诊断及鉴别诊断。

2．能初步制订钩端螺旋体病的治疗及预防方案。

3．能进行相关知识宣传及健康指导。

案例 5-1-1

患者，男，30 岁，农民，因畏寒、发热、头昏、头痛、四肢乏力 4 日，咳嗽并痰中带血 1 日。体检：T 39℃，P 135 次 / 分，R 29 次 / 分，BP 108/72 mmHg。急性热病容，烦躁，神志清楚，精神差。眼结膜充血，双肺呼吸音粗糙，闻少许干、湿性啰音。心脏（–）。腹部（–）。四肢肌肉压痛明显。神经系统检查无异常发现。实验室检查：血常规 Hb 130g/L，WBC 16×10^9/L，N87%，L13%。胸部 X 线片：双肺纹理增多，双下肺可见少量斑片状阴影。

问题与思考：

1．最可能的诊断是什么？

2．为进一步明确诊断，需做哪些检查？

3．需要与哪些疾病鉴别？

钩端螺旋体病（leptospirosis）简称钩体病。是由致病性钩端螺旋体引起的自然疫源性急性传染病。呈世界性流行。临床以早期钩端螺旋体败血症，中期的各器官损害和功能障碍，后期的各种变态反应并发症为特点。其临床表现为高热、全身酸痛、乏力、球结合膜充血、淋巴结肿大和明显的腓肠肌疼痛。重者可并发肺出血、黄疸、脑膜脑炎和肾衰竭等，常危及患者生命。

【病原学】

钩端螺旋体菌体纤细，常呈C型或S型，长6～20μm，一端或两端弯曲呈钩状，革兰染色呈阴性。分为23个血清群，200个血清型。我国已发现22个血清群，79个血清型。各群钩体之间多无交叉免疫力。

钩体对外界抵抗力颇强，在冷湿及弱碱环境中生存较久。在河沟及田水中能存活数日至月余。对干燥、热、酸、碱和消毒剂很敏感。日光直射2h，60℃下10min，余氯超过0.3～0.5mg/L 3min死亡。

【流行病学】

（一）传染源

主要传染源为鼠类和猪。犬、牛、羊、马、狼、兔、蛇、蛙等也均可成为传染源。钩体在动物的肾内生长繁殖，菌随尿排出，污染水及土壤。带菌期猪排菌可达1年；鼠、犬排菌可长达数月至数年。人尿为酸性，不适宜钩体生存，故作为传染源的意义不大。

（二）传播途径

直接接触传播，人主要通过接触被污染的疫水或土壤而受到感染。

（三）易感人群

普遍易感。非疫区居民进入疫区，尤易受染。病后可获同型免疫力。

（四）流行特征

我国钩体病的流行主要为稻田型、洪水型及雨水型三种形式。南方各省以稻田型为主，主要传染源是鼠类，以黑线姬鼠为主。北方各省呈洪水型暴发流行；平原低洼地也可呈雨水型，主要传染源为猪。稻田型主要集中于夏秋季，以7～9月份为高峰。洪水型发病高峰与洪水高峰一致，常在6～9月。青壮年发病多。20～40岁组占病例总数40%左右。农民、渔民发病率较高，畜牧业及屠宰工人常与病畜接触，亦易发病。我国民间俗称“打谷黄”、“稻瘟病”，是洪涝灾害地区常见传染病之一。

【发病机理和病理】

（一）发病机理

钩体经皮肤、黏膜侵入人体，经小血管和淋巴管至血循环。在血流中繁殖，形成败血症，并释放溶血素、细胞致病作用物质、细胞毒因子及内毒素样物质等致病物质，引起临床症状。钩体大量侵入内脏如肺、肝、肾、心及中枢神经系统，致脏器损害，并出现相应脏器的并发症，而分为不同的临床类型。病情的轻重与钩体的菌型、菌量及毒力有关。毒力强的钩体可引起肺出血或黄疸出血等严重表现。免疫力低下者病情亦重。

（二）病理

钩体病的病变基础是全身毛细血管中毒性损伤。轻者除中毒反应外，无明显的内脏损伤，重者可有不同脏器的病理改变，主要表现为间质水肿，炎症细胞浸润，细胞变性，坏死及不同程度的出血等。

【临床表现】

潜伏期2～20日，平均10日。临床表现复杂，轻重差异很大。

（一）流感伤寒型

约60%～80%钩体病属于此型，特点为：

1．发热　急起发热，多呈稽留热，部分病人弛张热。1～2日体温达39℃以上。伴畏寒或寒战。热程1周左右，长者达10天。全身酸软无力，体温不高或热退后仍明显乏力。

2．肌肉疼痛　全身肌肉酸痛，尤以腓肠肌、腰肌为著。

3．眼结合膜充血，咽部充血。软腭黏膜有小出血点。

4．表浅淋巴结肿大、疼痛。有压痛，质较软。局部无红肿、不化脓。肝脾可有轻度肿大，有压痛与叩痛。

以上表现持续时间长短不一，短者 3 ～ 5 天，重者达 10 日左右，但预后多良好。

（二）肺出血型

为本病病情最重、病死率最高的一型。起病初期与流感伤寒型相似，但 3 ～ 4 日后病情加重，可呈现下述类型：

1．普通肺出血型　咳嗽或痰中带血，为鲜红色泡沫。肺部可闻及少量湿性啰音，X 线见肺纹理增粗或见散在点、片状阴影。

2．肺弥漫性出血型　临床上先有钩体败血症早期表现，于 2 ～ 5 病日突然发展成肺弥漫性出血。病人面色苍白、烦躁、恐惧不安、心慌、呼吸变频、心率加速。肺部啰音不断增多，咳嗽、咳血。进而口唇发绀，面色灰暗，咳出鲜红色血痰，双肺布满湿性啰音。X 线示双肺广泛点片状阴影或大片融合。如果病情继续恶化，则极度烦躁，神志模糊，甚至昏迷。喉部痰鸣音、呼吸不规则或减慢，明显发绀；继而口鼻涌出不凝的血性泡沫液体。最终以窒息或血压下降、呼吸循环衰竭而亡。

（三）黄疸出血型

早期表现同流感伤寒型。于病程 3 ～ 5 日，退热前后，出现黄疸、肝大。黄疸于病程 10 日左右达高峰。深度黄疸者可发展成急性或亚急性肝坏死，出现凝血机制障碍，导致出血、休克。尿中常见细胞、蛋白、管型；重者尿少、无尿，导致急性肾衰竭。

（四）肾衰竭型

各型钩体病人都有不同程度肾损害的表现，如尿中有蛋白、红细胞、白细胞与管型，多可恢复正常。仅少数病人因肾衰竭，而发生氮质血症。此型常与黄疸出血型合并出现，单独肾衰竭者少见。

（五）脑膜脑炎型

起病后 2 ～ 3 日，出现剧烈头痛、频繁呕吐、嗜睡、谵妄或昏迷，部分患者有抽搐、出现瘫痪等，颈项强直，克氏征与布氏征均阳性。重者可发生脑水肿，脑疝导致呼吸衰竭。脑脊液外观呈毛玻璃状，细胞数为 5×10^8/L 以下，以淋巴细胞为主，蛋白含量增多，糖正常或稍低，氯化物正常。脑脊液可分离出钩体。单纯脑膜炎者预后较好，脑炎或脑膜炎者病情较重。

【后发症】

1．反应性脑膜炎　少数患者在后发热时可出现脑膜炎症状与体征，但脑脊液培养阴性。用青霉素治疗无效，预后良好。

2．神经系统后发症　热退后 2 ～ 6 个月，发生脑动脉炎、蛛网膜下腔出血、脊髓炎、周围神经炎、精神异常等，其中以闭塞性脑动脉炎较严重。

3．眼后发症　常发生于热退后一周至 1 个月。表现为虹膜睫状体炎、脉络膜炎或葡萄膜炎、球后视神经炎，玻璃体浑浊等。其中葡萄膜炎病情较重，迁延持久。

4．后发热　部分钩体病经治疗或自愈后 3 ～ 4 日，再度发热，经 1 ～ 3 日自行缓解。此时无钩体血症，嗜酸细胞可增高。无需青霉素治疗。

【实验室检查】

（一）常规检查

1．血常规　外周血白细胞总数和中性粒细胞轻度增高或正常。黄疸出血型常增高，白细胞总数高于 20×10^9/L。通常血沉增快。

2．尿常规　尿中可出现少量蛋白、红细胞、白细胞及管型。

（二）病原学检查

疾病早期即发病一周内周围血及脑脊液中有相当多的钩体出现，接种于特殊半固体培养基上可生长，但生长缓慢，常在一周以上，阳性率为30% ~ 50%。尿液PCR检测用于早期诊断更敏感。

（三）血清学检查

取早、晚双份血清，分别查抗原、抗体。发病一周后血液中出现特异性抗体，可用血清学试验测定。常用方法有显微凝集试验、酶联免疫吸附试验、补体结合试验等。

【诊断及鉴别诊断】

（一）诊断

1．流行病学资料　在流行地区、流行季节，易感者于近期（20日）接触过有可能被钩体污染过的疫水（如水稻田、雨水、洪水），接触过被鼠、猪、犬的尿液污染的物品。

2．临床特征　发热、身痛、全身乏力以及眼结膜充血、腓肠肌疼痛、淋巴结肿痛等“三症状，三体征”；在青霉素G治疗过程中可能出现病情加重的反应（赫氏反应）。

3．实验室检查　血白细胞总数与中性粒细胞正常或者轻度升高。确诊有赖于病原体分离或者特异性血清学检查。

（二）鉴别诊断

需与以下疾病进行鉴别诊断：流行性感冒、伤寒、败血症、肾综合征出血热、急性黄疸性肝炎、大叶性肺炎、肺鼠疫、肺炭疽、流行性乙型脑炎及其他病毒性脑膜炎等。

【治疗】

尽量做到“三早一就”，即早发现、早休息、早治疗、就地治疗，不宜长途转送。

（一）一般治疗

早期卧床休息，给予易消化饮食，保持体液与电解质平衡。

（二）病原治疗

钩体对多种抗菌药物敏感，如青霉素、庆大霉素、喹诺酮类、头孢噻吩等。首选青霉素G，40万U肌注，每6 ~ 8小时一次，至退热后3日即可，疗程一般5 ~ 7日。但其治疗首剂后发生赫氏反应者较多（23.1% ~ 68.4%或更高）。庆大霉素每日16 ~ 24万U，分次肌注，5 ~ 7天一个疗程。

（三）对症治疗

体温过高者，可物理降温。密切观察病情，警惕青霉素治疗后的赫氏反应与肺弥漫性出血的征象。烦躁者可给镇静剂，如苯巴比妥钠0.1 ~ 0.2或异丙嗪与氯丙嗪各25mg肌内注射。

知识链接

赫氏反应

部分钩体病病人在青霉素治疗后发生的加重反应。一般在首剂青霉素注射后0.5 ~ 4h发生。突起发冷、寒战、高热，甚至超高热，持续0.5 ~ 2h，继后大汗，发热骤退，重者可发生低血压或休克。反应后病情恢复较快。但一部分病人在此反应之后，病情加重，促发肺弥漫性出血。赫氏反应的机理可能与抗生素使螺旋体大量裂解，释放毒素有关。

（四）肺弥漫性出血型的治疗

采取抗菌、解毒、镇静、止血、强心为主的综合措施。①抗生素同上。②镇静药物：使病人完全安静，避免不必要的检查和搬动。同时选用多种镇静药物。如盐酸哌替定100mg肌注，或加用适量苯巴比妥钠或异丙嗪肌注。亦可用10%水合氯醛20 ~ 30ml灌肠。③解毒：氢化可的松200 ~ 300mg加入5%葡萄糖中静滴，每日可用至400 ~ 600mg，或地塞米松10 ~ 20mg静推。危重患者可用琥珀酸钠氢化可的松，首剂 500mg，每日可用至 1000mg。用至热退后或主要症状明显减轻立即减量。④强心：根据心脏情况可将毒毛旋花子苷 K 0.25mg 加入 10% 葡萄糖 10 ~ 20ml 静推；必要时可重复应用 0.125 ~ 0.25mg/ 次，24h 内不超过 1mg。⑤止血：酌情给云南白药、三七、维生素 K 等。有播散性血管内凝血者可给肝素治疗。亦可输新鲜全血、血小板等。⑥给氧：保持呼吸通畅，及时吸出呼吸道分泌物和血凝块。如血管堵塞气管须气管插管或气管切开，清除血块，加压或高速给氧。病情严重者输液速度不易过快，一般每分钟 20 滴左右。如合并感染中毒休克，可在严密观察下适当加快输液速度。

（五）黄疸出血型的治疗

病原治疗同上。其他参见病毒性肝炎的治疗。

（六）肾衰竭型的治疗

参阅流行性出血热的治疗。

（七）脑膜脑炎型的治疗

病原治疗同上，余参阅流行性乙型脑炎的治疗。

（八）并发症的治疗

反应性脑膜炎明确诊断后，一般采取对症治疗，短期即可缓解。

1．眼并发症　虹膜睫状体炎应及早应用阿托品扩瞳、热敷，尽可能使瞳孔扩大至最大限度。将已形成的虹膜后粘连分开。必要时可使用氢化可的松球结膜下注射。口服烟酸、维生素 B_1、B_2，静滴妥拉唑林、山莨菪碱等。

2．神经系统并发症　早期应用大剂量青霉素，并给予肾上腺皮质激素。如有瘫痪，可给针灸、推拿治疗。口服维生素 B_1、B_6、B_{12} 及血管扩张药，亦可选用中药治疗。

【预后】

本病预后相差悬殊，与治疗的早晚、个体差异、疾病类型有关。起病 48h 内接受抗生素与相应治疗者恢复快，很少死亡。但如迁延至中晚期，则病死率增高。低免疫状态者易演变为重型，肺弥漫性出血型病死率为高达 10% ~ 20%。

【预防】

开展群众性综合性预防措施，灭鼠和预防接种是控制其暴发流行，减少发病的关键。

1．控制传染源　开展灭鼠保粮灭鼠防病群众运动。结合“两管（水、粪）、五改（水井、厕所、畜圈、炉灶、环境）”工作，尤应提倡圈猪积肥、尿粪管理，从而达到防止污染水源、稻田、池塘、河流的目的。对带菌者和病畜进行检查治疗。对病人的血、脑脊液等严密消毒处理。

2．切断传播途径　结合工农业生产改造疫源地，防洪排涝。保护水源和食物，防止鼠和病畜尿污染。在流行地区和流行季节避免在疫水中游泳、嬉水、涉水。收割水稻前放干田水，或放农药处理；加强个人防护、皮肤涂防护药。

3．保护易感人群　疫区居民、部队及参加收割、防洪、排涝可能与疫水接触的人员，尽可能提前 1 个月接种与本地区流行菌型相同的钩体多价菌苗。每年 2 次，间隔 7 天。剂量成人第 1 次 1ml，第二次 2ml。全程注射后人体产生的免疫力可持续 1 年左右。以后每年仍需同样注射。有心、肾疾患、结核病及发热患者不予注射。

4．药物预防　对高危易感者如孕妇、儿童青少年、老年人或实验室工作人员意外接触钩体、疑似感染本病但无明显症状时，可注射青霉素每日 80 万 ~ 120 万 U，连续 2 ~ 3 日。此外，还可因地制宜选用茯苓、鱼腥草、穿心莲、金银花等煮水服，或服中药成方“普济消毒饮”加减。

本节小结

钩端螺旋体病（简称钩体病）是由各种不同型别的致病性钩端螺旋体（简称钩体）所引起的一种急性全身性感染性疾病，属自然疫源性疾病，鼠类和猪是两大主要传染源。临床特点为起病急骤，早期有高热，全身酸痛、软弱无力、结膜充血，腓肠肌压痛、表浅淋巴结肿大等钩体毒血症状；中期可伴有肺出血，肺弥漫性出血、心肌炎、溶血性贫血，黄疸，全身出血倾向、肾炎、脑膜炎，呼吸功能衰竭、心力衰竭等靶器官损害表现；晚期多数病例恢复，少数病例可出现后发热，眼葡萄膜炎以及脑动脉闭塞性炎症等多与感染后的变态反应有关的后发症。肺弥漫性出血、心肌炎，溶血性贫血等与肝、肾衰竭为常见致死原因。

自 测 题

一、填空题

1．钩端螺旋体病病人病原体可通过____________________途径排出体外。

2．钩端螺旋体病的病理变化基础是__________________________________。

二、选择题

A1 型题

1．钩端螺旋体病主要流行于什么季节
   A．春夏季
   B．夏秋季
   C．秋冬季
   D．冬夏季
   E．全年

2．钩端螺旋体病的临床表现是
   A．长期持续高热
   B．发热、咳嗽、咳白色黏痰
   C．发热、头痛、结合膜充血、腓肠肌压痛
   D．发热、恶心、呕吐、腹痛
   E．发热、咳嗽

3．部分钩体病人在首剂青霉素 G 注射后 30 min 至 4h 之内，常会发生什么
   A．过敏
   B．赫氏反应
   C．毒性作用
   D．病人不能耐受
   E．死亡

4．流感伤寒型的肌痛以什么特别明显
   A．胸肌
   B．三角肌
   C．背阔肌
   D．腓肠肌
   E．缝匠肌

5．钩端螺旋体病因治疗首选
   A．青霉素
   B．庆大霉素
   C．多西环素
   D．四环素
   E．红霉素

A2 型题

6．23 岁农民，9 月 4 日入院。1 周来发热、头痛、全身肌肉酸痛、软弱无力。今

日起心悸、气促。体温 39.6℃，面色苍白，心率每分钟 124 次，呼吸每分钟 36 次，肺部散在湿啰音。血象：白细胞数 9.0×10^9/L，中性粒细胞 0.76，淋巴细胞 0.24。X 线胸片示肺纹理增多，有散在点片状阴影。最可能的诊断是

A．粟粒型肺结核
B．支气管肺炎
C．支气管扩张合并感染
D．钩端螺旋体病
E．急性血吸虫病

三、简答题

试述钩端螺旋体病的后期并发症。

（季芙红　张　润）

第二节　回 归 热

学习目标

通过本节内容的学习，学生应能：

识记

说出回归热流行的三个环节。

理解

归纳回归热的临床表现特点及实验室检查的临床意义。

运用

1．运用所学知识对本病进行诊断及鉴别诊断。
2．能初步制订本病的治疗及预防方案。

案例 5-2-1

患者，女，20 岁，因间断发热、乏力、头痛 10 天，加重伴全身肌肉骨骼疼痛 3 天来我院就诊。

患者自诉 8 天前无明显诱因出现间断发热，乏力、头痛，自服“感冒药”症状无好转，2 天前上述症状加重，伴全身肌肉骨骼疼痛。入院体格检查：T 39.5℃，R 27 次 / 分，P 120 次 / 分，血压 130/80mmHg。急性病容，精神差，眼结膜充血。心率 120 次 / 分，律齐。双肺呼吸音粗，两肺底未闻及散在啰音，肝触诊肋下 3cm，压痛明显，脾肋下 10cm，余查体（–）。患者于半月前曾下乡。

案例 5-2-1

问题与思考：
1．该病最可能的诊断是什么？
2．诊断依据是什么？
3．为确定诊断进一步做哪些检查？

回归热（relapsing fever）是由回归热螺旋体（B．recurrentis）经虫媒传播引起的一种急性传染病。根据传播媒介不同，可分为虱传回归热（流行性回归热）和蜱传回归热（地方性回归热）两种类型。临床特点是阵发性高热伴全身疼痛，肝脾大，严重者可出现黄疸与出血现象。发热期与间歇期交替出现。

【病原学】

回归热螺旋体为疏螺旋体属。虱传回归热螺旋体仅 1 种，称回归热包柔螺旋体。蜱传回归热包柔螺旋体根据媒介昆虫软体蜱的种类命名，可分为 10 余种。两型回归热包柔螺旋体形态基本相同，长 10 ~ 20μm，宽 0.3 ~ 0.5μm，有 3 ~ 10 个粗大而不规则的螺旋，两端尖锐，运动活泼，以横断分裂增殖。革兰染色阴性，瑞氏或吉姆萨染色呈紫红色。培养较为困难，需用加血清、腹水或兔肾碎片的培养基在微氧条件下培养才能增殖，接种于幼小白鼠腹腔或鸡胚绒毛尿囊膜容易繁殖，耐寒，但对热及化学消毒剂敏感。

【流行病学】

（一）传染源

虱传回归热的唯一传染源是病人；蜱传回归热的主要传染源是鼠类，病人亦可为传染源。

（二）传播途径

虱传回归热的传播以体虱和头虱为传播媒介。虱吸血后，螺旋体经虱胃肠道进入体腔大量繁殖，但不进入唾液腺，亦有随虱粪排出，故虱叮咬及虱粪均无传染性。当虱体被压碎后，虱体腔内的螺旋体经皮肤创面，或经手接触眼、口、鼻部黏膜侵入人体。偶可经输血及经胎盘传染。蜱传回归热的传播媒介为不同种类的软蜱。蜱可终身携带螺旋体，并可经卵传代。故蜱不仅是传播媒介，也是病原体的贮存宿主。蜱体腔内、粪便和唾液均含有螺旋体，故叮咬吸血时即可传染，亦可经破损皮肤侵入人体。

（三）易感人群

男女老幼均易感，病后免疫力不持久。两型回归热之间无交叉免疫。

（四）流行特征

虱传回归热分布广泛，见于世界各地。流行季节为冬春季，平时多为散发，可因战争、灾荒引起大流行，本病目前在我国已绝迹。蜱传回归热局限于热带及亚热带地区，为自然疫源性疾病。发病季节以 4 ~ 8 月最多，常呈散发。

【发病机制及病理】

回归热的发作和间歇与螺旋体的增殖、抗原变异及机体的免疫反应有关。螺旋体侵入人体后在血液和内脏大量繁殖并产生多种代谢产物，引起发热和中毒症状。与此同时，机体逐渐产生特异性 IgM 和 IgG 抗体，可激活补体及吞噬细胞将螺旋体大量溶解杀灭，临床进入间歇期。但在肝、脾、脑、骨髓中残留的螺旋体，通过抗原性变异成为对抗体有抵抗力的变异株，这些螺旋体繁殖到一定数量后再度入血引起第二次发热（回归）。如此反复多次，直至机体产生足够免疫力，螺旋体被全部杀灭，疾病方痊愈。

螺旋体产生的毒素及代谢产物，可破坏红细胞引起溶血及贫血；并可损害毛细血管内皮细胞、血小板及诱发 DIC 而导致出血性皮疹和全身出血倾向。病理变化以脾、肝、肾、脑和骨髓为主。脾明显肿大，有散在性梗死坏死及小脓肿，镜检可见巨噬细胞和浆细胞浸润，单核 - 吞噬细胞增生。肝、心、肾可见充血、出血及灶性坏死。脑水肿、充血、脑膜有炎性浸润。

【临床表现】

（一）虱传型回归热

潜伏期 2 ～ 14 天，平均 7 ～ 8 天，起病大多急骤，开始表现为畏寒、寒战和剧烈头痛，继之高热，体温 1 ～ 2 天内达 40℃以上，多呈稽留热，少数为弛张热或间歇热。患者头痛剧烈，四肢关节和全身肌肉酸痛。部分病人有恶心、呕吐、腹痛、腹泻等症状，也可有眼痛、畏光、咳嗽、鼻出血等症状。面部及眼结膜充血，四肢及躯干可见点状出血性皮疹，腓肠肌压痛明显。呼吸、脉搏增速，肺底可闻细湿啰音。半数以上病例肝脾大，重者可出现黄疸。高热期可有精神、神经症状，如神志不清、谵妄、抽搐及脑膜刺激征。持续 6 ～ 7 日后，体温骤降，伴以大汗，甚至可发生虚脱。之后患者自觉虚弱无力，而其他症状如肝脾大及黄疸均消失或消退，此为间歇期。经 7 ～ 9 日后，又复发高热，症状重现，此即所谓的“回归”。回归发作多数症状较轻，热程较短，经过数天后又退热进入第二个间歇期。一个周期平均约 2 周。以后再发作的发热期渐短，而间歇期渐长，最后趋于自愈。

（二）蜱传型回归热

潜伏期 4 ～ 9 天，临床表现与虱传型相似，但较轻，热型不规则，复发次数较多，可达 5 ～ 6 次。蜱咬部位多呈紫红色隆起的炎症反应，局部淋巴结肿大。肝脾大、黄疸、神经症状均较虱传型为少，但皮疹较多。

【并发症】 易并发支气管肺炎。少数病例可发生 DIC，偶见脾破裂及大出血。此外可发生中耳炎、心内膜炎、多发性关节炎等。蜱传型复发病例后期常有眼并发症如虹膜炎、虹膜睫状体炎和脉络膜炎以及中枢神经系统并发症，如脑膜炎及脑神经损害等，并可留有视力障碍和神经麻痹等后遗症。

【实验室检查】

（一）常规检查

1．血常规　多数患者白细胞总数增高，可达（15 ～ 20）$\times 10^9$/L，中性粒细胞增加。蜱传型白细胞可在正常范围，多次发作后可有贫血。血小板及出、凝血时间大多正常，但重症者可有异常。

2．尿常规　发热期可见少量蛋白质、管型及红、白细胞。

（二）病原学检查

1．螺旋体的检查　发热期取血或骨髓涂片染色镜检或暗视野检查可发现螺旋体。厚血片或离心浓缩后检查，可提高检出率。必要时可行小白鼠腹腔接种检查。

2．血清学检查　有条件时可用血凝抑制试验等方法检测血清特异性抗体。此外，少数病人血清康氏及华氏反应可短暂阳性，虱传型病人血清可有 OX 凝集反应阳性，但效价不高。

（三）其他检查

1．肝功能　血清丙氨酸转氨酶常升高，血清胆红素可增高。

2．脑脊液　压力稍增，蛋白质及淋巴细胞轻度增加。

【诊断与鉴别诊断】

（一）诊断依据

1．流行病学资料　如发病季节、地区和个人的卫生习惯、有无生虱或被蜱叮咬等。

2．临床特征　回归热型、黄疸、肝脾大、全身疼痛、出血倾向等。

3．实验室检查　血液、尿液和脑脊液中查到螺旋体，可确诊为回归热。

（二）诊断标准

1．疑似诊断　根据流行病学资料，如发病季节、地区和个人的卫生习惯，有无生虱或被蜱叮咬等，结合特征性临床表现如热型呈回归热型及有黄疸、肝脾大、身痛等，可疑似诊断。

2．确定诊断　疑似诊断结合血液、尿液和脑脊液中查到螺旋体，可确诊为回归热。

（三）鉴别诊断

本病未出现回归热型前，需与斑疹伤寒、伤寒、流感、钩端螺旋体病、流行性出血热、败血症等鉴别。

【治疗】

（一）一般治疗

彻底灭虱，卧床休息。高热护理，流质饮食，维持水电解质平衡。

（二）病原治疗

四环素为首选药物，成人每日 2g，分 4 次口服，热退后减为每日 1.5g，疗程 7 ～ 10 日；小儿、孕妇不宜使用四环素，可选用红霉素，成人每次 0.25 ～ 0.5g，每日 4 次；小儿 30 ～ 50mg/(kg · d)，分 4 次口服。在用抗生素治疗过程中，需防止发生赫氏反应，如有发生，可用肾上腺皮质激素、强心及升压药物治疗。

（三）对症治疗

有出血倾向时可用卡巴克络、维生素 K 等治疗。高热骤退时易发生虚脱及循环衰竭，应注意观察，及时处理。

知识链接

四环素的不良反应

(1) 胃肠道反应：口服可引起恶心、呕吐、腹部不适感等症状。饭后虽可减轻，但影响药物吸收。

(2) 二重感染（菌群交替症）：常发生于年老体弱、婴儿及合用糖皮质激素及抗肿瘤药物的患者。

(3) 对骨、牙生长的影响。

(4) 肝损害。

(5) 维生素缺乏。

(6) 肾毒性。

(7) 其他：四环素类抗生素偶尔还可引起药热和皮疹等过敏反应。

【预后】

取决于治疗早晚、年龄及有无并发症。病死率 2% ～ 6%，蜱传型回归热病死率略低。儿童预后良好。

【预防】

虱传型回归热的预防应注意隔离患者，并彻底灭虱。热退后需继续观察 15 日。接触者亦应彻底灭虱，必要时口服多西环素 100mg 预防发病。蜱传型回归热应灭蜱、灭鼠。在疫区执行任务时注意个人防护，必要时药物预防发病。

本节小结

回归热是由回归热螺旋体经虫媒传播引起的一种急性传染病。根据传播媒介不同，可分为虱传回归热和蜱传回归热两种类型。临床特点是阵发性高热伴全身疼痛，肝脾大，严重者可出现黄疸与出血现象。发热期与间歇期交替出现。根据典型的临床表现，结合有无体虱或野外作业和蜱叮咬史等流行病学资料，应考虑本病诊断。确诊有赖于查获病原螺旋体。本病以病原治疗为主。国内已多年消灭本病，应警惕首发病例被忽略，如有流行，切断传播途径为本病的预防关键。

自测题

填空题

1．根据传播媒介昆虫的不同，回归热可分为__________和__________。

2．回归热治疗首选的抗生素是__________。

（叶文静）

第六章　原虫感染性疾病

第一节　阿米巴痢疾

学习目标

通过本节内容的学习，学生应能：

识记

说出阿米巴痢疾病原体，复述阿米巴痢疾流行的三个环节。

理解

归纳阿米巴痢疾的临床表现特点及实验室检查的临床意义。

运用

1．运用所学知识对阿米巴痢疾进行诊断及鉴别诊断。

2．能初步制订阿米巴痢疾的治疗及预防方案。

案例 6-1-1

患者，男，38岁，农民。因反复腹痛、腹泻与便秘交替出现半年而就诊。患者自述半年前无明显诱因出现发热、腹痛、腹泻，粪便暗红色果酱样，经治疗后症状消失，但半个月后又出现腹泻，粪便呈黄糊状，以后腹泻、便秘反复交替发生，同伴有腹痛、乏力，经治疗症状无改善。体检：体温37.2℃，贫血貌、消瘦，右下腹轻压痛，无移动性浊音，肠鸣音亢进。实验室检查：血常规血红蛋白81g/L，白细胞5.7×10^9/L，中性粒细胞68%，淋巴细胞32%。

问题与思考：

1．该患者最可能的诊断是什么？诊断依据是什么？

2．为进一步明确诊断，需做哪些检查？

3．给予什么药物治疗？

阿米巴痢疾（amebic dysentery）又称肠阿米巴病，是由溶组织内阿米巴寄生于肠道引起的传染病。是世界上10种最常见的寄生虫病之一，人受溶组织内阿米巴感染后多数表现为病原携带状态，少数发病。主要病变部位在结肠和盲肠，典型的临床表现有腹痛、腹泻、排暗红色果酱样粪便等，本病易转为慢性。

【病原学】

阿米巴痢疾的病原体是溶组织内阿米巴（又称痢疾阿米巴或痢疾变形虫），它的生活史有滋养体和包囊两个期，其生活史基本过程为：包囊—滋养体—包囊，人是其主要的合适宿主。

（一）滋养体

滋养体是阿米巴的寄生型。分为小滋养体和大滋养体两型，滋养体在结肠肠壁内或肠腔内以二分裂法增殖。小滋养体：又称肠腔型滋养体，其直径为 10 ～ 20μm，寄生于结肠腔，以宿主肠内容物为营养，活动力不强，无明显侵袭力，不吞噬红细胞。大滋养体：又称组织致病型滋养体，主要在急性期患者的肠壁组织及肠腔中，直径为 20 ～ 60μm，偶可达 500μm，其活动力增强，具有侵袭与破坏组织的能力，内质可见各种食泡、吞噬的红细胞及组织碎片。随机体免疫功能变化或肠内环境变化时小滋养体、大滋养体、包囊可相互转化。滋养体抵抗力弱，在体外极易死亡，易被胃酸杀死，故无传播作用。

（二）包囊

包囊是溶组织内阿米巴的感染型，呈球形，直径为 5 ～ 20μm，外围为透明囊，未成熟的包囊内含 1 ～ 2 个核，其拟染色体呈短棒状、两端钝圆，中央有核仁；成熟的包囊含 4 个核，仅存于宿主粪便内，具有传染性。包囊进入人体后在小肠下端受碱性消化液的作用，从囊壁小泡逸出而形成滋养体。包囊抵抗力强，能耐受人体胃酸的作用，在潮湿的环境中能存活数周或数月，但对热、10% 苯酚中浸泡、50% 酒精等敏感。

【流行病学】

（一）传染源

慢性病人、恢复期病人及无症状的排包囊者，粪便中常排出阿米巴包囊，为主要传染源。

（二）传播途径

粪 - 口传播为主要的传播途径。阿米巴痢疾常通过被包囊污染的食物，如水、瓜果、蔬菜等经口感染；同性恋者口 - 肛交亦可引起感染；蝇、蟑螂作为传播媒介在本病传播过程中起一定作用。

（三）易感人群

人群普遍易感，农村高于城市、成人多于儿童，营养不良、免疫功能低下及男同性恋者易患本病。感染后产生的特异性抗体不具保护作用，故可重复感染。

（四）流行特征

世界各地均有本病发生，常呈散发，以热带、亚热带及温带地区多见。夏秋季多发，在世界范围内平均感染率约为 3% ～ 10%。近年来我国仅个别地区有散发病例。

【发病机制及病理】

（一）发病机制

易感人群摄入含有成熟包囊的水或食物等，经过胃后未被胃液杀死的包囊进入小肠下段，在胰蛋白酶作用下脱囊而出，形成 4 个小滋养体，以细菌和残渣为营养，在盲肠、结肠等部位寄生。若宿主功能正常，滋养体变为包囊，成为无症状排包囊者。在人体免疫力下降、肠壁受损时小滋养体侵入肠壁组织并转成大滋养体而造成肠壁组织损伤。大滋养体在黏膜下层繁殖并通过变形、活动、黏附、吞噬、酶溶解、细胞毒及细菌协同作用等，引起组织溶解性坏死，且不断向纵深发展，形成局限性脓肿。肠组织内的滋养体可随坏死组织进入肠腔随粪便排出体外，亦可随血进入肝、肺、脑等器官引起肠外阿米巴病。

（二）病理

病变主要在盲肠和升结肠，亦可累及直肠、乙状结肠和回肠末段。典型的病变初期为细小的散在的浅表糜烂，继而形成较多孤立的小脓肿；破溃后形成边缘不整齐、口小底大、呈烧瓶样溃疡，溃疡间黏膜正常。若溃疡累及血管可引起肠出血，累及肌层浆膜层则可引起肠穿孔。慢性期组织坏死与增生并存，可有肠息肉、肉芽肿或呈瘢痕性狭窄等。若滋养体随血液进入肝、肺、脑等器官可引起肝脓肿、肺脓肿、脑脓肿等。

【临床表现】

潜伏期一般约为3周，短至数日，长达年余。

（一）急性阿米巴痢疾

1．轻型　临床症状轻，间歇出现腹痛、腹泻、粪便中有包囊及阿米巴滋养体。

2．普通型　起病缓慢，全身症状轻，一般无发热或低热。有轻中度腹痛、腹胀、腹泻；粪便为黏液血便、典型者呈果酱样，每日数次至10余次，量中等，粪质较多，有腥臭；可有里急后重。右下腹可有轻度压痛。

3．重型　多见于体弱、孕妇及营养不良者。起病急骤，全身中毒症状明显，表现为高热、剧烈腹痛、腹泻，粪便为水样或血水样，奇臭，每日可达十余次至数十次；伴呕吐、腹胀，里急后重，腹部压痛明显。有不同程度的脱水，甚至休克，易并发肠出血或肠穿孔。

（二）慢性阿米巴痢疾

急性阿米巴痢疾各种症状迁延不愈，病程超过2个月，则转为慢性。表现为反复腹痛、腹泻或与便秘交替出现。粪便呈黄糊状，带少量黏液及血液，体检肠鸣音亢进，右下腹轻压痛。症状可持续存在或有间歇。久病者常伴有贫血、乏力、消瘦等。

（三）无症状型

临床上无任何表现，仅在粪检时找到包囊。当机体抵抗力低下时本型可转变为急性阿米巴痢疾。

（四）并发症

1．肠道并发症

（1）肠出血：小量出血者可表现为血便；大量出血者少见，但病情重，可因出血而致休克。

（2）肠穿孔：是阿米巴痢疾最严重的并发症，多见于有深溃疡或重型患者。穿孔部位多见于盲肠、阑尾和升结肠。急性穿孔少见，穿孔后形成弥漫性腹膜炎；慢性穿孔较急性多见，常先形成肠粘连，后形成局部脓肿或内瘘。

（3）阑尾炎：盲肠病变累及阑尾，临床症状与一般阑尾炎相似，易发生穿孔。

（4）结肠病变：由慢性病例增生性病变引起，如阿米巴肉芽肿、阿米巴瘤、纤维性狭窄，多见于盲肠、乙状结肠及直肠等处，可有腹痛、排便习惯改变等症状。

（5）肛周瘘管：可出现直肠 - 肛周瘘管，或直肠 - 阴道瘘管。手术治疗同时抗病原治疗，否则易复发。

2．肠外并发症　如阿米巴肝脓肿、阿米巴肺脓肿、阿米巴脑脓肿等。其中阿米巴肝脓肿最常见。

【实验室及其他辅助检查】

（一）常规检查

1．血常规　白细胞总数和分类均正常，当合并细菌感染时，白细胞总数和中性粒细胞比例增高。

2．粪便常规　粪便呈暗红色果酱样，腥臭，粪质多，含血液及黏液，镜检可见大量成团的红细胞、少量白细胞和夏科 - 雷登晶体。

（二）病原学检查

1．直接镜检找阿米巴滋养体或包囊　粪便标本必须新鲜并及时送检。找到阿米巴滋养体有确诊价值。慢性病人可找到包囊。

2．血清学检查

（1）检测特异性抗体：特异性IgG抗体阴性者一般可排除本病。特异性IgM抗体阳性提示近期或现症感染，阴性者不排除本病。

（2）检测特异性抗原：用单克隆抗体、多克隆抗体检测患者粪便溶组织内阿米巴滋养体抗原。

3．分子生物学检查　利用DNA探针杂交技术、多聚酶链反应可检测或鉴定患者粪便、脓液、血液中的阿米巴滋养体的DNA。

（三）结肠镜检查

必要时可做结肠镜检查，同时取溃疡边缘部分涂片或活检可查到滋养体。有利于本病的诊断和鉴别诊断

（四）X线钡剂灌肠检查

对阿米巴瘤、肠道狭窄等有一定的价值。

【诊断及鉴别诊断】

（一）诊断依据

1．流行病学资料　发病前有不洁食物史或与慢性腹泻患者密切接触史。

2．临床表现　起病缓慢，中毒症状轻，腹泻次数少，量多，果酱样粪便，有腥臭味，易反复。右下腹压痛，肠鸣音亢进。

3．实验室检查　粪便镜检找到阿米巴滋养体和包囊可确诊。粪便中可检出溶组织内阿米巴抗原与特异性DNA，可在血清中检出抗溶组织内阿米巴滋养体的抗体。

（二）诊断标准

1．疑似诊断　起病较缓，腹泻，粪便腥臭，便中带血或呈黏液便，不能确定其他原因引起的腹泻。

2．临床诊断　同时具有进食不洁食物史或与慢性腹泻患者密切接触史，且有典型阿米巴痢疾症状，粪便涂片检查可见大量红细胞、少量白细胞、夏科-雷登结晶或应用特效、窄谱杀阿米巴药进行治疗疗效明确者，可做出临床诊断。

3．确定诊断　有流行病学资料，有阿米巴痢疾症状，粪便镜检找到阿米巴滋养体和（或）包囊可确诊。

（三）鉴别诊断

1．细菌性痢疾　根据临床表现、粪便常规、血常规可鉴别，病原学检查可确诊。

2．血吸虫病　有疫水接触史，腹痛、腹泻、肝脾大、血嗜酸性粒细胞增高，病原学检查阳性可诊断。

3．肠结核　根据临床表现，查结核抗体、PPD阳性可诊断。

4．结肠癌　患者一般年龄较大，有排便习惯改变，粪便变形。癌胚抗原、结肠镜检查、肛门指检、X线钡剂、活体组织检查等有助鉴别。

5．慢性非特异性溃疡性结肠炎　结肠镜检查、活体组织检查等有助于诊断。

知识链接

阿米巴肝脓肿

阿米巴肝脓肿是最常见的肠外阿米巴病，通常为单个大脓肿，多位于肝右叶顶部，亦可为多发性。起病大多缓慢，体温逐渐升高，常有肝区疼痛，肝大及肝区明显叩击痛。血中白细胞总数增高，中性粒细胞增高；肝穿刺脓量多、呈棕褐色、可找到阿米巴滋养体。继发细菌感染者可有寒战、高热，中毒症状明显，白细胞总数常超过30×10^9/L。在阿米巴肝脓肿穿破的并发症中，以向胸腔和肺穿破最为多见；以向心包穿破最为严重，可引起心脏压塞和休克。治疗多以内科治疗为主，在对症支持治疗的基础上选用抗阿米巴药物、同时结合肝穿刺引流；合并细菌感染者联合应用抗菌药，必要时外科手术治疗。

【治疗】

（一）一般治疗

急性期应卧床休息，予以流质或半流质饮食。腹泻重者注意维持水、电解质、酸碱平衡，补充热量；慢性期应加强营养，避免刺激性食物。重型患者予输液、输血等支持治疗。

（二）病原治疗

常用的抗溶组织内阿米巴药物有硝基咪唑类和二氯尼特。

1．硝基咪唑类 主要有甲硝唑、奥硝唑、替硝唑等，是目前治疗肠内、外各型阿米巴病的首选药物。妊娠 3 个月内、哺乳期妇女及神经系统疾病者禁用。

（1）甲硝唑：成人每次口服 0.4g，每日 3 次，疗程 10 天；儿童 35mg/（kg· d），分 3 次服，疗程 10 天。重型患者可静脉滴注甲硝唑，疗程 10 天。

（2）替硝唑：成人每日 2g，1 次口服，疗程 5 天，重型患者可静脉滴注。

（3）奥硝唑：成人口服每次 0.5g，每日 2 次，疗程 10 天。

2．二氯尼特 又名糠酯酰胺，是目前最有效的杀包囊的药物，主要用于轻型或无症状排包囊者，口服每次 0.5g，每日 3 次，疗程 10 天。

3．抗菌药物 常用的药物有喹诺酮类、巴龙霉素等。主要通过抑制肠道共生细菌而影响阿米巴生长繁殖，尤其对肠阿米巴病伴发细菌感染效果更佳。

（三）并发症治疗

在有效的抗阿米巴药物的治疗下，积极处理并发症。

【预后】

本病预后一般良好。并发严重肠出血、肠穿孔、弥漫性腹膜炎者预后不良。

【预防】

（一）控制传染源

早期发现和彻底治疗并管理好病人及排包囊者。

（二）切断传播途径

防止食物被污染，不吃生菜，管理好水源，饮水应煮沸。养成良好的个人卫生习惯，饭前便后洗手。消灭苍蝇和蟑螂。加强粪便管理。

本节小结

阿米巴痢疾是由溶组织内阿米巴寄生于肠道引起的传染病。溶组织内阿米巴生活史包括：包囊—滋养体—包囊，四核包囊是其感染型，大滋养体为其致病型。人受溶组织内阿米巴感染后多数表现为病原携带状态，少数发病。慢性病人、恢复期病人及无症状的排包囊者为主要传染源。以粪 - 口传播为主要的传播途径。主要病变部位在结肠和盲肠，典型的临床表现有腹痛、腹泻、排暗红色果酱样粪便等，本病易转为慢性，可发生肠出血、肠穿孔、肝脓肿、肺脓肿等并发症。粪便镜检可能找到溶组织内阿米巴滋养体或包囊可确诊。硝基咪唑类是目前治疗肠内、外各型阿米巴病的首选药物。

自测题

一、填空题

1. 溶组织内阿米巴生活史包括__________和__________两个时期。
2. 目前治疗肠内、外各型阿米巴病的首选药物为__________。

二、选择题

A1 型题

1. 溶组织内阿米巴的致病型是
   A. 配子体
   B. 大滋养体
   C. 包囊
   D. 小滋养体
   E. 裂殖子
2. 阿米巴痢疾最常见的病变部位是
   A. 直肠
   B. 乙状结肠
   C. 回肠
   D. 空肠
   E. 盲肠与升结肠

A3/A4 型题

（3 ～ 4 题共用题干）

患者，女，19 岁，因低热，腹痛，腹泻 2 天入院，患者 2 天前出现低热、无畏寒，感腹部不适，数小时后出现腹泻，每日 3 ～ 5 次，排暗红色果酱样粪便，有腥臭，同时感轻度右下腹疼痛，时查，T：37.8℃ ，右下腹轻压痛。问

3. 该患者最可能患了什么病？
   A. 急性细菌性痢疾
   B. 非特异性溃疡性结肠炎
   C. 急性血吸虫病
   D. 急性出血性肠炎
   E. 急性阿米巴痢疾
4. 为明确诊断下列哪项检查最有意义
   A. 粪便细菌培养
   B. 粪便涂片查血吸虫卵
   C. 结肠镜检查
   D. 血常规
   E. 粪便涂片查溶组织内阿米巴滋养体

三、简答题

简述急性阿米巴痢疾临床表现与并发症？

（何辉红）

第二节 弓形虫病

学习目标

通过本节内容的学习，学生应能：

识记

说出弓形虫病病原体，复述弓形虫病流行的三个环节。

理解

归纳弓形虫病的临床表现特点及实验室检查的临床意义。

运用

1. 运用所学知识对弓形虫病进行诊断及鉴别诊断。
2. 能初步制订弓形虫病的治疗及预防方案。

案例 6-2-1

患儿，男，1岁，小头、小眼畸形。其母因体质差，妊娠期间易感冒，出现颈或腋窝等淋巴结肿大，有轻压痛，但外观无红肿，伴低热、头痛、乏力，因怕用药影响小儿发育而未用药。

问题与思考：

1. 该患儿最可能的诊断是什么？诊断依据是什么？
2. 为进一步明确诊断，需做哪些检查？

弓形虫病（toxoplasmosis），又称弓形体病，是由刚地弓形虫感染所引起的人畜共患病。可分为先天和获得两种途径感染，前者孕妇受染后，病原体可通过胎盘屏障而感染胎儿，致畸严重，且病死率高；后者在人体多为隐性感染；主要侵犯眼、脑、心、肝、淋巴结等。患者临床表现复杂，缺乏特异性，易造成误诊，它是艾滋病患者的重要机会性感染之一。

【病原学】

刚地弓形虫，简称弓形虫、弓形体或弓浆虫。广泛寄生于人及多种脊椎动物和鸟类的有核细胞内。其生活史需要两个宿主：在人或其他动物为中间宿主，猫科动物为终末宿主。弓形虫发育过程包括两个阶段5个期：无性发育阶段，有性发育阶段；5个发育期为：①速殖子期；②缓殖子期；③裂殖体期；④配子体期；⑤子孢子期。其发育阶段表现出五种形态，即滋养体、包囊、裂殖体、配子体和卵囊。其中滋养体、包囊和卵囊与本病的传播与致病有关。

（一）在中间宿主体内的发育

当卵囊被中间宿主吞食后，在小肠内破囊，侵入肠壁，经淋巴和血流转移到肠外各组织器官细胞进行裂体增殖，直至细胞破裂，速殖子又侵入新的细胞增殖，如此反复。弓形虫速殖子增殖减慢形成包囊，包囊在宿主体可存活数月、数年甚至更长。包囊是宿主之间相互传播的主要形式。

（二）在终末宿主内的发育

主要为猫科动物吞食含包囊的动物肉类，经数代裂体增殖后部分形成配子体进行有性繁殖，雌、雄配子体发育成雌、雄配子，雌、雄配子结合受精为合子，然后发育成卵囊。卵囊随粪便排出体外，在适宜温度（24℃）和湿度中，发育为具有感染性的成熟卵囊。成熟卵囊是证明要感染的阶段。

滋养体对热和消毒剂抵抗力较差。包囊抵抗力较强，4℃可存活68天，但不耐热与干燥。卵囊对酸、碱、消毒剂均有相当强的抵抗力，但对热的抵抗力较弱。因此加热是防止本病传播最有效的方法。

【流行病学】

（一）传染源

弓形虫病的传染源主要是动物。其中猫及猫科动物是最重要的传染源，人只有经胎盘传播才有传染源意义。

（二）传播途径

先天性弓形虫病通过胎盘传染；后天获得性弓形虫病主要经口感染，食入被猫粪中感染性卵囊污染的食物（如未煮熟的肉、蛋或乳类等）和水均可感染；也可因与猫、狗和兔等密切接触而传播；接触被卵囊污染的土壤、水可能经黏膜或损伤的皮肤进入人体。此外，人与人之间尚可通过输血及器官移植等传播。

（三）易感人群

人类对弓形虫普遍易感，孕妇、婴幼儿、动物饲养员、屠宰工作人员等较易感染。免疫功能低下者易感染本病。

（四）流行特征

本病分布遍及全球，全球约10亿人感染，多数为隐性感染，我国亦为流行地区，人群感染率在0.1%～47.3%，少数民族地区及农村高于城市，成人高于儿童。

知识链接

无头儿困惑

某女士，婚后生活幸福美满，令人羡慕，但最近却因生下一个无头儿而成为大家议论的焦点，令她莫名烦恼和担忧：自己妊娠期间非常注意，且从未用过什么药物，亦非近亲结婚，为什么会这样？到医院检查咨询后才知道原来是因为自己酷爱小猫，结婚后特意买了两只，妊娠其间经常与小猫密切接触，因而妊娠早期感染了弓形虫引发了弓形虫病，弓形虫通过胎盘垂直传播使胎儿感染，导致胎儿发育异常而出现无头畸形。

【发病机制及病理】

（一）发病机制

弓形虫侵入人体后经淋巴管或直接进入血液循环，造成虫血症。血中弓形虫散布于全身各脏器或组织，在细胞内迅速繁殖，直至细胞胀破，逸出的原虫又可侵入邻近的细胞，如此反复，引起局部组织的灶性坏死，并伴有以单核细胞浸润为主的急性炎症反应。若宿主免疫功能正常，则清除弓形虫或形成隐性感染。若免疫功能低下，则弓形虫大量繁殖，甚至引起全身播散性感染。包囊内缓殖子是引起慢性感染的主要形式，包囊因缓殖子增殖而体积增大，挤压器官造成功能障碍。游离的虫体可引起机体迟发性变态反应，并形成肉芽肿。

（二）病理

弓形虫可侵犯人体任何器官，尤其是淋巴结。淋巴结表现为高度的滤泡增生。眼可产生单一或多发性坏死灶。脑可表现为局灶性或弥漫性脑膜炎。先天性弓形虫病可见脑室周围钙化灶，脑积水等。脾有肿大、坏死，血管周围有浸润现象。肺内可见坏死斑及坚硬的白色结节。

【临床表现】

分为先天性和后天获得性两类，均以隐性感染为多见，少数人发病。重者可见多器官功能损害。

（一）先天性弓形虫病

主要由于孕妇于妊娠期初次感染弓形虫病所致，多呈急性经过。妊娠早期感染的易导致流产、死胎、或生下缺陷儿，包括小头畸形，脊柱裂、无眼、小眼、腭裂等；妊娠中期感染者，多出现死胎、早产和严重眼、脑疾患；妊娠晚期感染者，可引起神经和眼损伤，但临床症状多在儿童或青年期才出现，如耳聋、脉络膜视网膜炎、智力障碍等。

（二）获得性弓形虫病

临床表现复杂，病情轻重不一。轻者主要表现为局部淋巴结炎，常累及颈或腋窝部，质韧，大小不一，可伴压痛但不化脓。可伴低热、头痛、肌痛、乏力等。眼病表现以脉络膜视网膜炎为多见。重者可发生肺炎、心肌炎及脑膜脑炎。艾滋病、恶性肿瘤等免疫功能低下者可发生全身性感染，常有显著全身症状，如高热、斑丘疹、肌痛、头痛、呕吐、谵妄，并发生脑炎、心肌炎、肺炎、肝炎、胃肠炎等。

（三）并发症

易继发细菌感染。

【实验室检查】

（一）常规检查

外周血白细胞略有增高，淋巴细胞或嗜酸性粒细胞比例增高，有时有异型淋巴细胞。

（二）病原检查

1．直接镜检　取患者血液、脑脊液、腹水、胸腔积液、羊水、痰液等离心后取沉积物做涂片，或淋巴结、胎盘等活组织切片，经姬氏染色镜检检测弓形虫滋养体或包囊，但阳性率不高；用免疫酶或荧光染色检测可提高检出率。

2．动物接种或细胞培养　取待检体液或组织悬液，接种小白鼠腹腔内，可产生感染并找到病原体，第一代接种阴性时，应盲目传代 3 次。或做细胞培养以分离弓形虫。

3．分子生物学技术　特异性 DNA 聚合酶链反应（PCR）、DNA 探针，灵敏度高。

4．血清学检查

（1）检测抗体：首选方法为检测速殖子可溶性抗原产生的抗体，其特异性及敏感性较高。可同时采用多种方法检测可提高检出率。

（2）检测抗原：是早期诊断和确诊的可靠方法。常用 ELISA 法具有较高的特异性，是弓形虫急性感染的可靠指标。

（三）其他检查

如脑脊液常规和生化检查，组织病理学检查有助于弓形虫病的辅助诊断及鉴别诊断。

【诊断及鉴别诊断】

（一）诊断

诊断依据

（1）流行病学资料　发病前有无进食未煮熟的肉制品、蛋品、奶类等；是否从事动物饲养、肉类加工等工作；有无免疫力低下。

（2）临床表现　孕妇出现流产、早产、死胎；患者表现脉络膜视网膜炎、脑积水、小头畸形、脑钙化等；艾滋病等免疫功能低下的患者出现肺炎、心肌炎、脑膜脑炎等。

（3）实验室检查　取患者体液或组织找到病原体；血清学试验阳性。

（二）诊断标准

1．疑似病例　临床上表现脉络膜视网膜炎、脑积水、小头畸形、脑钙化等，艾滋病等免疫功能低下的患者出现肺炎、心肌炎、脑膜脑炎等，应考虑本病可能。

2．确诊病例　疑似病例诊断的基础上，病原学或血清学检验获阳性结果。

（三）鉴别诊断

先天性弓形虫病应与各种原因引起的新生儿畸形、各种病毒性脑膜脑炎相鉴别，有淋巴结肿大者应与各种淋巴瘤、传染性单核细胞增多症、淋巴结结核等鉴别。艾滋病等合并肺炎、心肌炎、脑膜脑炎等者应与其他机会性感染相鉴别。

【治疗】

（一）病原治疗

本病的病原药物对滋养体大多有较强的活性，而对包囊的治疗尚无有效药物。成人无症状的带虫状态一般不需抗虫治疗。弓形虫治疗的主要对象有：①急性弓形虫病；②先天性弓形虫病患儿（包括无症状者）；③孕妇急性弓形虫感染者；④艾滋病、器官移植等免疫功能缺损者发生弓形虫感染。

常用有效的抗弓形虫药物有乙胺嘧啶、磺胺类药物、乙酰螺旋霉素、阿奇霉素、克林霉素、罗红霉素等。

（二）对症及支持治疗

由于本病患者常有免疫功能障碍，故可采用加强免疫功能的措施，如给予胸腺肽、转移因子等。对眼弓形虫病和弓形虫脑炎等可应用肾上腺皮质激素以防治脑水肿。

【预后】

孕期初发感染可致妊娠异常或胎儿先天畸形；免疫功能低下易发生全身播散，死亡率高。单纯淋巴结肿大型预后好。

【预防】

（一）控制传染源

加强对家畜、家禽和可疑动物的监测和隔离。

（二）切断传播途径

加强饮食卫生管理和肉类食品卫生检疫制度；教育群众不吃生的或半生的肉类、蛋和奶制品；生食和熟食食物应分开加工；孕妇应避免与猫、猫粪和生肉接触。

（三）保护易感人群

孕妇定期做弓形虫感染特异性抗体筛查，如能确认有孕期感染者，应中止妊娠，以减少先天性弓形虫病的发生；对屠宰场及肉类加工人员等易感人群，搞好个人防护，应定期检测弓形虫感染特异性抗体。

自测题

一、填空题

获得性弓形虫病最常侵犯的部位是______________。

二、选择题

A1 型题

1．抗弓形虫治疗对象，但应除外

A．急性弓形虫病

B．先天性弓形虫病患儿（包括无症状者）

C．成人无症状的带虫状态

D．孕妇急性弓形虫感染者

E．艾滋病、器官移植等免疫功能缺损者发生弓形虫感染

2．不是弓形虫病易感人群的为

A．孕妇婴幼儿

B．肿瘤病人

C．动物饲养员、屠宰工作人员

D．艾滋病患者

E．老年人

三、简答题

请列出预防弓形虫病传播的主要措施。

（何辉红）

第三节　疟　疾

学习目标

通过本节内容的学习，学生应能：

识记

说出疟疾的原体及生活史，复述疟疾流行的三个环节。

理解

归纳疟疾的临床表现特点及实验室检查的临床意义。

运用

1．运用所学知识对疟疾进行诊断及鉴别诊断。

2．能初步制订疟疾的治疗及预防方案。

案例 6-3-1

患者，男，28 岁，因发作性寒战、高热 1 周，于 2014 年 8 月 22 日入院。1 周前无明显诱因患者突起寒战、继而高热，体温达 40℃，服用退热药，大汗后体温降至正常，但隔日后上述症状重复出现。患者二周前曾到海南旅游。否认输血史。既往体健，体格检查：体温 36.8℃，心肺听诊无异常，腹平软，无压痛和反跳痛，肝肋下 1cm，脾肋下 1.5cm，质软，肠鸣音正常。

案例 6-3-1

实验室检查：血常规：血红蛋白 88g/L，白细胞 4.7×10^9/L，中性粒细胞 57%，单核粒细胞 12%，淋巴细胞 32%。

问题与思考：

1. 该患者最可能的诊断是什么？诊断依据是什么？
2. 为进一步明确诊断，需要做哪些检查？
3. 应给予什么药物治疗？

疟疾（malaria）是经雌性按蚊叮咬而感染人类疟原虫所引起的寄生虫病。临床以间歇性寒战、高热、大汗为特征，同时可有贫血、肝脾大等表现。因引起本病的疟原虫不同而分为间日疟、三日疟、恶性疟及卵形疟。间日疟及卵形疟可出现复发；恶性疟呈不规则发热，病情较重，且可引起脑型疟等凶险发作。

【病原学】

引起疟疾的病原体为疟原虫。疟原虫目前已知有 130 余种，寄生于人体的疟原虫有四种：间日疟原虫、恶性疟原虫、三日疟原虫和卵形疟原虫。我国以间日疟最多见，其次为恶性疟，卵形疟仅发现几例。疟原虫的发育过程需两个宿主、分两个阶段：人为中间宿主，蚊为终宿主；在人体内进行无性增殖、在蚊体内进行有性增殖。四种疟原虫的生活史基本相同，参见图 6-1-1。

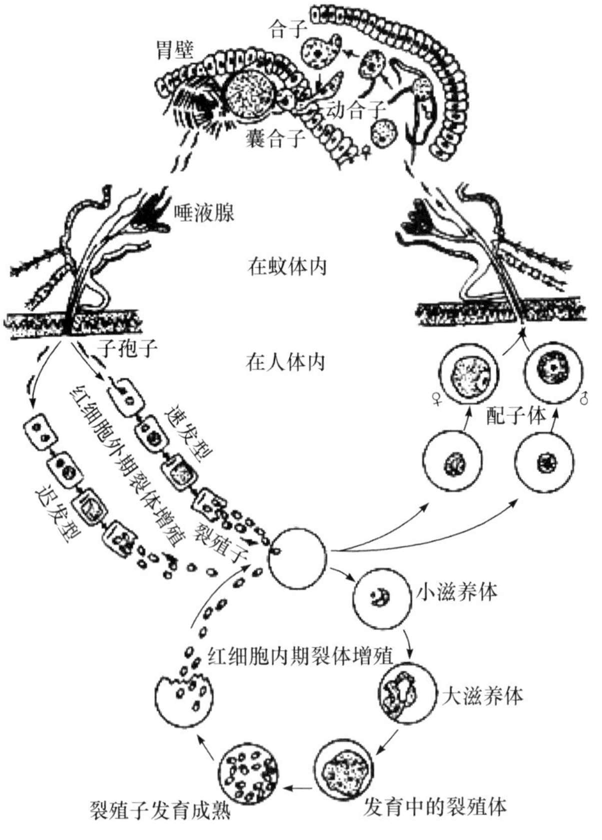

图 6-1-1　疟原虫的生活史

（一）疟原虫在人体内阶段

疟原虫在人体内发育增殖分为两个时期，即红细胞外期和红细胞内期。

1．红细胞外期　当受感染的雌性按蚊吮吸人血时，其体内的感染性子孢子随蚊唾液进入人体，经血液循环侵入肝细胞，在肝细胞内进行裂体增殖，形成红细胞外期裂殖体，发育成熟内含成千上万的裂殖子，胀破肝细胞后入血，进入血液的裂殖子部分被吞噬细胞吞噬杀灭，部分侵入红细胞并在其内发育增殖，进入红细胞内期。

间日疟原虫和卵形疟原虫进入肝细胞内的子孢子有速发型子孢子和迟发型子孢子两种。速发型子孢子即进行裂体增殖，释放裂殖子入血；迟发型子孢子则进入休眠状态，迟发型子孢子经过数月～年余的休眠后，在肝细胞内增殖，释放裂殖子入血，是造成疟疾复发的原因。休眠期的子孢子又称为休眠子。恶性疟和三日疟无复发，是由于恶性疟原虫和三日疟原虫无休眠子。

2．红细胞内的发育

（1）红细胞内期：裂殖子侵入红细胞内，发育成早期滋养体（环状体）、再经大滋养体、未成熟的裂殖体、最后形成成熟的裂殖体，每个成熟的裂殖体内含有数个至数十个裂殖子。当红细胞破裂后，裂殖子、疟色素及其代谢产物进入血流，出现疟疾发作。一部分裂殖子再侵入正常红细胞，重复上述过程；一部分裂殖子则被吞噬细胞吞噬。间日疟及卵形疟于红细胞内发育周期约为48h。三日疟约为72h。恶性疟的发育周期为36～48h，且发育先后不一，故临床发作亦不规则。

（2）配子体形成：疟原虫在红细胞内经过3～5次裂体增殖后，部分裂殖子在红细胞内不再进行无性分裂，而逐渐发育成为雌、雄配子体。配子体在人体内可生存30～60天，若被雌性按蚊吸入胃内，则在蚊体内进行有性增殖。否则则逐渐衰老变性，被吞噬细胞吞噬。

（二）疟原虫在蚊体内的发育

雌性按蚊叮咬血中含有雌、雄配子体疟疾患者时，雌、雄配子体进入蚊胃内。雌、雄配子体发育成雌、雄配子，再结合成为合子，合子变成能动的动合子，侵入肠壁发育成囊合子，囊内的核和胞浆进行孢子增殖，形成数以万计的子孢子，囊破裂子孢子逸出，并进入唾液腺，雌按蚊叮人时子孢子随唾液进入人体。

【流行病学】

（一）传染源

疟疾病人及带虫者是疟疾的传染源。

（二）传播途径

疟疾的自然传播媒介是雌性按蚊。在我国按蚊的种类很多，可传播人疟疾的有60余种。最重要的传播媒介为中华按蚊，其次为微小按蚊。人被有传染性的雌性按蚊叮咬后即可受染。输入带疟原虫的血液或使用含疟原虫的血液污染的注射器也可传播疟疾。

（三）易感人群

人群普遍易感，感染后可产生一定免疫力，但不持久。各型疟疾之间无交叉免疫性。疟疾流行区，成人发病率较低，儿童及外来人口发病率较高。

（四）流行特征

疟疾分布广泛，其流行与按蚊的生态环境密切相关，主要流行于热带和亚热带，其次为温带。以间日疟分布最广，恶性疟次之；三日疟和卵形疟散在发生。我国除青藏高原外，遍及全国，除云南、海南两省为间日疟和恶性疟混合流行外，其他省市以间日疟为主。我国发病高峰多在7～9月，在热带则不受季节限制。随着我国对外开放，对外交流人员和出境旅游人员不断增多，国内时有发现由疟疾流行区或境外带回的输入性疟疾病例。

【发病机制及病理】

（一）发病机制

疟原虫在肝细胞内与红细胞内增殖时并不引起症状。疟原虫在红细胞内吞噬血红蛋白产生代谢产物及疟色素，当被寄生的红细胞破裂时，随同裂殖子一起进入血流，引起发热及其他有关症状。释放出来的裂殖子部分为单核吞噬细胞系统吞噬消灭，部分可再侵入新的红细胞，进行新一轮裂体增殖，不断循环，从而引起本病周期性临床发作。不同种的疟原虫在红细胞内繁殖周期不一样，间日疟原虫、卵形疟原虫约为48h，恶性疟原虫约为36 ~ 48h，三日疟原虫约为72h，因而临床发作周期也不一样，间日疟和卵形疟为隔日一次，三日疟隔两日一次，恶性疟由于原虫发育先后不一，故发作不规律。经反复多次发作或重复感染，由于获一定的免疫力，此时虽有少量疟原虫增殖，但可无疟疾发作的临床表现，成为带疟原虫者。

疟疾的发作的轻重与疟原虫的种类有关。恶性疟原虫能侵犯任何阶段的红细胞，故贫血和其他症状都较重；间日疟原虫、卵形疟原虫主要侵犯年幼的红细胞；三日疟原虫侵犯衰老红细胞，贫血常不显著。大量的被疟原虫寄生的红细胞在血管内裂解，可引起高血红蛋白血症，出现腰痛、酱油色尿、贫血、黄疸、甚至发生急性肾衰竭，称为溶血尿毒综合征，亦称黑尿热。

恶性疟原虫在红细胞内繁殖时，可使受感染的红细胞增大、并易黏附成团，引起微血管狭窄或阻塞，使其所支配区域的组织细胞缺血、缺氧造成损伤，若发生在脑则可引起脑型疟疾。

疟疾的发作还与原虫的数量有关，导致发热所需每立方毫米血液内最低原虫数目，称为发热阈值。间日疟为10 ~ 500/μl；恶性疟为500 ~ 1300/μl；三日疟为140/μl。

（二）病理

1．肝、脾肿大　肝轻度肿大，肝细胞混浊肿胀与变性，小叶中心区尤其明显。Kupffer细胞大量增生，内含疟原虫及疟色素。脾大，质硬，包膜厚，切面充血，显微镜下可见脾内有大量吞噬含原虫的红细胞、红细胞碎片与疟色素的吞噬细胞，有大量含疟原虫的红细胞及疟色素；反复发作者网状组织纤维化。

2．凶险发作可致脑组织充血、水肿　大脑白质内散在出血点、充血；软脑膜显著充血水肿，重者沟回变浅。显微镜下可见毛细血管充血，受感染的红细胞体积增大呈球形，微血管局部管腔变窄或堵塞，脑细胞发生变性、坏死。

3．其他器官如骨髓、肾、胃肠、肺、心、肾上腺等亦有不同程度的吞噬细胞增生，微血管阻塞、内皮脱落、变性坏死等。

【临床表现】

潜伏期：间日疟和卵形疟为13 ~ 15天，恶性疟为7 ~ 12天，三日疟为24 ~ 30天。

（一）典型发作

典型的发作可分前驱期、发冷期、发热期、出汗期。四种疟疾发作的症状基本相似。

1．前驱期　初次感染者常有前驱症状，如乏力、倦怠、头痛、不适、食欲缺乏等。

2．发冷期　骤感畏寒、寒战、全身发冷、口唇、指甲发绀，颜面苍白，全身肌肉关节酸痛。持续约30 ~ 60min。

3．发热期　畏寒、寒战后，体温迅速上升至40℃以上，面红，脉搏洪大，口渴等。伴头痛，全身酸痛，乏力。持续约2 ~ 6h。

4．出汗期　高热后，先是颜面和双手微汗，继而大汗淋漓，体温骤降。患者感觉舒适，但乏力、口干，常安然入睡。持续约1 ~ 2h后进入间歇期。

典型者呈周期性重复上述过程，间日疟与卵形疟隔日发作一次，三日疟3日发作一次，恶性疟无明显周期性发作。一般发作5 ~ 10次，因体内产生免疫力而自然终止。多数病例早期发热不规律，但数次发作后即逐渐变得规则。数次发作以后患者常有体弱，贫血，肝脾大。发作次数愈多，脾大、贫血愈显著。

（二）恶性疟疾的凶险发作

多见于恶性疟原虫感染，也可见于间日疟。以儿童及无免疫力者多见。起病急，症状重而多变，体温高。临床上主要有下列几种类型：

1．脑型　最常见，亦最严重。急起高热，体温 39 ～ 40℃或 41℃以上，剧烈头痛，恶心呕吐，常出现不同程度的意识障碍，抽搐、昏迷。如治疗不及时，可发展成脑水肿，致呼吸、循环或肾衰竭。可有脾大、贫血，脑膜刺激征及病理反射阳性。

2．胃肠型　除发冷发热外，常有腹痛、腹泻，水样便或血便，伴里急后重。有的仅有剧烈腹痛。吐泻重者可因发生休克、肾衰竭而死。

3．过高热型　起病急，体温迅速上升达 42℃或更高。出现皮肤灼热、气促、谵妄、抽搐、昏迷，常于数小时后死亡。

（三）其他疟疾

1．输血疟疾　常发生于输入含疟原虫血液后 7 ～ 10 日，同典型发作，治疗后无复发。

2．孕妇疟疾　多数症状较重，尤其是感染恶性疟疾时，容易发展为凶险型，造成早产或死胎。

3．婴幼儿疟疾　发热多不规则，少有寒战、大汗等现象，可有弛张热或持续高热。胃肠道症状较多，易发展为凶险型。预后差。

（四）复发与再燃

再燃是由血液中残存的疟原虫引起，多见于病愈后的 1 ～ 4 周。四种疟疾都有再燃的可能性。

复发是由肝细胞内的迟发型子孢子引起的，多见于病愈后的 3 ～ 6 个月。只有间日疟和卵形疟可发生复发。

（五）并发症

1．黑尿热　为一种急性血管内溶血，是由大量的被疟原虫寄生的红细胞在血管内裂解引起，临床以骤起寒战高热、腰痛、酱油色尿、排尿刺痛感，以及严重贫血、黄疸、蛋白尿或管型尿为特点。重者发生急性肾功能不全。此种情况也可由抗疟药（如伯氨喹）所诱发。

2．肾炎　包括急性肾小球肾炎和肾病综合征。

【实验室检查】

（一）血常规检查

多次发作后常有红细胞和血红蛋白下降，恶性疟疾尤为严重；白细胞总数初发时可稍增高，后正常或稍低，白细胞分类计数单核细胞常增多，可见吞噬有疟色素颗粒。

（二）脑脊液检查

脑型疟疾：腰椎穿刺脑脊液压力增高，白细胞数多正常或偏高，生化检查正常。

（三）病原学检查

1．直接涂片查疟原虫　阳性者具有确定诊断的意义，并可鉴别疟原虫种类。①血液涂片经吉姆萨染色查疟原虫，厚血涂片检出率较薄血涂片提高 10 倍以上；②骨髓涂片染色查疟原虫，阳性率较血片更高。

2．分子生物学技术　特异性 DNA 聚合酶链反应（PCR）、核酸探针，灵敏度高。

3．免疫学诊断

（1）检测疟原虫的循环抗原：能更好地说明受检对象是否有活动性感染。

（2）检测疟原虫的循环抗体：抗疟抗体一般在感染后 2 ～ 4 周出现，4 ～ 8 周达高峰，以后逐渐下降，临床早期诊断意义不大，常用于流行病学调查。

【诊断及鉴别诊断】

（一）诊断

1．诊断依据

（1）流行病学资料：发病前有无在疟疾流行区居住史或旅行史，近年有无疟疾发作史或近期有无输血史等。

（2）临床表现：典型的周期性寒战、发热、出汗。间隔 1 天、2 天发作一次或不规律发热，多次发作后伴脾、肝大及贫血。凶险型多发生在流行期中，起病急，突发高热、寒战，昏迷与抽搐。流行区婴幼儿突发高热、寒战、昏迷，也应考虑本病。

（3）实验室检查：找到疟原虫，即可确诊。血片找疟原虫应当在寒战发作时采血，必要时应多次重复查找。厚血片可提高检出率。临床高度怀疑而在血片多次阴性可做骨髓穿刺涂片查找疟原虫。

（4）诊断性治疗：临床表现很类似疟疾，但经多次检查未找到疟原虫。可试用杀灭红内期原虫的药物（如氯喹），治疗 48h 发热控制者，可能为疟疾。但注意耐药虫株。

2．诊断标准

（1）带虫者：无临床症状，血或骨髓涂片找疟原虫者。

（2）疑似病例：曾有疟疾传播季节在疟疾流行区居住史或旅行史，或近 2 周有输血史；有寒战、发热、出汗等症状，但发作周期与热型不规律者。

（3）临床诊断：曾有疟疾传播季节在疟疾流行区居住史或旅行史，或近 2 周有输血史等，且有典型疟疾症状；或有典型症状但未找到病原体，应用氯喹治疗，如疗效明确可做出临床诊断。

（4）确定诊断：有疟疾症状，血或骨髓涂片找到疟原虫可确诊；或有疟疾症状，疟原虫抗原检测阳性者。

（二）鉴别诊断

1．一般疟疾应与下列发热性疾病相鉴别　败血症、钩端螺旋体病、伤寒、副伤寒、急性血吸虫病、粟粒性肺结核、流行性出血热、急性肾盂肾炎、胆道感染。依据流行病学资料、临床表现特点及病原学检查和其他相关的辅助检查一般可以鉴别。

2．脑型疟疾　本病应与流行性乙型脑炎、中毒性痢疾、中暑及其他神经系统疾病相鉴别。

3．合并有黑尿热者　应与其他原因引起的急性溶血性贫血鉴别。

知识链接

我国疟疾流行现状

疟疾曾是严重危害我国人民身体健康和生命安全的重要虫媒传染病。经过多年积极防治，我国疟疾疫情显著下降，发病人数从建国初期的每年 3000 万下降至 2010 年的 7433 例；流行区范围大幅度缩小，主要流行于云南、海南、贵州等南部地区和安徽、河南、江苏、湖北等中部地区。除云南、海南两省外，其他省份已消除恶性疟。近年来，输入性疟疾病例呈上升趋势，恶性疟死亡病例明显增多，2011 年 1—3 月，因患恶性疟死亡 11 例。2010 年 5 月，卫生部等 13 个部门联合印发《中国消除疟疾行动计划（2010—2020 年）》，提出到 2020 年要在全国范围内消除疟疾。

【治疗】

（一）病原治疗

病原治疗中最重要的是要杀灭红细胞内的疟原虫以控制发作，同时应防止复发和传播。

1．控制发作

（1）磷酸氯喹：简称氯喹，主要杀死疟原虫红细胞内期的裂殖体，是目前控制发作的首选药。用于对氯喹敏感的疟原虫感染的治疗，每片 0.25g（基质 0.15g）。连用 3 天，第一天首次口服 4 片，6 ～ 8h 后再服 2 片；第 2、3 天每天 2 片，共计 10 片。

（2）盐酸氨酚喹啉：作用与氯喹相似。每片 0.25g（基质 0.2g），第 1 天 3 片，第 2、3 天各

2片。

（3）哌喹及磷酸哌喹：本品作用类似氯喹，为长效抗疟药。耐氯喹的虫株对本品仍敏感。

（4）盐酸甲氟喹：红细胞内期的疟原虫有杀灭作用，适用于治疗各型疟疾尤其是耐氯喹者。一次顿服 750mg。

（5）青蒿素及其衍生物：控制疟疾症状和疟原虫转阴速度比氯喹快。其吸收快，很适用于凶险疟疾的抢救。青蒿素片，总剂量 2.5g，首次口服 1.0g，6h 后服 0.5g，第 2、3 日各服 0.5g。青蒿琥酯抗疟疾疗效显著，疟原虫对其耐药率很低，适用于孕妇和脑型疟疾患者的治疗。

（6）磷酸咯萘啶：能有效杀死疟原虫红细胞内期的裂殖体。

2．防止复发和传播　磷酸伯氨喹简称伯氨喹，能杀灭红细胞外期原虫及配子体，故可防止复发和传播。每片 13.2mg（基质 7.5mg），根治间日疟：每日服 3 片，连续 8 天。恶性疟疾和三日疾为防止传播也可服伯胺喹，顿服 4 片或每日服 3 片，连续 3 日，以消灭配子体。本品过量或者缺乏葡萄糖 -6- 磷酸脱氢酶者，易致溶血反应。

3．恶性疟的治疗

（1）磷酸氯喹注射液：用于敏感株感染治疗。

（2）磷酸咯萘啶注射液：3 ～ 6mg/kg，加 5% 葡萄糖液或生理盐水静脉滴注或分次肌注，2 ～ 3 天一个疗程。

（3）青蒿琥酯：青蒿琥酯 60mg 加入 5% 碳酸氢钠 0.6ml，摇匀至完全溶解，再加 5% 葡萄糖水 5.4ml，按 1.2mg/kg 计算每次用量。首次注射后 4h、24h、48h 各再注射 1 次。

（二）对症及支持治疗

1．循环功能障碍者，按感染性休克处理，给予肾上腺皮质激素、莨菪类药、低分子右旋糖酐等。

2．高热惊厥者，给予物理、药物降温及镇静止惊治疗。对超高热者可短期应用肾上腺皮质激素。

3．脑型疟疾常有脑水肿应及时应用脱水剂治疗。

4．有心力衰竭、肺水肿者，应强心、利尿。

5．呼吸衰竭应用呼吸兴奋药，或人工呼吸。

6．肾衰竭者可做血液透析。

7．有低血糖者应及时纠正低血糖。

8．有黑尿热者，首先停用奎宁及伯氨喹，继之给予激素，有贫血者输少量新鲜血，碱化尿液，利尿等。

【预后】

间日疟、三日疟和卵形疟患者预后良好。恶性疟、尤其是恶性疟凶险发作患者病死率较高。婴幼儿感染、延误治疗和耐多种抗疟药虫株感染者的预后较差。

【预防】

（一）控制传染源

发现疟疾患者，应进行登记、报告，并做好管理和追踪观察。根治疟疾现症病人及带疟原虫者。

（二）切断传播途径

防蚊、灭蚊是预防疟疾的主要环节。在有蚊季节正确使用防蚊剂及防蚊设备。清除蚊子孳生场所。

（三）保护易感人群

1．疫苗接种　目前研制的重组融合蛋白疫苗已经在非洲进行三期临床试验，取得初步可喜结果。

2．药物预防　进入疟区易感人群，特别是流行季节，或高疟区的健康人群服药预防。一般自进入疟区前2周开始服药，持续到离开疟区6～8周。①乙胺嘧啶25mg，每周一次。②氯喹0.5g，每周一次；③甲氯喹0.25g，每周一次。为防止耐药株产生，每3个月调换一次药物。孕妇、儿童宜服用氯喹作预防。

本节小结

疟疾是经雌性按蚊叮咬而感染人类疟原虫所引起的寄生虫病。临床以间歇性寒战、高热、大汗为特征，同时可有贫血、肝脾大等表现。因引起本病的疟原虫不同而分为间日疟、三日疟、恶性疟及卵形疟。间日疟及卵形疟可出现复发；恶性疟呈不规则发热，病情较重，且可引起脑型疟等凶险发作。依据流行病学资料、临床表现及实验室检查可做出诊断，血或骨髓中找到疟原虫，即可确诊。对临床表现很类似疟疾，但经多次检查未找到疟原虫，可进行诊断性治疗，若治疗48h发热控制者，可能为疟疾。氯喹是目前控制发作的首选药，防止复发和传播可选用磷酸伯氨喹。防蚊、灭蚊是预防疟疾的主要环节。进入疟区易感人群，特别是流行季节，或高疟区的健康人群可服用乙胺嘧啶或氯喹预防。

自测题

一、填空题

1．传播疟疾的主要媒介是____________，最主要的传播途径为____________。

2．控制疟疾临床发作首选药物为：____________。

二、选择题

A1型题

1．能引起较严重贫血的疟疾是

A．恶性疟
B．三日疟
C．卵形疟
D．间日疟
E．儿童疟疾

2．疟疾病人治疗过程中发生溶血尿毒综合征时需立即执行的措施是

A．输血
B．停服乙胺嘧啶
C．用青霉素
D．服止血药物
E．停服伯氨喹

3．与间日疟及卵形疟复发有关的是

A．迟发型裂殖体
B．红细胞内期
C．红细胞前期
D．红细胞外期
E．配子体

A2型题

4．患者，女，19岁，因间歇性发冷、发热、出汗10天，于7月29日入院，半年前由吉林来云南，来院前10日开始发冷发热，头痛，开始时体温无一定规律性，有出汗，近5天来每隔日出现一次高烧，持续数小时，体温达39～40℃，伴有全身酸痛乏力，持续2～6h后开始大汗，体温骤降，自觉

明显好转，精神好，可以进食，为明确诊断首先应做哪一项检查

A．血涂片查疟原虫

B．粪便涂片查血吸虫卵

C．血培养查伤寒沙门菌

D．血常规

E．血清乙脑特异性 IgM 抗体检测

（何辉红）

第七章　蠕虫感染性疾病

第一节　血吸虫病

学习目标

通过本节内容的学习，学生应能：

识记

说出日本血吸虫病的病原学特点，血吸虫生活史、发病机制、病理解剖与临床表现的关系。

理解

归纳日本血吸虫病的临床表现特点及实验室检查的临床意义。

运用

1．运用所学知识对本病进行诊断及鉴别诊断。

2．能初步制订本病的治疗及预防方案并对健康人群做出预防宣传指导。

案例 7-1-1

患者，男，20岁，湖南人。发热、腹泻3周。患者于3周前开始出现发热，下午及晚上体温升高明显，最高时达39.5℃。腹泻每日3～4次，初为稀便，后便中带有黏液和脓血，每次量不多。病程早期还出现荨麻疹及咳嗽。食欲缺乏，偶有咳嗽、气喘，小便正常。今年6月曾在洞庭湖区多次游泳。体格检查：T 38.4℃，P 89次/分，R 19次/分，BP 125/80mmHg，未见皮疹及浅表淋巴结肿大。腹平软，肝肋下2.5cm，轻触痛，脾肋下1cm。

实验室检查：白细胞 14×10^9/L，嗜酸性粒细胞占30%；肝功能：丙氨酸氨基转移酶140U/L。

问题与思考：

1．该例最可能的诊断是什么？诊断依据有哪些？

2．该疾病需与哪些疾病鉴别，如何进行病原学诊断？

3．治疗要点有哪些？

日本血吸虫病（schistosomiasis japonica）是日本血吸虫寄生于人体门静脉系统引起的疾病。由皮肤接触含有尾蚴的疫水而感染，主要病变是虫卵沉积于肝和肠道而引起的虫卵肉芽肿。急性期患者有发热、肝大与压痛、腹泻或排脓血便，血中嗜酸粒细胞显著增多；慢性期以肝大和慢性腹泻为主；晚期则以门静脉周围纤维病变为主，可发展为门静脉高压、巨脾、腹水和发育障碍等。

目前寄生在人体的血吸虫有五种，即日本血吸虫、曼氏血吸虫、埃及血吸虫、间插血吸虫和湄公血吸虫。在我国只有日本血吸虫病流行。

【病原学】

日本血吸虫成虫雌雄异体，常合抱在一起，寄生于人体或其他哺乳动物的门静脉系统，主要寄生在肠系膜下静脉。存活时间一般为 4 ～ 5 年，长者可达 10 ～ 20 年以上。雌雄成虫在血管内交配产卵，一条雌虫每天可产卵 1000 个左右。大部分虫卵滞留于宿主肝及肠壁内，部分虫卵从肠壁穿破血管，随粪便排出体外入水，在适宜温度（25 ～ 30℃）下孵化成为毛蚴。毛蚴遇中间宿主钉螺时，钻入钉螺体内发育繁殖，经母胞蚴和子胞蚴 2 代发育，约 7 ～ 8 周后发育成尾蚴从螺体逸出，每日数条至数百条不等。当人、畜接触含有尾蚴的疫水时，尾蚴很快从皮肤或黏膜处钻入体内，随血液循环流经肺抵达肝，约 1 个月在肝内发育为成虫，逆血流移行至肠系膜下静脉内产卵，完成生活史。

在血吸虫生活史中，人是终末宿主，钉螺是惟一的中间宿主。除人外，尚有牛、猪、羊、狗等 40 余种哺乳动物是保虫宿主。

【流行病学】

（一）传染源

患者和保虫宿主是主要的传染源。

（二）传播途径

由皮肤黏膜接触含尾蚴的疫水而感染，饮用含尾蚴的生水可自口腔黏膜侵入。要实现传播途径必须具备三个条件：虫卵随粪便入水，水中有钉螺孳生，人畜接触疫水。

（三）易感人群

人群普遍易感，以青壮年农民、渔民为多，夏秋季感染机会最多，感染后可以获得一定免疫力，但是可多次重复感染。

（四）流行特征

血吸虫病流行于我国长江沿岸及以南的 13 个省、市、自治区。疫情以湖沼区最为严重，流行区与钉螺分布区域相同。

【发病机制及病理】

血吸虫病的病变可由尾蚴、幼虫、成虫、虫卵等及其代谢产物所致。幼虫移行过程中，其体表抗原决定簇逐渐向宿主抗原转化，逃避宿主的免疫攻击，因此不会引起严重组织损伤或炎症。成虫表面具有抗原性，能激发宿主产生相应抗体，直接作用于新入侵的幼虫，发挥一定的保护作用。成虫释放的循环抗原可与相应的抗体形成免疫复合物出现于血液或沉积于器官，引起免疫复合物病变。沉积在肝与结肠内的虫卵引起的肉芽肿病变最为严重。成熟虫卵通过卵壳上的微孔分泌可溶性虫卵抗原，致敏 T 淋巴细胞，产生各种淋巴因子，吸引吞噬细胞、单核细胞及嗜酸性粒细胞等聚集到虫卵周围形成肉芽肿（虫卵结节）。血吸虫病引起的肝纤维化是在肉芽肿的基础上产生的。虫卵释放的可溶性虫卵抗原、巨噬细胞与 T 淋巴细胞产生的成纤维细胞刺激因子，均可促使成纤维细胞增殖与胶原合成。急性血吸虫病患者血液中检出免疫复合物与特异性抗体阳性率甚高，故急性血吸虫病人主要是体液免疫与细胞免疫的混合表现，而慢性与晚期血吸虫病的免疫病理变化则属于迟发性变态反应。尾蚴侵入皮肤可引起局部毛细血管扩张充血和细胞浸润，皮肤出现红色丘疹，称“尾蚴性皮炎”。幼虫移行至肺时，部分经肺毛细血管可穿破血管导致肺组织点状出血、充血和细胞浸润，严重时可发生“出血性肺炎”。成虫的机械性刺激及其代谢产物仅产生轻微的静脉内膜炎、轻度贫血和嗜酸粒细胞增多，虫体死亡后可引起血管壁坏死和肝内门静脉分支栓塞性脉管炎，较轻微，对人体不足以引起重大损害。

血吸虫病的病理改变以肝与结肠最显著。早期肝大，表面可见栗粒状黄色虫卵结节；晚期肝门静脉及其周围纤维组织增生，形成肝硬化，引起门脉高压症、巨脾、脾功能亢进。结肠病变主要在直肠、乙状结肠与降结肠，右侧结肠及阑尾也经常被累及。急性期有黏膜充血、水肿，黏膜下层有堆积的虫卵结节，破溃后形成浅表溃疡，排出脓血便；慢性期由于纤维组织增生，肠壁增厚，可引起息肉样增生与结肠狭窄。异位损害是指虫卵或成虫寄生于门静脉系统以外的脏器引起的病变，以肺和脑较为多见。肺部病变为间质性虫卵肉芽肿伴周围肺泡炎性浸润。

【临床表现】

血吸虫病的临床表现复杂多样，按病程和主要临床表现分为急性、慢性与晚期血吸虫病和异位损害。

（一）急性血吸虫病

在接触疫水后数小时至 2 ～ 3 天内，尾蚴侵入皮肤处可出现尾蚴性皮炎，2 ～ 3 天自行消退。潜伏期长短不一，80% 患者为 30 ～ 60 天，平均 40 天，起病较急，多见于初次重度感染者，临床上以发热等全身症状为主。

1．发热　患者都有发热，热度的高低、期限与感染程度成正比。体温一般在 38 ～ 40℃之间，热型以间歇热、弛张热最常见，一般发热前少有寒战，高热时偶有烦躁不安等中毒症状，热退后自觉症状良好。重症可有缓脉，出现贫血、消瘦、营养不良及恶病质，甚至死亡。

2．消化道症状　发热期间，多伴有食欲缺乏、腹部不适，轻微腹痛、腹泻，排便每天 3 ～ 5 次，初为稀水便，然后出现黏液脓血便，热退后腹泻次数减少。危重患者出现高度腹胀，腹水，腹膜刺激征。经治疗，热退后 6 ～ 8 周，上述表现可显著改善或消失。

3．过敏反应　除皮炎外，还可有荨麻疹、血管神经性水肿、全身淋巴结肿大、出血型紫癜等。血中嗜酸性粒细胞显著增多，对诊断具有重要参考价值。

4．肝脾大　90% 以上患者肝大伴有压痛，尤以肝左叶更显著，50% 以上患者有轻度脾大。

5．其他　半数以上病人有咳嗽、气喘、胸痛，危重病人咳嗽较重、咳血痰、胸闷、气促。重症病人可有神志淡漠、心肌受损、重度贫血、消瘦、恶病质，甚至迅速发展为肝硬化。

（二）慢性血吸虫病

在流行区占绝大多数。急性期症状消退而未经治疗或疫区多次重复感染而获得部分免疫力，病程经过在半年以上，称为慢性血吸虫病。病程可长达 10 ～ 20 年甚至时间更长。轻者大多无症状，仅在粪便普查或因其他疾病就诊时发现虫卵，或体检时发现肝大，B 超检查可呈网络样改变。部分患者可表现为血吸虫性肉芽肿肝病和结肠炎。常见症状有腹痛、腹泻、消瘦、贫血、乏力、劳动力减退等。重者出现内分泌紊乱、性欲减退，女性月经紊乱、不孕等。早期肝大，晚期发生肝硬化。脾逐渐增大。下腹部可触及大小不等的包块，是由增厚的结肠系膜、大网膜和肿大的淋巴结，因虫卵沉积引起的纤维化、粘连缠结所致。

（三）晚期血吸虫病

主要指血吸虫性肝硬化及门静脉高压，根据其主要临床表现分为以下几种类型：

1．巨脾型　最为常见，是晚期血吸虫病肝硬化门静脉高压的主要表现。脾大显著，下缘可达盆腔，表面光滑，质地坚硬，常伴有脾功能亢进。

2．腹水型　腹水是晚期血吸虫病肝功能失代偿的表现，约占 25%。患者腹部膨隆，感腹胀、乏力，常见腹壁静脉曲张，并伴有贫血、消瘦、下肢水肿等表现，常因并发消化道出血、肝性脑病、感染而死亡。

3．结肠肉芽肿型　以结肠病变为突出表现，病程 3 ～ 6 年以上。患者腹痛、腹泻、便秘、腹泻与便秘交替，有时有水样便、血便、黏液脓血便、腹胀、肠梗阻。左下腹可触及肿块，有压痛。结肠镜下可见黏膜苍白、增厚、充血、水肿、溃疡或息肉、肠狭窄。

4．侏儒型　较少见。自幼反复感染引起体内各种内分泌腺出现不同程度的萎缩，功能减退，以垂体前叶和性腺功能不全最常见，表现为身材矮小、面容苍老、生长发育低于同龄人、第二性征缺乏，但智力正常。

5．异位血吸虫病

（1）肺血吸虫病：多见于急性血吸虫病人。为虫卵沉积引起的肺间质性病变，表现为轻度咳嗽与胸部隐痛，痰少，肺部体征不明显，部分可以闻及干湿啰音。

（2）脑血吸虫病：多见于病程早期，以青壮年为多，急性患者表现为脑膜脑炎症状：如意识障碍，脑膜刺激征，瘫痪，抽搐、锥体束征等。慢性型主要症状为癫痫发作，尤以局限性癫痫为多见。

【实验室检查】

（一）常规检查

1．急性期白细胞总数和嗜酸粒细胞显著增高，白细胞总数多在（10 ～ 30）$\times 10^9$/L 以上。嗜酸粒细胞一般占 20% ～ 40%，最多可达 90% 以上。慢性血吸虫病人周围血嗜酸粒细胞轻度增多在 20% 以内，可有轻度贫血。晚期患者因脾功能亢进引起红细胞、白细胞减少，中性粒细胞常减少，嗜酸粒细胞增多不明显。

2．肝功能检查　急性血吸虫患者血清中球蛋白明显增高、血清 ALT 轻度增高。晚期血清白蛋白明显降低，常有白蛋白与球蛋白比例倒置现象。

（二）病原学检查

1．粪便检查　可从粪便中查到虫卵或孵出毛蚴。一般急性期检出率较高，而慢性期或晚期患者阳性率不高。

2．直肠黏膜活检　通过直肠或乙状结肠镜，自病变处取米粒大小黏膜，在显微镜下压片检查虫卵，阳性率较高。

3．免疫学检查　包括血吸虫抗原皮内试验、环卵沉淀试验（COPT）、酶联免疫吸附试验（ELISA）、间接血凝试验（IHA）等，阳性提示血吸虫感染，但不能区分过去感染与现症患者，并有假阳性、假阴性等。应用单克隆抗体检测血清中血吸虫循环抗原特异性高，可作为疗效判断参考，是目前免疫学诊断发展的动向。

【诊断及鉴别诊断】

（一）诊断依据

1．急性血吸虫病

（1）发病前 2 周至 3 个月有疫水接触史。

（2）发热、肝大与周围血液嗜酸粒细胞增多为主要特征，伴有肝区压痛、脾大、咳嗽、腹胀及腹泻等。

（3）粪检查获血吸虫卵或毛蚴。

（4）血清免疫反应阳性［环卵沉淀试验环沉率≥ 3% 及（或）间接血凝试验滴度≥ 1 ：10，酶标反应阳性，胶乳凝集试验滴度≥ 1 ：10］。

2．慢性血吸虫病

（1）居住在流行区或曾到过流行区，有疫水接触史。

（2）无症状或间有腹痛、腹泻或脓血便。多数伴有以左叶为主的肝大，少数伴脾大。

（3）粪检查获血吸虫卵或毛蚴，或直肠活检无治疗史者发现血吸虫卵，有治疗史者发现活卵或近期变性虫卵。

（4）无血吸虫病治疗史或治疗 3 年以上的病人，血清学诊断阳性；未治或治后 1 年以上的病人血清血吸虫循环抗原阳性。

3．晚期血吸虫病

（1）长期或反复的疫水接触史，或有明确的血吸虫病治疗史。

(2) 临床有门脉高压症状、体征，或有侏儒或结肠肉芽肿表现。

(3) 粪检找到虫卵或毛蚴，或直肠活检无治疗史者发现血吸虫卵，有治疗史者发现活卵或近期变性虫卵。

(4) 血清免疫反应阳性［环卵沉淀试验环沉率≥ 3% 及（或）间接血凝试验滴度≥ 1 ∶ 10，酶标反应阳性，胶乳凝集试验滴度≥ 1 ∶ 10］。

（二）诊断标准

1．急性血吸虫病

疑似病例：具备诊断依据中急性血吸虫病的 1 项和 2 项。

临床诊断：疑似病例加 4 项。

确诊病例：疑似病例加 3 项。

2．慢性血吸虫病

疑似病例：具备诊断依据中慢性血吸虫病的 1 项和 2 项。

临床诊断：疑似病例加第 4 项。

确诊病例：疑似病例加第 3 项。

3．晚期血吸虫病

疑似病例：具备诊断依据中晚期血吸虫病的 1 项和 2 项。

临床诊断：疑似病例加第 4 项。

确诊病例：疑似病例加第 3 项。

（三）鉴别诊断

急性血吸虫病需与败血症、伤寒与副伤寒、粟粒性肺结核等疾病鉴别。血常规检查嗜酸性粒细胞增多有重要鉴别价值。慢性血吸虫病需与慢性菌痢、病毒性肝炎、阿米巴痢疾、溃疡性结肠炎等病鉴别。粪便孵化血吸虫毛蚴阳性可确诊。晚期血吸虫病需与门脉性及坏死后肝硬化鉴别。

【治疗】

（一）病原治疗

目前治疗血吸虫病的首选药物是吡喹酮，适用于各期各型血吸虫病人。

1．急性血吸虫病　成人总剂量为 120mg/kg，儿童 140mg/kg，6 天分次服完，其中的 50% 必须在前两天服完。体重超过 60kg 者按 60kg 计。

2．慢性血吸虫病　成人总剂量为 60mg/kg，儿童体重在 30kg 以内者按 70mg/kg，30kg 以上者按成人剂量，2 天内分 4 次服完。

3．晚期血吸虫病　如患者一般情况好，肝功能尚佳，总量可按 40 ~ 60mg/kg，2 天分次服完，每天分 2 ~ 3 次服。若肝功能较差、年老体弱或有并发症者，可按总量 60mg/kg，3 天内分次服完。严重感染者可按总量 90mg/kg，6 天内分次服完。巨脾型者必要时可行手术治疗。

4．预防性服药　接触疫水后 15 天口服蒿甲醚 6mg/kg，以后每 15 天一次，连服 4 ~ 10 次，或在接触疫水后 7 天口服青蒿琥酯 6mg/kg，以后每 7 天一次，连服 8 ~ 15 次。

（二）对症治疗

急性期血吸虫病患者高热、中毒症状严重，应给予降温、补液，保证水、电解质平衡；慢性及晚期血吸虫病患者应加强营养，改善体质，采用综合治疗方法，及时治疗并发症；对巨脾型患者，可考虑手术；侏儒症时短期、间歇、小量给予性激素和甲状腺激素制剂。上消化道出血、腹水、肝性脑病者给予相应治疗。

【预后】

预后与感染程度、病程长短、有无并发症、治疗情况等有明显关系。急性血吸虫病经及时有效的治疗多可痊愈；慢性血吸虫病如得到较早期的有效治疗，大多数患者症状可消失，长期保持健康状态；晚期血吸虫病因肝硬化难以恢复，预后较差。

【预防】

（一）控制传染源

对流行区的人畜每年进行普查、普治，一般选择冬季非流行季节集中进行。

（二）切断传播途径

消灭钉螺是预防的关键因素，采用以改造环境灭螺为主、药物灭螺为辅的原则。保护水源，改善用水。粪便进行无害化处理，防止人畜粪便污染水源。

（三）保护易患人群

尽量避免与疫水接触，流行区应禁止下水游泳、捕捉鱼虾等，早晨和雨后不要赤足在河边草地上行走。下水劳动时，应涂擦防护剂或用药物浸渍衣裤，做好个人防护措施。

本节小结

日本血吸虫病是由日本血吸虫寄生在人体门静脉系统所引起的疾病，主要是通过皮肤或黏膜接触含尾蚴的疫水而感染，主要病变是血吸虫虫卵寄生在肝与肠所引起的肉芽肿。血吸虫生活史中，人是终末宿主，钉螺是唯一的中间宿主，要实现传播途径必须具备三个条件：虫卵随粪便入水，水中有钉螺孳生，人畜接触疫水。急性患者有发热、肝肿大和压痛、腹泻或脓血便，血中嗜酸性粒细胞显著增多。慢性患者以腹泻、肝脾肿大为主；晚期患者由于血吸虫性肝硬化，表现为门脉高压、巨脾与腹水。吡喹酮是治疗血吸虫病的首选药物，健康宣教的重点是对流行区的人畜每年进行普查、普治；消灭钉螺；尽量避免与疫水接触，下水劳动时，做好个人防护措施。

自测题

一、填空题

1. 人是日本血吸虫的__________宿主，而钉螺是唯一的__________宿主。
2. 日本血吸虫生活史过程中，感染人体的是__________。
3. 晚期血吸虫包括__________，__________，__________，__________等临床类型。

二、选择题

A1 型题

1. 血吸虫病发病机制中免疫复合物病变主要由下列哪项引起
   A. 幼虫表面的 C3 激活剂
   B. 幼虫表面抗原激活淋巴细胞
   C. 成虫释放的循环抗原
   D. 虫卵释放的可溶性抗原
   E. 尾蚴激活肥大细胞和嗜酸性粒细胞
2. 血吸虫病的确诊可通过从粪便中孵育出什么而获得
   A. 尾蚴
   B. 毛蚴
   C. 虫卵
   D. 成虫
   E. 幼虫
3. 异位血吸虫病最常累及的器官是
   A. 肝和结肠
   B. 肺和脑
   C. 心和肾
   D. 脾
   E. 皮肤

三、简答题

1．简述血吸虫生活史阶段与致病的关系？

2．如何预防血吸虫病?

（蒋乐龙　周兰英）

第二节　并殖吸虫病

学习目标

通过本节内容的学习，学生应能：

识记

说出并殖吸虫病的病原体；复述并殖吸虫病流行的三个环节。

理解

归纳并殖吸虫的生活史。叙述并殖吸虫病的临床表现特点及实验室检查的临床意义。

运用

1．运用所学知识对本病进行诊断及鉴别诊断。

2．能初步制订本病的治疗及预防方案并对健康人群做出预防宣传指导。

案例 7-2-1

患者，男，16 岁，学生，因腹痛、腹泻伴发热、畏寒半个月，咳嗽、咳痰 1 周就诊。

患者半月前急起畏寒、发热，腹痛、腹泻，排便 5 ~ 6 次 / 天，糊状，有时呈暗红色。甲硝唑治疗 1 周后，病情无缓解。近 1 周来出现咳嗽、咳痰，并且痰中带血，有时候痰呈铁锈色。半年前有生食溪蟹史。入院体格检查：T 38℃，急病面容，双肺呼吸音增粗，右下肺可闻及少许湿啰音，肝右肋下 1cm。

辅助检查：血常规示白细胞 25×10^9/L，中性粒细胞 45%，淋巴细胞 20%，嗜酸性粒细胞 35%。胸片示：右下肺有大小不等、边缘不清的片状阴影，少量胸腔积液。

问题与思考：

1．该病例最可能的诊断及诊断依据是什么?

2．应进一步确诊需做哪些检查?

3．处理原则是什么?

并殖吸虫病（paragonimiasis）又称肺吸虫病（lung fluke disease），是由寄生于人体内各脏器（以肺部为主）的并殖吸虫引起的人畜共患的慢性寄生虫病。我国的并殖吸虫病以卫氏并殖吸虫和斯氏狸殖吸虫感染为主，斯氏狸殖吸虫也称为四川并殖吸虫。卫氏并殖吸虫病以咳嗽、咯血、咳铁锈色痰等呼吸系统症状为特征，痰中常可找到虫卵。斯氏狸殖吸虫病主要以皮下游走性包块、胸腔积液、心包积液为特征。

【病原学】

并殖吸虫是并殖吸虫病（又称肺吸虫病、并殖病）的病原体，分类学隶属于并殖科。目前世界上已知的并殖吸虫有50多种，亚洲分布最多，有31种，中国已发现28种。目前发现对人致病的有卫氏、斯氏、会同、团山、肺山、异盘、宫崎等并殖吸虫。其中以卫氏并殖吸虫为代表的人兽共患型和以斯氏狸殖吸虫为代表的兽主人次型是我国最重要的致病虫体。

并殖吸虫成虫雌雄同体，有口、腹吸盘各一个，虫体富有肉质，卵巢和睾丸并列。卫氏并殖吸虫的成虫虫体肥厚，背侧稍隆起，腹面扁平，似半粒花生米。斯氏狸殖吸虫成虫虫体窄长，虫体最宽处约在前1/3或稍后。卵巢类型，口、腹吸盘比例，睾丸长度比是并殖吸虫形态鉴别的重要特征。虫卵呈椭圆形，壳较厚，色淡黄，卵盖大且常略倾斜，卵内含有一个半透明的卵细胞和10～20个卵黄细胞颗粒。各虫种及其亲缘关系的区别可采用基因组DNA序列带型图谱。

并殖吸虫病各虫种的生活史及其宿主的关系基本相同，均需要两个中间宿主，但中间宿主的种类不同，在各宿主体内的适应性也因虫种不同而异。其中卫氏并殖吸虫常寄居在人或动物的肺部，产出的虫卵可随痰液排出或被吞入消化道由粪便排入水中，在25～30℃经15～20天可发育孵出毛蚴。毛蚴钻入第一中间宿主螺的体内（卫氏并殖吸虫为淡水川卷螺，斯氏狸殖吸虫为拟钉螺），然后经胞蚴、母雷蚴及子雷蚴的发育和无性增殖阶段，约需12周发育为尾蚴，最后从螺体逸出。尾蚴在水中入侵第二中间宿主溪蟹或蝲蛄，在其体内胸肌、肝叶、腮叶或足肌等部位形成囊蚴而成为并殖吸虫的感染期。人如果生吃溪蟹或蝲蛄，囊蚴经胃、十二指肠的消化液和胆汁的作用，于30～60min脱囊逸出，穿过肠壁而进入腹腔，发育为童虫。童虫穿过肠壁进入腹腔，而大部分童虫再穿过膈肌进入胸腔，在肺内发育为成虫产卵。从囊蚴进入人体至成虫产卵约需2～3个月。

卫氏并殖吸虫病主要寄生于终宿主肺组织，以宿主组织液及血液为食物，成为肺吸虫囊肿，成虫一般寿命为5～6年，最长可达20年以上。斯氏狸殖吸虫不能适应人体内环境，主要寄生在犬、猫、果子狸等哺乳动物体内，人不是其适宜的终宿主，因其在人体内不能发育成熟至产卵，而多以童虫形式在体内移行，以渗出性胸膜炎与游走性皮下结节为主。

【流行病学】

（一）传染源

并殖吸虫病是一种人兽共患病。卫氏并殖吸虫病患者是主要传染源。而斯氏狸殖吸虫病患者不是传染源，病猫、病犬等病畜是其主要传染源。鼠类、兔、野猪等动物虽不是并殖吸虫的适宜宿主，但体内可携带童虫，这类动物称为转续宿主，也是重要的传染源。

（二）传播途径

人类主要因生食或半生食含有并殖吸虫囊蚴的溪蟹或蝲蛄而感染并殖吸虫病。饮用含囊蚴的生水，或进食含有或囊蚴的转虫宿主动物肉也可感染。

（三）人群易感性

普遍易感，以儿童和青少年感染多见，尤以学龄儿童可能因接触溪蟹或蝲蛄机会较多。病后仍可再感染。流行地区人群感染率平均约20%，其中约30%为隐性感染。

（四）流行特征

并殖吸虫流行于世界各地，主要分布在亚洲、美洲和非洲。我国有24个省区市农村有报道。本病主要分布在直接捕食溪蟹的地方，以夏秋季感染为主，喜食醉蟹的地区四季均可流行。

【发病机制及病理】

并殖吸虫童虫游走、成虫定居或虫卵均可对机体造成机械性损伤，而虫体的代谢产物等抗原物质也会造成免疫病理反应。

并殖吸虫囊蚴被人吞食后，经胃至十二指肠，在温度、胆汁和肠液的影响下，在小肠上部脱囊为童虫，此时童虫可穿过腹壁进入腹腔，引起肠黏膜出血性或脓性窦道，产生广泛的腹部炎症、粘连，多数童虫又可穿过膈肌游动至胸腔而产生胸膜炎或胸腔积液。童虫在移行过程中逐渐发育，钻入肺内形成囊肿。成虫常固定于肺，可引起咳嗽、咳痰及咯血等症状，也可游走移动而波及其他脏器。虫体可从纵隔上移，沿颈动脉上升，经裂孔进入颅内而侵犯脑组织，虫体形成多房型脓肿、结节、囊肿及瘢痕，且可在脑内移行，造成反复损伤。虫体的代谢产物及产生的异性蛋白可导致过敏反应。虫卵对人体组织仅产生异物刺激和机械性刺激作用，引起周围的结缔组织增生和炎症反应。

斯氏狸殖吸虫的童虫在人体移行造成的损害较卫氏并殖吸虫显著，局部反应较全身反应强烈，但因人体不是斯氏狸殖吸虫最适宜的终末宿主，虫体一般不能在人体发育成熟而产卵，故囊蚴进入人体后，只能以童虫形式移行，极少进入肺部形成囊肿，大多数只在皮下或其他组织中移行而形成囊肿、游走性包块、渗出性胸膜炎等病变。

本病的基本病理改变可分为下列 3 期，三期病变可同时存在于患者肺及其他器官。

1．脓肿期　虫体移行穿破组织而引起线状出血、坏死，同时可伴单核细胞、嗜酸性粒细胞和中性粒细胞浸润而形成脓肿。

2．囊肿期　脓肿周围肉芽组织增生，形成纤维状囊壁，称为并殖吸虫性囊肿，构成本病的特殊病变。囊内有棕色黏稠液体和虫体，囊肿之间可见隧道和空穴相通，囊肿呈多房性。

3．纤维瘢痕期　当囊内虫体游走或死亡后，囊内容物逐渐排出或被吸收，周围肉芽组织及纤维组织向中心发展，使整个囊肿完全被纤维组织代替形成瘢痕。

【临床表现】

潜伏期可短至数日，或长达 10 年以上，一般为 3 ～ 6 个月。本病为全身性疾病，缓慢起病，大量感染并殖吸虫者可表现为急性并殖吸虫病，中、重度感染者可有多脏器受累，症状较复杂。

（一）急性并殖吸虫病

起病急骤，表现轻重不一。轻者仅表现为低热、食欲缺乏、乏力、腹痛、腹泻等非特异性症状。重者可有全身过敏反应、高热、胸痛、腹痛、咳嗽、气促、肝大并伴有荨麻疹。血常规示白细胞数增多，嗜酸性粒细胞升高明显，一般占 20% ～ 40%，个别可超过 80%。

（二）慢性并殖吸虫病

大多数患者早期症状不明显，发现时已经进入慢性期。其临床表现也因虫种不同而异。卫氏并殖吸虫病主要表现为呼吸系统症状，如咳嗽、咳痰、胸痛及咯血，痰液与血混合呈铁锈色或烂桃样，若侵犯肝、皮下或者脑脊髓则可出现肺外症状。斯氏狸殖吸虫病主要表现为游走性皮下结节，若侵犯眼、心包、肝或脊髓，也可出现相应症状。卫氏并殖吸虫病和斯氏狸殖吸虫病的鉴别要点见表 7-1-1。

表 7-1-1　卫氏并殖吸虫病与斯氏狸殖吸虫病的鉴别要点

	卫氏并殖吸虫	斯氏狸殖吸虫
感染方式	生食或半生食淡水蟹、蝲蛄	生食或半生食淡水蟹
全身症状	不常见	常见
荨麻疹等过敏症状	少见	很常见
咳嗽、咳血痰	咳嗽明显，痰可呈铁锈色、棕褐色或烂桃样	轻咳，血丝痰
胸腔积液	较少见	常见
肝受损	较少见	常见
颅脑受损	脑脓肿多见	蛛网膜下腔出血多见
贫血	无	轻中度
血常规	白细胞轻度升高，嗜酸性粒细胞轻度升高	白细胞中、重度升高，嗜酸性粒细胞高度升高
皮下结节与包块	少见，结节内可见虫卵，偶见成虫	常见，游走性强，包块内可见童虫
胸部 X 线	肺纹理增粗，多房囊性或结节性阴影	正常或轻度改变，可见胸腔积液

（三）主要临床类型

1．胸肺型　最常见，以咳嗽、胸痛、咳出铁锈色或烂桃样血痰为主要症状。血痰中可查见虫卵。可致渗出性胸膜炎、胸腔积液、胸膜粘连等。

2．腹型　约占30%，多见于感染早期，主要表现为恶心、呕吐、腹痛、腹泻等消化道症状。多在全腹或右下腹，以隐痛为主。腹泻多为黄色、黄绿色稀便，可有血便。少数患者可出现腹膜炎、腹水等症状。可形成嗜酸性肝脓肿，致肝损害或肝大。

3．皮下包块型　以皮下结节和包块为主要表现，常发部位为腹壁、胸背、头颈、四肢等。包块大小不一，表面皮肤正常，常呈单个散发，偶可见多个成串，触之有痒感或疼痛感，直径为1 ~ 3cm。斯氏狸殖吸虫病发生率约为50% ~ 80%，包块以游走性为特点；卫氏并殖吸虫发生率约10%，包块一般不游走。

4．脑脊髓型　以卫氏并殖吸虫病患者多见，尤以儿童感染者多见，临床表现轻重根据其侵犯脑组织的部位及程度而异。脑型常有高颅压症状，表现为头痛、呕吐、视力减退、肢体瘫痪或反复癫痫发作等，斯氏狸殖吸虫可表现为蛛网膜下腔出血。脊髓型可表现为下肢刺痛或麻木感，继之可出现肢体瘫痪、排尿排便失禁等。

5．其他型　有的患者阴囊部出现肿块，切开肿块可找到虫卵或成虫。有的患者没有明显临床症状体征，血嗜酸性粒细胞增高，无明显脏器损害。

【实验室检查】

（一）常规检查

急性患者外周血白细胞总数增多，为（10 ~ 20）×10^9/L；嗜酸性粒细胞比例明显增高，约占30% ~ 40%。脑脊液、胸胸腔积液水、腹水及痰液中嗜酸性粒细胞也可增高。血沉明显增快。

（二）病原学检查

1．查虫卵和虫体

（1）痰液检查：卫氏并殖吸虫病患者痰液常呈铁锈色，镜检可见虫卵、嗜酸性粒细胞以及夏科 - 莱登晶体。

（2）粪便检查：15% ~ 40% 患者粪便可找到并殖吸虫卵。

（3）活组织检查：皮下结节或包块活检，可见嗜酸性肉芽肿，有嗜酸性粒细胞及夏科 - 莱登结晶，亦可检出成虫、蚴虫或虫卵。

2．免疫学检查　对早期或轻度感染的亚临床患者及异位损伤的患者，常依赖特异的免疫学诊断方法。

（1）皮内试验：以1：2000的成虫抗原0.1ml于前臂内侧皮内注射，15 ~ 20min看结果，若皮丘直径＞12mm、红晕直径＞20mm者为阳性，阳性符合率可高达95%以上。因与其他吸虫如华支睾吸虫、血吸虫等有交叉反应，只能作为初筛试验。皮试阳性只能说明有过吸虫感染，不能诊断为吸虫病。

（2）ELISA检测：特异性较强，检测患者血清中抗原阳性率可达95%以上，可作为判断疗效的指标；而检测患者血清中抗体阳性率达90% ~ 95%。

（3）后尾蚴膜试验：痰中并殖吸虫卵阳性患者此试验特异性强，阳性率高，有早期诊断价值，但须注意与其他吸虫有部分交叉反应。

（三）影像学检查

胸部X线摄片对胸肺型并殖吸虫病具有重要价值，早期可见中下肺边缘不清、大小不等的类圆形浸润阴影，后期可见囊肿及胸腔积液，同时伴胸膜增厚或粘连。CT、MRI或脑血管造影等有助于显示脑脊髓的病变。

【诊断及鉴别诊断】

流行地区根据其临床表现可以做出初步诊断，临床标本查到虫体或虫卵可确诊。

（一）诊断依据

1．流行病学资料　主要注意流行区分布或进入流行区的人群，有无生食或半生食溪蟹、蝲蛄或饮用溪流生水史。

2．临床表现　急性患者、慢性患者相应的临床表现。

3．实验室检查　急性患者血中嗜酸性粒细胞比例明显增高，血沉明显增快。痰液、粪便、活组织查到虫卵和虫体，对确诊本病有重要意义。对早期或轻度感染的亚临床患者及异位损伤的患者，常依赖特异的免疫学诊断方法。胸部X线摄片对胸肺型并殖吸虫病具有重要价值。

（二）诊断标准

1．疑似诊断　对流行地区有生食或半生食溪蟹、蝲蛄或饮用溪流水史的患者，有发热、咳嗽、腹痛、腹泻等症状，要高度怀疑并殖吸虫的感染。

2．临床诊断　居住或到过流行地区的人群，临床上发病出现咳嗽、咳铁锈色痰、胸腔积液、腹泻、腹痛或游走性皮下结节或包块者，同时血嗜酸性粒细胞升高应考虑本病可能。皮内试验对诊断有参考价值，血清学检查有辅助诊断价值。

3．确定诊断　痰液、粪便或体液中查见并殖吸虫虫卵，或在皮下结节中查到虫体是确诊的依据。

（三）鉴别诊断

1．结核病　结核病患者低热、盗汗症状明显，结核菌素试验阳性，痰查抗酸杆菌有助于鉴别。

2．颅内肿瘤　感染史、肺部病变、虫卵检查、嗜酸性粒细胞增多及免疫学检查阳性可以与颅内肿瘤鉴别。

3．脑囊虫病应与其他疾病引起的癫痫发作、颅内压增高、瘫痪等鉴别，根据流行病学史，脑囊虫病伴有的皮下结节，虫卵检查、活检可明确诊断。

4．其他　腹型并殖吸虫病出现腹痛、腹泻及肝损害等症状需与肝脓肿、病毒性肝炎等疾病鉴别。

【治疗】

（一）病原治疗

1．吡喹酮　为本病的首选药，对卫氏并殖吸虫和斯氏狸殖吸虫均有良好疗效。具有毒性低、疗效高、疗程短等优点，对成虫效果较好，对童虫的杀灭作用较差，应加大剂量或增加疗程。剂量为每次25mg/kg，每天3次，2～3天为一疗程。脑型患者可间隔7天后再给药一个疗程。

2．硫氯酚（别丁）　成人每天3g，儿童每日50mg/kg，分3次口服，连服15天或间日服用20～30天为一个疗程。近期治愈率为84%～95%。本药副作用较大，常见有腹痛、腹泻、恶心、呕吐、食欲缺乏、荨麻疹等，偶可发生中毒性肝炎。个别病例可因杀死虫体后释放的大量异体蛋白而出现赫氏反应，表现为烦躁不安、呼吸急促、发绀、喉头水肿及血压下降等，应立即停用此药并予救治。有肝病、肾病和心脏病患者以及妊娠妇女慎用。本药现已少用。

3．三氯苯哒唑　此药为新型苯丙咪唑类衍生物，疗效与吡喹酮相似，副作用较轻，对并殖吸虫有明显杀虫作用，用法为5mg/kg，每天1次，3天一个疗程。

（二）对症治疗

咳嗽、咯血者给予镇咳、止血治疗。颅内高压者使用脱水剂。皮下包块或内科治疗无效可考虑手术治疗，胸膜粘连严重者可行胸膜剥离术。

【预后】

一般病例预后较好，预后可因致病虫种、病变部位及感染轻重而不同。脑脊髓型预后较差，可致脑疝而死亡或致残疾。斯氏狸殖吸虫累及脑部少，较易恢复。

【预防】

（一）控制传染源

在流行区应积极开展普查、普治，彻底治疗患者、隐性感染者，捕杀病犬、病猫。

（二）切断传播途径

广泛开展卫生宣教，改变生食或半生食溪蟹、直接饮用溪水等不良的习惯，生、熟食刀板要分开是预防本病最重要的措施。

（三）保护易感人群

患者的痰液可用生石灰或柴草灰灭卵。对到深山或荒野作业及旅游者要进行本病防治知识的卫生宣传教育，加强水源和粪便管理。

本节小结

并殖吸虫病又称肺吸虫病，是由并殖吸虫感染引起的人畜共患的慢性寄生虫病。我国以卫氏并殖吸虫和斯氏狸殖吸虫感染为主。卫氏并殖吸虫病患者是主要传染源，斯氏狸殖吸虫病病猫、病犬等病畜是其主要传染源。本病以夏秋季感染为主，人类主要因生食或半生食含有并殖吸虫囊蚴的溪蟹或蝲蛄而感染，儿童和青少年感染多见。卫氏并殖吸虫病临床表现以咳嗽、咯血、咳铁锈色痰等呼吸系统症状为特征，痰中常可找到虫卵。斯氏狸殖吸虫病临床表现主要以皮下游走性包块、胸腔积液、心包积液为特征。流行地区根据其临床表现可以做出初步诊断，特异的免疫学检查、临床标本查到虫体或虫卵可确诊。本病病原治疗首选吡喹酮。广泛开展卫生宣教改变生食或半生食溪蟹、直接饮用溪水等不良的习惯是预防本病最重要的措施。

自测题

一、填空题

1．卫氏并殖吸虫病的主要传染源是__________，斯氏狸并殖吸虫病的传染源是__________、__________等病畜。

2．出现皮下游走性包块以____________并殖吸虫感染多见，呼吸系统症状为主要特征以____________并殖吸虫感染多见。

3．并殖吸虫病的病原治疗首选药物是______________。

二、选择题

A1 型题

1．感染并殖吸虫的必备条件是生食或半生食

A．菱角、荸荠

B．瓜菜

C．溪蟹、蝲蛄

D．淡水鱼、虾

E．田螺

2．斯氏狸并殖吸虫病临床表现复杂，其最具特征性的表现是

A．腹痛、腹泻
B．游走性皮下包块
C．脑部损害
D．咳烂桃肉样痰液
E．肝脾肿大

3．卫氏并殖吸虫病的确诊依据是

A．粪、痰或体液中找到虫卵
B．咳嗽、咳痰、咯血
C．生食或半生食溪蟹、蝲蛄史
D．周围血嗜酸性粒细胞增高
E．脾肿大

三、简答题

1．简述并殖吸虫病的主要临床类型有哪些？
2．试列出并殖吸虫病的诊断依据？

（周卫凤）

第三节　华支睾吸虫病

学习目标

通过本节内容的学习，学生应能：

识记

说出华支睾吸虫病的临床特征及流行的三个环节。

理解

1．归纳华支睾吸虫的生活史。
2．叙述华支睾吸虫病的临床表现特点及实验室检查的临床意义。

运用

1．运用所学知识对本病进行诊断及鉴别诊断。
2．能初步制订本病的治疗及预防方案。

案例 7-3-1

患者，女，48 岁，菜农。因腹痛 7 年，加重 3 个月入院。

患者腹痛 7 年多，近 3 个月前，腹部胀痛明显加重。体查：生命体征平稳，神清合作，营养欠佳，面色蜡黄，心肺（-），腹平软，右上腹有压痛，余（-）辅助检查：CT 显示肝内胆管扩张，胆囊增大，肝门结构紊乱，考虑肝门胆管癌；血生化检查示 ALT、AST、胆红素正常，乙肝、丙肝抗原阴性，CEA、CA199 正常。诊断为“胆管占位”，而进行手术探查。术中从肝内胆管取出约 1000 余条死虫和活的虫体，术后病理检查示：肝片状吸虫病。后证实该寄生虫为华支睾吸虫。

案例 7-3-1

问题与思考：

1. 该患者的华支睾吸虫病可能是怎样被感染的？
2. 华支睾吸虫的生活史是怎样的？
3. 此病早期应如何治疗？

华支睾吸虫病（clonorchiasis），亦称肝吸虫病，是由华支睾吸虫寄生在人体肝内胆管引起的一种寄生虫病。人因食用未煮熟的含有活囊蚴的淡水鱼虾而感染。临床上以精神疲乏、食欲缺乏、腹泻、上腹部不适、肝大和嗜酸性粒细胞增高为特征，严重患者可出现胆管炎、肝硬化等并发症。严重感染的儿童常有营养不良和发育障碍。

【病原学】

华支睾吸虫成虫体形狭长，前端尖细，背腹扁平，后端略钝，形似葵花籽仁。虫体大小一般为（10 ~ 25）mm×（3 ~ 5）mm，雌雄同体，有口、腹吸盘各一个。雄虫虫体后 1/3 处前后排列 1 对分支状睾丸，雌虫有 1 个分叶状的卵巢，位于睾丸之前。虫卵呈黄褐色，体积很小，内含成熟的毛蚴，平均大小为（27.3 ~ 35.1）μm×（11.7 ~ 19.5）μm，形状似电灯泡，一端较窄且有盖，盖周围的卵壳增厚、形成肩峰，另一端有小疣状突起。

成虫寄生在人或其他哺乳动物的肝内中、小胆管中，数量多时，也可移居较大的胆管、胆总管甚至胆囊、胰腺管中。成虫产卵后，虫卵随胆汁进入肠道，可随粪便排出体外。虫卵进入水中被第一中间宿主（淡水螺）吞食后，在螺体消化道孵出毛蚴，毛蚴穿过肠壁在螺体内发育，并向肝移行，先后经历胞蚴、雷蚴和尾蚴 3 个阶段。尾蚴成熟后从螺体逸出，在水中遇到第二中间宿主（淡水鱼、虾）时，则侵入鱼体肌肉等组织发育为囊蚴。终宿主（人或哺乳动物）因食入含有未被杀灭的囊蚴的鱼虾而被感染。囊蚴呈椭圆形，内含一条幼虫，可在十二指肠内脱囊逸出，经胆总管逆行至肝胆管，也可经血管或穿过肠壁经腹腔进入肝内，通常在感染后 1 个月左右，在肝内的中、小胆管内发育为成虫。成虫在人体内的寿命可长达 20 ~ 30 年。

【流行病学】

华支睾吸虫病主要分布于东亚、东南亚一带。我国已有 24 个省、市、自治区有不同程度的流行（西北地区尚无报道），其中广东、东北地区的感染率较高。

（一）传染源

感染华支睾吸虫的人及哺乳动物（猫、狗、猪等）均可作为传染源。而猫、狗作为传染源的意义更大。

（二）传播途径

人常因为吃了含有活的华支睾吸虫囊蚴的淡水鱼、虾而感染。

（三）人群易感性

人对华支睾吸虫普遍易感，并可重复感染。

【发病机制及病理】

华支睾吸虫主要寄生于人体肝内中、小胆管，也可在胆总管、胆囊、胰腺管、十二指肠或胃内发现。感染较轻者，寄生于人体的虫数可为十余条至数十条，一般无明显临床症状，肉眼可无改变。感染重者，虫数可达数千条，肝内胆管及其分支均充满虫体及虫卵，可发生胆汁淤积、胆管结石、胆管阻塞等病变。

此病的病理损伤主要是虫体在胆管寄生时产生的代谢产物的化学刺激，以及虫体的机械刺激所引起。病变的部位主要在肝内胆管。感染的初期病变可不明显，重度感染或经过长时间刺激后，可引起肝内胆管损伤，甚至出现局限性的扩张，管壁增厚。慢性感染可有大量的结缔纤维组织增生，引起肝实质明显萎缩。

本病一般不引起肝硬化，严重感染的患者肝细胞可变性坏死，尤其在儿童患者，如同时合并营养不良，可能发展为肝硬化，成为死亡原因。此外，华支睾吸虫感染与胆管上皮癌、肝细胞癌的发生有一定关系。

【临床表现】

起病缓慢，一般潜伏期为 1 ~ 2 个月。

许多轻度感染者并无明显症状，仅少数患者在进食后有轻度上腹部不适、腹泻等症状。感染较重者除可出现疲乏、上腹部不适、消化不良、腹痛、腹泻、肝区隐痛及轻度黄疸等常见症状外，还可有头晕、心悸、失眠、记忆力减退等神经衰弱的症状。

常见的体征有肝大，少数出现脾大。个别患者因大量成虫堵塞胆总管而出现胆绞痛和梗阻性黄疸。严重的慢性感染者还可出现水肿、贫血、消瘦等营养不良的表现，晚期可造成肝硬化出现腹水和黄疸，甚至引起死亡。严重的儿童感染可见发育障碍，甚至导致侏儒症。

常见的并发症有化脓性胆管炎、胆囊炎和胆石症，有肝硬化者可发生上消化道出血。长期的慢性感染还可引起胆管上皮癌、肝细胞癌。成虫阻塞胰管可引起胰管炎及胰腺炎。

【实验室检查】

（一）血常规检查

白细胞轻中度增加，嗜酸性粒细胞增多，在 10% ~ 40% 之间，可有轻度贫血。

（二）肝功能检查

肝功能轻度损害，儿童营养不良时，碱性磷酸酶升高。

（三）病原学检查

1．查虫卵　检获华支睾吸虫虫卵是确诊的主要依据。虫卵计数有助于了解感染的程度和治疗效果。

2．免疫学检查　可用于本病的辅助诊断和流行病学调查，方法有皮内试验、间接细胞凝集试验、酶联免疫吸附试验、间接荧光抗体试验等。

（四）影像学检查

超声波、CT 和磁共振等可以显示扩张的胆管内是否有虫体或其他改变。但影像学的改变多属非特异性，不能作为明确诊断的依据。

【诊断及鉴别诊断】

（一）诊断依据

1．流行病学资料　居住或到过流行区，有生食或半生食淡水鱼虾史。

2．临床表现　患者有腹胀、腹泻等消化不良症状及头昏、记忆力下降、失眠等神经衰弱症状，体征有肝大、黄疸等。

3．实验室检查　粪便或十二指肠引流胆汁检查检获华支睾吸虫虫卵是确诊的主要依据。免疫学检查可用于本病的辅助诊断。

（二）诊断标准

1．疑似诊断　来自疫区或到过疫区的患者，有进食未经煮熟的淡水鱼虾史，临床上出现消化不良或神经衰弱症状，有肝功能损害或肝胆系统病变者高度怀疑华支睾吸虫感染。

2．确定诊断　疑似病例粪便或十二指肠引流检出华支睾吸虫虫卵可确诊。免疫学检查可用于本病的辅助诊断和流行病学调查。

（三）鉴别诊断

1．异形吸虫病　如临床反复以驱虫药治疗后，虫卵仍不转阴应考虑此病，通过粪检虫卵可鉴别。

2．病毒性肝炎　通过病原学和血清学检测可明确诊断。

3．其他　还应与其他原因所引起的肝硬化、肝癌、胆囊炎、胆石症、血吸虫病等疾病进行鉴别。

【治疗】

（一）一般及对症治疗

严重感染且营养不良者，应卧床休息，加强营养支持治疗，待全身症状改善后再行驱虫治疗。肝功能损伤明显的，应使用保肝药物。

（二）病原治疗

1．吡喹酮　为本病的首选药物，具有毒性低、吸收快、疗程短、排泄快等特点。每次20mg/kg，每天3次，连服2～3d，副作用较轻。胆管内华支睾吸虫被大量驱出时可引起胆绞痛。虫卵转阴率可达100%。

2．阿苯达唑（肠虫清、丙硫咪唑）　对此病也有较好疗效，每天10～20mg/kg，分2次，连服7d为一个疗程。虫卵转阴率可达95%。

（三）外科治疗

患者并发胆囊炎、胆石症或胆道梗阻时，应予以手术治疗。继发细菌感染者，加用抗菌药物，手术后继续予以病原治疗。

【预后】

轻型感染病例经过治疗预后良好。反复感染、重度感染及病程较长的病人，出现肝硬化、腹水或合并病毒性肝炎等患者治疗比较困难。

【预防】

（一）控制传染源

及时治疗病人和病畜，控制和消灭传染源。

（二）切断传播途径

改进烹调方法和改变饮食习惯，不吃生的或不熟的鱼虾，切生、熟食物的菜刀、砧板及器皿要分开。不用生鱼喂猫、犬。加强粪便管理，不让未经过无害化处理的粪便进入鱼塘，对控制本病有一定的作用。

（三）保护易感人群

做好卫生宣教工作，改变不良饮食习惯，展开流行病学调查。

本节小结

华支睾吸虫病，亦称肝吸虫病，是由华支睾吸虫寄生在人体肝内胆管引起的一种寄生虫病。感染华支睾吸虫的人及哺乳动物（猫、狗、猪等）为主要传染源。人因食用未煮熟的含有活囊蚴的淡水鱼虾而感染。临床上以精神疲乏、食欲缺乏、腹泻、上腹部不适、肝大和嗜酸性粒细胞增高为特征，严重患者可出现胆管炎、肝硬化等并发症。检获华支睾吸虫虫卵是确诊的主要依据，免疫学检查可用于本病的辅助诊断。吡喹酮是本病病原治疗的首选药物。预防此病的关键是改变饮食习惯，不吃生的或不熟的鱼虾；切生、熟食物的用具要分开。

自测题

一、填空题

1. 华支睾吸虫病，又称为__________病，主要传染源有__________及__________。
2. 华支睾吸虫病最常见的并发症有__________、__________、__________。
3. 华支睾吸虫病的病原学检查是采集__________或__________标本检查。

二、选择题

A1 型题

1. 华支睾吸虫病的确诊依据是
   A. 有进食未经煮熟的淡水鱼或虾的历史
   B. 有消化道症状，肝大
   C. 血中嗜酸性粒细胞增高
   D. 有肝硬化及门脉高压
   E. 粪便或十二指肠引流液中检出虫卵
2. 华支睾吸虫病的传播途径是
   A. 虫媒传播
   B. 消化道传播
   C. 接触传播
   D. 呼吸道传播
   E. 血液 - 体液传播

三、简答题

1. 简述华支睾吸虫病的主要临床表现。
2. 简述华支睾吸虫病治疗的首选药物及其特点。

（周卫凤）

第四节 钩虫病

学习目标

通过本节内容的学习，学生应能：

识记

说出钩虫病流行的三个环节。

理解

1. 归纳钩虫的生活史。
2. 叙述钩虫病的临床表现特点及实验室检查的临床意义。

运用

1. 运用所学知识对本病进行诊断及鉴别诊断。
2. 能初步制订本病的治疗及预防方案。

案例 7-4-1

患者，男，30岁，农民，因乏力，头昏1年余，伴眼花，耳鸣2月就诊。既往下地劳作后多次出现双手、足趾皮疹，当时奇痒，数天后又自愈。体格检查：T 37℃，R 22次/分，P 106次/分，BP 100/65mmHg，神清合作，面色蜡黄，口唇、指甲色苍白，心率100次/分，心尖区可闻及Ⅲ级收缩期吹风样杂音，双肺呼吸音清，腹平软，无压痛，肝脾未及，余（–）。

辅助检查：血常规示血色素70g/L，白细胞 4.0×10^9/L，中性粒细胞50%，淋巴细胞30%，嗜酸性粒细胞20%，血小板 100×10^9/L。粪便隐血实验（+++）。

问题与思考：

1. 该病例最可能的诊断是什么？
2. 应进一步做哪些检查？
3. 需制订出什么样的治疗方案？

钩虫病（ancylostomiasis）是钩虫寄生于人体小肠所引起的寄生虫病。临床上主要以贫血、胃肠功能紊乱及营养不良等为主要表现。轻者称钩虫感染，可无症状，严重的可导致心功能不全或儿童生长发育障碍。

【病原学】

寄生在人体内的钩虫主要有十二指肠钩口线虫（简称十二指肠钩虫）和美洲板口线虫（简称美洲钩虫）2种。钩虫成虫为雌雄异体，呈灰白色，雌虫较雄虫略粗长，雄虫尾端有交合伞。成熟的十二指肠钩虫雌虫每日产卵约10000～30000个，美洲钩虫每日产卵在5000～10000个。两种钩虫的虫卵形态相似，无色透明、呈椭圆形，卵壳薄，内含4～8个卵细胞。

钩虫卵一般随粪便排出，在温暖、潮湿的土壤中约经24～48h孵出杆状蚴，再经5～8d发育为丝状蚴，活动力强，条件适宜时可生存数周。丝状蚴潜伏于潮湿的泥土里，或沿水爬到植物茎叶上，当与人体皮肤接触时即迅速钻入皮肤。当丝状蚴钻入人体的皮肤或黏膜后，可经皮下毛细血管或淋巴管侵入人体，随血流经右心后到达肺，然后穿破肺泡毛细血管进入肺泡，再沿支气管、气管上行到咽部，随吞咽活动而进入消化系统，在小肠经3～4周后发育为成虫，附着在肠黏膜，寄生在小肠上段。雌雄交配后产卵。自丝状蚴侵入人体到发育至成虫产卵约需4～7周。成虫寿命可达5～7年，但大多数成虫在人体内存活1～2年即被排出体外。

【流行病学】

（一）传染源

钩虫病人和带虫者均为传染源。病人作为传染源的意义更大。

（二）传播途径

钩虫的丝状蚴主要经皮肤侵入。也可因生食含有钩蚴的蔬菜而经口腔黏膜入侵。

（三）人群易感性

人群对钩虫普遍易感，以青壮年农民感染率较高。可重复感染。

（四）流行特征

钩虫病流行很广，尤其是在热带、亚热带地区。我国在四川、湖南、浙江、福建、广东、广西等地区疫情较重，主要见于农村地区。

【发病机制及病理】

1．皮肤损害　丝状蚴侵入机体后数分钟至1h，局部皮肤可出现红色丘疹；1～2天后出现充血、水肿及中性粒细胞和嗜酸性粒细胞增多的炎症反应。大多数幼虫感染后 24h 仍滞留在真皮层及皮下组织，后可经淋巴管或微血管到达肺部。

2．肺部病变　幼虫移行到肺部时，可引起肺间质和肺泡点状出血和炎症，严重者可发生支气管肺炎。而当幼虫沿支气管上移至咽部时，可引起支气管炎和哮喘。

3．小肠病变　钩虫成虫通过口囊吸附在肠黏膜上，以摄取血液和黏膜上皮组织为食物，引起肠黏膜点状出血、渗血和溃疡的表现。钩虫病的主要表现是慢性失血性贫血。除虫体吸血外，钩虫还可分泌抗凝血物质，使旧伤口渗血不止，渗血量远多于被吸血量。长期失血使机体铁储备耗尽。另外，胃肠功能的损伤也使铁吸收减少，机体产生低色素小细胞性贫血。长期慢性失血和营养吸收障碍可导致营养不良性水肿。

【临床表现】

轻度感染大多数无临床症状，严重者可出现轻重不一的表现。

（一）幼虫引起的临床表现

主要是钩蚴性皮炎和咳嗽、咳痰等呼吸道症状。

1．钩蚴性皮炎　俗称“粪毒”、“地痒疹”，先发生局部烧灼、针刺、奇痒感，继而出现红斑、丘疹或小疱疹。皮疹多见于与泥土接触的足趾间、手指间及下肢皮肤或臀部。皮炎多于数日内消失，重复感染又可发生钩蚴性皮炎，若抓破可继发细菌感染而形成脓疱。

2．呼吸系统症状　感染钩虫 1 周左右，钩蚴移行至肺，患者可出现咳嗽、痰中带血、咽部发痒等症状，听诊可闻及干啰音或哮鸣音。胸部 X 线检查可见肺纹理增多或肺门阴影增生，多于数天后自行消失。

（二）成虫引起的临床表现

主要包括慢性失血而致的贫血症状和肠黏膜损伤引起的消化道症状，少数出现上消化道出血。由于钩虫病患者早期多食欲亢进而劳动力减退，故又称“懒黄病”或“黄肿病”。

知识链接

黄肿病

钩虫病俗称“黄肿病”，又称“懒黄病”，是一种我国较常见的寄生虫病。本病由钩虫引起，其成虫寄生于人体的小肠内，它们用口囊咬住肠壁，吸食人的血液，数目多时，会使人严重贫血。久之，患者面黄肌瘦，感到头昏眼花，心跳加快，浑身乏力，常有下肢水肿，甚至出现腹水与全身水肿。

清代程鹏程《急救广生集》黄肿病记载：“有病黄肿，不可误为黄胆。黄胆遍身如金，眼目皆黄，面无肿状。黄肿则其色带白，而眼目如故。虽同出脾胃，而病形不同，医当审而治之。黄胆之起，由于湿热蒸染。而黄肿之症，则湿热未甚，而多虫与食积之为害也。或硬食过多，脾家失运化之权，浊气上腾，面部黄而且浮，手足皆无血色。有虫者，必吐黄水，毛发直指，皮肤不泽，好食生米茶叶之类。如肿及四肢，难治。肿及腹者，不治。饮食减甚，不治，以无胃气故也。”

1．消化系统症状　早期大多表现为食欲亢进，后期除食欲缺乏外，还可常见腹胀、腹部不适、腹泻或便秘等胃肠功能紊乱表现。少数患者出现“异嗜症”，表现为喜食生米、生豆，甚至泥土、煤渣等异常表现，其原因可能与缺铁性贫血有关。大多数患者经服铁剂后，“异嗜症”现象可消失。

2．贫血　呈慢性失血性贫血，表现为精神萎靡、面色苍白、四肢无力、头昏、眼花和劳动后心悸、气促，随着贫血程度的加重，患者逐渐出现面色蜡黄、毛发稀疏及下肢水肿等症状，甚至出现全身水肿、贫血性心脏病表现。一般十二指肠钩虫的危害比美洲钩虫重。

3．其他　婴幼儿感染严重者，常因营养不良而引起生长发育障碍、智力减退、侏儒等表现；妇女因贫血常导致停经；孕妇易引起贫血性心脏病、早产、流产或死胎，新生儿和产妇的病死率高。

【实验室检查】

（一）血常规检查

血常规呈现不同程度的红细胞和血红蛋白降低，呈低色素小细胞性贫血。网织红细胞和嗜酸性粒细胞常有升高，严重贫血者可不高。白细胞改变不明显。

（二）骨髓检查

骨髓检查显示红细胞系增生活跃，中幼红细胞显著增多，但红细胞发育停滞于幼稚阶段。

（三）病原学检查

1．粪便查虫卵检查　发现钩虫卵是确诊钩虫感染的依据，反复多次检测可提高阳性率，常用的方法有直接涂片法和饱和盐水漂浮法。也可采取钩蚴培养法，孵出丝状蚴。粪便隐血试验可阳性。

2．胃、肠镜查虫体检查　可通过胃、肠镜检查于十二指肠、盲肠等处见活的虫体，呈灰白色，长约 1cm，吸附在肠壁上，周围有少量新鲜渗血。

【诊断与鉴别诊断】

（一）诊断线索

1．流行病学资料　到过或居住于流行地区；未经无害化处理的新鲜粪便施肥后污染土壤，农民赤足进入污染土壤。

2．临床表现　主要是钩蚴性皮炎和咳嗽、咳痰等呼吸道症状，可痰中带血。成虫主要引起慢性失血，引起贫血症状和肠黏膜损伤引起的消化道症状，少数可出现上消化道出血。

3．实验室检查　血常规检查呈现不同程度的贫血。粪便检查发现钩虫卵是确诊钩虫感染的依据。胃、肠镜检查发现十二指肠、盲肠等处见活的虫体。粪便隐血试验可阳性。

（二）诊断标准

1．疑似诊断　对在流行区有赤足下田和“粪毒”病史或慢性贫血等表现者，应高度怀疑钩虫病。

2．确定诊断　疑似病例粪便检查发现钩虫卵或胃、肠镜检查发现十二指肠、盲肠等处见活的虫体可确诊。

（三）鉴别诊断

钩虫病应与十二指肠球部溃疡、慢性胃炎等疾病相鉴别，可通过胃肠钡餐与胃镜检查；还应与其他原因引起的缺铁性贫血鉴别。

【治疗】

（一）对症治疗

1．钩虫性皮炎治疗　在钩蚴感染 24h 内可用左旋咪唑涂肤剂或 15% 阿苯达唑软膏每天 3 次涂擦，连用 2 天。在止痒、杀虫和消炎同时，也可阻止或预防呼吸道症状的发生。

2．贫血治疗　补充铁剂、增加营养，改善贫血。通过治疗，贫血一般在 2 个月左右可得到改善，血象正常后，再继续服用 2 ～ 3 个月小剂量铁剂。

（二）病原学治疗

1．阿苯达唑　为高效、低毒、广谱驱虫药。2 岁以上儿童与成人剂量相同，400mg，每天 1 次，连服 2 ～ 3 天。1 ～ 2 岁以下儿童剂量减半。

2．噻嘧啶　为广谱驱虫药，10mg/kg，每天 1 次，睡前顿服，连服 3 天。

3．其他　可选用甲苯达唑、复方阿苯达唑、复方甲苯达唑、左旋咪唑等。

【预后】

预后较好，彻底治愈无后遗症。婴幼儿患病病死率较高，在国外有报道钩虫引起的严重贫血及急性肠出血是造成 1 ~ 5 岁婴幼儿最常见的死亡原因。

【预防】

（一）控制传染源

在钩虫感染率较高的地区可进行普查、普治，有利于阻断钩虫病的传播。治疗 2 个月后复查，未治愈者重新治疗。

（二）切断传播途径

不吃不卫生蔬菜，粪便管理是消灭钩虫病的关键，可采用尿粪混合贮存、高温堆肥等方式，也可用生石灰等化学制剂来进行杀灭病原体。

（三）保护易感人群

重点在于宣传教育和加强个人防护，提倡穿鞋下地劳动，尽量避免裸露皮肤直接接触污染土壤。可局部涂 0.75% 的左旋咪唑涂肤剂来保护易污染皮肤。疫苗还处于试验研究阶段。

本节小结

钩虫病是钩虫寄生于人体小肠所引起的寄生虫病，钩虫病人和带虫者均为传染源，钩虫的丝状蚴主要经皮肤侵入。临床上主要以钩蚴性皮炎、贫血、胃肠功能紊乱及营养不良等为主要表现。轻者可无症状，严重的可致重度贫血、心功能不全或儿童生长发育障碍。血常规检查呈现不同程度的红细胞和血红蛋白降低，呈低色素小细胞性贫血。发现钩虫卵是确诊钩虫感染的依据。病原学治疗阿苯达唑广泛使用，结合钩虫性皮炎和贫血等进行对症治疗。预防方面不吃不卫生蔬菜，粪便管理是消灭钩虫病的关键。

自测题

一、填空题

1. 钩虫病的传染源是__________和__________。
2. 钩虫病的传播途径是__________经__________或__________侵入人体。

二、选择题

A1 型题

1. 钩虫导致患者贫血的主要原因是
   A. 造成肠黏膜慢性失血
   B. 钩虫吸血
   C. 影响铁离子的吸收
   D. 脾功能亢进
   E. 钩虫直接侵犯骨髓
2. 钩虫病贫血属于
   A. 小细胞低色素性贫血
   B. 巨幼细胞贫血
   C. 大细胞低色素性贫血
   D. 溶血性贫血
   E. 再生障碍性贫血
3. 钩虫病首选的治疗药物是
   A. 硫氯酚
   B. 乙胺嗪
   C. 阿苯达唑
   D. 吡喹酮
   E. 槟榔

三、简答题

1．试述钩虫病幼虫和成虫引起的临床表现。

2．简述钩虫病的治疗。

（周卫凤）

第五节 丝 虫 病

学习目标

通过本节内容的学习，学生应能：

识记

说出我国丝虫病的病原体，复述丝虫病流行的三个环节。

理解

1．归纳丝虫的生活史。

2．叙述丝虫病的临床表现特点及实验室检查的临床意义。

运用

1．运用所学知识对本病进行诊断及鉴别诊断。

2．能初步制订本病的治疗及预防方案。

案例 7-5-1

患者，男，48 岁，双下肢水肿 20 年。

1995 年 28 岁时，被蚊子叮咬过。半年后，出现发烧，双下肢发红、疼痛等症状。曾服用西药、中药和民间单验方药，效果均不明显。由于经常反复发病，病情越来越严重，最后发展到双脚畸形肿大，双下肢形如大象腿。

问题与思考：

1．该病例最可能的诊断是什么？

2．诊断的依据是什么？

3．该病治疗的原则是什么？

丝虫病（filariasis）是由丝虫寄生于人体淋巴系统、皮下组织或浆膜腔而引起的慢性寄生虫病。本病主要通过蚊虫叮咬传播。临床特征在早期主要表现为淋巴管炎与淋巴结炎，晚期主要表现为淋巴管阻塞、象皮肿等系列症状。本节主要介绍班氏丝虫病和马来丝虫病。

【病原学】

目前已知寄生于人体的丝虫有 8 种，如班氏丝虫、马来丝虫、帝纹丝虫寄生于人体淋巴系统，罗阿丝虫、盘尾丝虫、链尾丝虫寄生于人体皮下组织，奥氏丝虫和长现丝虫寄生于人体腔内。在我国，仅有班氏丝虫病和马来丝虫病流行。

班氏丝虫和马来丝虫成虫形态相似，雌雄异体，虫体外形细长呈丝样，乳白色，表面光滑，雌雄成虫常相互缠绕，寄生于人体淋巴管及淋巴结内。成虫寿命可长达 10 年以上。班氏雄虫身长 28 ～ 42mm，宽约 0.1mm，雌虫虫体约为雄虫 1 倍。马来丝虫较班氏丝虫短小。两种雄虫区别甚小，主要是肛门周围乳突数目及分布不同，班氏丝虫肛门两侧有 8 ～ 10 对乳突，马来丝虫则仅有 4 对，在肛门至尾端班氏雄虫有 1 ～ 2 对乳突，而马来雄虫则无。

雌虫产生幼虫即微丝蚴，多数于出生后从淋巴系统进入血液循环。微丝蚴在血液中呈现夜现周期现象，即白天多集中在肺的微血管内，夜间则进入周围血液中。血液中班氏微丝蚴在晚 10 时至次晨 2 时达高峰，而马来微丝蚴则在晚 8 时至次晨 4 时达高峰。夜现周期性出现的机制尚未完全清楚。

班氏丝虫和马来丝虫生活史分为蚊虫（中间宿主）体内和人（终宿主）体内两个阶段。雌蚊叮咬微丝蚴阳性患者时，微丝蚴即被吸入蚊体胃内，经 1 ～ 7h 脱鞘，穿过胃壁经腹腔进入胸肌，发育为寄生期幼虫。微丝蚴在蚊体内经 2 次蜕皮发育为感染期幼虫后离开胸肌。然后幼虫逐渐移行至蚊喙下唇，当蚊虫再次叮咬健康人时，即可侵入人体内，在组织内移行，部分幼虫最终到达淋巴管或淋巴结发育为成虫。成虫交配后，产生微丝蚴。从幼虫侵入人体到微丝蚴出现于外周血液中，班氏丝虫需 8 ～ 12 个月，马来丝虫约需 3 ～ 4 个月。

【流行病学】

（一）传染源

患者和无症状带虫者均可成为该病的传染源，主要为血液内含有微丝蚴的人。马来丝虫还可寄居于犬、猫等哺乳动物体内，故这些动物可作为主要储存宿主而可能成为传染源。

（二）传播途径

蚊虫叮咬是其主要的传播途径。斑氏丝虫的主要传播媒介是淡色库蚊、致乏库蚊，马来丝虫的主要传播媒介为中华按蚊。

（三）人群易感性

人群普遍易感，病后免疫力低下。男女发病率无明显差异，感染率和发病率以 20 ～ 25 岁人群最高。农村发病率高于城市。病后可有一定免疫力，但可再次感染。

（四）流行特征

丝虫病呈全球分布，1997 年世界卫生组织通过决议，到 2020 年在全球消灭丝虫病。班氏丝虫病分布很广，主要在亚洲、非洲、美洲及大洋洲地区，马来丝虫病则仅流行于亚洲。

知识链接

丝虫病在中国被消灭

我国曾是丝虫病“重灾区”，丝虫病的流行不仅给人民的健康带来严重危害，也成为因病致贫的重要原因之一。经过长期实践，我国走出了一条中国特色的丝虫病防治之路，中国的丝虫病防治经验证明，丝虫病是可以在较大范围内控制和消除的。

一条细若游丝的小虫，曾令 3000 多万中国人贫病交加，苦不堪言。50 多年来，我国一代又一代医学工作者不舍昼夜，黑发熬成白发，终于擒住了那条肆虐的小虫——丝虫！

经过半个多世纪艰苦卓绝的奋斗，2008 年 11 月初，卫生部部长陈竺宣布：经世界卫生组织审核认可，中国率先在全球 83 个丝虫病流行国家和地区中消除丝虫病。这是我国继宣布消灭天花和实现无脊髓灰质炎目标以来，在公共卫生领域取得的又一项重大成就。

【发病机制及病理】

丝虫病的主要损伤机制是幼虫和成虫的代谢产物等引起全身过敏反应和局部淋巴系统的组织反应。感染期表现为周期性的丝虫热、淋巴结炎和淋巴管炎，晚期表现由淋巴组织的病变和继发细菌感染引起。

丝虫病的主要病变部位在淋巴管和淋巴结。目前认为，免疫机制是产生病理损伤的主要原因。急性期表现为渗出性炎症，淋巴结充血、淋巴管壁水肿，管内嗜酸性粒细胞浸润，纤维蛋白沉积。淋巴管和淋巴结内逐渐出现增生性肉芽肿反应，肉芽中心成分为变性的成虫和嗜酸性粒细胞，周围包绕有纤维组织和上皮样细胞，并有大量淋巴细胞和浆细胞聚集，形成类结核结节，严重者可因组织坏死、液化及大量嗜酸性粒细胞浸润而形成嗜酸性脓肿。

慢性期因为大量纤维组织增生，内膜增厚，出现淋巴管阻塞、纤维化，形成闭塞性淋巴管内膜炎，管腔内形成息肉或纤维栓子。淋巴管阻塞后，阻塞部位以下的淋巴管内压力增高，淋巴管因受压而曲张、破裂，淋巴液侵入周围组织及器官，致使淋巴液不断刺激组织，使纤维组织大量增生，皮下组织增厚、变粗、变硬而形成象皮肿。加上局部血液循环障碍，易引起继发感染，使象皮肿加重、恶化，甚至形成溃疡。阻塞部位不同，可出现不同的症状。阻塞位于深部淋巴系统，则引发阴囊象皮肿、乳糜尿、淋巴腹水等表现。

【临床表现】

临床表现轻重不等，潜伏期一般为 4 个月～1 年。无症状感染者约占 50%。

（一）急性期

1．急性淋巴结炎和淋巴管炎　好发于四肢，下肢多见。临床上数周或数月发作 1 次，发作时患者畏寒发热，体温 38～39℃左右，伴有全身乏力、食欲缺乏及肌肉酸痛等表现。典型症状是周期性发作的腹股沟或腹部淋巴结肿痛，沿大腿内侧皮肤向下蔓延，出现一条自上而下的红线，称为“逆行性淋巴管炎”。一般持续 2～3 天可自行消退。当炎症波及毛细淋巴管时，局部皮肤出现弥漫性红肿、发亮、灼热及压痛，俗称“流火”，类似丹毒，称“丹毒样皮炎”。

2．丝虫热　表现为周期性发热，突发寒战、高热，体温可达 40℃，持续 2～3 天消退。部分患者仅低热无寒战，多见于班氏丝虫感染。

3．精索炎、附睾炎、睾丸炎　亦主要见于班氏丝虫病。患者除发热外，表现为由腹股沟向下蔓延的阴囊疼痛，向大腿内侧放射。睾丸及附睾肿大、压痛，阴囊红肿。精索上可摸及 1 个或数个结节，压痛明显，在炎症消退后肿块缩小变硬，反复发作又可使肿块逐渐增大。

4．肺嗜酸性粒细胞浸润综合征　表现为畏寒、发热、咳嗽、哮喘及淋巴结肿大等，肺部有游走性浸润灶，外周血细胞总数升高，嗜酸性粒细胞增多（20%～80%），痰中有嗜酸性粒细胞和夏科 - 雷登结晶，胸片可见肺纹理增粗和广泛粟粒样斑点状阴影，血中微丝蚴多阳性。

（二）慢性期

主要表现为淋巴系统增生和阻塞的症状和体征。

1．淋巴结肿大和淋巴管曲张　淋巴结肿大多见于腹股沟，系由反复发作的淋巴结炎和淋巴结内淋巴窦扩张形成。肿大局部呈囊性肿块，中央有硬核，穿刺可抽出淋巴液，有时可找到微丝蚴。淋巴管曲张多见于精索、阴囊及大腿内侧，精索淋巴管曲张可互相粘连成条索状，易与精索静脉曲张混淆。

2．乳糜尿　为班氏丝虫病较常见的晚期表现。发作前可无症状或伴有发热、畏寒及腰部、盆腔、腹股沟等处疼痛，继之出现乳糜尿。乳糜尿呈乳白色，混有血液呈粉红色，静置后可分 3 层：上层为脂肪，中层为白色或粉红色较清的液体，下层呈粉红色沉淀物，含红细胞、淋巴细胞及白细胞等，有时能找到微丝蚴。

3．鞘膜腔积液　多见于班氏丝虫病，由于精索及睾丸淋巴管一侧或两侧阻塞，淋巴液淤滞于鞘膜腔内所致。轻者无明显症状，积液多时，阴囊体积增大，皮肤皱折消失，透光试验阳性，积液呈草绿色或乳白色，穿刺液离心沉淀可找到微丝蚴。

4．象皮肿　常于感染后10年左右发生。因淋巴回流持久不畅而发展为象皮肿，呈凹陷性、坚实性水肿，久之皮肤变粗增厚、皮皱加深，皮肤上出现褶沟、疣状结节，易继发细菌感染形成慢性溃疡。象皮肿常发生于下肢，可波及全腿，少数见于阴囊、阴茎、阴唇、上肢和乳房。

【实验室检查】

（一）常规检查

白细胞总数在（10 ~ 20）×10^9/L之间，嗜酸性粒细胞显著增高，可达20%以上，若继发感染，中性粒细胞亦显著升高。

（二）病原学检查

1．微丝蚴检查　是丝虫病确诊的主要依据。一般在晚10时至次晨2时验血，验出的阳性率较高，方法如下：

（1）涂片法：取耳垂血3滴约60μl，涂成厚血片，然后在蒸馏水中溶血，染色镜检；20世纪80年代后，规定采用六大滴双片法，即取血120μl。

（2）鲜血法：取耳垂血20μl，在低倍镜下找微丝蚴，阳性时可见微丝蚴自由摆动，前后屈伸，较易识别。此法阳性率不高。

（3）浓集法：取静脉血2ml，注入盛有0.4ml抗凝剂试管内，加蒸馏水8 ~ 10ml，溶血后离心沉淀，取沉渣镜检找微丝蚴，此法阳性率高。

（4）微孔膜过滤法：取静脉血抗凝，经孔径3μm微孔膜过滤器，微丝蚴即可留于薄膜上，然后用热的苏木精染色后镜检。此法检出率高于涂片和浓集法。

（5）其他：淋巴液、乳糜尿、鞘膜积液、乳糜腹水等体液中均可检出微丝蚴。

2．免疫学检查　具体方法有间接免疫荧光抗体检查、酶联免疫吸附试验、皮内试验等，因这类方法与其他线虫有交叉反应，故特异性不高。

（三）活组织检查

浅表淋巴、皮下结节、附睾结节等处均可进行活组织检查，在组织里查找成虫并观察相应的病理变化。

【诊断及鉴别诊断】

流行地区根据其临床表现可以做出初步诊断，验血查到微丝蚴可确诊。

（一）诊断依据

1．流行病学资料　有流行区旅游、居住史及蚊虫叮咬史。

2．临床表现　急性期可表现为急性淋巴结炎和淋巴管炎，俗称“流火”，类似丹毒，称“丹毒样皮炎”，也可表现为丝虫热、精索炎、附睾炎、睾丸炎、肺嗜酸性粒细胞浸润综合征。慢性期主要表现为淋巴系统增生和阻塞的症状体征，如淋巴结肿大和淋巴管曲张，乳糜尿，鞘膜腔积液，象皮肿等。

3．实验室检查　白细胞总数轻度升高，嗜酸性粒细胞显著增高。微丝蚴检查是丝虫病确诊的主要依据。浅表淋巴、皮下结节、附睾结节等处均可进行活组织检查。

（二）诊断标准

1．疑似诊断　如有蚊虫叮咬史，周期性发热、逆行性淋巴管炎及乳糜尿，要高度怀疑丝虫感染。对疑似丝虫病而血中找不到微丝蚴者，可试服乙胺嗪，此药作用于丝虫成虫，部分患者在2 ~ 14天后出现淋巴系统反应和淋巴结结节，有助于丝虫病的诊断。

2．临床诊断　临床遇有下列情况：腹股沟或腹部淋巴结肿痛，沿大腿内侧皮肤出现“逆行性淋巴管炎”；周期性突发寒战，高热，有精索炎、附睾炎、睾丸炎表现；腹股沟淋巴结肿大，阴囊及大腿内侧淋巴管曲张；乳糜尿；皮肤出现凹陷性、坚实性水肿，久之变粗增厚、皮皱加深，象皮肿形成。结合血嗜酸性粒细胞增高，考虑丝虫感染。

3．确定诊断　在外周血中找到微丝蚴即可确诊。结节活检找到成虫也可确诊。

（三）鉴别诊断

1．细菌性淋巴管炎　丝虫病的淋巴管炎及淋巴结炎应与细菌性淋巴管炎鉴别，细菌性淋巴管炎常继发于局部炎症、外伤，淋巴结的疼痛和压痛明显，淋巴管炎自远端向近端的淋巴结发展，伴有较重的全身中毒症状。

2．结核性附睾炎　丝虫性附睾炎、鞘膜积液应与结核性附睾炎相鉴别。丝虫性附睾炎结节黏着于附睾，但不在附睾内，常反复发作；而结核性附睾炎疼痛不明显，附睾内结节常粘连在一起，很少反复发作。

3．乳糜尿　丝虫性乳糜尿需要与结核、肿瘤引起者鉴别，结核、肿瘤引起的乳糜尿是因腹膜后淋巴系统受损而引起的淋巴管受阻，淋巴液不能回流所致。

【治疗】

（一）一般对症治疗

1．急性淋巴管炎及淋巴结炎　可口服泼尼松、保泰松、阿司匹林，疗程 2 ～ 3 天。合并细菌感染者加用抗菌药物。

2．乳糜尿　清淡低脂、低蛋白饮食，卧床休息，多饮开水。对乳糜血尿者，可酌情使用酚磺乙胺（止血敏）等止血药。反复发作的病人，可用 12.5% 碘化钠或 1% 硝酸银溶液做肾盂冲洗，或实施手术治疗。

3．象皮肿　保持患肢皮肤清洁，避免挤压、摩擦、外伤。可采用微波热疗法，促进下肢血液循环，加速炎症消退和皮肤恢复。下肢象皮肿严重者可实施皮肤移植术，阴囊象皮肿可行整形术。

（二）病原治疗

1．乙胺嗪（又名海群生）　是治疗丝虫病的首选药物，对微丝蚴和成虫均有杀灭作用。此药副作用轻，毒性低，主要是在治疗过程中，大量微丝蚴或成虫死亡而可能出现寒战、高热、关节酸痛、皮疹等过敏反应。偶可引起食欲缺乏、恶心、呕吐、头晕、失眠等。治疗方法有以下 3 种：

（1）短程疗法：适用于马来丝虫病患者。成人 1.5g，晚上 1 次顿服，或 0.75g，每天 2 次，连服 2 天。该疗法反应较大，杀虫效果不太完善。

（2）中程疗法：适用于班氏丝虫病，尤其是血中微丝蚴较多和重度感染者。每天 0.6g，分 2 ～ 3 次口服，疗程 7 天。

（3）间歇疗法：成人每次 0.5g，每周 1 次，连服 7 周。此法疗程较长，但阴转率高，疗效可靠，副反应小。

2．呋喃嘧酮　对班氏丝虫和马来丝虫成虫和微丝蚴均有杀灭作用，可作为乙胺嗪的补充药物。副作用与乙胺嗪相似。孕妇和育龄妇女不宜服用，有严重肝、肾、心脏病和胃溃疡者忌用。肠溶片 20mg/（kg · d），分 3 次口服，连服 7 天为 1 个疗程。

3．左旋咪唑　对微丝蚴有较好疗效。4 ～ 5mg/（kg · d），分 2 次口服，疗程 5 天。血中微丝蚴阴转率达 90% 以上，但容易复发，与乙胺嗪合用可提高疗效。副作用较乙胺嗪轻。

4．伊维菌素　1 次顿服 100 ～ 200μg/kg，即可显著降低血中微丝蚴密度，并可影响蚊子及其体内幼虫的发育，可作为丝虫病群体防治药物。

【预后】 本病如及时诊断、早期治疗者，预后良好。早期一般不危及生命，晚期影响患者劳动能力，易合并感染而危及生命，预后相对较差。

【预防】

（一）控制传染源

对流行区人群进行普查、普治是预防丝虫病的重要措施。同时积极治疗患者和无症状的微丝蚴血症者。

（二）切断传播途径

注意做好防蚊灭蚊工作。治理流行区域的环境卫生，消灭蚊虫孳生地。

（三）保护易感人群

关键是流行区居民防止蚊虫叮咬。在流行区居民食用乙胺嗪药盐，可降低人群中微丝蚴的阳性率。

本节小结

丝虫病是由丝虫寄生于人体淋巴系统、皮下组织或浆膜腔而引起的慢性寄生虫病。在我国流行的有班氏丝虫和马来丝虫。患者和无症状带虫者均可成为该病的传染源。本病主要通过蚊虫叮咬传播。临床特征在早期主要表现为淋巴管炎与淋巴结炎，晚期主要表现为淋巴管阻塞、象皮肿等系列症状。根据流行病学资料与淋巴管炎、淋巴结肿大和淋巴管曲张，乳糜尿，鞘膜腔积液，象皮肿等表现，临床诊断不难，微丝蚴检查是丝虫病确诊的主要依据。本病病原学治疗首选乙胺嗪（又名海群生）。预防方面是对流行区人群进行普查、普治是预防丝虫病的重要措施。

自测题

一、名词解释题

1．丝虫热　　2．乳糜尿

二、填空题

1．我国仅有__________丝虫病和__________丝虫病。

2．丝虫病的主要传播途径是__________，__________是治疗丝虫病的首选药物。

三、选择题

A1 型题

1．慢性丝虫病主要是丝虫寄生在以下哪个部位内的寄生虫病

A．皮肤

B．神经

C．淋巴管（结）

D．血管

E．肌肉

2．外周血查微丝蚴检出率最高的时段是

A．上午 10 时至下午 2 时

B．下午 2 时至晚上 10 时

C．凌晨 2 时至上午 10 时

D．晚上 10 时至凌晨 2 时

E．上午 10 时至下午 5 时

A3/A4 型题

（3 ～ 4 题共用题干）

患者，男性，40 岁，农民。因反复排乳白色尿 1 年，加重 3 天入院。病后伴有食欲缺乏、乏力、腰酸，劳累后上述症状加重。无发热、盗汗及咳嗽。当地有类似病人。体检：体温、脉搏、呼吸及血压正常，腹股沟淋巴结肿大，肝脾肋下未触及，腹水征阳性，下肢无水肿。血象 WBC5.5×10^9/L。

3．本病考虑最可能的诊断是

A．高血压肾病

B．泌尿道结核
C．丝虫病
D．淋巴瘤
E．泌尿道恶性肿瘤
4．引起本病的病原体是
A．日本血吸虫
B．华支睾吸虫
C．并殖吸虫
D．丝虫
E．蛲虫
5．本病病原治疗首选药物是
A．吡喹酮
B．乙胺嗪
C．阿苯达唑
D．呋喃嘧酮
E．甲苯咪唑

（周卫凤）

第六节 蛔虫病

学习目标

通过本节内容的学习，学生应能：
识记
说出蛔虫病流行的三个环节。
理解
归纳蛔虫的生活史，叙述蛔虫病的临床表现特点及实验室检查的临床意义。
运用
1．运用所学知识对本病进行诊断及鉴别诊断。
2．能初步制订本病的治疗及预防方案。

案例 7-6-1

患儿，男，6岁，家住湖南农村，因右上腹阵发性绞痛3h入院。

患儿起病急，晚餐后突起右上腹钻顶样绞痛，呈阵发性发作，痛时患儿坐卧不安，间隙期患儿无不适，3岁时患过“哮喘病”。体查：T 37℃，P 92次/分，R 24次/分，BP 100/60mmHg，神志清楚，痛苦面容，呻吟不止，皮肤巩膜无黄染，心肺（–），腹平软，无压痛，未见肠型或肠蠕动波。

辅助检查：血常规：血红蛋白120g/L，白细胞8.1×10^9/L，中性粒细胞75%，淋巴细胞25%。

问题与思考：
1．该病例最可能的诊断是什么？
2．诊断的根据是什么？
3．治疗原则是什么？

蛔虫病（ascariasis）是由似蚓蛔线虫（简称蛔虫）寄生于人体小肠或其他器官所引起的寄生虫病。患者多无明显症状，少数可有腹痛、肠道功能紊乱等症状。临床上除肠蛔虫症外，还可引起胆道蛔虫症、蛔虫性肠梗阻等严重并发症。

【病原学】

蛔虫寄生于人体小肠上段。活虫呈粉红色或乳白色，虫体呈长圆柱形，是肠道线虫中体型最大者，头、尾两端略细。雌虫个体比雄虫粗大，雌虫长约 20 ～ 35cm，雄虫长约 15 ～ 30cm，雌虫尾端钝圆，雄虫尾端向腹面卷曲。雌虫每天产卵 13 万～ 30 万个，蛔虫卵有受精卵和未受精卵两种，未受精卵不能发育。

蛔虫发育包括虫卵在外界土壤中的发育和虫体在人体内发育两个阶段，生活史不需要中间宿主。受精蛔虫卵一般随粪便排出，散布于土壤中，在适宜的条件下发育为感染性虫卵（杆状蚴虫卵）。人体经口误食感染期虫卵后，在小肠内幼虫第 1 次蜕皮孵出后，侵入小肠黏膜和黏膜下层，进入肠壁小静脉或淋巴管，经门静脉到肝、右心、肺，幼虫穿过肺毛细血管进入肺泡。在肺泡和支气管，幼虫经过第 2、3 次蜕皮。约在感染后 8 ～ 10 天内，向上移行随食物或唾液吞入，在空肠内经过第 4 次蜕皮发育为童虫，最后经数周逐渐发育为成虫。自人体感染到雌虫产卵整个过程约需 10 ～ 11 周。成虫在人体内存活时间通常为 10 ～ 12 个月，宿主体内一般可有一至数十条成虫，多者达数百上千条。

【流行病学】

（一）传染源

人是蛔虫的唯一终宿主，故蛔虫病人和蛔虫感染者是主要传染源。

（二）传播途径

人因吞入感染期虫卵而受到感染。污染的土壤、瓜果、蔬菜是主要媒介。

（三）人群易感性

人群对蛔虫普遍易感。农村使用没有经过无害化处理的人粪施肥的地区人口感染率达 50%。儿童因吸吮手指、地上爬行等易感染本病，尤以学龄期儿童感染率高。

（四）流行特征

本病是最常见的蠕虫病，世界上温带、热带、亚热带均有流行，其中发展中国家发病率高。我国大部分农村发生中重度感染。本病常为散发，也可集体性感染。无性别差异，无明显季节性。

【发病机制及病理】

蛔虫的致病作用主要为幼虫和成虫在人体内引起的变态反应、机械性损伤及肠功能障碍等。

（一）幼虫致病

在人体内，自幼虫侵入肠壁、随血流经肺，到最后在小肠内寄生，均可引起组织损伤，其代谢产物和幼虫死亡可产生炎症反应。其中以肺部病变最为明显，支气管黏膜嗜酸性粒细胞浸润、炎性渗出及分泌物增多，可出现肺水肿、支气管扩张及出血等，也可导致支气管痉挛和哮喘。

（二）成虫致病

蛔虫成虫一般寄生在空肠和回肠上段，以人体肠腔内半消化物为食，不断掠夺机体营养；其代谢产物可对肠黏膜造成刺激作用，损伤肠黏膜，引起上皮细胞脱落或轻度炎症反应，引起食物消化、吸收障碍，长时间的营养物质吸收障碍可导致患者营养不良。大量成虫则可缠绕成团，堵塞肠管，引起不完全性肠梗阻。蛔虫还有钻孔习性，可引起胆道蛔虫症、胰管蛔虫症或阑尾蛔虫症等，其中胆道蛔虫症在临床最为常见。

【临床表现】

本病的临床表现与蛔虫发育不同阶段的病理生理改变有关。人感染蛔虫后，大多数可无临床症状，称为蛔虫感染。儿童、营养不良、体弱的患者多有症状。

（一）蛔虫蚴移行

短期内吞食大量感染期虫卵后，约 1 周后蛔虫蚴移行到肺时出现发热、咳嗽、哮喘、血痰等表现，部分病人可出现荨麻疹。双肺可闻及干啰音。病人肺部 X 线可见肺门影加深，肺纹理增多及有点状、絮状浸润影。痰液检查可见夏科 - 雷登结晶和嗜酸性粒细胞，偶可查及幼虫，一般 7 ～ 10 天后症状逐渐消失。

（二）蛔虫病

大多数病例可无症状。但儿童患者可有脐周钝痛或绞痛，并常有恶心、食欲缺乏，便秘或腹泻，也可呕出蛔虫或从粪便排出蛔虫成虫。部分儿童也可出现夜惊、磨牙、失眠或惊厥等症状。严重感染者可发生营养不良及发育障碍。

（三）变态反应

蛔虫病患者也可出现皮肤瘙痒、血管神经性水肿、荨麻疹以及结膜炎等症状。这可能是由于蛔虫变应原被人体吸收后，引起 IgE 介导的变态反应所致。

（四）并发症

1．胆道蛔虫症　为最常见的并发症。临床起病急骤，疼痛以剑突偏右部位呈阵发性、钻顶性绞痛为特点，可向右侧肩背部放射，常伴随有恶心、呕吐等症状。一般无腹肌紧张，约半数患者可呕出蛔虫。发作间歇期无疼痛。如蛔虫完全钻入胆总管，甚至钻入胆囊，疼痛可有所缓解。24h 内，绝大多数患者疼痛因蛔虫自行退出胆道而自行缓解。

2．蛔虫性肠梗阻　起病突然，多见于 6 ～ 8 岁的儿童。以中腹部阵发性绞痛、呕吐、腹胀或便秘等为主要症状，有时也可吐出蛔虫。约半数儿童患者可见肠型和蠕动波，触诊有活动性绳索感，可扪及条索状肿块，为缠结成团的蛔虫引起，这是本病的重要特征。

3．其他　可并发胰管蛔虫症、阑尾蛔虫症，蛔虫还可移行至脑、眼、耳鼻喉、气管、支气管、胸腔、腹腔或泌尿生殖道等。

【实验室检查】

（一）常规检查

异位蛔虫症、幼虫移行或并发感染时，可见血白细胞和嗜酸性粒细胞增多。

（二）病原学检查

1．粪便中检出虫卵即可确诊，可采用直接涂片法或盐水漂浮法。改良加藤法虫卵查出率较高。

2．B 超或逆行胰胆管造影有助于诊断胆、胰、阑尾蛔虫症。

【诊断及鉴别诊断】

（一）诊断依据

1．流行病学资料　流行区土壤、瓜果和蔬菜被没有经过无害化处理的人粪施肥，居住的农村人因吞入感染期虫卵而受到感染。儿童因吸吮手指、地上爬行而感染率高。

2．临床表现　部分病人感染后，蛔虫蚴移行于肺时可出现发热、咳嗽、哮喘、血痰等表现，少数病人可出现荨麻疹。儿童患者可有脐周钝痛或绞痛，并常有恶心、食欲缺乏，便秘或腹泻，也可呕出蛔虫或从粪便排出蛔虫成虫；可出现夜惊、磨牙、失眠或惊厥等症状；甚至可出现营养不良及发育障碍。严重者引起胆道蛔虫症、蛔虫性肠梗阻等。

3．辅助检查　血中白细胞和嗜酸性粒细胞增多，粪便中检出虫卵即可确诊。B 超或逆行胰胆管造影有助于诊断胆、胰、阑尾蛔虫症。

（二）诊断标准

1．疑似诊断　诊断应综合流行病学资料，临床上有咳嗽、肺部炎症、哮喘样发作、腹痛等，应该注意蛔虫病的可能性。

2．临床诊断　在本病的流行区，特别是卫生习惯不良的儿童临床上出现下列表现：乏力、咳嗽、肺部炎性病变等，尤其是有哮喘样发作者；食欲缺乏、间歇性脐周疼痛、体重下降、贫血等临床表现者；突发性右上腹绞痛，可向右肩放射，疼痛呈间歇性加剧，伴有恶心、呕吐等，腹痛间歇期患者无不适。结合实验室检查发现嗜酸性粒细胞升高者，临床考虑蛔虫病可能。

3．确定诊断　如粪便查出蛔虫卵，消化道呕出或排出蛔虫均可明确诊断。部分患者可无任何临床症状，仅粪便排出或呕出蛔虫，或检查粪便发现蛔虫卵也可确诊。蛔虫性肠梗阻多见于儿童，可在腹部扪及条索状肿块，影像学可帮助诊断。

（三）鉴别诊断

蛔虫病应与肺炎、肺吸虫病、慢性肠炎等相鉴别，胆道蛔虫症还应与胆道炎、胆石症相鉴别。

【治疗】

（一）驱虫疗法

1．阿苯达唑　为广谱抗虫药，适用于多种肠线虫感染。400mg 一次顿服，转阴率为 90%。副作用较少。

2．甲苯达唑　高效低毒广谱驱虫药，可使虫体麻痹。200mg/ 次，1 ～ 2 次 / 天，疗程 1 ～ 2d。本药作用缓慢，可引起蛔虫的骚动和游走，有可能引起胆道蛔虫症。与左旋咪唑合用，可提高疗效和安全性。

3．伊维菌素　广谱驱虫药，每天 100μg/kg 连续 2d，治愈率接近 100%。

（二）异位蛔虫症及并发症治疗

1．胆道蛔虫症　主要为镇静、解痉止痛、驱虫和控制感染治疗。解痉镇痛：肌内注射阿托品 0.5 ～ 1.0mg，必要时肌内注射哌替啶 50mg。驱虫应在症状缓解后进行，甲苯达唑不宜单独使用。经上述治疗无效时应及时手术治疗。

2．蛔虫性肠梗阻　一般先服用适量豆油或花生油，使蛔虫团松解后，再行驱虫治疗。同时注意补充液体和纠正电解质紊乱，当内科治疗无效时应及时手术治疗。

【预后】

预后较好，应及时驱虫治疗。流行区由于存在再感染的可能，所以，最好每隔 3 ～ 4 个月驱虫 1 次。

【预防】

（一）控制传染源

彻底治疗患者，加强宣传教育，普及卫生知识。

（二）切断传播途径

注意饮食卫生和个人卫生，做到饭前、便后洗手，不生食未洗净的蔬菜及瓜果，不饮生水。防止粪便污染环境是切断蛔虫病传播途径的重要措施。

（三）保护易感人群

在流行区应积极开展普查、普治，尤其在学校和托幼机构。

本节小结

蛔虫病是由似蚓蛔线虫（简称蛔虫）寄生于人体小肠或其他器官所引起的寄生虫病。人是蛔虫的唯一终宿主，蛔虫病人和蛔虫感染者是主要传染源，人因吞入感染期虫卵而受到感染。临床表现大多数无明显症状，少数可有腹痛、肠道功能紊乱等，但儿童患者可有脐周钝痛或绞痛，也可因呕出蛔虫或从粪便排除蛔虫成虫而就诊。部分儿童也可出现夜

本节小结

惊、磨牙、失眠或惊厥等症状。严重感染者可发生营养不良及发育障碍。临床上除肠蛔虫症外，还可引起胆道蛔虫症、蛔虫性肠梗阻等并发症。儿童感染率高。粪便中检出虫卵可确诊。本病常用阿苯达唑治疗。注意饮食卫生和个人卫生，防止粪便污染环境是预防蛔虫病传播的重要措施。

自测题

一、填空题

1．蛔虫病的传染源是__________和____________。

2．蛔虫病常见并发症有__________和__________。

二、选择题

A1 型题

蛔虫的感染方式为

A．经口

B．经皮肤

C．输血感染

D．直接接触

E．呼吸道传播

三、简答题

简述蛔虫病的临床表现?

（周卫凤）

第七节　蛲 虫 病

学习目标

通过本节内容的学习，学生应能：

识记

说出蛲虫病的临床表现。复述蛲虫病流行的三个环节。

理解

1．归纳蛲虫的生活史。

2．叙述蛲虫病的临床表现特点及实验室检查的临床意义。

运用

1．运用所学知识对本病进行诊断及鉴别诊断。

2．能初步制订本病的治疗及预防方案。

案例 7-7-1

患儿，女，3 岁，幼儿园学生。因夜间哭闹、夜惊 10 天入院。

患儿入幼儿园 3 个月，近 10 天来常出现睡眠后易惊醒，夜间哭闹，烦躁，偶尔发生磨牙。食欲缺乏，排尿次数增多，且出现尿急。既往体健，同幼儿园有类似患儿。体格检查：T 37℃，R 22 次 / 分，P 98 次 / 分，发育正常，营养中等，浅表淋巴结无肿大，心肺（-），腹平软，无压痛，肝右肋下 0.5cm，质软，脾未及肿大，肠鸣音正常，肛周及会阴部皮肤微红肿，湿润、有抓痕，生理反射存在。

辅助检查：血、尿、粪常规检查均正常。

问题与思考：

1．该患儿最可能患什么疾病？

2．怎样确诊？

3．治疗方案是什么？

蛲虫病（enterobiasis）是由蠕形住肠线虫（简称蛲虫）寄生于人体肠道引起的传染病。主要临床表现为肛门周围和会阴部瘙痒。本病呈世界性分布，儿童为主要感染人群。

【病原学】

成虫细小，乳白色。雌虫长为 8 ~ 13mm，宽为 0.3 ~ 0.5mm，虫体较直，尾端尖细。雄虫微小，长 2 ~ 5mm，宽 0.1 ~ 0.2mm，大小约是雌虫的 1/3，尾端向腹面卷曲。虫卵为不对称椭圆形，卵壳无色透明。普通显微镜下观察其卵壳一侧较平，一侧稍凸。

蛲虫卵的抵抗力较强，一般消毒剂不易杀死。室内一般可存活 2 ~ 3 周。煮沸、5% 苯酚等处理可杀灭虫卵。

蛲虫成虫主要寄生于人体的回盲部。虫体头部附着在肠黏膜上，以肠内容物、组织或血液为食。雄虫多在交配后死亡，雌虫则向肠腔下段移行。一般在人睡眠后，肛门括约肌松弛时，雌虫爬出肛门，开始大量排卵。产卵后的雌虫多数死亡，也有少数由肛门返回肠腔，甚至进入子宫、输卵管、尿道等部位异位寄生。

虫卵在肛门附近发育很快，约经 6h 发育为感染期虫卵。雌虫产卵引起肛周皮肤发痒，患儿用手搔抓时，虫卵污染手指，再经口食入而形成自身感染，是蛲虫病的重要特征，需多次治疗才能治愈。虫卵也可在肛周孵化，幼虫经肛门逆行至肠内发育为成虫，此种方式称逆行感染。感染期虫卵也可散落而污染衣裤、被褥或玩具、食物等，然后经吞食或随空气吸入等方式使异体受染。

【流行病学】

（一）传染源

人是蛲虫的唯一终宿主，故患者和带虫者是传染源。

（二）传播途径

1．直接感染　虫卵多经肛门 - 手 - 口途径而感染，为自身感染的一种类型。

2．间接感染　虫卵经生活用具如衣裤、被褥、玩具等，经手 - 口感染，或受污染的食品而感染。

3．吸入感染　虫卵可漂浮在空气尘埃中，从口鼻吸入咽下感染。

4．逆行感染　虫卵在肛门周围孵化成幼虫，幼虫从肛门逆行入肠内而感染。

（三）易感人群

人普遍易感，并可反复多次感染。国内感染较普遍，有家庭聚集性，儿童感染高于成人，在托幼机构的儿童感染率更高。

【发病机制及病理】

蛲虫头端可钻入肠黏膜，甚至深入到黏膜下层，引起炎症和细小的溃疡，一般不会损伤肠壁深部组织。蛲虫寄生期短暂，肠黏膜病变较轻，偶有穿破肠壁侵入腹腔引起急性或亚急性腹膜炎。极少数女性患者发生异位寄生，可侵入阴道、尿道、子宫及输卵管等部位导致相应部位的炎症。雌虫在肛周产卵，刺激皮肤引起局部瘙痒，长期慢性刺激可导致局部皮损、出血和继发细菌感染等变化。

【临床表现】

蛲虫病一般轻度感染者可无症状。其主要症状是雌虫的产卵活动引起的肛门周围及会阴部皮肤瘙痒及继发性炎症，症状尤其在夜间明显。患者常有烦躁不安、失眠、磨牙、夜惊等表现，有时可有食欲缺乏、腹痛等消化道症状。长期反复感染，会影响儿童的生长发育。虫体附着局部肠黏膜的轻度损伤，可导致消化功能紊乱或慢性炎症，临床症状不明显。

如发生异位寄生，临床表现各异。以雌虫侵入阴道后而引起的阴道炎、子宫内膜炎和输卵管炎等较为常见。侵入生殖道可引起阴道分泌物增多、下腹部疼痛不适。侵入尿道可出现尿频、尿急、尿痛及遗尿等症状。如在腹膜、肠壁组织、腹腔、盆腔、输卵管等部位寄生，也可形成肉芽肿，肉芽肿以虫体或虫卵为中心，易误诊为肿瘤。

【实验室检查】

（一）一般检查

白细胞计数一般正常，嗜酸性粒细胞正常或轻度增高。

（二）病原学检查

1．虫卵检查 最常采用透明胶纸法或棉签拭子法，于清晨解便前检查，可连续检查 3 ～ 5 次，检出率可达 100%。虫卵检查方法操作简便，检出率高。因雌虫一般不在肠道内产卵，故粪便检查虫卵阳性率小于 50%。

2．成虫检查 根据雌虫生活习性，可在患儿入睡后用手抓挠肛门时，检查肛周、会阴或内衣处有无成虫，连续多次检查阳性率高。

【诊断及鉴别诊断】

（一）诊断依据

1．流行病学资料 于卫生状况差的地区和卫生习惯不良的人群流行，有家庭聚集性。

2．临床表现 肛门周围及会阴部皮肤瘙痒及继发性炎症，尤在夜间明显。

3．实验室检查 查出蛲虫虫卵或成虫。

（二）诊断标准

1．疑似诊断 出现肛周、会阴部瘙痒表现者均为疑似病例。

2．确定诊断 疑似病例查到蛲虫的成虫或虫卵可确诊。

（三）鉴别诊断

应与肛周湿疹、肠绦虫病等病相鉴别。

【治疗】 主要是病原学治疗，驱蛲虫治疗可快速有效治愈，必要时需重复 1 ～ 2 次。

（一）口服驱虫药

1．苯咪唑类药物 蛲虫病的首选药物。阿苯达唑成人 400mg 顿服，儿童 200mg 顿服，两周后重复一次，治愈率近 100%。甲苯达唑成人和儿童剂量相同，100mg/d，连服 3 天，治愈率可达 95% 以上，其主要作用为抑制虫体摄入葡萄糖。副作用一般为轻微的消化道症状，无需处理可自行缓解。孕妇和哺乳期妇女忌用。

2．抗虫灵（噻嘧啶、双萘羟酸噻嘧啶） 广谱抗虫药，该药通过干扰虫体胆碱酯酶而起作用，副作用少。儿童 30mg/kg，成人 1.2 ~ 1.5g 睡前一次顿服，2 周后重复一次。三苯双脒、伊维菌素也可达到良好的疗效。

（二）外用驱虫药

局部使用，有杀虫、止痒和防止重复感染的作用。方法为每晚睡前用肥皂水洗净肛门及其周围皮肤，然后用蛲虫膏、2% 氯化氨汞或 10% 氧化锌油膏等涂于肛周皮肤。

【预后】

预后较好，及时驱虫治疗疗效好，治愈率高。

【预防】

宜采取综合措施，单靠药物不易根治，需防止相互感染和自身反复感染，特别注意儿童聚集机构的预防工作。

（一）控制传染源

对家庭内感染者或集体性儿童机构感染者，应实行蛲虫感染普查普治。治疗后 7 ~ 14 天重复检查，发现阳性者再进行治疗一次，彻底消除传染源。

（二）切断传播途径

做到饭前便后洗手，勤剪指甲，勤换洗内衣裤，定期烫洗被褥和清洗玩具。托幼机构可用 0.05% 的碘液处理玩具，1h 后虫卵可被全部杀死。

（三）保护易感人群

注意公共卫生、家庭卫生和个人卫生。

本节小结

蛲虫病是由蠕形住肠线虫（简称蛲虫）寄生于人体肠道引起的传染病，儿童为主要感染人群。患者和带虫者是传染源，可通过直接感染、间接感染、吸入感染、逆行感染多种感染途径传播。临床出现肛周或会阴部瘙痒或有蚁行感，小儿夜间不明原因哭闹不安，应考虑本病，查到蛲虫成虫或虫卵可确诊。苯咪唑类药物是治疗蛲虫病的首选药物。预防以注意公共卫生、家庭卫生和个人卫生为主，特别注意儿童聚集机构的预防工作。

自测题

一、填空题

1．蛲虫病的传染源主要是______________、______________。

2．检查蛲虫卵的主要方法有______________和______________。

3．治疗蛲虫病的首选药物是______________。

二、简答题

1．简述蛲虫病的传播途径？

2．试述蛲虫病的临床表现。

（周卫凤）

第八节　绦虫病与囊虫病

学习目标

通过本节内容的学习，学生应能：

识记

说出绦虫病与囊虫病流行的三个环节。

理解

叙述绦虫病与囊虫病的临床表现特点及实验室检查的临床意义。

运用

1. 运用所学知识对本病进行诊断及治疗。
2. 能对健康人群做出预防宣传指导。

案例 7-8-1

患者，男，35 岁，因口吐白沫，突然晕倒就诊。其家属代述患者自幼患癫痫，偶有发作，未曾治疗。近一年来，常在劳作后出现头晕、呕吐、晕倒等症状，休息后缓解，未予关注。体格检查：急性病容，神志不清，颈项强直。背部皮肤可见数个圆形结节，质韧，有弹性，可移动，无压痛。头颅 CT：脑室壁见一个 2cm × 2cm 的圆形包块，未见明显出血灶。

问题与思考：

1. 最可能的诊断是什么？
2. 诊断依据是什么？
3. 为确定诊断需要做哪些检查？

一、肠绦虫病

肠绦虫病（cestodiasis）是绦虫成虫寄生于肠道引起的疾病，我国所见主要是牛带绦虫病与猪带绦虫病。两者临床表现极为相似，本节以猪带绦虫病为代表进行介绍。

【病原学】

猪带绦虫、牛带绦虫成虫为乳白色，扁长呈带状，有上千节片。二者均由头节、颈节与体节三部分组成。体节分为未成熟、成熟和妊娠三种节片，妊娠节片内充满虫卵，可随粪便一同排出，两种绦虫的虫卵在形态上难以区别。猪或牛吞食虫卵后，在十二指肠内孵出六钩蚴，六钩蚴穿过肠壁随淋巴、血液散布全身，主要在骨髓、肌肉发育成囊尾蚴。人食入含有囊尾蚴的猪肉或牛肉后，囊尾蚴在胆汁与小肠液作用下，头节伸出，吸附于肠壁，经 2 ～ 3 个月可发育成成虫，猪带绦虫可存活 25 年，牛带绦虫生存期可长达 30 ～ 35 年。多数人仅感染一条绦虫，但流行区半数患者可有数条绦虫，个别甚至达数十条之多。人是猪带绦虫和牛带绦虫的终末宿主，猪和牛分别是猪带绦虫和牛带绦虫的中间宿主，另外，人也可作为猪带绦虫的中间宿主。

【流行病学】

（一）传染源

猪带绦虫和牛带绦虫患者是肠绦虫病的唯一传染源。

（二）传播途径

进食含有囊尾蚴的猪肉或牛肉是重要的传播途径；经常进食生肉或半生的肉或加工生熟食品的菜刀菜板混用，使囊尾蚴污染熟食而感染；有人是因舔尝生拌肉馅而感染。

（三）人群易感性

人群普遍易感。

（四）流行特点

肠绦虫病在国内分布广泛。感染率与饮食习惯有关，不食猪肉的人不患猪绦虫病，不食牛肉的人不患牛绦虫病。在西北、西南某些少数民族地区，牛带绦虫感染率高，华北、东北猪带绦虫感染率高。农村的发病率较城镇高。

【发病机制与病理】

囊尾蚴进入肠道后，在胆汁与小肠液作用下，头节伸出，靠吸盘吸附于小肠壁上，经 2 ～ 3 个月可发育为成虫。在头节吸附处，由于吸盘的作用，小肠黏膜可有轻度损伤，猪带绦虫由于头节上有小钩的存在，局部损伤较牛带绦虫明显。虫体代谢产物可使部分人产生过敏症状。

【临床表现】

潜伏期 2 ～ 3 个月。

粪便中发现节片是最常见的症状。部分患者可有不同程度的腹痛，可在上腹部、脐周或无固定位置，可为钝痛、刺痛，偶见肠绞痛，此外还可有腹泻、恶心、呕吐、食欲缺乏或食欲亢进等消化道症状，少数人有乏力、消瘦、头痛、头晕、失眠、磨牙等症状。也有少数人有瘙痒、荨麻疹、皮肤过敏等症状。

【并发症】

少数患者可出现肠梗阻、阑尾炎、营养不良或贫血。2.5% ～ 25% 猪带绦虫病患者同时还有囊尾蚴病。

【实验室检查】

1．血常规　早期嗜酸性粒细胞可轻度增多。

2．粪便检查　虫卵阳性率不高，从虫卵形态不能区别绦虫种类。如找到孕节，取孕节片制成压片，观察节片内子宫分枝情况，以确定是猪带绦虫还是牛带绦虫。

3．PCR 检测　检测患者粪便中虫卵或节片的 DNA，敏感性较高。

【诊断】

1．流行病学史　应详细询问是否吃生的或未熟透的猪肉或牛肉，是否吃过“米猪肉”，是否生熟食品的菜板菜刀不分，是否有舔尝生拌肉馅的习惯。

2．临床表现　粪便中有白色节片，或在内裤、被褥上发现过白色节片。

3．实验室检查　粪便找到虫卵可确诊。

【治疗】

1．吡喹酮　剂量 10 ～ 20mg/kg，空腹 1 次顿服即可。少数人用药后有恶心、呕吐、腹痛、头晕、头痛、心悸、胸闷等副作用。

2．阿苯达唑　每日 8mg/kg，分 1 ～ 2 次服用，连用 2 日。本药副作用轻微，效果亦良好。

3．南瓜子与槟榔煎剂　取带皮的南瓜子 80 ～ 120g，炒熟后去壳，南瓜子仁 80g 左右，研碎或嚼服；槟榔 80g，加水 500ml，煮沸 1h 后浓缩至 150ml。早晨先空腹服南瓜子仁粉，2h 后服槟榔煎剂，再过 30min 后服 50% 硫酸镁 60ml，2h 后可逐渐排虫。

【预防】

对肠绦虫病人及时治疗；并加强粪便管理，使人的粪便不污染猪圈或牧场；加强卫生监督，严禁含有囊尾蚴的肉类上市，加强卫生宣传教育，不食吃生肉或未熟透的肉，加工生、熟食品的炊具要分开。

二、囊尾蚴病

囊尾蚴病（cysticercosis）又称囊虫病，是猪带绦虫的幼虫寄生在人体所引起的疾病。囊尾蚴可侵入人体的各种组织和器官，如皮下组织、眼、肌肉及中枢神经系统，而引起病变，由于寄生部位不同，其临床表现复杂多样，其中以脑囊尾蚴病最严重，常引起癫痫发作，甚至危及生命。

【病原学】

猪带绦虫与牛带绦虫成虫寄生于人的小肠，孕节节片或虫卵自人体排出后，如被中间宿主猪或牛吞食，卵壳经胃肠消化液作用，六钩蚴破壳而出，钻入肠壁，随血流及淋巴到达各组织器官，如横纹肌、脑、眼等，约经 10 周发育成成熟囊尾蚴。囊尾蚴可存活数年甚至 20 年，死后可钙化。

【流行病学】

（一）传染源

猪绦虫病患者是唯一的传染源。

（二）传播途径

感染方式主要有以下三种：

1．外源性异体感染　食入被虫卵污染的食物、水等而感染。

2．外源性自身感染　由于患者手指污染了自身粪便中的虫卵而经口感染。

3．内源性自身感染　猪带绦虫患者因呕吐肠内虫卵反流入胃或十二指肠而感染。

（三）人群易感性

人群普遍易感。男多于女，青壮年多见，农民居多，与其卫生及生活习惯、生产活动方式有关。

（四）流行特征

本病分布很广，亚洲、非洲、欧洲、美洲均有本病流行。我国亦广泛存在。

凡有猪绦虫病的地区均有本病的发生，以东北、西北、华北等地多见。

【发病机制与病理】

猪带绦虫的虫卵经口入胃、十二指肠，经消化液和胆汁的作用，六钩蚴破囊而出，钻入肠壁，经血液及淋巴到达全身各组织和脏器，如皮下组织和肌肉、脑、眼等。囊尾蚴寄生于组织可引起局部的轻度炎症，有中性与嗜酸性粒细胞浸润。其危害程度取决于囊尾蚴的数目、寄生部位，囊尾蚴的死活以及组织反应性，以脑部最严重。囊尾蚴在中枢神经系统，可存在于任何部位，以大脑皮层最多。寄生于眼的囊尾蚴可引起各相应部位的病变，如睫状体炎、玻璃体混浊、视网膜剥离等。寄生于皮下肌肉者，表现为皮下结节。虫体死亡时的变性产物对周围组织亦有刺激。虫体死亡后可在局部遗留钙化灶。

【临床表现】

自虫卵进入人体至囊尾蚴成熟约需 3 个月左右，出现症状常在此之后。

本病的临床表现依囊尾蚴数目、寄生部位及机体反应性不同而有很大不同。

（一）脑囊尾蚴病

约占囊尾蚴病人总数的 2/3 左右（60% ~ 92%），一般都有头痛、头晕、呕吐等症状。按囊尾蚴在脑内部位不同又可分为以下几型：

1．癫痫型　最常见，占全部脑囊尾蚴病的 84% ~ 100%。反复发作的各种类型的癫痫为特征，可作为唯一的首发症状。

2．脑室型　约占脑囊尾蚴病的 10%，以第四脑室与侧脑室多见。由于囊尾蚴常游离或带蒂附着于室壁，可突然阻塞脑脊液通路，出现活瓣综合征，当病人转头等体位改变时颅压突然升高，头痛、呕吐、眩晕明显加重，甚至发生脑疝，导致呼吸循环衰竭。此类病人常有颈项强直，并有强迫体位。

知识链接

活瓣综合征

活瓣综合征又称布伦斯综合征，即囊尾蚴悬于脑室壁，呈活瓣状，当患者头位急速改变时，囊尾蚴突然阻塞脑脊液通道而致颅内压骤增，患者出现突发颅内压增高症状，甚至可因此猝死。

3．软脑膜型　主要表现为囊尾蚴性脑膜炎及蛛网膜下腔粘连，如头痛、呕吐、颈项强直等。由于颅底凹常有粘连，故影响颅神经，表现为视力、听力下降，耳鸣、眩晕、共济失调、面神经麻痹等。

4．混合型　以上各型混合存在，以皮质型与脑室型混合存在最多见，患者精神症状最重。如囊尾蚴寄生于椎管，可压迫脊髓，出现截瘫表现。

（二）眼囊尾蚴病

占囊尾蚴病的 1.8% ~ 15%。囊尾蚴可寄生于眼内各处，依寄生眼内的部位不同而有不同症状。以寄生于玻璃体及视网膜下最常见。寄生于玻璃体者，患者感觉眼前有黑点或黑影晃动，寄生于视网膜者，表现有视力低下、视网膜剥离及失明，眼底镜和裂隙灯检查可见玻璃体混浊，甚至视网膜剥离，也可有虹膜睫状体炎、脉络膜炎。

（三）皮下肌肉囊尾蚴病

约 2/3 囊尾蚴病病人有皮下或肌肉囊尾蚴病。患者皮下有圆形或卵圆形结节，为坚韧实体，有弹性，与皮肤不粘连，不痛不痒，结节可仅 1 ~ 2 个，亦可成百上千，以躯干、头部最多，四肢亦常见，可分批出现，逐渐消失，囊尾蚴数少时可无症状。但如肌肉内有大量结节时，可出现假性肌肥大，肌肉体积增加，但活动无力。

（四）其他部位囊尾蚴病

心、肝、肺、肾、声带等其他部位也可有囊尾蚴寄生，可引起相应器官的症状。但这些囊尾蚴病均较少见，多在死后尸解才发现。

【并发症】

28.6% ~ 67.3% 的囊尾蚴病患者也患有猪绦虫病。

【实验室检查】

（一）血象

病人可有嗜酸性粒细胞增多。

（二）脑脊液检查

脑囊尾蚴病时脑脊液压力升高，蛋白及白细胞数稍高。

（三）免疫学检查

以猪带绦虫的囊尾蚴纯化后制作抗原。与患者血清或脑脊液做酶联免疫吸附试验、间接血凝试验等，检测血清中特异性 IgG 抗体，敏感性及特异性均较高，对诊断和流行病学调查均有实用价值。

（四）影像学检查

1．脑部计算机断层扫描（CT）有诊断价值，阳性率达 90% 以上。表现为脑内多发性圆形低密度区，其周围可有环形增强带（炎性水肿区），也可能出现多发性高密度甚至钙化结节，还可有脑室扩大、受压、移位等间接征象。

2．X 线平片约 13% ～ 15% 患者可发现有脑内囊尾蚴钙化阴影。有时有头节钙化点。另外，也可发现肌肉中的钙化影。

3．脑磁共振急性脑囊尾蚴病时可在较早发现较小的病变，补充 CT 的不足。

（五）皮下结节活检是最终确诊的依据

【诊断】

应结合流行病学资料、临床表现及特殊检查进行诊断。

（一）流行病学资料

有绦虫病史或密切接触猪绦虫病人者应想到其有囊尾蚴病的可能。对当地有猪绦虫病存在而个人卫生习惯较差、有可能食入虫卵者应仔细检查。

（二）临床表现

皮下有可活动的、有弹性的实性结节时应想到囊尾蚴病。视力障碍、视野出现黑影并在眼内发现囊尾蚴结节者可诊断眼囊尾蚴病。出现无其他原因可解释的癫痫发作者应考虑本病，尤其是对无家族史的成年初发癫痫，应首先考虑脑囊尾蚴病。

（三）实验室检查

对疑及本病者应进行相应血象、脑脊液、影像学或免疫学检查，对可疑的浅在结节还可取活体进行病理诊断。

【鉴别诊断】

（一）脑囊尾蚴病皮质型

应与原发性或其他原因所引起的癫痫、颅内肿瘤相鉴别。软脑膜型应注意与结核性脑膜炎、真菌性脑膜炎、不典型的化脓性脑膜炎、脑型血吸虫病及脑型肺吸虫病等相鉴别。它们各有其特殊病史、流行病学史，特殊检查可证实，但无猪带绦虫卵感染情况，与脑 CT 及脑脊液检查相结合不难鉴别。

（二）眼囊尾蚴病

应与眼内异物、肿物及各部位其他眼病相鉴别。眼底镜或裂隙灯检查可资鉴别。应与皮脂腺囊肿、多发性神经纤维瘤、风湿性结节及肺吸虫的皮下结节相鉴别。它们各有其自身疾病的特点。血清学检查可资参考。手术摘取结节做病理检查可以确诊。

【治疗】

（一）药物治疗

1．吡喹酮　总量 120 ～ 180mg/kg，分 2 ～ 4 日，每日 3 次口服。对严重脑囊尾蚴病人，为减轻反应可将总量分 10 日服用。一般 3 个月后重复治疗，共 2 ～ 3 个疗程。本药作用强、效果好，但杀灭囊尾蚴时引起的组织反应也大。皮下肌肉囊尾蚴病可首选此药，但脑囊尾蚴病时应慎用。

2．阿苯达唑　每日 15 ～ 20mg/（kg・d），分 2 次口服，10 日为 1 个疗程，间隔 20 日应重复治疗，一般需 2 ～ 3 个疗程。本药对幼龄囊尾蚴无效，但由于治疗反应比吡喹酮小，为脑囊尾蚴病的首选药物。脑囊尾蚴病严重者应减少剂量。

（二）对症治疗

对有颅内压增高者，宜先每天静滴 20% 甘露醇 250ml，加用地塞米松 5 ～ 10mg，连续 3 天后，再开始病原治疗。疗程中可常规应用地塞米松和甘露醇，以防止颅内压增高的发生或加重。癫痫发作频繁者，可酌情选用地西泮、苯妥英钠或异戊巴比妥钠等药物。发生过敏性休克用

0.1% 肾上腺素 1mg 皮下注射（小儿酌减），同时用氢化可的松加入葡萄糖液中静滴。

（三）手术治疗

脑囊尾蚴病患者颅内压过高，药物治疗前应行颅脑开窗减压术或脑室分流术；眼囊尾蚴病者禁止杀虫治疗，因活虫被杀死后引起的炎症反应会加重视力障碍，甚至失明，必须手术治疗。皮下和肌肉囊尾蚴病发生部位表浅或数量不多者，亦可手术摘除。

【预后】

皮下肌肉囊尾蚴病预后良好。眼囊尾蚴病与脑囊尾蚴病依寄生部位不同可有不同后遗症，甚至导致失明或死亡。

【预防】

治疗猪绦虫病患者不但可以预防他人感染，也可避免自身感染，而且可以降低猪囊尾蚴病的发病率。防止粪便污染食物、水及烹调用具。

本节小结

猪带绦虫病是由于吃了生的或未煮熟的“米猪肉”（即患囊尾蚴病的猪肉）所致；人患囊尾蚴病是由于误食了猪带绦虫的虫卵所致。该病的发病与流行均与其当地的生活习惯及卫生条件有直接关系。改变生食或半生食肉类的生活习惯及改善卫生条件是预防的关键。

自测题

一、填空题

吃了“米猪肉”可患__________病，吃了被绦虫卵污染的食物可患__________病。

二、选择题

A1 型题

1．一般绦虫病人最突出的出现是

A．消化道症状

B．体重减轻

C．头痛、头晕、失眠

D．粪便中出现白色节片

E．肛门瘙痒

2．囊尾蚴病的唯一传染源是

A．牛带绦虫病人

B．猪

C．吸血节肢动物

D．钉螺

E．猪带绦虫病人

3．囊虫病是猪肉绦虫的幼虫寄生在人体所致，其中寄生在哪一部位的囊虫临床症状最为严重

A．皮下组织

B．肌肉组织

C．脑组织

D．脊髓组织

E．眼球组织

4．成熟的绦虫卵在中间宿主发育为囊尾蚴的主要终点是哪一种肌

A．横纹肌

B．平滑肌

C．括约肌

D．斜方肌

E．蚓状肌

三、简答题

如何预防绦虫病和囊虫病的发生？

（季芙红 张 润）

第九节 棘球蚴病

学习目标

通过本节内容的学习，学生应能：

识记

说出棘球蚴病流行的三个环节。

理解

归纳棘球蚴病的临床表现特点及实验室检查的临床意义。

运用

1．运用所学知识对本病进行诊断、治疗。

2．能对健康人群做出预防宣传指导。

案例 7-9-1

患者，男性，25岁，牧民。进行性右上腹块肿大7个月，肿块光滑，坚韧感，无肝区痛，无发热。体格检查：肝大，局部表面光滑囊肿感。上腹部B超示：肝右叶见平段，CT示肝内占位，ALT阴性，AFP阴性，外周血白细胞总数正常，嗜酸性粒细胞略增多。

问题与思考：

1．最可能的诊断是什么？

2．诊断依据是什么？

3．为确定诊断需要做哪些检查？

棘球蚴病（echinococcosis）又称包虫病，是感染棘球绦虫的幼虫所致的人畜共患性疾病。棘球绦虫公认的有4种，即细粒棘球绦虫、多房棘球绦虫、少节棘球绦虫和伏氏棘球绦虫。我国仅有前两种虫种的棘球蚴病。临床上以肝棘球蚴病最多见。

【病原学】

棘球蚴病的病原体是棘球绦虫的幼虫（棘球蚴）。成虫是绦虫中最小的虫种之一，寄生在狗、羊、牛肠道。成虫体长2～7mm。由头节、颈、未成熟节片、成熟节片与妊娠节片各一个组成。

头节呈梨形，有顶突和4个吸盘。顶突富含肌肉组织，伸缩力很强，其上有两圈大小相间的小钩共28～38个，呈放射状排列。妊娠节片的子宫内充满虫卵（500～800个），虫卵呈圆形，棕黄色，有双层胚膜，内有辐射纹，其形态与牛肉绦虫和猪肉绦虫卵极为相似，虫卵对外界抵抗力较强，在室温水中可存活7～16天，0℃时存活116天，干燥环境中存活11～12天，在常用消毒剂中可存活6～24h。煮沸与阳光直射（50℃ 1h）对其有致死作用。

棘球蚴，呈囊状，囊壁分外面的角皮层与内面的生发层（胚层），囊内有无色透明液，其中含少量蛋白质。

生活史：细粒棘球绦虫的终宿主与中间宿主的范围很广，但主要在犬（终宿主）与羊（中间宿主）之间循环生活。虫卵随犬粪排出体外，污染其皮毛，水源及周围的环境被羊或人食入后在十二指肠内孵化成六钩蚴，钻入肠壁经血循环至肝肺等脏器发育成棘球蚴，受感染羊的内脏被犬吞食后其头节在犬小肠内经3～10周发育成成虫，完成犬与羊间的家畜生活循环，人若误食其虫卵也可成为中间宿主，即患棘球蚴病。

【流行病学】

（一）传染源

受感染的犬是主要传染源。其次是狼、狐等。

（二）传播途径

主要经口传播。人与犬密切接触、皮毛上虫卵污染手或犬粪中虫卵污染蔬菜、水源等感染。牧区犬、羊集居，羊皮、毛被污染，与羊接触也可间接感染。

（三）人群易感性

普遍易感，与职业及接触机会有关，以畜牧人员及狩猎者为主，大多在儿童期感染，在青壮年发病。

（四）流行特征

本病分布于世界各地，主要流行于畜牧地区，是一种严重的人畜共患疾病。我国以新疆、甘肃、青海、内蒙、西藏、四川等多见，陕西、河北、东北等省可有散发病例。无明显性别差别。

【发病机理和病理】

虫卵经口进入胃肠，在十二指肠内孵化成六钩蚴钻入肠壁，部分可被局部免疫细胞包围消灭，部分进入肠系膜静脉而达门静脉系统，多数（70%以上）停留在肝，少数在肺，其余可在脑、脾、肾、肌肉等组织内形成囊肿。棘球蚴囊有内外两囊，内囊的液体是透明的，内含液可渗透壁囊吸收入血循环发生过敏反应。主要是因囊肿压迫邻近组织和器官所引起。肝棘球蚴囊逐渐增长时，肝内胆小管受压迫并被包入外壁中，有时胆小管因压迫性坏死破入囊腔，使子囊与囊液染成黄色，并易引起继发性细菌感染。肺棘球蚴囊多不含子囊，亦可破入支气管，角皮层旋转收缩，内面向外翻出，囊液及囊内容物一起被咳出，易并发细菌感染。如果棘球蚴囊破入细支气管，由于空气进入内外囊之间X线下可呈新月状气带。若囊肿破裂，大量液体流入腹腔（或胸腔）时，可引起强烈的过敏性休克与继发性棘球蚴囊肿。

【临床表现】

潜伏期长，为10～20年或更长。

临床症状的轻重取决于棘球蚴囊寄生的部位、囊肿大小及有无并发症。疾病早期常无自觉症状或有低热、食欲缺乏及过敏性皮疹等，常被忽视。

（一）肝棘球蚴病

最常见，肝右叶占80%～85%，左叶占15%～20%。棘球蚴囊肿接近肝表面，其主要症状是上腹部不适，胀满并触及无痛性边缘清楚的囊性包块。若囊肿较大时，肝区出现牵扯性隐痛，有波动感或棘球蚴震颤。巨大囊肿可压迫邻近器官，若肝棘球蚴囊位于肝门附近，可压迫胆总管与门静脉，引起梗阻性黄疸和门脉高压、脾大、腹水及食管静脉曲张等。若位于肝顶部可使膈肌升高且运动受限，引起反应性肺不张及胸腔积液。棘球蚴囊位于肝左叶时其症状、体征出现早且显著。肝棘球蚴病主要并发症为细菌感染和囊壁破裂，二者互为因果。细菌感染多来自胆道，临床上出现发热、肝区痛、血白细胞增高等，酷似肝脓肿。

（二）肺棘球蚴病

以右肺下叶居多。因肺组织疏松，棘球蚴囊生长较快，早期可无自觉症状，在胸部X线透视时发现。肺棘球蚴囊逐渐长大可出现胸部持续性痛，咳嗽，痰中带血，偶可发生大咯血。胸部检查在病变区语颤减弱，叩诊呈浊音，听诊呼吸音减弱。肺棘球蚴囊破裂后引起刺激性咳嗽和呼吸困难，若大量囊液溢出可引起窒息，溢入支气管可咳出囊内容物或因引流不畅而继发细菌感染。偶可破入胸腔，则发生胸痛、胸腔积液并可有发热及过敏反应。

（三）脑棘球蚴病

发病率在1%左右，儿童多见。好发于大脑顶叶，多伴有肝与肺棘球蚴病。主要症状为头痛、癫痫、失明及颅内压增高等。脑CT显示大的囊性阴影，有定位诊断价值。此外，偶见心包、脾、肾、骨髓等处棘球蚴病，可引起压迫症状。几乎都伴有肝棘球蚴或肺棘球蚴病。

【实验室及其他检查】

（一）血象

白细胞计数大多增高，嗜酸性粒细胞增高。

（二）免疫学检查

1．皮内试验　该试验简便快速，阳性率达70%～95%。但可有假阳性或假阴性反应。用囊液抗原0.1～0.2ml皮内注射，10～15min后局部皮肤丘疹明显增大，周围红晕有伪足出现为即刻反应。12～24h后，局部仍有红肿硬结为延迟反应。结核病、绦虫病、肺吸虫病可有假阳性，人体内包虫死亡可呈假阴性。

2．血清免疫学试验包括间接血凝试验，酶联免疫吸附试验（ELISA）等，检测患者血清中特异性抗体，其特异性和敏感性均较高。

（三）影像学检查

超声波具有简便、快速的优点，对肝棘球蚴病具有重要诊断价值，可确定其部位、大小与数目。X线检查对肺棘球蚴病患者诊断价值亦较大，胸片可见大小不一、孤立或圆形、椭圆形，边界清晰均质的阴影。CT及磁共振成像检查对肝、肺、脑部病变均有诊断价值，较超声波更为清晰。

【诊断及鉴别诊断】

（一）诊断

1．流行病学资料　职业，流行区居住史及与犬有密切接触史可供参考。

2．临床表现　肝、肺、脑有囊肿表现者均应考虑本病。肝（肺）棘球蚴病早期无特异症状，后期根据棘球蚴病囊寄生的部位不同，出现相应的症状及体征。

3．实验室及特殊检查　皮内试验，血清免疫学试验阳性提示有棘球蚴感染；超声波、CT、MRI、X线对不同器官发生囊肿有助于诊断。

（二）鉴别诊断

1．肝囊型棘球蚴病需与肝内非寄生虫性囊肿如多囊肝、肝血管瘤等相鉴别。

2．肺囊型棘球蚴病应与结核病、肺囊肿、转移性肺癌等相鉴别。

3．脑囊型棘球蚴病与颅内肿瘤相鉴别。

4．肝泡型棘球蚴病与原发性肝癌相鉴别。

知识链接

囊性棘球蚴病与泡型棘球蚴病的区别

（1）病因不同，细粒棘球蚴所致的囊性包虫病为单房性囊肿，泡型棘球蚴为多房性囊肿。

（2）病变部位不同，细粒棘球蚴囊肿多见于肝；其次为肺、脑、心包等部位。泡型棘球蚴主要在肝，肺、脑发生者主要为转移性病灶。

（3）肝超声波及CT扫描所见波型不同，泡型棘球蚴病难与肝癌相鉴别，因其生长呈浸润性发展可破坏整个肝叶，晚期肝大、硬并有结节。临床表现极类似原发性肝癌。

【治疗】

（一）外科手术

外科手术摘除为首选治疗。术中以0.1%西替溴铵杀原头蚴；手术前2周至术后2周服用丙硫苯咪唑以减少术中并发症及术后复发。

（二）药物治疗

首选阿苯达唑，是一种广谱抗蠕虫药，口服后在肠道内吸收好，有杀死原头蚴的作用，并可破坏生发层。剂量与疗程：每日12～15mg/kg，分两次口服，4周为一个疗程，间歇2周后重复疗程，共6～8个疗程，有效率80%以上。确切服药期限应依据超声检查或CT扫描结果而定。本药不良反应少而轻，可有发热、皮疹、头痛、肌酸痛、视力障碍等，偶可致白细胞减少、一过性ALT与AST升高，停药后可以恢复。

【预防】

关键是预防犬类感染，广泛宣传养犬的危害性，捕杀野狗。对家犬则应定期驱虫。儿童避免与犬密切接触。加强屠宰场的管理，病畜内脏不得喂犬，应深埋焚烧，防止犬的感染。

加强卫生宣传教育，使群众认识和了解泡球蚴病的危害和预防方法。流行区应对人群进行普查，使用免疫学试验和X线、B超等手段可早期发现病人，以便及时根治。

注意个人饮食卫生，不喝生水，不食生菜。因虫卵耐寒而怕热，对污染的器具物品可用热力消毒。

本节小结

棘球蚴病又称包虫病，是人感染细粒棘球绦虫及多房棘球绦虫的幼虫所致的疾病，本病流行于世界上许多畜牧区。在高发区，患病率可达5%，细粒棘球坳的终末宿主是狗、狼、狐等，羊、鼠、马等为中间宿主，棘球蚴病临床表现高度多样性并反映了幼虫的位置和大小，绝大多数症状是因为幼虫虫体的机械压力或由于疱液流出引起异种抗体，囊包活检到虫体可诊断。对已发病者，外科手术摘除囊包。此病重在预防。

自 测 题

一、填空题

棘球蚴绦虫是最主要的终宿主为__________，中间宿主主要为__________。

二、选择题

A1 型题

1．包虫病的主要传染源是哪一个
　A．狗
　B．牛
　C．鼠
　D．鸡
　E．病人

2．人感染包虫病时，包虫最常寄生在哪一个脏器中
　A．胃
　B．脑
　C．心
　D．肝
　E．肺

3．根治包虫病首选的方法为哪一种
　A．阿苯达唑类化合物口服
　B．包囊局部注射用药
　C．手术
　D．放射治疗
　E．针灸

三、简答题

人是怎样感染棘球蚴病的？棘球蚴病有哪些危害？

（季芙红　张　润）

附　录

附录 1　急性传染病的潜伏期、隔离期、检疫观察期一览表

疾病名称	潜伏期		隔离期	接触者观察（检疫）期
	常见	最短～最长		
甲型病毒性肝炎	30 天左右	15～45 天	隔离至发病后 3 周	密切接触者应检疫 45 天，检疫期每周应检查 ALT 一次并注意肝炎症状，以便早期发现
乙型病毒性肝炎	70 天左右	30～180 天	急性期应隔离至 HBsAg 阴转，恢复期仍然未转阴者，按 HBsAg 阳性携带者处理。慢性肝炎病人及 HBsAg 阳性携带者应调离接触食品、自来水及托幼的工作。HBsAg 阳性携带者，可照常工作和学习，但应加强随访，注意个人卫生、经期卫生及行业卫生，牙刷、剃须刀及盥洗用具等应与健康人分开。凡 HBsAg 阳性者不得献血	急性乙肝的密切接触者应医学观察 45 天，托幼机构发现病人后的观察期内不办理入托、转托手续。对疑诊肝炎的托幼、饮食行业和自来水工作人员应暂停原工作
丙型病毒	40 天左右	15～180 天	急性患者应隔离至病情稳定，肝功能正常。对托幼、饮食行业工作人员在病愈后需 HCVRNA 转阴方可恢复工作。抗 HCV 及 HCVRNA 阳性者不得献血	同乙型肝炎
丁型	重叠感染 联合感染	3～4 周 6～12 周	同乙型肝炎	同乙型肝炎
戊型	40 天左右	10～70 天	同甲肝	同甲肝，但注射丙种球蛋白无预防作用
脊髓灰质炎	5～14 天	3～35 天	隔离至发病后 40 天，第一周为呼吸道和消化道隔离，第二周以后为消化道隔离	密切接触者医学观察 3 周，观察期间可应用减毒活疫苗进行快速免疫
流行性感冒	1～3 天	数小时～4 天	至热退后 2 天	大流行时集体单位应进行检疫，出现发热等表现时应及早隔离
麻疹	10～14 天	6～21 天，接受被动免疫者可延长至 28 天	隔离至出疹后 5 天。有并发症者隔离至疹后 10 天	密切接触的易感者检疫 21 天，接受被动免疫者检疫 28 天
水痘	14～17 天	10～21 天	隔离至疱疹完全结痂，或出疹后 7 日	医学观察 3 周。免疫力低下者可应用丙种球蛋白
流行性腮腺炎	18 天左右	14～25 天	隔离至腮腺肿大完全消退（3 周左右）	成人一般不检疫，但在托幼机构及部队，密切接触者应检疫 3 周
传染性单核细胞增多症	9～11 天	5～15 天	隔离至症状消失	不检疫

续表

疾病名称	潜伏期		隔离期	接触者观察（检疫）期
	常见	最短～最长		
流行性乙型脑炎	10～14天	4～21天	隔离至体温正常	不检疫
流行性出血热	7～14天	4～46天	隔离至热退	不检疫
登革热及登革出血热	5～8天	3～15天	起病后7天	不检疫
艾滋病	3～5年	2～10年以上	病人和感染者均应隔离至病毒或P24核心蛋白自血液中消失，不能献血和无防护措施的性接触	密切接触者及性伴侣应检疫2年
狂犬病	30～90天	5天～10年以上	全病程	被感染动物咬伤、抓伤者应立即处理好伤口并进行医学观察，观察期间应尽快注射狂犬病疫苗，必要时可同时应用抗狂犬病免疫血清
传染性非典型肺炎	3～5天	1～16天	体温正常7天以上，呼吸系统症状明显改善，X线胸片有明显吸收	密切接触者隔离观察，检疫2周
伤寒 副伤寒	10～14天 8～10天	7～23天 2～15天	体温正常后15天解除隔离。或症状消失后第5天起间歇送便、尿培养2次，连续2次阴性后可解除隔离	伤寒医学观察23天，副伤寒观察15天。从事饮食行业人员在观察期间应进行粪便培养1次，阴性者方可工作
细菌性痢疾	1～3天	数小时～7天	粪便正常后隔日培养连续2次阴性可解除隔离，如无培养条件，可隔离至症状消失后1周	医学观察7天，从事饮食行业人员在观察期间应进行便培养1次，阴性者可参加工作
百日咳	7～10天	2～20天	发病后隔离7周或痉咳出现后隔离4周	接触者医学观察21天，观察期间幼儿可服红霉素预防
流行性脑脊髓膜炎	2～3天	1～10天	症状消失后3天，但不少于发病后一周	医学观察7天
布氏菌病	2～3周	3天～1年以上	隔离至临床症状消失，血、尿、粪及分泌物培养阴性	不检疫
鼠疫	腺鼠疫：2～5天 肺鼠疫：1～3天	腺鼠疫：1～8天肺鼠疫：数小时～3天	腺鼠疫隔离至淋巴结肿完全消退。肺鼠疫在临床症状消失后，痰连续培养6次阴性，方可解除隔离	密切接触者检疫9天。曾接受过预防接种或血清预防者检疫12天
白喉	2～4天	1～7天	症状消失，连续2次鼻咽分泌物培养阴性；或症状消失后30天	医学观察7天
霍乱	1～3天	数小时至7天	腹泻停止后6天，隔日粪便培养连续3次阴性解除隔离。或症状消失后2周解除隔离	密切接触者和疑似患者应检疫5天，并连续送便培养3次，若阴性可解除隔离

续表

疾病名称	潜伏期		隔离期	接触者观察（检疫）期
	常见	最短～最长		
猩红热	2～5天	1～7天	症状消失后咽拭子培养3次阴性。或病后1周可以解除隔离	医学观察7天
军团病	肺炎型5～6天 非肺炎型1～2天	2～10天 5～66h	隔离至痊愈	不检疫
钩端螺旋体病	7～14天	2～20天	隔离至症状消失	不检疫
炭疽	1～5天	12h至12天	皮肤炭疽隔离至创口痊愈，痂皮脱落。其他类型在症状消失后，分泌物或排泄物连续培养2次阴性后可解除隔离	密切接触者医学观察8天。对污染物品进行消毒
阿米巴痢疾	3周左右	4天～数年	症状消失，粪便连续3次检查阿米巴滋养体及包囊均阴性	不检疫

（何辉红）

附录 2 预防接种

品名	性质	接种对象	保存和有效期	剂量与用法	免疫期及复种
乙型肝炎疫苗（重组酵母疫苗）	自 / 抗原	新生儿及易感者	2 ~ 8℃，暗处，严防冻结，有效期 2 年	全程免疫：10 ~ 30μg，按 0、1、6 个月各肌内注射 1 次；新生儿出生后 24h 内注射。HBsAg 阳性母亲的婴儿出生后 12h 内注射 HBIG ≥ 100U，同时在不同部位注射乙肝疫苗每次 10 μg，共 3 次，间隔时间同上	注射后抗体产生不佳者可加强免疫一次。有抗体应答者免疫期一般可达 12 年
甲型肝炎减毒活疫苗	活 / 自 / 病毒	1 岁以上儿童及成人	2 ~ 8℃，暗处保存，有效期 3 个月；-20℃以下有效期 1 年	三角肌处皮下注射 1.0ml	免疫期 4 年以上
脊髓灰质炎糖丸疫苗	活 / 自 / 病毒	2 月龄婴儿 4 岁	-20 ℃保存 2 年，2 ~ 10 ℃保存 5 个月，20 ~ 22℃保存 12 天，30 ~ 32℃保存 2 天	出生后冬春季服三价混合疫苗（白色糖丸），每隔 1 个月服 1 剂，共 3 剂。每年服一全程，连续 2 年，7 岁时再服一全程	免疫期 3 ~ 5 年，4 岁时加强 1 次
麻疹疫苗	活 / 自 / 病毒	8 月龄以上的易感儿童	2 ~ 10℃暗处保存，液体疫苗 2 个月，冻干疫苗 1 年，开封后 1h 内用完	三角肌处皮下注射 0.2ml	免疫期 4 ~ 6 年，7 岁时复种 1 次
麻疹、腮腺炎、风疹减毒疫苗	活 / 自 / 病毒	8 月龄以上的易感儿童	2 ~ 8℃避光保存	三角肌处皮下注射 0.5ml	免疫期 11 年，11 ~ 12 岁时复种 1 次
流行性乙型脑炎疫苗	死 / 自 / 病毒	6 月龄至 10 岁	2 ~ 10℃暗处保存，冻干疫苗有效期 1 年，液体疫苗 3 个月	皮下注射 2 次，间隔 7 ~ 10 天，6 ~ 12 月龄每次 0.25ml；1 ~ 6 岁 0.5ml；7 ~ 15 岁 1.0ml；16 岁以上 2.0ml	免疫期 1 年，以后每年加强 1 次，剂量同左
甲型流感疫苗	活 / 自 / 病毒	健康成人	2 ~ 10℃暗处保存，液体疫苗有效期 3 个月，冻干疫苗 1 年	疫苗 1ml 加生理盐水 4ml，混匀喷入鼻内，每侧鼻孔 0.25ml，稀释后 4h 内用完	免疫期 6 ~ 10 个月
人用狂犬病疫苗（地鼠肾组织培养疫苗）	死 / 自 / 病毒	被狂犬或可疑动物咬伤或抓伤；被患者唾液污染伤口者	2 ~ 10℃暗处保存，液体疫苗有效期 6 个月，冻干疫苗 1 年	接触后预防：先处理伤口，继之 0、3、7、14 及 30 天各肌内注射 2ml，2 ~ 5 岁 1ml，2 岁以下 0.5ml，伤重者注射疫苗前先注射抗狂犬病血清	免疫期 3 个月；全程免疫后 3 ~ 6 个月再被咬伤，需加强注射 2 针，间隔 1 周；6 个月以后再被咬伤，全程注射
森林脑炎疫苗	死 / 自 / 病毒	流行区居民及进入该区的来自非流行区者	2 ~ 10℃暗处保存，有效期 8 个月，25℃以下 1 个月	皮下注射 2 次，间隔 7 ~ 10 天，2 ~ 6 岁每次 0.5ml；7 ~ 9 岁 1.0ml；10 ~ 15 岁 1.5ml；16 岁以上 2.0ml	免疫期 1 年；每年加强注射 1 年，剂量同初种

续表

品名	性质	接种对象	保存和有效期	剂量与用法	免疫期及复种
黄热病冻干疫苗	活 / 自 / 病毒	出国进入流行区或从事黄热病研究者	–20 ℃保存有效期 1.5 年；2 ~ 10℃有效期 6 个月	用灭菌生理盐水 5ml，溶解后皮下注射 0.5ml，水溶液保持低温，1h 内用完	免疫期 10 年
腮腺炎疫苗	活 / 自 / 病毒	8 月龄以上易感者	2 ~ 8℃或 0℃以下保存，有效期 1.5 年	三角肌皮下注射 0.5ml	免疫期 10 年
流行性斑疹伤寒疫苗	死 / 自 / 立克次体	流行区人群	2 ~ 10℃暗处保存，有效期 1 年，不得冻结	皮下注射 3 次，相隔 5 ~ 10 天，1 ~ 6 岁分别注射 0.3 ~ 0.4ml、0.6 ~ 0.8ml、0.6 ~ 0.8ml，15 岁以上分别注射 0.5ml、1.0ml 及 1.0ml	免疫期 1 年，每年加强 1 次，剂量同第 3 针
Q 热疫苗	死 / 自 / 立克次体	畜牧、屠宰、制革、肉乳加工人员及有关实验室医务人员	2 ~ 10℃暗处保存	皮下注射 3 次，每次间隔 7 天，剂量分别为 0.25ml、0.5ml、1.0ml	
钩端螺旋体菌苗	死 / 自 / 螺旋体	流行区 7 岁以上人群及进入该区者	2 ~ 8℃暗处保存有效期 1 年半	皮下注射 2 次，相隔 7 ~ 10 天，分别注射 1.0ml 及 2.0ml	接种后 1 个月产生免疫力，维持期为 1 年
卡介苗	活 / 自 / 细菌	新生儿及结核菌素试验阴性儿童	2 ~ 10℃液体菌苗有效期 6 个月，冻干菌苗 1 年	于出生后 24 ~ 48h 皮内注射 0.1ml	免疫期 5 ~ 10 年，城市 7 岁，农村 7 岁、12 岁加强注射
伤寒、副伤寒、甲、乙三联菌苗	死 / 自 / 细菌	重点为军队、水陆口岸及沿线人员、环卫及饮食行业人员	2 ~ 10℃暗处保存，有效期 1 年	皮下注射 3 次，间隔 7 ~ 10 天，1 ~ 6 岁分别注射 0.2ml、0.3ml、0.3ml；7 ~ 14 岁 0.3ml、0.5ml、0.5ml；15 岁以上 0.5ml、1.0ml、1.0ml	免疫期 1 年，每年加强注射 1 次，剂量与第 3 针同
霍乱、伤寒、副伤寒甲、乙四联菌苗	死 / 自 / 细菌	同上	同上	同上	同上
霍乱菌苗	死 / 自 / 细菌	重点为水陆、口岸、环境卫生饮食服务行业及医务人员	2 ~ 10℃暗处保存，有效期 1 年	皮下注射 2 次，间隔 7 ~ 10 天，6 岁以下分别注射 0.2ml、0.4ml；7 ~ 14 岁 0.3ml、0.6ml；15 岁以上 0.5ml、1.0ml。应在流行前 4 周完成	免疫期 3 ~ 6 个月，每年加强注射 1 次，剂量同第 2 针
布氏杆菌苗	活 / 自 / 细菌	疫区牧民、屠宰工人、皮毛加工人员、兽医、防疫及实验室人员	2 ~ 10℃暗处保存，有效期 1 年	皮上划痕法，每人 0.05ml，儿童划 1 个“#”字。成人划 2 个“#”字，长 1 ~ 1.5cm，相距 2 ~ 3cm，划破表皮即可，严禁注射	免疫期 1 年，每年复种
鼠疫菌苗	活 / 自 / 细菌	用于流行区人群，非流行区人员接种 10 天才可进入疫区	2 ~ 10℃暗处保存，有效期 1 年	皮肤划痕法：每人 0.05ml。2 ~ 6 岁划 1 个“#”字，7 ~ 12 岁划 2 个“#”，14 岁以上划 3 个“#”，长 1 ~ 1.5cm，相距 2 ~ 3cm	免疫期 1 年，每年复种

续表

品名	性质	接种对象	保存和有效期	剂量与用法	免疫期及复种
炭疽菌苗	活 / 自 / 细菌	流行区人群，牧民，屠宰、皮毛、制革人员及兽医	2 ～ 10℃暗处保存，有效期 1 年，25℃以下有效期 1 年	皮上划痕法，滴 2 滴菌苗于上臂外侧，相距 3 ～ 4cm，每滴划“#”字，长 1 ～ 1.5cm，严禁注射	免疫期 1 年，每年复种
冻干 A 群流脑多糖菌苗	死 / 自 / 细菌	15 岁以下儿童及少年，流行区成人	2 ～ 10℃暗处保存，有效期 1 年	三角肌皮下注射 1 次，25 ～ 50μg	免疫期 0.5 ～ 1 年
百、白、破混合制剂（百日咳菌苗及白喉、破伤风类毒素）	死 / 自 / 细菌和毒素	3 月龄～ 7 岁	2 ～ 10℃保存，有效期 1.5 年	全程免疫，第 1 年间隔 4 ～ 8 周肌内注射 2 次，第 2 年 1 次。剂量均为 0.5ml	7 岁时用白破或百白二联制剂加强免疫，全程免疫后不再用百白破混合制剂
吸附精制白喉类毒素	自 / 类毒素	6 月龄至 12 岁儿童	25℃以下暗处保存，有效期 3 年，不可冻结	皮下注射 2 次，每次 0.5ml；相隔 4 ～ 8 周	免疫期 3 ～ 5 年，第 2 年加强 1 次 0.5ml，以后每 3 ～ 5 年复种 1 次 0.5ml
吸附精制破伤风类毒素	自 / 类毒素	发生创伤机会较多的人群	25℃以下暗处保存，有效期 3 年，不可冻结	全程免疫：第 1 年相距 4 ～ 8 周肌内注射 2 次，第 2 年 1 次，剂量均为 0.5ml	免疫期 5 ～ 10 年，每 10 年加强注射 1 次 0.5ml
精制白喉抗毒素	被 / 抗毒素	白喉患者，未预防接种的密切接触者	2 ～ 10℃保存，液状品保存 2 年，冻干品 3 ～ 5 年	治疗：根据病情，肌内或静脉注射 3 万～ 10 万 U；预防：接触者皮下或肌内注射 1000 ～ 2000U	免疫期 3 周
精制破伤风抗毒素	被 / 抗毒素	破伤风患者及创伤后有发生本病可能者	2 ～ 10℃保存，液状品有效期 3 ～ 4 年，冻干品 5 年	治疗：肌内或静脉注射 5 万～ 20 万 U。儿童剂量相同。新生儿 24h 内用半量。预防：皮下或肌内注射 1500 ～ 3000U，伤势严重者加倍	免疫期 3 周
多价精制气性坏疽抗毒素	被 / 抗毒素	受伤后有发生本病可能者及气性坏疽患者	2 ～ 10℃保存，液状品有效期 3 ～ 4 年，冻干品 5 年	治疗：首次静脉注射 3 万～ 5 万 U，可同时适量注射于伤口周围组织。预防：皮下或肌内注射 1 万 U	免疫期 3 周
精制肉毒抗毒素	被 / 抗毒素	肉毒素中毒患者及可疑中毒者	2 ～ 10℃保存，液状品有效期 3 ～ 4 年，冻干品 5 年	治疗：首次肌内注射或静滴 1 万～ 2 万 U 以后视情况而定。预防：皮下或肌内注射 1000 ～ 2000U	免疫期 3 周
精制抗狂犬病血清	被 / 免疫血清	被可疑动物严重咬伤者	2 ～ 10℃保存，液状品有效期 3 ～ 4 年，冻干品 5 年	成人 0.5 ～ 1ml/kg，总量 1/2 伤口周围注射，1/2 肌内注射，咬伤当日或 3 天内与狂犬病疫苗合用；儿童量为 1.5ml/kg	免疫期 3 周

续表

品名	性质	接种对象	保存和有效期	剂量与用法	免疫期及复种
乙型肝炎免疫球蛋白	被 / 免疫球蛋白	HBsAg（尤其 HBeAg）阳性母亲的新生婴儿及意外受 HBeAg 阳性血清污染者	2 ~ 10℃保存，有效期 2 年	新生儿出生 24h 内肌内注射 ≥ 100U；3 月龄及 6 月龄各注射 1 次；或与乙肝疫苗合用如前述；意外污染者肌内注射 200 ~ 400U	免疫期 2 个月
人丙种球蛋白	被 / 球蛋白	丙种球蛋白缺乏症，甲型肝炎、麻疹密切接触者等	2 ~ 10℃保存，有效期 2 年	治疗：每次肌内注射 0.5ml/kg。预防甲肝：儿童每次肌内注射 0.05 ~ 0.1ml/kg，成人 3ml。预防麻疹：肌内注射 0.05 ~ 0.15ml/kg，儿童最多 6ml	免疫期 3 周

注：活：活疫（菌）苗；死：死疫（菌）苗；自：自动免疫；被：被动免疫

（何辉红）

儿童计划免疫方案

初种		复种	
初种月龄	疫苗种类	复种年龄	疫苗种类
出生 24h 内	乙型肝炎疫苗第 1 针	1 周岁	流行性脑脊髓膜炎疫苗
出生 24 ~ 48h 内	卡介苗		
1 个月	乙型肝炎疫苗第 2 针	2 周岁	百白破菌苗
3 个月	脊髓灰质炎三型混合疫苗 百白破菌苗第 1 针	4 周岁	脊髓灰质炎三型混合疫苗
4 个月	脊髓灰质炎三型混合疫苗 百白破菌苗第 2 针	小学一年级	百白破菌苗麻疹疫苗、卡介苗
5 个月	脊髓灰质炎三型混合疫苗 百白破菌苗第 3 针	乡村中学一年级	卡介苗
6 个月	流行性乙型脑炎疫苗 * 乙型肝炎疫苗第 3 针	2、4 周岁小学一年级、三年级	流行性乙型脑炎疫苗
8 个月	麻疹疫苗	2、4 周岁	流行性脑脊髓膜炎疫苗

注：* 目前未列入计划免疫内容，城市儿童普通接种

（何辉红）

附录3 中华人民共和国传染病防治法

（1989年2月21日第七届全国人民代表大会常务委员会第六次会议通过 2004年8月28日第十届全国人民代表大会常务委员会第十一次会议修订）

第一章 总则

第一条 为了预防、控制和消除传染病的发生与流行，保障人体健康和公共卫生，制定本法。

第二条 国家对传染病防治实行预防为主的方针，防治结合、分类管理、依靠科学、依靠群众。

第三条 本法规定的传染病分为甲类、乙类和丙类。

甲类传染病是指：鼠疫、霍乱。

乙类传染病是指：传染性非典型肺炎、艾滋病、病毒性肝炎、脊髓灰质炎、人感染高致病性禽流感、麻疹、流行性出血热、狂犬病、流行性乙型脑炎、登革热、炭疽、细菌性和阿米巴性痢疾、肺结核、伤寒和副伤寒、流行性脑脊髓膜炎、百日咳、白喉、新生儿破伤风、猩红热、布鲁氏菌病、淋病、梅毒、钩端螺旋体病、血吸虫病、疟疾。

丙类传染病是指：流行性感冒、流行性腮腺炎、风疹、急性出血性结膜炎、麻风病、流行性和地方性斑疹伤寒、黑热病、包虫病、丝虫病，除霍乱、细菌性和阿米巴性痢疾、伤寒和副伤寒以外的感染性腹泻病。

上述规定以外的其他传染病，根据其暴发、流行情况和危害程度，需要列入乙类、丙类传染病的，由国务院卫生行政部门决定并予以公布。

第四条 对乙类传染病中传染性非典型肺炎、炭疽中的肺炭疽和人感染高致病性禽流感，采取本法所称甲类传染病的预防、控制措施。其他乙类传染病和突发原因不明的传染病需要采取本法所称甲类传染病的预防、控制措施的，由国务院卫生行政部门及时报经国务院批准后予以公布、实施。

省、自治区、直辖市人民政府对本行政区域内常见、多发的其他地方性传染病，可以根据情况决定按照乙类或者丙类传染病管理并予以公布，报国务院卫生行政部门备案。

第五条 各级人民政府领导传染病防治工作。

县级以上人民政府制定传染病防治规划并组织实施，建立健全传染病防治的疾病预防控制、医疗救治和监督管理体系。

第六条 国务院卫生行政部门主管全国传染病防治及其监督管理工作。县级以上地方人民政府卫生行政部门负责本行政区域内的传染病防治及其监督管理工作。

县级以上人民政府其他部门在各自的职责范围内负责传染病防治工作。

军队的传染病防治工作，依照本法和国家有关规定办理，由中国人民解放军卫生主管部门实施监督管理。

第七条 各级疾病预防控制机构承担传染病监测、预测、流行病学调查、疫情报告以及其他预防、控制工作。

医疗机构承担与医疗救治有关的传染病防治工作和责任区域内的传染病预防工作。城市社区和农村基层医疗机构在疾病预防控制机构的指导下，承担城市社区、农村基层相应的传染病防治工作。

第八条 国家发展现代医学和中医药等传统医学，支持和鼓励开展传染病防治的科学研究，提高传染病防治的科学技术水平。

国家支持和鼓励开展传染病防治的国际合作。

第九条　国家支持和鼓励单位和个人参与传染病防治工作。各级人民政府应当完善有关制度，方便单位和个人参与防治传染病的宣传教育、疫情报告、志愿服务和捐赠活动。

居民委员会、村民委员会应当组织居民、村民参与社区、农村的传染病预防与控制活动。

第十条　国家开展预防传染病的健康教育。新闻媒体应当无偿开展传染病防治和公共卫生教育的公益宣传。

各级各类学校应当对学生进行健康知识和传染病预防知识的教育。

医学院校应当加强预防医学教育和科学研究，对在校学生以及其他与传染病防治相关人员进行预防医学教育和培训，为传染病防治工作提供技术支持。

疾病预防控制机构、医疗机构应当定期对其工作人员进行传染病防治知识、技能的培训。

第十一条　对在传染病防治工作中做出显著成绩和贡献的单位和个人，给予表彰和奖励。

对因参与传染病防治工作致病、致残、死亡的人员，按照有关规定给予补助、抚恤。

第十二条　在中华人民共和国领域内的一切单位和个人，必须接受疾病预防控制机构、医疗机构有关传染病的调查、检验、采集样本、隔离治疗等预防、控制措施，如实提供有关情况。疾病预防控制机构、医疗机构不得泄露涉及个人隐私的有关信息、资料。

卫生行政部门以及其他有关部门、疾病预防控制机构和医疗机构因违法实施行政管理或者预防、控制措施，侵犯单位和个人合法权益的，有关单位和个人可以依法申请行政复议或者提起诉讼。

第二章　传染病预防

第十三条　各级人民政府组织开展群众性卫生活动，进行预防传染病的健康教育，倡导文明健康的生活方式，提高公众对传染病的防治意识和应对能力，加强环境卫生建设，消除鼠害和蚊、蝇等病媒生物的危害。

各级人民政府农业、水利、林业行政部门按照职责分工负责指导和组织消除农田、湖区、河流、牧场、林区的鼠害与血吸虫危害，以及其他传播传染病的动物和病媒生物的危害。

铁路、交通、民用航空行政部门负责组织消除交通工具以及相关场所的鼠害和蚊、蝇等病媒生物的危害。

第十四条　地方各级人民政府应当有计划地建设和改造公共卫生设施，改善饮用水卫生条件，对污水、污物、粪便进行无害化处置。

第十五条　国家实行有计划的预防接种制度。国务院卫生行政部门和省、自治区、直辖市人民政府卫生行政部门，根据传染病预防、控制的需要，制定传染病预防接种规划并组织实施。用于预防接种的疫苗必须符合国家质量标准。

国家对儿童实行预防接种证制度。国家免疫规划项目的预防接种实行免费。医疗机构、疾病预防控制机构与儿童的监护人应当相互配合，保证儿童及时接受预防接种。具体办法由国务院制定。

第十六条　国家和社会应当关心、帮助传染病病人、病原携带者和疑似传染病病人，使其得到及时救治。任何单位和个人不得歧视传染病病人、病原携带者和疑似传染病病人。

传染病病人、病原携带者和疑似传染病病人，在治愈前或者在排除传染病嫌疑前，不得从事法律、行政法规和国务院卫生行政部门规定禁止从事的易使该传染病扩散的工作。

第十七条　国家建立传染病监测制度。

国务院卫生行政部门制定国家传染病监测规划和方案。省、自治区、直辖市人民政府卫生行政部门根据国家传染病监测规划和方案，制定本行政区域的传染病监测计划和工作方案。

各级疾病预防控制机构对传染病的发生、流行以及影响其发生、流行的因素，进行监测；对国外发生、国内尚未发生的传染病或者国内新发生的传染病，进行监测。

第十八条 各级疾病预防控制机构在传染病预防控制中履行下列职责：

（一）实施传染病预防控制规划、计划和方案；

（二）收集、分析和报告传染病监测信息，预测传染病的发生、流行趋势；

（三）开展对传染病疫情和突发公共卫生事件的流行病学调查、现场处理及其效果评价；

（四）开展传染病实验室检测、诊断、病原学鉴定；

（五）实施免疫规划，负责预防性生物制品的使用管理；

（六）开展健康教育、咨询，普及传染病防治知识；

（七）指导、培训下级疾病预防控制机构及其工作人员开展传染病监测工作；

（八）开展传染病防治应用性研究和卫生评价，提供技术咨询。

国家、省级疾病预防控制机构负责对传染病发生、流行以及分布进行监测，对重大传染病流行趋势进行预测，提出预防控制对策，参与并指导对暴发的疫情进行调查处理，开展传染病病原学鉴定，建立检测质量控制体系，开展应用性研究和卫生评价。

设区的市和县级疾病预防控制机构负责传染病预防控制规划、方案的落实，组织实施免疫、消毒、控制病媒生物的危害，普及传染病防治知识，负责本地区疫情和突发公共卫生事件监测、报告，开展流行病学调查和常见病原微生物检测。

第十九条 国家建立传染病预警制度。

国务院卫生行政部门和省、自治区、直辖市人民政府根据传染病发生、流行趋势的预测，及时发出传染病预警，根据情况予以公布。

第二十条 县级以上地方人民政府应当制定传染病预防、控制预案，报上一级人民政府备案。

传染病预防、控制预案应当包括以下主要内容：

（一）传染病预防控制指挥部的组成和相关部门的职责；

（二）传染病的监测、信息收集、分析、报告、通报制度；

（三）疾病预防控制机构、医疗机构在发生传染病疫情时的任务与职责；

（四）传染病暴发、流行情况的分级以及相应的应急工作方案；

（五）传染病预防、疫点疫区现场控制，应急设施、设备、救治药品和医疗器械以及其他物资和技术的储备与调用。

地方人民政府和疾病预防控制机构接到国务院卫生行政部门或者省、自治区、直辖市人民政府发出的传染病预警后，应当按照传染病预防、控制预案，采取相应的预防、控制措施。

第二十一条 医疗机构必须严格执行国务院卫生行政部门规定的管理制度、操作规范，防止传染病的医源性感染和医院感染。

医疗机构应当确定专门的部门或者人员，承担传染病疫情报告、本单位的传染病预防、控制以及责任区域内的传染病预防工作；承担医疗活动中与医院感染有关的危险因素监测、安全防护、消毒、隔离和医疗废物处置工作。

疾病预防控制机构应当指定专门人员负责对医疗机构内传染病预防工作进行指导、考核，开展流行病学调查。

第二十二条 疾病预防控制机构、医疗机构的实验室和从事病原微生物实验的单位，应当符合国家规定的条件和技术标准，建立严格的监督管理制度，对传染病病原体样本按照规定的措施实行严格监督管理，严防传染病病原体的实验室感染和病原微生物的扩散。

第二十三条 采供血机构、生物制品生产单位必须严格执行国家有关规定，保证血液、血液制品的质量。禁止非法采集血液或者组织他人出卖血液。

疾病预防控制机构、医疗机构使用血液和血液制品，必须遵守国家有关规定，防止因输入血液、使用血液制品引起经血液传播疾病的发生。

第二十四条 各级人民政府应当加强艾滋病的防治工作，采取预防、控制措施，防止艾滋病的传播。具体办法由国务院制定。

第二十五条 县级以上人民政府农业、林业行政部门以及其他有关部门，依据各自的职责负责与人畜共患传染病有关的动物传染病的防治管理工作。

与人畜共患传染病有关的野生动物、家畜家禽，经检疫合格后，方可出售、运输。

第二十六条 国家建立传染病菌种、毒种库。

对传染病菌种、毒种和传染病检测样本的采集、保藏、携带、运输和使用实行分类管理，建立健全严格的管理制度。

对可能导致甲类传染病传播的以及国务院卫生行政部门规定的菌种、毒种和传染病检测样本，确需采集、保藏、携带、运输和使用的，须经省级以上人民政府卫生行政部门批准。具体办法由国务院制定。

第二十七条 对被传染病病原体污染的污水、污物、场所和物品，有关单位和个人必须在疾病预防控制机构的指导下或者按照其提出的卫生要求，进行严格消毒处理；拒绝消毒处理的，由当地卫生行政部门或者疾病预防控制机构进行强制消毒处理。

第二十八条 在国家确认的自然疫源地计划兴建水利、交通、旅游、能源等大型建设项目的，应当事先由省级以上疾病预防控制机构对施工环境进行卫生调查。建设单位应当根据疾病预防控制机构的意见，采取必要的传染病预防、控制措施。施工期间，建设单位应当设专人负责工地上的卫生防疫工作。工程竣工后，疾病预防控制机构应当对可能发生的传染病进行监测。

第二十九条 用于传染病防治的消毒产品、饮用水供水单位供应的饮用水和涉及饮用水卫生安全的产品，应当符合国家卫生标准和卫生规范。

饮用水供水单位从事生产或者供应活动，应当依法取得卫生许可证。

生产用于传染病防治的消毒产品的单位和生产用于传染病防治的消毒产品，应当经省级以上人民政府卫生行政部门审批。具体办法由国务院制定。

第三章 疫情报告、通报和公布

第三十条 疾病预防控制机构、医疗机构和采供血机构及其执行职务的人员发现本法规定的传染病疫情或者发现其他传染病暴发、流行以及突发原因不明的传染病时，应当遵循疫情报告属地管理原则，按照国务院规定的或者国务院卫生行政部门规定的内容、程序、方式和时限报告。

军队医疗机构向社会公众提供医疗服务，发现前款规定的传染病疫情时，应当按照国务院卫生行政部门的规定报告。

第三十一条 任何单位和个人发现传染病病人或者疑似传染病病人时，应当及时向附近的疾病预防控制机构或者医疗机构报告。

第三十二条 港口、机场、铁路疾病预防控制机构以及国境卫生检疫机关发现甲类传染病病人、病原携带者、疑似传染病病人时，应当按照国家有关规定立即向国境口岸所在地的疾病预防控制机构或者所在地县级以上地方人民政府卫生行政部门报告并互相通报。

第三十三条 疾病预防控制机构应当主动收集、分析、调查、核实传染病疫情信息。接到甲类、乙类传染病疫情报告或者发现传染病暴发、流行时，应当立即报告当地卫生行政部门，由当地卫生行政部门立即报告当地人民政府，同时报告上级卫生行政部门和国务院卫生行政部门。

疾病预防控制机构应当设立或者指定专门的部门、人员负责传染病疫情信息管理工作，及时对疫情报告进行核实、分析。

第三十四条 县级以上地方人民政府卫生行政部门应当及时向本行政区域内的疾病预防控制机构和医疗机构通报传染病疫情以及监测、预警的相关信息。接到通报的疾病预防控制机构和医疗机构应当及时告知本单位的有关人员。

第三十五条 国务院卫生行政部门应当及时向国务院其他有关部门和各省、自治区、直辖市人民政府卫生行政部门通报全国传染病疫情以及监测、预警的相关信息。

毗邻的以及相关的地方人民政府卫生行政部门，应当及时互相通报本行政区域的传染病疫情以及监测、预警的相关信息。

县级以上人民政府有关部门发现传染病疫情时，应当及时向同级人民政府卫生行政部门通报。

中国人民解放军卫生主管部门发现传染病疫情时，应当向国务院卫生行政部门通报。

第三十六条 动物防疫机构和疾病预防控制机构，应当及时互相通报动物间和人间发生的人畜共患传染病疫情以及相关信息。

第三十七条 依照本法的规定负有传染病疫情报告职责的人民政府有关部门、疾病预防控制机构、医疗机构、采供血机构及其工作人员，不得隐瞒、谎报、缓报传染病疫情。

第三十八条 国家建立传染病疫情信息公布制度。

国务院卫生行政部门定期公布全国传染病疫情信息。省、自治区、直辖市人民政府卫生行政部门定期公布本行政区域的传染病疫情信息。

传染病暴发、流行时，国务院卫生行政部门负责向社会公布传染病疫情信息，并可以授权省、自治区、直辖市人民政府卫生行政部门向社会公布本行政区域的传染病疫情信息。

公布传染病疫情信息应当及时、准确。

第四章 疫情控制

第三十九条 医疗机构发现甲类传染病时，应当及时采取下列措施：

（一）对病人、病原携带者，予以隔离治疗，隔离期限根据医学检查结果确定；

（二）对疑似病人，确诊前在指定场所单独隔离治疗；

（三）对医疗机构内的病人、病原携带者、疑似病人的密切接触者，在指定场所进行医学观察和采取其他必要的预防措施。

拒绝隔离治疗或者隔离期未满擅自脱离隔离治疗的，可以由公安机关协助医疗机构采取强制隔离治疗措施。

医疗机构发现乙类或者丙类传染病病人，应当根据病情采取必要的治疗和控制传播措施。

医疗机构对本单位内被传染病病原体污染的场所、物品以及医疗废物，必须依照法律、法规的规定实施消毒和无害化处置。

第四十条 疾病预防控制机构发现传染病疫情或者接到传染病疫情报告时，应当及时采取下列措施：

（一）对传染病疫情进行流行病学调查，根据调查情况提出划定疫点、疫区的建议，对被污染的场所进行卫生处理，对密切接触者，在指定场所进行医学观察和采取其他必要的预防措施，并向卫生行政部门提出疫情控制方案；

（二）传染病暴发、流行时，对疫点、疫区进行卫生处理，向卫生行政部门提出疫情控制方案，并按照卫生行政部门的要求采取措施；

（三）指导下级疾病预防控制机构实施传染病预防、控制措施，组织、指导有关单位对传染病疫情的处理。

第四十一条 对已经发生甲类传染病病例的场所或者该场所内的特定区域的人员，所在地的县级以上地方人民政府可以实施隔离措施，并同时向上一级人民政府报告；接到报告的上级人民政府应当即时作出是否批准的决定。上级人民政府作出不予批准决定的，实施隔离措施的人民政府应当立即解除隔离措施。

在隔离期间，实施隔离措施的人民政府应当对被隔离人员提供生活保障；被隔离人员有工作单位的，所在单位不得停止支付其隔离期间的工作报酬。

隔离措施的解除，由原决定机关决定并宣布。

第四十二条 传染病暴发、流行时，县级以上地方人民政府应当立即组织力量，按照预防、控制预案进行防治，切断传染病的传播途径，必要时，报经上一级人民政府决定，可以采取下列紧急措施并予以公告：

（一）限制或者停止集市、影剧院演出或者其他人群聚集的活动；

（二）停工、停业、停课；

（三）封闭或者封存被传染病病原体污染的公共饮用水源、食品以及相关物品；

（四）控制或者扑杀染疫野生动物、家畜家禽；

（五）封闭可能造成传染病扩散的场所。

上级人民政府接到下级人民政府关于采取前款所列紧急措施的报告时，应当即时作出决定。

紧急措施的解除，由原决定机关决定并宣布。

第四十三条 甲类、乙类传染病暴发、流行时，县级以上地方人民政府报经上一级人民政府决定，可以宣布本行政区域部分或者全部为疫区；国务院可以决定并宣布跨省、自治区、直辖市的疫区。县级以上地方人民政府可以在疫区内采取本法第四十二条规定的紧急措施，并可以对出入疫区的人员、物资和交通工具实施卫生检疫。

省、自治区、直辖市人民政府可以决定对本行政区域内的甲类传染病疫区实施封锁；但是，封锁大、中城市的疫区或者封锁跨省、自治区、直辖市的疫区，以及封锁疫区导致中断干线交通或者封锁国境的，由国务院决定。

疫区封锁的解除，由原决定机关决定并宣布。

第四十四条 发生甲类传染病时，为了防止该传染病通过交通工具及其乘运的人员、物资传播，可以实施交通卫生检疫。具体办法由国务院制定。

第四十五条 传染病暴发、流行时，根据传染病疫情控制的需要，国务院有权在全国范围或者跨省、自治区、直辖市范围内，县级以上地方人民政府有权在本行政区域内紧急调集人员或者调用储备物资，临时征用房屋、交通工具以及相关设施、设备。

紧急调集人员的，应当按照规定给予合理报酬。临时征用房屋、交通工具以及相关设施、设备的，应当依法给予补偿；能返还的，应当及时返还。

第四十六条 患甲类传染病、炭疽死亡的，应当将尸体立即进行卫生处理，就近火化。患其他传染病死亡的，必要时，应当将尸体进行卫生处理后火化或者按照规定深埋。

为了查找传染病病因，医疗机构在必要时可以按照国务院卫生行政部门的规定，对传染病病人尸体或者疑似传染病病人尸体进行解剖查验，并应当告知死者家属。

第四十七条 疫区中被传染病病原体污染或者可能被传染病病原体污染的物品，经消毒可以使用的，应当在当地疾病预防控制机构的指导下，进行消毒处理后，方可使用、出售和运输。

第四十八条 发生传染病疫情时，疾病预防控制机构和省级以上人民政府卫生行政部门指派的其他与传染病有关的专业技术机构，可以进入传染病疫点、疫区进行调查、采集样本、技术分析和检验。

第四十九条 传染病暴发、流行时，药品和医疗器械生产、供应单位应当及时生产、供应防治传染病的药品和医疗器械。铁路、交通、民用航空经营单位必须优先运送处理传染病疫情的人员以及防治传染病的药品和医疗器械。县级以上人民政府有关部门应当做好组织协调工作。

第五章 医疗救治

第五十条 县级以上人民政府应当加强和完善传染病医疗救治服务网络的建设，指定具备传染病救治条件和能力的医疗机构承担传染病救治任务，或者根据传染病救治需要设置传染病医院。

第五十一条 医疗机构的基本标准、建筑设计和服务流程，应当符合预防传染病医院感染的要求。

医疗机构应当按照规定对使用的医疗器械进行消毒；对按照规定一次性使用的医疗器具，应当在使用后予以销毁。

医疗机构应当按照国务院卫生行政部门规定的传染病诊断标准和治疗要求，采取相应措施，提高传染病医疗救治能力。

第五十二条 医疗机构应当对传染病病人或者疑似传染病病人提供医疗救护、现场救援和接诊治疗，书写病历记录以及其他有关资料，并妥善保管。

医疗机构应当实行传染病预检、分诊制度；对传染病病人、疑似传染病病人，应当引导至相对隔离的分诊点进行初诊。医疗机构不具备相应救治能力的，应当将患者及其病历记录复印件一并转至具备相应救治能力的医疗机构。具体办法由国务院卫生行政部门规定。

第六章 监督管理

第五十三条 县级以上人民政府卫生行政部门对传染病防治工作履行下列监督检查职责：

（一）对下级人民政府卫生行政部门履行本法规定的传染病防治职责进行监督检查；

（二）对疾病预防控制机构、医疗机构的传染病防治工作进行监督检查；

（三）对采供血机构的采供血活动进行监督检查；

（四）对用于传染病防治的消毒产品及其生产单位进行监督检查，并对饮用水供水单位从事生产或者供应活动以及涉及饮用水卫生安全的产品进行监督检查；

（五）对传染病菌种、毒种和传染病检测样本的采集、保藏、携带、运输、使用进行监督检查；

（六）对公共场所和有关单位的卫生条件和传染病预防、控制措施进行监督检查。

省级以上人民政府卫生行政部门负责组织对传染病防治重大事项的处理。

第五十四条 县级以上人民政府卫生行政部门在履行监督检查职责时，有权进入被检查单位和传染病疫情发生现场调查取证，查阅或者复制有关的资料和采集样本。被检查单位应当予以配合，不得拒绝、阻挠。

第五十五条 县级以上地方人民政府卫生行政部门在履行监督检查职责时，发现被传染病病原体污染的公共饮用水源、食品以及相关物品，如不及时采取控制措施可能导致传染病传播、流行的，可以采取封闭公共饮用水源、封存食品以及相关物品或者暂停销售的临时控制措施，并予以检验或者进行消毒。经检验，属于被污染的食品，应当予以销毁；对未被污染的食品或者经消毒后可以使用的物品，应当解除控制措施。

第五十六条 卫生行政部门工作人员依法执行职务时，应当不少于两人，并出示执法证件，填写卫生执法文书。

卫生执法文书经核对无误后，应当由卫生执法人员和当事人签名。当事人拒绝签名的，卫生执法人员应当注明情况。

第五十七条 卫生行政部门应当依法建立健全内部监督制度，对其工作人员依据法定职权和程序履行职责的情况进行监督。

上级卫生行政部门发现下级卫生行政部门不及时处理职责范围内的事项或者不履行职责的，应当责令纠正或者直接予以处理。

第五十八条 卫生行政部门及其工作人员履行职责，应当自觉接受社会和公民的监督。单位和个人有权向上级人民政府及其卫生行政部门举报违反本法的行为。接到举报的有关人民政府或者其卫生行政部门，应当及时调查处理。

第七章 保障措施

第五十九条 国家将传染病防治工作纳入国民经济和社会发展计划，县级以上地方人民政府将传染病防治工作纳入本行政区域的国民经济和社会发展计划。

第六十条 县级以上地方人民政府按照本级政府职责负责本行政区域内传染病预防、控制、监督工作的日常经费。国务院卫生行政部门会同国务院有关部门，根据传染病流行趋势，确定全国传染病预防、控制、救治、监测、预测、预警、监督检查等项目。中央财政对困难地区实施重大传染病防治项目给予补助。

省、自治区、直辖市人民政府根据本行政区域内传染病流行趋势，在国务院卫生行政部门确定的项目范围内，确定传染病预防、控制、监督等项目，并保障项目的实施经费。

第六十一条 国家加强基层传染病防治体系建设，扶持贫困地区和少数民族地区的传染病防治工作。

地方各级人民政府应当保障城市社区、农村基层传染病预防工作的经费。

第六十二条 国家对患有特定传染病的困难人群实行医疗救助，减免医疗费用。具体办法由国务院卫生行政部门会同国务院财政部门等部门制定。

第六十三条 县级以上人民政府负责储备防治传染病的药品、医疗器械和其他物资，以备调用。

第六十四条 对从事传染病预防、医疗、科研、教学、现场处理疫情的人员，以及在生产、工作中接触传染病病原体的其他人员，有关单位应当按照国家规定，采取有效的卫生防护措施和医疗保健措施，并给予适当的津贴。

第八章 法律责任

第六十五条 地方各级人民政府未依照本法的规定履行报告职责，或者隐瞒、谎报、缓报传染病疫情，或者在传染病暴发、流行时，未及时组织救治、采取控制措施的，由上级人民政府责令改正，通报批评；造成传染病传播、流行或者其他严重后果的，对负有责任的主管人员，依法给予行政处分；构成犯罪的，依法追究刑事责任。

第六十六条 县级以上人民政府卫生行政部门违反本法规定，有下列情形之一的，由本级人民政府、上级人民政府卫生行政部门责令改正，通报批评；造成传染病传播、流行或者其他严重后果的，对负有责任的主管人员和其他直接责任人员，依法给予行政处分；构成犯罪的，依法追究刑事责任：

（一）未依法履行传染病疫情通报、报告或者公布职责，或者隐瞒、谎报、缓报传染病疫情的；

（二）发生或者可能发生传染病传播时未及时采取预防、控制措施的；

（三）未依法履行监督检查职责，或者发现违法行为不及时查处的；

（四）未及时调查、处理单位和个人对下级卫生行政部门不履行传染病防治职责的举报的；

（五）违反本法的其他失职、渎职行为。

第六十七条 县级以上人民政府有关部门未依照本法的规定履行传染病防治和保障职责的，由本级人民政府或者上级人民政府有关部门责令改正，通报批评；造成传染病传播、流行或者其他严重后果的，对负有责任的主管人员和其他直接责任人员，依法给予行政处分；构成犯罪的，依法追究刑事责任。

第六十八条 疾病预防控制机构违反本法规定，有下列情形之一的，由县级以上人民政府卫生行政部门责令限期改正，通报批评，给予警告；对负有责任的主管人员和其他直接责任人员，依法给予降级、撤职、开除的处分，并可以依法吊销有关责任人员的执业证书；构成犯罪的，依法追究刑事责任：

（一）未依法履行传染病监测职责的；

（二）未依法履行传染病疫情报告、通报职责，或者隐瞒、谎报、缓报传染病疫情的；

（三）未主动收集传染病疫情信息，或者对传染病疫情信息和疫情报告未及时进行分析、调查、核实的；

（四）发现传染病疫情时，未依据职责及时采取本法规定的措施的；

（五）故意泄露传染病病人、病原携带者、疑似传染病病人、密切接触者涉及个人隐私的有关信息、资料的。

第六十九条　医疗机构违反本法规定，有下列情形之一的，由县级以上人民政府卫生行政部门责令改正，通报批评，给予警告；造成传染病传播、流行或者其他严重后果的，对负有责任的主管人员和其他直接责任人员，依法给予降级、撤职、开除的处分，并可以依法吊销有关责任人员的执业证书；构成犯罪的，依法追究刑事责任：

（一）未按照规定承担本单位的传染病预防、控制工作、医院感染控制任务和责任区域内的传染病预防工作的；

（二）未按照规定报告传染病疫情，或者隐瞒、谎报、缓报传染病疫情的；

（三）发现传染病疫情时，未按照规定对传染病病人、疑似传染病病人提供医疗救护、现场救援、接诊、转诊的，或者拒绝接受转诊的；

（四）未按照规定对本单位内被传染病病原体污染的场所、物品以及医疗废物实施消毒或者无害化处置的；

（五）未按照规定对医疗器械进行消毒，或者对按照规定一次使用的医疗器具未予销毁，再次使用的；

（六）在医疗救治过程中未按照规定保管医学记录资料的；

（七）故意泄露传染病病人、病原携带者、疑似传染病病人、密切接触者涉及个人隐私的有关信息、资料的。

第七十条　采供血机构未按照规定报告传染病疫情，或者隐瞒、谎报、缓报传染病疫情，或者未执行国家有关规定，导致因输入血液引起经血液传播疾病发生的，由县级以上人民政府卫生行政部门责令改正，通报批评，给予警告；造成传染病传播、流行或者其他严重后果的，对负有责任的主管人员和其他直接责任人员，依法给予降级、撤职、开除的处分，并可以依法吊销采供血机构的执业许可证；构成犯罪的，依法追究刑事责任。

非法采集血液或者组织他人出卖血液的，由县级以上人民政府卫生行政部门予以取缔，没收违法所得，可以并处十万元以下的罚款；构成犯罪的，依法追究刑事责任。

第七十一条　国境卫生检疫机关、动物防疫机构未依法履行传染病疫情通报职责的，由有关部门在各自职责范围内责令改正，通报批评；造成传染病传播、流行或者其他严重后果的，对负有责任的主管人员和其他直接责任人员，依法给予降级、撤职、开除的处分；构成犯罪的，依法追究刑事责任。

第七十二条　铁路、交通、民用航空经营单位未依照本法的规定优先运送处理传染病疫情的人员以及防治传染病的药品和医疗器械的，由有关部门责令限期改正，给予警告；造成严重后果的，对负有责任的主管人员和其他直接责任人员，依法给予降级、撤职、开除的处分。

第七十三条　违反本法规定，有下列情形之一，导致或者可能导致传染病传播、流行的，由县级以上人民政府卫生行政部门责令限期改正，没收违法所得，可以并处五万元以下的罚款；已取得许可证的，原发证部门可以依法暂扣或者吊销许可证；构成犯罪的，依法追究刑事责任：

（一）饮用水供水单位供应的饮用水不符合国家卫生标准和卫生规范的；

（二）涉及饮用水卫生安全的产品不符合国家卫生标准和卫生规范的；

（三）用于传染病防治的消毒产品不符合国家卫生标准和卫生规范的；

（四）出售、运输疫区中被传染病病原体污染或者可能被传染病病原体污染的物品，未进行消毒处理的；

（五）生物制品生产单位生产的血液制品不符合国家质量标准的。

第七十四条　违反本法规定，有下列情形之一的，由县级以上地方人民政府卫生行政部门责令改正，通报批评，给予警告，已取得许可证的，可以依法暂扣或者吊销许可证；造成传染病传播、流行以及其他严重后果的，对负有责任的主管人员和其他直接责任人员，依法给予降级、撤职、开除的处分，并可以依法吊销有关责任人员的执业证书；构成犯罪的，依法追究刑事责任：

（一）疾病预防控制机构、医疗机构和从事病原微生物实验的单位，不符合国家规定的条件和技术标准，对传染病病原体样本未按照规定进行严格管理，造成实验室感染和病原微生物扩散的；

（二）违反国家有关规定，采集、保藏、携带、运输和使用传染病菌种、毒种和传染病检测样本的；

（三）疾病预防控制机构、医疗机构未执行国家有关规定，导致因输入血液、使用血液制品引起经血液传播疾病发生的。

第七十五条　未经检疫出售、运输与人畜共患传染病有关的野生动物、家畜家禽的，由县级以上地方人民政府畜牧兽医行政部门责令停止违法行为，并依法给予行政处罚。

第七十六条　在国家确认的自然疫源地兴建水利、交通、旅游、能源等大型建设项目，未经卫生调查进行施工的，或者未按照疾病预防控制机构的意见采取必要的传染病预防、控制措施的，由县级以上人民政府卫生行政部门责令限期改正，给予警告，处五千元以上三万元以下的罚款；逾期不改正的，处三万元以上十万元以下的罚款，并可以提请有关人民政府依据职责权限，责令停建、关闭。

第七十七条　单位和个人违反本法规定，导致传染病传播、流行，给他人人身、财产造成损害的，应当依法承担民事责任。

第九章　附则

第七十八条　本法中下列用语的含义：

（一）传染病病人、疑似传染病病人：指根据国务院卫生行政部门发布的《中华人民共和国传染病防治法规定管理的传染病诊断标准》，符合传染病病人和疑似传染病病人诊断标准的人。

（二）病原携带者：指感染病原体无临床症状但能排出病原体的人。

（三）流行病学调查：指对人群中疾病或者健康状况的分布及其决定因素进行调查研究，提出疾病预防控制措施及保健对策。

（四）疫点：指病原体从传染源向周围播散的范围较小或者单个疫源地。

（五）疫区：指传染病在人群中暴发、流行，其病原体向周围播散时所能波及的地区。

（六）人畜共患传染病：指人与脊椎动物共同罹患的传染病，如鼠疫、狂犬病、血吸虫病等。

（七）自然疫源地：指某些可引起人类传染病的病原体在自然界的野生动物中长期存在和循环的地区。

（八）病媒生物：指能够将病原体从人或者其他动物传播给人的生物，如蚊、蝇、蚤类等。

（九）医源性感染：指在医学服务中，因病原体传播引起的感染。

（十）医院感染：指住院病人在医院内获得的感染，包括在住院期间发生的感染和在医院内获得出院后发生的感染，但不包括入院前已开始或者入院时已处于潜伏期的感染。医院工作人员在医院内获得的感染也属医院感染。

（十一）实验室感染：指从事实验室工作时，因接触病原体所致的感染。

（十二）菌种、毒种：指可能引起本法规定的传染病发生的细菌菌种、病毒毒种。

（十三）消毒：指用化学、物理、生物的方法杀灭或者消除环境中的病原微生物。

（十四）疾病预防控制机构：指从事疾病预防控制活动的疾病预防控制中心以及与上述机构业务活动相同的单位。

（十五）医疗机构：指按照《医疗机构管理条例》取得医疗机构执业许可证，从事疾病诊断、治疗活动的机构。

第七十九条　传染病防治中有关食品、药品、血液、水、医疗废物和病原微生物的管理以及动物防疫和国境卫生检疫，本法未规定的，分别适用其他有关法律、行政法规的规定。

第八十条　本法自 2004 年 12 月 1 日起施行。

中英文专业词汇索引

S

T

W

X

Y

主要参考文献

1. 李兰娟，任红．传染病学．8 版．北京：人民卫生出版社，2013．
2. 李兰娟，传染病学高级教程．北京：人民军医出版社，2011．
3. 中华医学会肝病学分会，感染病学分会．慢性乙型肝炎防治指南（2015 年版）．中华实验和临床感染病杂志（电子版），2015,9（5）：570-589．
4. 中华医学会肝病学分会，中华医学会感染病学分会丙型肝炎防治指南（2015 年更新版）．中华实验和临床感染病杂志（电子版），2015,9（5）：590-607．
5. 张玲霞，周先志．现代传染病学．2 版．北京：人民军医出版社，2010．
6. 中华人民共和国卫生和计划生育委员会．登革热诊疗指南（2014 年版）．2014．
7. 陈兴保．病原微生物学与免疫学．6 版．北京：人民卫生出版社，2013．
8. 中华人民共和国卫生部．登革热诊断标准．2008．
9. 王宇明，感染病学．8 版．北京：人民卫生出版社，2010．
10. 李金成，蒋乐龙，张跃新．传染病学．北京：北京大学医学出版社，2010．
11. 中华人民共和国卫生部，国家免费艾滋病抗病毒治疗手册．北京：人民卫生出版社，2012．
12. 中华人民共和国卫生部．艾滋病诊疗指南（2011 年版）．2011．
13. 徐小元，于岩岩，魏来．传染病学．2 版．北京：北京大学医学出版社，2011．
14. 吴霆．中国防制麻疹的历史和现状．中华流行病学杂志，2000（2）：143-146
15. 中华人民共和国卫生部，中华医学会．全国急性传染病学术会议资料选编．中册．北京：人民卫生出版社，1959．1-173．
16. 余鼎新，张箐，陈宗舜，等．由我国麻疹病毒株（S191）制备的高度减毒活疫苗临床应用初步报告．中华医学杂志，1965，51：203-211．
17. 诸暨麻疹疫苗免疫持久性研究协作组．四株麻疹活疫苗的临床反应性及免疫性观察．中华医学杂志，1980，60：4-9．
18. Dai Bin，Chen Zhihui，Liu Qichang，et al．Duration of immunity following immunization with live measles vaccine：15 year of observation in ZheJiang province，China．Bull WHO，1991，69：415-423．
19. 郭晓奎．感染与优生优育．上海：第二军医大学出版社，2009．
20. 张红星，杨运宽，林国华．带状疱疹．北京：中国医药科技出版社，2010．
21. 王明琼，钟锋．传染病学．4 版．北京：人民卫生出版社，2014．
22. 李兰娟，阮冰，高志良．传染病学学习指导及习题集．2 版．北京：人民卫生出版社，2014．
23. 中华人民共和国卫生部．流行性感冒诊断与治疗指南（2011 年版）．2011．
24. 中华人民共和国卫生和计划生育委员会．人感染 H7N9 禽流感诊疗方案（2014 年版）．2014．
25. 中华人民共和国卫生部．人感染 H7N9 禽流感诊断标准．2008．
26. 王明琼，李金成．传染病学．5 版．北京：人民卫生出版社，2014．
27. 王占国，李金成．传染病学．北京：高等教育出版社，2006．
28. 刘凌云，黄文祥．Epstein-Barr 病毒感染相关传染性单核细胞增多症诊疗进展．国际流行病学传染病学杂志，2014，41（3）：209-212．
29. 李辉，曹彬．急慢性 EB 病毒感染特点及预后影响因素．中国实用内科杂志，2014（11）：1116-1118．

30. 杨绍基，任红. 传染病学. 7版. 北京：人民卫生出版社，2005.
31. 马亦林. 感染病学. 4版. 上海：上海科学技术出版社，2005.
32. 中华人民共和国卫生部. 抗菌药物临床应用指导原则. 2010.
33. 王勤环，郭雁宾. 传染病学. 3版. 北京：北京大学医学出版社，2008.
34. 王美之. 传染病学. 北京：人民卫生出版社，2010.
35. 宋诗铎. 传染病学. 2版. 北京：北京大学医学出版社，2010.
36. 中华人民共和国卫生部. 细菌性和阿米巴性痢疾诊断标准. 2008.
37. 中华人民共和国卫生部. 疟疾诊断标准. 2006.
38. 李兰娟，手足口病. 杭州：浙江科学技术出版社，2008.
39. 中华人民共和国卫生部. 手足口病诊疗指南（2010年版）. 2010.
40. 中华人民共和国卫生部. 肠道病毒71型（EV71）感染重症病例临床救治专家共识（2011年版）. 2011.